AF547670

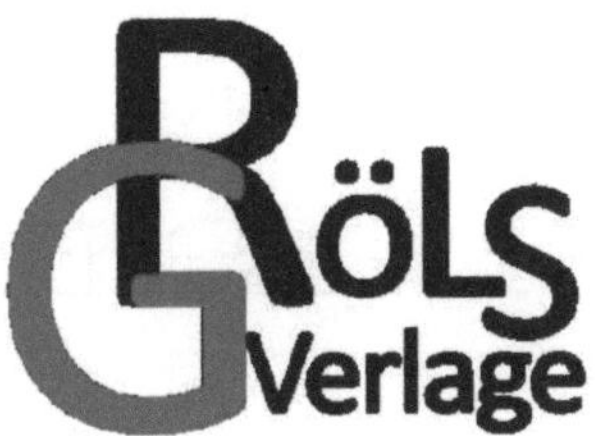
GRÖLS
Verlage

„Bücher sind wie Fallschirme. Sie nützen uns nichts, wenn wir sie nicht öffnen."

Gröls Verlag

Redaktionelle Hinweise und Impressum

Das vorliegende Werk wurde zugunsten der Authentizität sehr zurückhaltend bearbeitet. So wurden etwa ursprüngliche Rechtschreibfehler *nicht* systematisch behoben, denn kleine Unvollkommenheiten machen das Buch – wie im Übrigen den Menschen – erst authentisch. Mitunter wurden jedoch zum Beispiel Absätze behutsam neu getrennt, um den Lesefluss zu erleichtern.

Um die Texte zu rekonstruieren, werden antiquarische Bücher von Lesegeräten gescannt und dann durch eine Software lesbar gemacht. Der so entstandene Text wird von Menschen gegengelesen und korrigiert – hierbei treten auch Fehler auf. Wenn Sie ebenfalls antiquarische Texte einreichen möchten, finden Sie weitere Informationen auf www.groels.de

Viel Freude bei der Lektüre wünscht Ihnen das Team des Gröls-Verlags.

Adressen

Verleger: Sophia Gröls, Im Borngrund 26, 61440 Oberursel

Externer Dienstleister für Distribution & Herstellung: BoD, In de Tarpen 42, 22848 Norderstedt

Unsere „Edition | Werke der Weltliteratur“ hat den Anspruch, eine der größten und vollständigsten Sammlungen klassischer Literatur in deutscher Sprache zu sein. Nach und nach versammeln wir hier nicht nur die „üblichen Verdächtigen“ von Goethe bis Schiller, sondern auch Kleinode der vergangenen Jahrhunderte, die – zu Unrecht – drohen, in Vergessenheit zu geraten. Wir kultivieren und kuratieren damit einen der wertvollsten Bereiche der abendländischen Kultur. Kleine Auswahl:

Francis Bacon • Neues Organon • **Balzac** • Glanz und Elend der Kurtisanen • **Joachim H. Campe** • Robinson der Jüngere • **Dante Alighieri** • Die Göttliche Komödie • **Daniel Defoe** • Robinson Crusoe • **Charles Dickens** • Oliver Twist • **Denis Diderot** • Jacques der Fatalist • **Fjodor Dostojewski** • Schuld und Sühne • **Arthur Conan Doyle** • Der Hund von Baskerville • **Marie von Ebner-Eschenbach** • Das Gemeindekind • **Elisabeth von Österreich** • Das Poetische Tagebuch • **Friedrich Engels** • Die Lage der arbeitenden Klasse • **Ludwig Feuerbach** • Das Wesen des Christentums • **Johann G. Fichte** • Reden an die deutsche Nation • **Fitzgerald** • Zärtlich ist die Nacht • **Flaubert** • Madame Bovary • **Gorch Fock** • Seefahrt ist not! • **Theodor Fontane** • Effi Briest • **Robert Musil** • Über die Dummheit • **Edgar Wallace** • Der Frosch mit der Maske • **Jakob Wassermann** • Der Fall Maurizius • **Oscar Wilde** • Das Bildnis des Dorian Grey • **Émile Zola** • Germinal • **Stefan Zweig** • Schachnovelle • **Hugo von Hofmannsthal** • Der Tor und der Tod • **Anton Tschechow** • Ein Heiratsantrag • **Arthur Schnitzler** • Reigen • **Friedrich Schiller** • Kabale und Liebe • **Nicolo Machiavelli** • Der Fürst • **Gotthold E. Lessing** • Nathan der Weise • **Augustinus** • Die Bekenntnisse des heiligen Augustinus • **Marcus Aurelius** • Selbstbetrachtungen • **Charles Baudelaire** • Die Blumen des Bösen • **Harriett Stowe** • Onkel Toms Hütte • **Walter Benjamin** • Deutsche Menschen • **Hugo Bettauer** • Die Stadt ohne Juden • **Lewis Caroll** • *und viele mehr….*

Max Bartels

Die Medicin der Naturvölker

Ethnologische Beiträge zur Urgeschichte der Medicin.

1893.

Inhalt

Vorwort.

Die erste Anlage zu dem vorliegenden Buche hatte den Stoff zu einem Vortrage abgegeben, welchen ich in der Berliner Gesellschaft für Natur- und Heilkunde im März 1892 hielt. Der für die fertiggestellte Abhandlung gewählte Titel möge aber nicht in dem Leser die Erwartung hervorrufen, dass ihm hier etwas geboten werden solle, was den überreichen Stoff vollkommen erschöpft. Bei der Zersplitterung des Materiales, das in Sitzungsberichten, in Zeitschriften und in Reisebeschreibungen der gesammten civilisirten Welt sich findet, ist es selbstverständlich eine Unmöglichkeit, allen einschlägigen Angaben nachspüren zu können. Es ist auch nicht in allen Fällen möglich gewesen, auf die Originalveröffentlichungen zurückzugehen, da sie in vielen Fällen nicht zu erlangen waren; und namentlich von den Indianer-Stämmen des westlichen Amerika ist Vieles nach den ausführlichen und ausgezeichneten Citaten von *Hubert Howe Bancroft* gegeben worden. Soweit es aber irgend auszuführen war, bin ich stets auf die ursprünglichen Quellen zurückgegangen.

Es unterliegt für mich gar keinem Zweifel, dass manches Reisewerk etc. von mir übersehen sein wird, in welchem sich vielleicht die eine oder die andere recht brauchbare Angabe über unseren Gegenstand befinden mag. Besonders wird dieses bei der Literatur vergangener Jahrhunderte der Fall gewesen sein. Der zur Zeit verarbeitete Stoff erstreckt sich aber schon über die ganze bewohnte Erde, und er dürfte wohl schon hinreichend sein, um nichts Wesentliches von den Anschauungen der Naturvölker auf medicinischem Gebiete übergangen zu haben.

Es liegt nicht in der Absicht dieser Schrift, die Krankheitsarten zu besprechen, welchen die Naturvölker unterworfen sind, und wie dieselben bei ihnen verlaufen. Solche Untersuchungen gehören in die Werke über medicinische Geographie. Hier soll wesentlich nur erörtert werden, was für medicinische Anschauungen unter niederen Culturverhältnissen herrschen und was für Mittel und Wege die Naturvölker benutzen, um sich mit den Krankheiten abzufinden.

Eine erhebliche Förderung meiner Bestrebungen gewährte mir die freundliche Erlaubniss des Herrn Geheimen Regierungsraths Professor Dr. *Adolf Bastian*, die Schätze des königlichen Museums für Völkerkunde in Berlin für meine Zwecke benutzen zu dürfen. Ich spreche ihm meinen besten Dank dafür aus, sowie auch seinen Assistenten, den Herren Professoren *Grünwedel* und *Grube* und den Herren Doctoren *von Luschan*, *Müller* und *Seler*.

Auch dem Herrn Custos *Franz Heger* vom k. k. Naturhistorischen Hofmuseum in Wien, sowie dem Herrn Naturalienhändler *Umlauff* in Hamburg bin ich zu grossem Danke verpflichtet, dem Letzteren, dass er es mir freundlichst gestattete, interessante ethnographische Gegenstände seines Besitzes photographisch aufzunehmen, wobei mir Herr Capitän *Adrian Jacobsen* in liebenswürdigster Weise behülflich war.

Einen ganz besonderen Dank habe ich noch Fräulein *Julie Schlemm* auszusprechen, deren kunstgeübte Hand mir unermüdlich geholfen hat, das in Betracht kommende Material in Malereien und Zeichnungen festzulegen, so dass es mir neben meinen photographischen Aufnahmen stets bei der Arbeit zur bequemen Verfügung stand.

Eine grosse Anzahl der benutzten Veröffentlichungen ist in englischer, holländischer oder italienischer Sprache geschrieben. Da dieselben nicht Jeglichem geläufig sein mögen, so habe ich zur grösseren Bequemlichkeit der Leser die zahlreichen Citate aus ausländischen Schriften durchgängig in deutscher Übersetzung gegeben, auch der besseren Gleichmässigkeit wegen die in französischer Sprache veröffentlichten. Um endlose Wiederholungen zu vermeiden und den Text nicht unnütz schwerfällig zu machen, sind ihm die Namen der benutzten Autoren für gewöhnlich nicht eingefügt. Im Anhang III aber kann man leicht bei dem Namen des betreffenden Volkes auch denjenigen des Berichterstatters finden, so dass keinem der Autoren sein Recht geschmälert werden soll. Im Anhang II sind ihre Schriften in alphabetischer Ordnung aufgeführt.

Der bildlichen Ausstattung des Buches ist eine ganz besondere Sorgfalt gewidmet, und viele der ethnographischen Gegenstände werden hier zum ersten Mal in der Abbildung vorgeführt. Dem entsprechend ist auch die Figurenerklärung mit grosser Genauigkeit ausgearbeitet. Einzelne von den Illustrationen sind aber auch anderen Veröffentlichungen entnommen. Selbstverständlich findet sich dann stets die Ursprungsstelle ausführlich bemerkt.

Die Durchmusterung und die Ordnung und die monographische Verarbeitung der weit zerstreuten Einzelangaben, wie das vorliegende Buch sie bietet, bildet ein vollkommen neues und bisher noch unverwerthetes Capitel aus dem grossen Bereiche der Geschichte der Medicin, welches zwischen der Geschichte der medicinischen Wissenschaften und der Geschichte der Volksmedicin das vermittelnde Zwischenglied bildet. Als ein erster [Fußnote] Schritt auf diesem bisher noch unbebauten Gebiete muss dieser Abhandlung noch Vieles an Vollständigkeit und sicherer Abrundung fehlen. Möge sie trotz dieser Mängel dem Leser eine willkommene Gabe sein.

Berlin, 21. Juli 1893.
Dr. Max Bartels.

I. Einleitung.

1. Die Quellen zu einer Vorgeschichte der Medicin.

Das letzte halbe Jahrhundert hat in dem Studium der Geschichte ganz gewaltige Umwälzungen hervorgerufen. Wir haben gelernt, dass keineswegs ausschliesslich das geschriebene und uns überlieferte Wort die wahre und einzige Quelle der historischen Wissenschaft ist, sondern dass – ganz abgesehen davon, dass man hier bisweilen absichtlichen Fälschungen und tendenziösen Entstellungen begegnet – auch noch ganz andere Quellen von uns erschlossen werden müssen. Es ist uns mit zwingender Gewissheit die Thatsache zum Bewusstsein gekommen, dass der Mensch nicht plötzlich und unvermittelt in denjenigen Zustand der gesellschaftlichen Regelung und Cultur eingetreten ist, welchen man kurzweg als „die Geschichte“ bezeichnet hat, d. h. von dem uns geschichtliche Nachrichten aufgezeichnet worden sind, sondern dass bereits tausende von

Jahren vor jeglichem geschriebenen Documente die Menschheit ihre „Geschichte“ hatte, dass sie ihre socialen Gesetze besass, ihre religiösen Institutionen, ihre Künste und Wissenschaften, von denen der geschriebene Buchstabe auch nicht die leiseste Andeutung auf uns hat gelangen lassen.

Durch das deutliche Bewusstwerden dieser neuen Thatsache entwickelte sich eine ganz neue Disciplin, die Urgeschichte. Das Quellenmaterial, aus welchem sich diese aufbaut, ist im wesentlichen ein vierfaches. In erster Linie sind es naturgemäss die zufällig gemachten oder die zielbewusst gesuchten antiquarischen Funde, welche die prähistorische Archäologie zu erläutern hat.

Von hoher Bedeutung sind aber auch gewisse Sitten, Gebräuche und Anschauungen der heutigen niederen Volksschichten und namentlich des Landvolkes, welche sich als sogenannte „Ueberlebsel“ aus längst vergangener Vorzeit kennzeichnen. Zu ihrer Erklärung hat die Volkskunde einzutreten.

Als dritten Factor haben wir die aufmerksame Betrachtung der Lebensweise der heutigen Naturvölker zu nennen, welche uns heute noch verschiedenartige Culturstufen vorführen, auf denen einstmals auch die historischen Völker gestanden haben, bevor sie den culturellen Höhepunkt ihrer Entwicklung erreicht hatten. Hier uns das nöthige Material herbeizuschaffen ist die Sache der Ethnologie.

Die vierte Quelle endlich, die wir benutzen müssen, bietet sich uns in der vergleichenden Sprachforschung dar, welche aus bestimmten Wortbildungen und Buchstabenformen bedeutungsvolle Rückschlüsse auf vergangene Culturverhältnisse zu machen gelehrt hat.

Diese selben Quellen nun, welcher wir für die Anfänge der Geschichte und der Culturgeschichte im Allgemeinen bedürfen, müssen wir auch zu Rathe ziehen, wenn wir die Geschichte spezieller Culturgebiete zu studiren beabsichtigen. Auch die Medicin hat ihre Vorgeschichte, welche ihre Schatten noch weit in das Leben der heutigen Völker hineinwirft. Aber von einem systematischen Studium derselben ist bisher noch, nicht die Rede gewesen. Allerdings stehen uns auch hier bereits manche vereinzelte Bausteine zur Verfügung, aber sie bedürfen noch ganz erheblich der Vermehrung, und vor allen Dingen der sorgfältigen Sammlung, Zusammenstellung und Vergleichung. Wir wollen nun zusehen, von welcher der vorher genannten vier Quellen wir für die Urgeschichte der Medicin die ausgiebigsten Aufschlüsse zu erwarten haben.

Von der vergleichenden Sprachforschung sind wir bisher am spärlichsten bedient worden. Das hat aber vielleicht darin seinen Grund, dass ihr noch nicht hinreichend präcise Fragen vorgelegt worden sind.

Recht beachtenswerthe Resultate verdanken wir bereits der Wissenschaft des Spatens. Wir werden darauf hier aber nur ganz beiläufig zurückkommen können.

Das Material, das uns die Volkskunde geliefert hat, ist ein sehr reichliches, jedoch zu seiner Verwerthung für die Urgeschichte der Medicin bedarf es noch einer ganz besonders sorgfältigen Kritik und Vorsicht. Denn nicht Jegliches, das uns in der Volksmedicin entgegentritt, spiegelt uns die Anschauungen und Maassnahmen der auf einer primitiven Culturstufe stehenden Menschen, oder mit anderen Worten prähistorische Ueberlebsel wieder, sondern nicht Wenige sind die Ueberreste alter Magistral-Medicin, welche, von den Aerzten schon längst verworfen und vergessen, allmählich in den Wissensschatz der sogenannten Bauern-Doctoren gelangt sind, und bei diesen nun mit echter Bauernzähigkeit haften.

Endlich haben wir noch von der Ethnologie zu sprechen. Dieselbe bietet, wie für die Culturgeschichte im Allgemeinen, so auch für die Urgeschichte der Medicin die allerwichtigste Fundgrube dar.

Wir begegnen bei den Naturvölkern überall der auffälligen Erscheinung, dass sie in gleichen Lebenslagen zu ganz gleichen oder sehr ähnlichen Maassnahmen und Anschauungen gelangen, ganz gleichgültig, ob sie im hohen Norden, ob sie am Aequator, oder ob sie in einer gemässigten Zone wohnen. Das ist es, was *Adolf Bastian* als den Völkergedanken bezeichnet hat. Kleine Varianten können, wie es wohl selbstverständlich ist, nicht ausbleiben, wie sie die umgebende Natur bedingt. Ob ein Volk in dem Hochgebirge wohnt, oder an dem Strande des Meeres, ob es ein Wald- und Jägervolk ist, oder ein Hirten- und Steppenvolk, oder eine fischende und seefahrende Nation, das bedingt, wie man wohl begreifen wird, gewisse Localfärbungen in ihren Mythen und in ihrer Dämonologie, sowie in ihren alltäglichen Lebensgewohnheiten. Aber der Kern ihrer Anschauungen bleibt doch im Grossen und Ganzen der gleiche. Nicht wenige dieser Völkergedanken spielen auch noch in dem Leben der heutigen Culturvölker eine wichtige Rolle, und ihnen nachzuspüren und ihren psychologischen Zusammenhang darzulegen, darin liegt die hohe Bedeutung der modernen Ethnologie.

In Bezug auf die primitiven Anfangsstadien der Medicin eröffnet uns das Studium der Ethnologie vielerlei Ausblicke. Wir lernen die Auffassung niederer Volksstämme von dem Wesen und von den Ursachen der Krankheiten kennen, wir erfahren, in welcher Weise die Aerzte oder Medicin-Männer zu ihrem einflussreichen Berufe ausgebildet werden und was für ein Hülfspersonal, entsprechend unseren Heilgehülfen u. s. w., sie nöthig haben. Wir finden auch bei manchen Völkern, z. B. bei den Eingeborenen Australiens, sowie bei vielen nordamerikanischen Indianerstämmen u. s. w., bereits die Errungenschaft der modernsten Neuzeit, nämlich weibliche Aerzte.

Die Behandlungsmethoden der Medicin-Männer besitzen vielfache Analogien mit denjenigen, welche wir heute noch die Heilkünstler unserer Landbevölkerung ausführen sehen. Es sind Gebetsformeln, Besprechungen, Beschwörungen und Drohungen, aber wohlweislich verbunden mit der innerlichen Darreichung medicamentöser Tränke, mit der Anwendung einer Kaltwassermethode, oder von Dampfbädern, von Hautreizen, Scarificationen und Blutentziehungen, oder namentlich von der Massage. Eine hervorragende Rolle spielt auch überall bei den Naturvölkern eine der allerneuesten Eroberungen der modernen Therapie, nämlich der Hypnotismus und die Suggestion. Sie harren noch eines eingehenden Studiums und der Bearbeitung durch einen ethnologisch geschulten Neuropathologen.

Um sich nun eine Vorstellung und ein klares Bild von den medicinischen Begriffen und Kenntnissen der Naturvölker zu machen, muss man auf verschiedenartige Dinge sein Augenmerk richten, auf ihre Dämonologie, auf den Wortlaut ihrer Beschwörungen, auf ihre Medicamente, ihre Speiseverbote und ihre Reinigungsgesetze, auf ihre Verbotszeichen und ihre Feste und Tänze. Dass die directen Berichte der Reisenden, sowie der unter diesen

Volksstämmen lebenden Aerzte, Missionare und Regierungsbeamten ebenfalls eine hervorragende Berücksichtigung verdienen, das brauchen wir kaum erst hervorzuheben.

II. Die Krankheit.

2. Das Wesen der Krankheit.

Wer mit dem medicinischen Wissen und Können der Naturvölker sich zu beschäftigen beabsichtigt, der darf den Versuch nicht unterlassen, zuvor darüber ins Klare zu kommen, was für Anschauungen bei denselben über die Natur und das Wesen desjenigen Zustandes bestehen, welchen man mit dem allgemeinen Worte Krankheit zu bezeichnen pflegt. Was ist nach dem Glauben der Naturvölker die Krankheit und wie entsteht dieselbe? Das sind die beiden Cardinalfragen, welche in erster Linie beantwortet werden müssen. Denn eine sehr grosse Zahl von therapeutischen Maassnahmen müssen vollkommen unverständlich für uns bleiben, wenn wir nicht in diese Begriffe einzudringen und uns im Geiste hineinzuversetzen im Stande sind. Sehr vieles, was uns widersinnig und gedankenlos aussieht, wird uns verständlich und muss uns als ein ganz logisches und wohldurchdachtes Vorgehen erscheinen, sobald wir einen hinreichenden Einblick gewonnen haben, was die Naturvölker sich unter der Krankheit und ihren Ursachen vorstellen, und manches Schlaglicht wird dabei gleichzeitig auf die sympathetischen und ähnliche Curmethoden geworfen werden, wie sie uns auch heutiges Tages noch in der Volksmedicin der Culturvölker entgegentreten.

Wenn wir nun auf die erste Frage wieder zurückkommen: was ist Krankheit? so ist man gewöhnlich sehr schnell mit der Antwort bei der Hand, indem man sagt: Krankheit ist der Einfluss böser Geister. Nun hat es ja allerdings seine Richtigkeit, dass vielfach die Naturvölker die Krankheit mit den Dämonen in eine bestimmte ursächliche Verbindung bringen. Wir finden dieses in Amerika, Asien, Oceanien und Afrika und, wenn wir genau hinsehen, auch in Europa.

Dass dieses hier auch die Ansicht der Gebildeten war. das beweist folgender Ausspruch von *Martin Luther*:

> „Ueber das ist khein Zweyfel, dass Pestilentz und Fiber und ander schwer Krankheyten nichts anders sein, denn des Teufel werkhe.“

Aber wenn wir die Sache eingehender betrachten, so kommen wir mit einer solchen Erläuterung leider doch nicht viel weiter. Denn es entsteht natürlicherweise sofort die neue Frage, was ist das für ein Einfluss und wie äussert er sich? Es bleibt daher nichts anderes übrig, als den Versuch zu machen, sich doch noch etwas tiefer in diese Gedankengänge der Naturvölker hinein zu versetzen, soweit das immerhin noch spärliche Material es gestattet, das uns durch Reisende und andere wissenschaftliche Beobachter zugänglich gemacht worden ist.

Da zeigt es sich denn sehr bald, dass es nicht allein die dämonischen Einflüsse sind, durch welche die sogenannten Wilden die Krankheiten hervorgerufen glauben, sondern dass hier auch noch eine ganze Reihe anderer Factoren in Wirksamkeit treten. Wir müssen diese Factoren jetzt einer gesonderten Betrachtung unterziehen, indem wir noch einmal uns die Frage vorlegen, was ist nach dem Glauben der Naturvölker die Krankheit?

Die erste zutreffende Antwort lautet: die Krankheit ist ein Dämon (es können aber auch gleichzeitig mehrere sein). Hier schliesst sich gleich eine zweite Auffassung an: Die Krankheit ist der Geist eines Verstorbenen. Die Krankheit ist aber auch ein Thier oder der Geist eines Thieres; und endlich ist die Krankheit auch das Saugen oder Zehren eines dämonischen Menschen. Man könnte nun allerdings hier den Einwand erheben, dass dieses doch im Grunde genommen eigentlich alles als unter den Begriff der Dämonen fallend aufgefasst werden kann. Denn sie alle umschlingt doch ein gemeinsames Band und die Geister der Verstorbenen sowohl, als auch die in den Körper des Kranken eingedrungenen Thiere und deren Geister und ganz besonders auch die dämonischen Menschen wird man doch immerhin in den Sammelbegriff der bösen Geister einzureihen berechtigt sein.

Aber wir sind mit unseren Definitionen der Krankheit auch noch nicht zu Ende und es zeigt sich, dass wir gar nicht selten verschiedenen Krankheits-Definitionen bei demselben Volke begegnen. Es ist das ein recht deutlicher Beweis dafür, dass ihnen ihre Dämonen-Theorie doch nicht alle ihnen zur Beobachtung kommenden Krankheitsfälle in befriedigender Weise zu erklären vermochte.

Die Krankheit ist, um in unseren Betrachtungen fortzufahren, ferner etwas Belebtes, ein Animatum, welches nicht genauer präcisirt wird. In den Beschwörungsformeln der deutschen Volksmedicin wird es mit der Fähigkeit begabt, umherzuwandern und auf gestellte Fragen Rede und Antwort zu stehen. So heisst es in einer von *Frischbier* citirten Beschwörung aus Bürgersdorf bei Wehlau in der Provinz Preussen, um „das Geschoss", eine Erkrankung, bei welcher necrotische Knochensplitter ausgestossen werden, zu besprechen:

> *Christus* ging auf einen hohen Berg,
> Er begegnete dem Geschoss.
> Geschoss, wo gehst du hin?
> Ich gehe, den Menschen die Knochen ausbrechen,
> Das Blut aussaugen.
> Geschoss, ich verbiete es dir,
> Gehe wo die Glocken klingen
> Und die Evangelien singen!

Auch dieses kann man allenfalls noch in die Dämonengruppe einrangiren.

Die Krankheit ist ferner ein Fremdkörper, der, sichtbar oder unsichtbar, auf oder häufiger in des Kranken Körper sich befindet.

Die Krankheit ist aber auch ein Gift.

Die Krankheit ist die Ortsveränderung eines Körperbestandtheiles, welch letzterer entweder überhaupt den Körper verlässt oder innerhalb desselben sich an eine falsche Stelle begiebt.

Die Krankheit ist dann auch noch der übernatürliche Verlust eines Körperbestandtheiles.

Die Krankheit ist aber ferner auch eine Behexung, eine Verfluchung, eine Bestrafung, der Wille oder ein Geschenk der Götter u. s. w., aber mit diesen letzteren Erklärungen treten wir eigentlich schon in die zweite Frage ein, nämlich in diejenige: Wie entsteht die Krankheit?

3. Die Krankheit ist durch Dämonen bedingt.

Um zu erforschen, was für eine Vorstellung sich die Naturvölker von der Entstehung der Krankheit machen, wird es am zweckmässigsten sein, in erster Linie die dämonischen Einflüsse näher zu erörtern. Denn es braucht, nach dem im vorigen Abschnitte Besprochenen, wohl kaum erst darauf hingewiesen zu werden, dass für gewöhnlich mehrere Entstehungsursachen für die Krankheiten verantwortlich gemacht zu werden pflegen.

Als das Werk der bösen Geister, oder durch den Einfluss der Dämonen entstanden, werden uns die Krankheiten von den Karaya-Indianern in Brasilien, von den Eingeborenen der Mentavej-Insel in Indonesien, von Dorej und Andai in Neu-Guinea, von Siam, vom westlichen Borneo, von Mittel-Sumatra und auf den Inseln Buru und Serang, sowie auf den Kêi-, den Tanembar- und Timorlao-Inseln und vom Seranglao- und Gorong-Archipel u. s. w. berichtet. Dieses „Werk“ oder dieser „Einfluss“ ist ohne allen Zweifel in den allermeisten Fällen die Besitzergreifung des betreffenden Menschen, welche in der Weise stattfindet, dass der böse Geist in den Körper hineinfährt und nun ist er also die Krankheit.

An eine solche Besitzergreifung durch einen Dämon, beziehungsweise ein Hineinfahren desselben in den ihm verfallenen unglücklichen Menschen, also an eine Besessenheit des Kranken, glauben die Koniagas und andere Eingeborne von Alaska und Britisch-Columbien, die Chippeway-Indianer, die Austral-Neger in Victoria, die Siamesen, die Niasser und die Einwohner von Ambon und den Uliase-Inseln. Es soll hiermit aber nicht gesagt sein, dass nicht auch noch sehr viele andere Völkerschaften an eine Besessenheit in Krankheitsfällen glauben; aber von den genannten Volksstämmen liegen mir directe Nachrichten hierüber vor.

Die *Phi Pob* sind Dämonen in Siam, welche von den Zauberern besonders gezüchtet werden, um sie dann in die Körper ihrer Mitmenschen zu jagen. Auch die bösen Geister *Rahang* fahren dort in die Menschen und zerfressen ihnen die Eingeweide.

Die Eingeborenen von Victoria betonen es besonders, dass selbst bejahrte und weise Männer von den Krankheitsdämonen besessen werden können.

Eigenthümlich ist die Auffassung der Mosquito-Indianer, dass der Dämon nur von dem erkrankten Körpertheile Besitz ergriffen habe.

Es kannten übrigens auch bereits die Assyrer und Akkader Dämonen, welche von besonderen Körpertheilen Besitz ergriffen. Das ersehen wir aus einer Beschwörungsformel, welche der Thontafel-Bibliothek des *Assurbanhabal* (des *Sardanapal* der Bibel) aus dem Königspalaste von Niniveh entstammt. Es heisst darin:

„Gegen den Kopf des Menschen richtet seine Macht der fluchwürdige *Idpa*,
Gegen das Leben des Menschen der grausame *Namtar*,
Gegen den Hals des Menschen der schändliche *Utuq*,
Gegen die Brust des Menschen der verderbenbringende *Alal*,

Gegen die Eingeweide des Menschen der böse *Gigim*,
Gegen die Hand des Menschen der schreckliche *Telal*."

Die Bewohner des Seranglao- und Gorong-Archipels lassen nicht den Dämon selber, sondern dessen Schatten in den Kranken hineinfahren, der dann die Eingeweide des unglücklichen Menschen verzehrt.

Eine ganz besonders reiche Ausbildung hat diese Dämonologie bei den Singhalesen auf Ceylon erfahren. Dieselben erkennen sogar für eine ganze Reihe von einzelnen Krankheitssymptomen besondere Dämonen an. So haben sie z. B. die Teufel der Blindheit, der Taubheit, der Krämpfe, der einseitigen Lähmung, des Zitterns, der Fieberhitze, der Fieberphantasien u. s. w. Wir werden auf dieselben später noch zurückkommen.

Aber nicht in allen Fällen fährt der die Krankheit verursachende böse Geist in den Körper des von ihm auserkorenen Menschen hinein. Bei den Annamiten greift der Dämon die Menschen an, er attackirt sie, und macht sie dadurch krank.

Unter den zahlreichen Krankheits-Dämonen in Siam leben die wilden Teufel *Phi Du* in den Wäldern. „Diese fallen meist von den Bäumen auf die Vorübergehenden herab, da sie zornigen Gemüthes sind und sich für Gesetzwidrigkeiten rächen oder strafen wollen." Auf diese Weise erzeugen sie die Malaria-Erkrankungen. Eine andere Art der Wald-Dämonen, welche den Namen *Phi Disat*, d. h. Dreckteufel, tragen, stellen im Dickicht Netze aus. Wen sie in diesen unsichtbaren Netzen fangen, der verfällt in eine schwere Krankheit, gegen welche die ärztliche Kunst sich machtlos erweist. Nur durch kräftige Beschwörung vermag hier Hülfe gebracht zu werden.

In Süd-Australien schlägt der Dämon, gewöhnlich in Menschengestalt, sein auserwähltes Opfer. So hatte ein Eingeborener angegeben, es sei in der Nacht ein anderer Schwarzer gekommen und habe ihm einen Schlag in das Genick versetzt; darauf sei derselbe in einer Flamme zum Himmel aufgeflogen. An der bezeichneten Stelle hinten am Halse entwickelte sich bei dem Manne ein grosses Blutgeschwür.

Die Marokkaner fassen die Cholera als einen Dämon auf, der die von ihm ausgewählten Opfer schlägt.

Die Harari in Central-Afrika benennen die von uns als Hexenschuss bezeichnete rheumatische Erkrankung mit dem Namen Teufelsschlag.

Auch eine Stelle aus dem Buche *Hiob* (2, 7) ist hier der Erwähnung werth. Sie lautet:

> Da fuhr der Satan aus vom Angesichte des Herrn und schlug *Hiob* mit bösen Schwären von den Fusssohlen an bis auf seinen Scheitel.

Der Begriff der Besessenheit ist den europäischen Völkern wahrscheinlich erst durch die biblischen Vorstellungen zum Bewusstsein gekommen. Denn Erzählungen von Besessenen treffen wir ja in der Bibel wiederholentlich an, und wie tief dieselben in dem Geiste gläubiger Gemüther zu haften vermögen, das haben allbekannte Vorkommnisse der allerjüngsten Zeit in hinreichender Weise dargethan. Dass aber diese Art der Auffassung dem deutschen Volke wenigstens eine künstlich aufgepfropfte ist, das beweist, wie ich glauben möchte, zur Genüge der auch heute noch zu Recht bestehende Sprachgebrauch. Die Krankheit ist allerdings belebt, sie ist eine Persönlichkeit, welche man ganz wohl unter die Schaar der bösen Geister einordnen kann; aber sie fährt nicht in den Menschen hinein, sondern sie tritt von aussen an ihn heran, sie packt fast oder ergreift ihn, sie wirft ihn nieder, sie schlägt ihn, sie rüttelt, schüttelt und reisst ihn, sie nagt und zehrt an ihm, sie bricht ihm die Glieder, sie tödtet ihn, oder sie lässt ihn wieder los, so dass der Mensch ihr glücklich entrinnt.

4. Das Aussehen der Krankheitsdämonen.

Den Teufel soll man nicht an die Wand malen; das ist ein Satz, der auch bei den Naturvölkern zu Recht zu bestehen scheint. Nur in sehr seltenen Fällen wenigstens begegnen wir bildlichen Darstellungen von den Dämonen, welche die Krankheiten veranlassen. Für gewöhnlich scheint dann ein besonderer therapeutischer Zweck mit diesen Darstellungen verbunden zu sein. Es hat den Anschein, als wenn man den Dämonen ihr eigenes hässliches Bildniss zeigen wolle, um sie vor sich selber erschrecken zu lassen und sie auf diese Weise zu vertreiben, ähnlich wie man wohl ein eigensinnig schreiendes Kind vor den Spiegel führt, damit es sich vor seinem eigenen verzerrten Gesicht entsetze und so „der Bock hinausgejagt werde“.

So haben wir wahrscheinlich gewisse Masken aufzufassen, die in scheusslicher Form mit greller Bemalung bestimmte Krankheitsteufel zur Darstellung bringen. Vielleicht glauben die Leute aber auch, dass die Dämonen ihre Macht und ihren Einfluss verlieren, wenn sie sich davon überzeugen, dass die Menschen, die sie überfallen wollen, sie entdeckt und sie richtig erkannt haben, dass diesen genau ihr Aussehen und ihre Gestalt bekannt ist, ganz ähnlich wie in dem deutschen Märchen das Rumpelstilzchen sein Anrecht an sein auserkorenes Opfer verlor und nichts auszurichten vermochte, als es hört, dass man seinen Namen kennt.

Die Singhalesen glauben an eine ganze Anzahl von Dämonen, welche, wie wir bereits oben gesagt haben, besondere Stadien und Symptome der Krankheiten zu Stande bringen. Sie werden durch Holzmasken dargestellt, abscheulich verzerrte Menschengesiechter, bemalt mit grellen Farben, blau, gelb, grün, roth, braun u. s. w. Sie sind Trabanten des *Mahâkola Yakscha* (Fig. 1) und 18 von ihnen sollen nach *Freudenberg* die verschiedenen Stadien der Sannileda oder Majanleda d. h. des Unterleibs-Typhus bedeuten. *Sannijâ* ist ihr gemeinsamer Name, was nach *Grünwedel* [Fußnote] soviel bedeutet als convulsivische, krankhafte Zustände, welche in Folge von Störungen der drei Humores der altindischen Medicin entstehen.

Wir haben einige dieser *Sannijâ* schon genannt. Es mögen noch ein paar andere hier ihre Erwähnung finden. Da ist der *Gulmasannijâ*, der Teufel der Wurmkrankheiten, der *Wâtasannijâ*, der Teufel der rheumatischen Schmerzen, der *Kanasannijâ*, der Teufel, durch welchen der Kranke sein Gesicht einbüsst, der *Nagâsannijâ* (Fig. 2), der Teufel, welcher Schmerzen verursacht, die denen des Bisses der Brillenschlange ähnlich sind, der *Dschalasannijâ*, der Teufel durch den der Leib des Kranken kalt wird u. s. w.

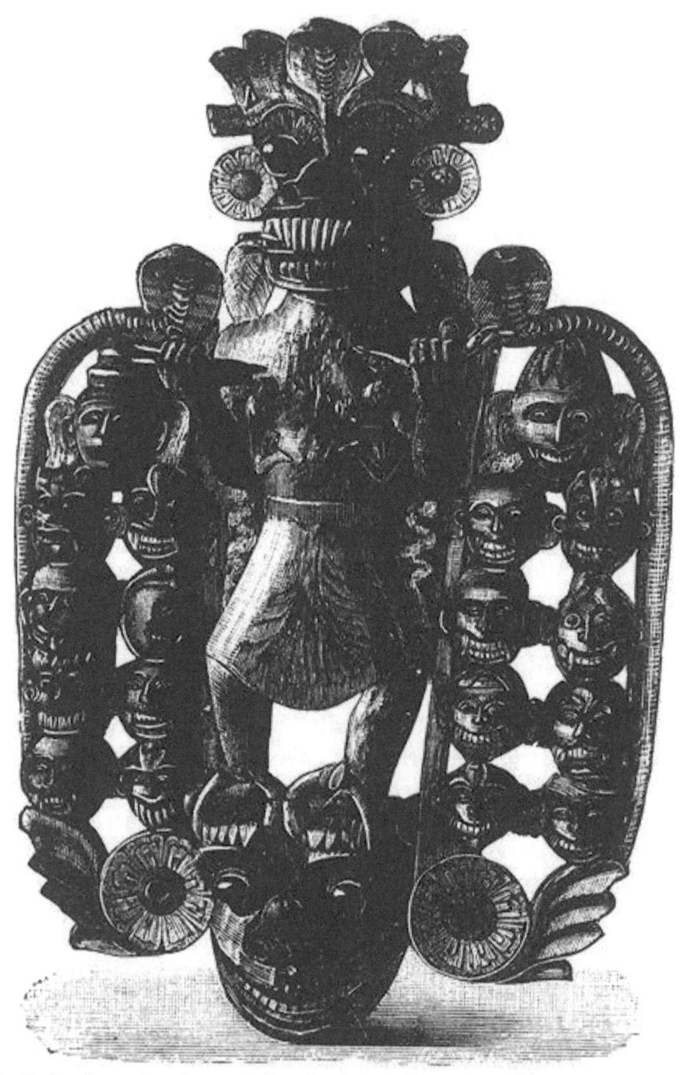

Fig. 1. Mahâkola Yukschu mit seinen 18 ihn begleitenden Krankheits-Dämonen. (Singhalesen). Mus. f. Völkerkunde Berlin. Nach Photographie.

Diese Masken werden zur Beschwörung der Krankheits-Dämonen in der Weise benutzt, dass der Medicin-Mann, in diesem Falle der sogenannte Teufelstänzer, sich eine ganz schmale Hütte errichtet mit einer grossen Anzahl von Nischen, in deren jeder er eine dieser Masken aufstellt. Vor der Maske errichtet er einen kleinen Altar, auf welchem er dem Dämon opfert, während der Kranke auf einer Tragbahre vor ihm liegt. Nach dem Opfer nimmt der Teufelstänzer die betreffende Maske vor das Gesicht und tanzt um den Patienten, bis er schliesslich bewusstlos, also wahrscheinlich hypnotisirt, zu Boden fällt. Er wird dann nach Hause getragen und nun muss der Kranke geheilt sein.

Holzmasken, welche Krankheits-Dämonen mit verzerrten Menschengesichtern darstellen, haben auch die Onondaga-Indianer in Nord-Amerika (Fig. 3 u. 4). Dieselben sollen die bösen Geister *Hondoi* bedeuten, welche den Menschen Krankheiten und Unglück bringen. Sie werden durch Tänze versöhnt und durch Speise- und Tabaksopfer. Dann aber beschützen sie die Menschen und bewahren sie vor Krankheit sowohl, als auch vor Behexung und Bezauberung.

Bildliche Darstellungen von Dämonen der Krankheit finden wir auch bei den wandernden Zigeunern des südöstlichen Europas. Dieselben glauben, dass *Ana*, die schöne Königin der Keshalyi oder Feen, sich wider ihren Willen mit dem abscheulichen Könige der Loçolico, der Dämonen, vermählt und ihm neun Kinder geboren habe. Das sind die neun Miseçe, die Bösen d. h. die Dämonen, welche Krankheiten bringen. Sie gingen mit einander Ehen ein und haben unzählige Kinder gezeugt, welche ähnliche Eigenschaften wie die Eltern besitzen. Hieraus erklären sich die vielfachen Variationen im Verlaufe der Krankheiten.

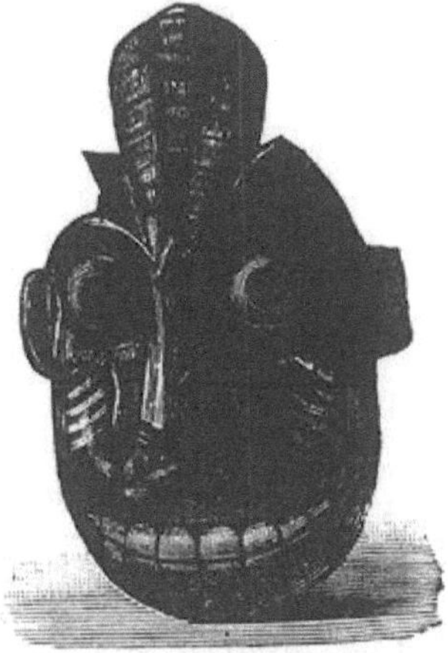

Fig. 2. Nagâsannijâ, Krankheits-Dämon der Singhalesen, welcher Schmerzen verursacht, die denen des Brillen Schlangenbisses ähnlich sind. Mus. f Völkerkunde Berlin. Nach Photographie.

Um sich vor diesen Dämonen zu schützen, muss man seinen Leib oder seinen Arm mit einer besonderen Binde umgeben, in welche das Abbild des Dämons in bestimmten Farben von der Zauberfrau hineingenäht ist. Auch in kleine Holztäfelchen brennt sie die Dämonenfiguren mit einer glühenden Nadel ein.

Diese neun Dämonen sind *Melalo*, der Schmutzige, von der Gestalt eines weitausschreitenden kleinen Vogels mit zwei Köpfen. „Alle Krankheiten, bei denen Paroxismus, Bewusstlosigkeit, auftritt, werden dem *Melalo* zugeschrieben, der entweder im Leibe des Kranken haust, oder seinen Nebel darin zurückgelassen hat." *Lilyi*, die Schleimige (Fig. 5), hat die Gestalt eines Fisches mit einem langbehaarten Menschenkopf. „Wenn sie in den Körper eines Menschen hineinschlüpft und wieder herauskommt, so lässt sie in seinem Leibe eines ihrer schleimigen Haare zurück, wodurch eben die schleimige Krankheit entsteht." Catarrhe und Ruhr werden von ihr verursacht.

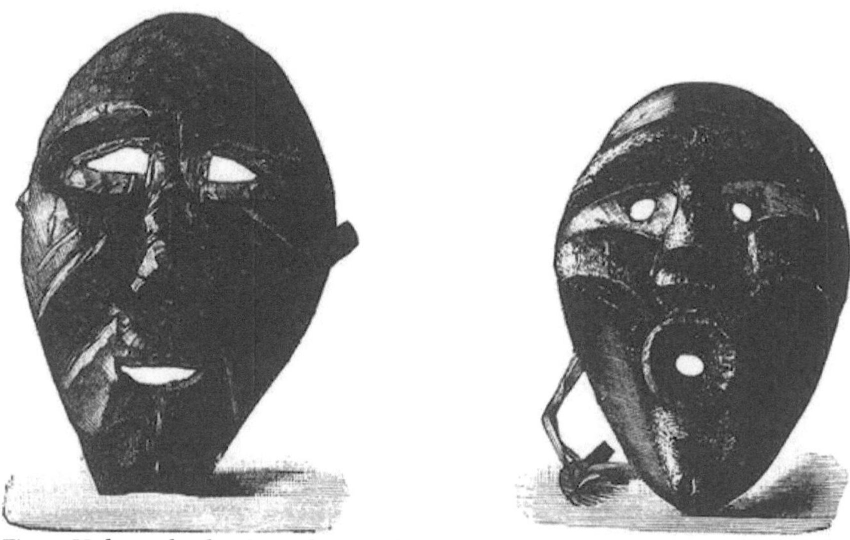

Fig. 3. , Fig. 4. Holzmaske der Onondaga-Indianer, einen Krankheits-Dämon darstellend. Mus. f. Völkerkunde Berlin. Nach Photographie.

Tçulo, der Dicke, der Fette, „hat die Gestalt einer kleinen Kugel, welche dicht mit kleinen Stacheln besetzt ist. Wenn er sich im Leibe des Menschen herumrollt, so verursacht er die heftigsten Unterleibsschmerzen; besonders haben schwangere Weiber viel von ihm zu leiden."

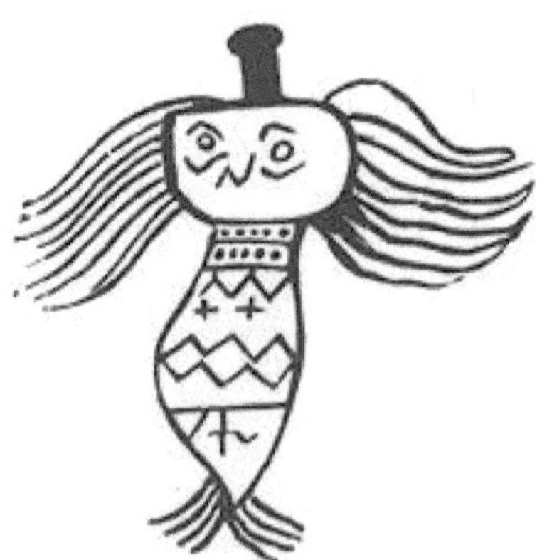

Fig. 5. Lilyi, Krankheits-Dämon der Zigeuner. Nach v. Wlislocki.

Tçaridyi, die Heisse, die Glühende, „hat die Gestalt eines kleinen Wurmes, dessen Leib dicht mit Haaren besetzt ist. Im Leibe des Menschen lässt sie einige Haare zurück, wodurch die „Hitze“, das Kindbettfieber entsteht.“

Shilalyi, die Kalte, „erzeugt im Menschen das kalte Fieber und hat die Gestalt einer kleinen weissen Maus, die unzählige Füsse besitzt.“

Bitoso, der Fastende, ist der unschuldigste aller seiner Geschwister. Denn er verursacht nur Kopf- und Magenschmerzen, Appetitlosigkeit u. s. w. „Er hat die Gestalt eines vielköpfigen kleinen Wurmes, der in dem betreffenden Körpertheil durch seine ungemein raschen Bewegungen Schmerzen verursacht. Dieselbe Form besitzen auch seine Kinder, die ebenfalls weniger gefährliche Krankheiten erzeugen, wie Zahnschmerzen, Bauchgrimmen, Ohrensausen, Wadenkrämpfe u. s. w.“

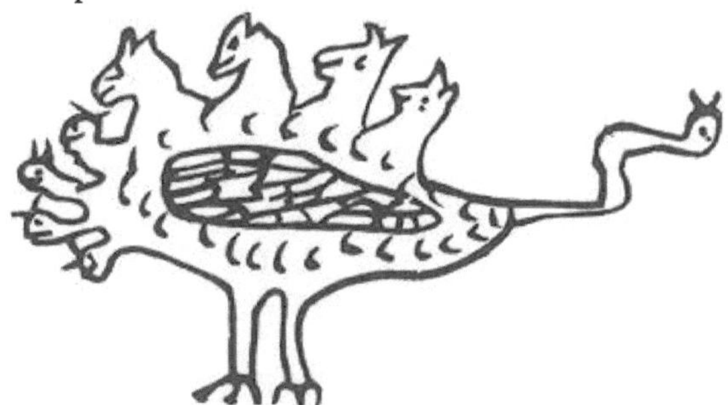

Fig. 6. Poreskoro, Krankheits-Dämon der Epidemien. Zigeuner. Nach v. Wlislocki.

Lolmisho, Rothmaus, macht die Ausschlagskrankheiten und hat, wie schon sein Name besagt, die Gestalt einer kleinen rothen Maus.

Minceskre, die vom weiblichen Geschlechtstheile. verursacht die Krankheiten der Genitalien sowohl bei den Frauen, wie bei den Männern, mit Einschluss aller venerischen Erkrankungen. Sie ruft diese Krankheiten dadurch hervor, dass sie des Nachts als ein haariger Käfer über den Leib des Menschen hinwegkriecht.

Poreskoro, der Geschwänzte, ist der neunte und letzte dieser Krankheits-Dämonen. Er sowohl als auch seine Kinder sind hermaphroditischen Geschlechts. Cholera, Pest und andere Epidemien sind die Krankheiten, welche sie bringen. Auch die Seuchen unter dem Vieh werden von dieser Sippe verursacht (Fig. 6). „Der *Poreskoro* hat vier Katzen- und vier Hundeköpfe, ferner einen Vogelleib und einen Schlangenschweif.“ Brechen Epidemien aus, so wird sein Bild mit glühender Nadel in ein Holztäfelchen eingebrannt und dieses dann ins Feuer geworfen.

Auf den Alloresen wird ebenfalls ein dämonisches Wesen figürlich dargestellt, welches von den Eingeborenen als Bringer der Krankheiten betrachtet wird. Es ist die *Ular Nâga* (Fig. 7), eine drachenartige, liegende Holzfigur mit dickem Kopf und phantastischen Hörnern und mit einem langen Schwanze. Vor sich hat sie eine kleine Schale von Holz, in welche man die Opfergaben legt, durch die man die Krankheiten abzuwehren bemüht ist.

Der Krankheitsbringer der Altai-Völker ist der schreckliche *Erlik* Kan, der Beherrscher der Unterwelt, dessen Aussehen eine von *Radloff* gegebene Beschwörungsformel der Schamanen mit folgenden Worten schildert:

„Du *Erlik*, auf schwarzem Rosse
Hast ein Bett aus schwarzem Biber,
Deine Hüften sind so mächtig.
Dass kein Gürtel sie umspannt,
Deinen Hals, den allgewalt'gen,
Kann kein Menschenkind umfangen;
Spannenbreit sind Deine Brauen,
Schwarz ist Deines Bartes Fülle,
Blutbefleckt Dein graues Antlitz.
O, Du reicher Kan *Erlik*,
Dessen Haare strahlend funkeln,
Immer dienet Dir als Eimer
Eines todten Menschen Brust.
Menschenschädel sind Dir Becher,
Grünes Eisen ist Dein Schwert,
Eisen Deine Schulterblätter,
Funkelnd ist Dein schwarzes Antlitz,
Wellend flattern Deine Haare.
Bei der Thüre Deiner Jurte
Stehen viele mächt'ge Throne.
Einen ird'nen Dreifuss hast Du,
Eisern ist Dein Jurtendach.
Reitest den gewalt'gen Ochsen.
Zum Bezug für Deinen Sattel
Reicht nicht eines Pferdes Haut.
Helden stürzen, reckst die Hand Du,
Pferde stürzen, wenn den Bauchriem,
Fürchterlicher, Du nur festziehst!
O, *Erlik, Erlik*. mein Vater!
Was verfolgest Du das Volk so?
Sag', was richtest Du zu Grund es?
Schwarz, wie Russ ist stets Dein Antlitz.
Finster glänzend, wie die Kohle,
O, *Erlik, Erlik*, mein Vater!
Von Geschlechtern zu Geschlechtern
In dem langen Lauf der Zeiten
Ehren wir Dich Tag' und Nächte,
Von Geschlechtern zu Geschlechtern.
Bist ein hochgeehrter Führer!"

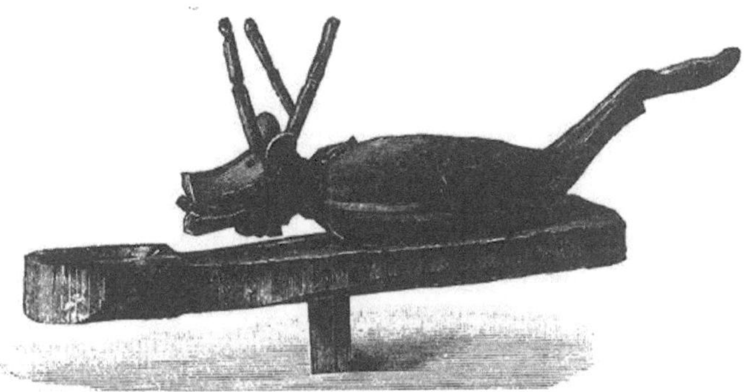

Fig. 7. Ular-naga , Krankheits-Dämon der Alloresen. Mus. f. Völkerkunde Berlin. Nach Photographie.

5. Die Geister Verstorbener als Ursache der Krankheit.

An die bösen Geister schliessen wir naturgemäss die Seelen der Verstorbenen oder der Vorfahren als die Krankheitsbringer, beziehungsweise als die Krankheit selber an. Wenn in dem Tode die Seele von dem Körper scheidet, so fliegt sie in vielen Fällen unstät in der Luft umher und ist eifrig bemüht, von Neuem in einem Körper sich eine andere Behausung zu suchen. Gelingt ihr dieses, so wird derjenige, der nun von ihr beseelt wird, in seinem ganzen körperlichen Gleichgewichte beeinträchtigt, – er wird krank. Eine solche Anschauung finden wir z. B. bei den Dacota-Indianern und in ähnlicher Weise auch in Ambon und den Uliase-Inseln. Aber nicht nur der Wunsch, wiederum ein körperliches Substrat zu besitzen, veranlasst die Seelen der Vorfahren als Krankheitserreger in die Menschen zu fahren, sondern auch der Zorn über allerlei Vernachlässigungen und Versündigungen des jetzigen Geschlechts. Wenn wir davon zu sprechen haben werden, dass die Krankheit als eine Strafe auftritt, so werden wir uns noch einmal mit diesem Gegenstande beschäftigen müssen. Die soeben besprochenen Anschauungen herrschen vornehmlich auf den zahlreichen Inselgruppen des malayischen Archipels. Die Namen für diese Art umherschweifender Geister wechseln, im Wesentlichen aber kommt es immer auf die gleichen Gedankengänge hinaus.

Bei den Papua der Geelvinkbai in Neu-Guinea darf eine soeben zur Wittwe gewordene Frau lange Zeit hindurch das Haus nicht verlassen; denn wenn sie es thäte und hierbei anderen begegnete, so glaubt man, dass der Geist ihres verstorbenen Gatten diesen eine Krankheit anhauchen würde.

Für ganz besonders gefährlich werden die Geister unter besonderen Umständen Gestorbener erachtet, so namentlich die Geister von den unglücklichen Weibern, welche während der Entbindung oder im Wochenbett ihr Leben lassen mussten. Aber auch die Geister von Schwangeren und auch von Jungfrauen, sowie von todtgeborenen oder gleich nach der Geburt gestorbenen Kindern können den Ueberlebenden grosse Gefahren bringen.

Die Annamiten fürchten die *Con Ranh* oder *Con Lôn*. Es sind das die Geister todtgeborener oder in sehr zartem Alter gestorbener Kinder, welche immer bestrebt sind, sich zu verkörpern (lôn bedeutet in das Leben eintreten) und welche, wenn sie in einen Körper eingedrungen sind, unfähig sind, zu leben. Man nennt ihren Namen nicht in der Gegenwart von Frauen, da man fürchtet, dass sie sich sonst an diese machen möchten, und eine Neuvermählte hütet sich in der gleichen Furcht, von einer Frau etwas anzunehmen, oder ein Kleidungsstück zu tragen, welche bereits einmal oder gar mehrmals unrichtige Wochen gehalten hat." Es bedarf besonderer Maassnahmen, um sich von den einmal an der Familie haftenden *Con Ranh* zu befreien.

Ehelos gestorbene Mädchen bringen in Griechenland Kindern den Tod, in Siam tödten sie diejenigen, welche sie bei ihren Tänzen überraschen. Auch in Serbien tanzen die Seelen von Jungfrauen und tödten die Jünglinge; es müssen aber Bräute gewesen sein. In Annam verursachen sie Geisteskrankheiten, wie wir später noch sehen werden. In Indien fährt der Geist einer im Brautstände Verstorbenen in den Körper der späteren Frau ihres einstigen Bräutigams und redet aus ihr heraus und zwar lauter Uebles gegen ihre Nachfolgerin.

In hohem Maasse gefürchtet sind die Geister der während der Entbindung gestorbenen Frauen. Auf Java suchen dieselben in Kreissende zu fahren, und diese werden dann wahnsinnig. In dem Seranglao- und Gorong -Archipel, auf Ambon und den Uliase-Inseln, auf den Kêi-Inseln und auf der Insel Djailolo werden sie zu bösen Geistern, welche die Kreissenden quälen und deren Entbindung zu verhindern suchen. Auf Djailolo, auf den Kêi-Inseln und ebenso auch auf Selebes stellen sie auch den Männern nach, um dieselben zu entmannen und sich auf diese Weise für die Befruchtung zu rächen, welche sie ins Unglück gestürzt hat. Auch die vorher erwähnten Geister der Neugeborenen in Annam werden von dem Geiste einer während der Niederkunft gestorbenen Frau gehütet, gewiegt und ausgesendet, um ihren schädlichen Einfluss auszuüben.

Bei den Ewe-Negern an der Sklavenküste werden die bei der Entbindung verstorbenen Weiber zu Blutmenschen.

Im Wochenbett gestorbene Frauen werden in Borneo und auf Nias ebenfalls zu Dämonen, welche auf ersterer Insel überhaupt als Plagegeister der Lebenden umherschwärmen, auf Nias aber hauptsächlich den Kreissenden und den Schwangeren nachstellen und den letzteren die Frucht im Mutterleibe tödten, so dass dieselben abortiren.

In Annam fahren die Geister der eben an den Pocken Gestorbenen in ihre Verwandten und machen sie dadurch ebenfalls pockenkrank. Das gilt aber nur für die schweren Formen dieser Krankheit: die leichten schreibt man natürlichen Ursachen zu.

In Mittel-Sumatra herrscht der Glaube, dass die dem Menschen Krankheiten bringenden Buschgeister, *Hantoc*, aus dem Blute von solchen Personen entstehen, welche durch irgend einen Unfall verwundet und dabei ums Leben gekommen sind.

Die Seelen der Gehängten, der plötzlich Verstorbenen, oder der durch die Pest dahingerafften Menschen werden in Siam zu den Dämonen *Phi-Tai-Hong*.

6. Dämonische Menschen als Ursache der Krankheit.

Auch dämonische Menschen vermögen Krankheiten zu verursachen. Wir dürfen sie nicht verwechseln mit Zauberern, welche ebenfalls, wie wir sehr bald sehen werden, allerlei Krankheit erzeugen können. Die dämonischen Menschen dagegen bringen nicht durch Zauberkraft, welche in die Ferne wirkt, sondern durch eigenen directen Angriff auf den auserkorenen Körper die Krankheit zu Stande. Ein gutes Beispiel für ihre Thätigkeit ist der allbekannte Vampyr, und auch der Wehrwolf ist hierher zu rechnen.

Wir müssen einen Uebergang zu diesen Anschauungen bereits in dem vorher angeführten Glauben der Ewe-Neger erblicken, nach welchem die im Wochenbett verstorbenen Weiber zu Blutmenschen werden. Solch einen Blutmenschen haben wir uns doch zweifellos ganz ähnlich zu denken wie einen Vampyr, oder noch besser, wie den sogenannten Doppelsauger des pommerschen Landvolkes. Die Vorstellung aber, dass lebendige Menschen in dieser Weise unheilbringend wirken können, findet sich bei den eingeborenen Malayen von Mittel-Sumatra. Hier führen solche dämonische Menschen den Namen *Palãsiëq*.

> „Die *Palãsiëq*, sagt *van Hasselt*, sind eigentlich keine Geister, sondern Menschen, welche die Macht haben, den Kopf mit dem Halse oder auch die Eingeweide von ihrem Körper zu trennen, so dass die Theile ein selbstständiges Ganzes bilden, das meistens Nachts den Körper verlässt, um umherzuschleichen, wo Jemand gestorben, verwundet, ermordet oder geboren ist, um da das Blut aufzulecken. Unter das Haus, worin ein Kind geboren ist, legt man darum allezeit Dornbüsche, um die *Palãsiëq* abzuwehren. Ist Jemand verwundet und kann man das ausströmende Blut nicht stillen, dann heisst es: „der *Palãsiëq* hat an der Wunde gesogen"; dadurch ist diese unheilbar geworden und der Verwundete muss sterben."
>
> „Es besteht ein grosser Abscheu vor einer Heirath mit Jemandem, der *Palãsiëq* ist, aber dennoch, sagt der Malaye, kommen diese Heirathen vor, weil man es nicht immer weiss. Der *Palãsiëq* hat die Macht, sich unsichtbar zu machen, jedoch ist er dann an seinem Geräusch zu erkennen."

An der Loango-Küste können bestimmte Zauberer unsichtbar bei Nacht ihre Opfer beschleichen und ihnen, gleich einem Vampyr, das Blut aussaugen.

In der Provinz Cueba in Mexico gab es nach den Berichten von *Oviedo* eine ausserordentliche Plage, welche durch die erschreckliche Ausdehnung des Saugens schaudererregende Folgen herbeiführte. Die Personen, Männer und Frauen, welche diese dämonische Gewohnheit anfingen, wurden von den Spaniern *Chupadores* genannt. Sie gingen des Nachts aus, um bestimmte Einwohner zu besuchen. An diesen sogen sie stundenlang und wiederholten dieses Nacht für Nacht, bis endlich ihre unglücklichen Opfer so dürr und abgemagert waren, dass sie in vielen Fällen vor Erschöpfung starben.

Es erinnert dieses alles an einen auch heute noch bestehenden Aberglauben der Süd-Slaven, bei welchen diese dämonischen Menschen aber keine besondere Gruppe des Volkes bilden. Bei ihnen hat jegliches Weib, das zur Hexe geworden ist, die Fähigkeit und die Gewohnheit, derartiges Unheil anzurichten. Allerdings muss sie nach dem Glauben der Montenegriner, um diese Fähigkeit zu erlangen, zuvor ihr eigenes Kind gefressen haben. „Ueberfällt wo eine Hexe einen Schläfer," schreibt *Krauss*, „so versetzt sie ihm mit ihrer

Zaubergerte vorerst einen Streich über die linke Brustwarze, worauf sich der Brustkorb von selber öffnet. Die Hexe reisst nun das Herz heraus, frisst es auf, und die Wunde in der Brust wächst von selber gleich wieder zu. Manche ausgeweidete Menschen sterben auf der Stelle, andere wieder schleppen ihr Dasein noch einige Zeit weiter, soviel Lebensfrist ihnen die Hexe nach der That noch zu bescheiden für gut befunden, ja sie bestimmt ihnen noch die besondere Todesart, an welcher sie sterben müssen. Zuweilen betheiligen sich auf einmal mehrere Hexen an solchem Mahle."

7. Thiere im Körper als Ursache der Krankheit.

Die Krankheit, aufgefasst als ein Thier, das in den menschlichen Körper gerathen ist, finden wir wiederum bei sehr vielen Völkerschaften. Sehr richtig sagt bereits *van Hasselt*, dass dieses Thier im Grunde genommen dann doch weiter nichts ist, als ein böser Geist, der eben in dieser Gestalt sich verkörpert hat. Darum sprechen auch in solchen Fällen die Dacota-Indianer bisweilen nicht von einem Thiere selbst, sondern von dem Geiste des betreffenden Thieres. Diese Thiere können nicht nur kleine, wirbellose Thiere sein, sondern auch Reptilien und Amphibien. Vögel und sogar Säugethiere. Ja als ein Curiosum müssen wir es hier anfügen, dass die Dacota-Indianer selbst eine Besessenheit durch einen Baum für möglich halten. Unter den Thieren, welche als Krankheit in den menschlichen Körper eindringen, steht bei weitem in Bezug auf die geographische Verbreitung obenan der Wurm. Entweder ist es nur ein einzelner, oder es sind deren gleich mehrere. Wir müssen es natürlicherweise unentschieden lassen, in wie weit eine wirkliche Naturbeobachtung zu einer solchen Auffassung der Krankheit beigetragen hat. Es kann ja doch keinem Zweifel unterliegen, dass bei den in nicht zu kalten Klimaten lebenden Völkern die Wunden, welche, wie wir später sehen werden, sehr häufig ohne jeglichen Verband gelassen werden, den Fliegen zum Absetzen ihrer Eier dienen und sich daher sehr bald mit Fliegenlarven, d. h. also nach dem allgemeinen Sprachgebrauche mit Würmern bedecken werden. So haben die Verletzten also Würmer aus ihrem Körper hervorkriechend sichtbarlich vor Augen, und das Brennen und Schmerzen der Wunde mögen sie wohl als durch diese unschuldigen Thiere verursacht betrachten. Auch das gelegentliche Abgehen von Helminthen bringt ihnen wohl die Ueberzeugung bei, dass ihr Körper von Würmern bewohnt sein könne, und es ist dann doch nur ein Schritt, dass bei grösseren Leiden die kleinen Würmer sich in ihrer Phantasie auch zu grösseren Thieren entwickeln.

Izidlanga, d. h. Fresser, nennen die Xosa-Kaffern solche Thiere im Körper.

An einen Wurm als Personification der Krankheit glauben die Sioux und einige ihnen benachbarte Indianer-Stämme, aber auch die Central-Mexicaner, ferner die Harrarî in Afrika, die Siamesen, die Aaru-Insulaner und die Eingeborenen von Selebes und von Mittel-Sumatra: ebenso auch die vorher schon erwähnten Xosa-Kaffern.

Die Annamiten betrachten einen Wurm im Körper als das Wesen und die Ursache der asthmatischen Beschwerden. Dieser Wurm hat die fatale Gewohnheit, bei dem Tode seines Wirthes dessen Körper zu verlassen und sich einen der Verwandten oder der Freunde des Verstorbenen als neue Wohnung auszusuchen. Die Folge dieses Aberglaubens ist, dass einen sterbenden Asthmatiker die Freunde und Verwandten im Stiche lassen und fremden Leuten seine letzte Pflege übertragen.

Auch *Hiob* klagt in seiner Krankheit:

> Mein Fleisch ist um und um würmicht.

Und ähnlich tritt in dem deutschen Volksglauben der Wurm oder mehrere Würmer im Körper ganz unverkennbar als die Krankheit auf. Am bekanntesten ist das Panaritium, der Wurm am Finger; ein auch den Siamesen geläufiger Begriff. Aber auch sonst noch treffen wir mehrfach auf Würmer als das Wesen der Krankheit, was namentlich in manchen Beschwörungsformeln recht deutlich zu Tage tritt.

Es heisst in einer Beschwörungsformel für ein krebsartiges Geschwür, welche in Neudorf bei Graudenz gebräuchlich ist:

> Der Herr ging zu ackern auf des Herrn Acker.
> Er nahm drei Fuhren im dürren Wackern.
> Er fand drei Würmer.
> Der erste hiess Gehwurm,
> Der zweite hiess Streitwurm.
> Der dritte hiess Haarwurm.
> Alle Würmer haltet ein,
> Lasset ab von des Nächsten Fleisch und Bein.

Bei den Klamath-Indianern und ebenfalls bei den Sioux und den Xosa-Kaffern kann das Thier aber auch ein Insect, bei den Central-Mexicanern eine grosse Ameise sein. Den Frosch als Krankheit treffen wir bei den Klamath- und den Karok- und anderen Indianern Nord-Californiens, die Schlange bei den Klamath, den Karok und bei den Eetar-Insulanern, die Eidechse bei den Xosa-Kaffern und die Schildkröte bei den Dacotas.

Ein Vogel, und zwar im Kopfe des Kranken, veranlasst auf Eetar die Epilepsie, und auf den Tanembar- und den Timorlao-Inseln die Epilepsie und die Geisteskrankheiten. Wir Deutsche sind also nicht berechtigt, uns auf die Neuheit unseres Gedankens etwas einzubilden.

Ein Holzspecht ist es bisweilen bei den Twana-, den Chemakum- und den Klallam-Indianern, welcher am Herzen seines Opfers herumpickt.

Wenn es dem Arzte in Siam gelingt, die höchst gefährlichen Krankheits-Dämonen *Phi Xin* aus dem Körper des Patienten herauszutreiben, so sieht man, wie sie in der Gestalt eines schwarzen Vogels, einer Krähe ähnlich, von dannen fliegen. Dann darf der Arzt aber nicht von dem Kranken gehen, denn wenn er ihn verlassen würde, so kehrt im Augenblick der dämonische Vogel in seine vorige Behausung zurück und zerhackt dem Patienten die Eingeweide und dann erfolgt unausbleiblich der Tod.

Auch bei den Klamath-Indianern in Oregon werden bisweilen verschiedene Vögel als die Bringer der Krankheit verantwortlich gemacht. Sie rühmen sich dessen selber in Beschwörungsgesängen. So lautet der Eine:

> „Ich, der junge Holzspecht, habe Krankheit herbeigebracht."

Ein anderer heisst:

> „Die von mir, der Lerche, gebrachte Krankheit breitet sich überall aus."

Auch der Kranich und mehrere Enten treten als Krankheitserreger auf:

> „Die gebrachte Krankheit kommt von mir, dem jungen Wákash-Kranich."
> „Eine Krankheit ist gekommen, und ich, die Wá-u'htuash-Ente, habe sie hervorgerufen."

Die Mámaktsu-Ente und die Mpampaktish-Ente singen jede:

> „Bauchschmerz ist die Krankheit, welche ich mit mir bringe."

Aber auch noch grössere Thiere können im Körper des erkrankten Menschen stecken, entweder in Substanz oder als Geist des Thieres. Das kann bei den Twana-, den Chemakum- und den Klallam-Indianern ein Eichhörnchen, bei den Sioux-Indianern ein Stachelschwein sein, auf den Luang- und Sermata-Inseln ein Bock, auf den Inseln Leti, Moa und Lakor eine Ziege, in den beiden letzten Fällen als Hervorbringer der Epilepsie.

Die Otter wird bei den Klamath-Indianern für die Pocken verantwortlich gemacht. Der Medicin-Mann singt bei der Beschwörung in ihrem Namen:

> „Die Pocken, von mir gebracht, der Otter, sind bei Euch,"

und der Chor fällt dann ein:

> „Der Otter Schritt hat den Staub aufgewirbelt."

Bei den Dacota-Indianern kann das in den Körper des Patienten eingedrungene Thier sogar ein Hirsch sein, oder ein Bär.

Ein Bär wird auch den Twana-Indianern, sowie den Chemakum und den Klallam von bösen Zauberern in das Herz geschickt, um an ihm zu fressen und sie auf diese Weise krank zu machen.

Hier schliesst sich ein Glaube der Siamesen, der Karen und der Laoten an, über welchen *Bastian* berichtet hat:

„Die Zauberer der Laos sowohl wie die der Karen sind wohlerfahren in der Sai Khun genannten Zauberkunst, indem sie sich auf die Haut eines Büffels oder eines Ochsen setzen und dieselbe durch Hexerei kleiner und kleiner zusammenschrumpfen lassen, so dass sie zuletzt zu weniger als Handbreite reducirt wird. Dieses comprimirte Stück wird dann in Wasser aufgelöst, und wenn man davon gegen einen Menschen spritzt, so erfolgt der Tod, da in dessen Innerem sich die Haut wieder zu der ursprünglichen Form eines Ochsen oder Büffels aufbläht und so den Körper zerreisst. Beim Verbrennen der Leiche eines so Getödteten bleibt ein Klumpen zäher Masse unverkohlt zurück, und die Siamesen bestechen oft die Bestatter, ihnen ein Stück davon zu verschaffen, denn wer ein Stück davon gegessen hat, bleibt für die Folge gegen solchen Zauber geschützt."

8. Fremde Substanzen im Körper sind die Krankheit.

Von diesen Anschauungen ist es eigentlich nur noch ein Schritt bis zu dem Glauben, dass die Krankheit ein in dem Inneren des Patienten steckender Fremdkörper sei. Diese Fremdkörper werden bei verschiedenen Volksstämmen den Leidenden und ihrer Umgebung ad oculos demonstrirt, indem der Arzt sie aus ihrem Körper heraussaugt und sie dann aus seinem Munde zum Vorschein bringt (Fig. 8). Derartige Verkörperungen der Krankheit sind z. B. Strohhalme bei den Australnegern in Victoria, Holzstücke in Victoria, Süd-Australien, auf den Aaru-Inseln und auf den Inseln Eetar, Leti, Moa und Lakor; eine Bohne bei den Xosa-Kaffern, Dornen auf den drei zuletzt genannten Inseln und auf Selebes. Ein Erdklumpen ist es auf Eetar, ein Stückchen Kohle in Süd-Australien, ein Eisenstück bei nordamerikanischen Indianern, ein Korallenstück auf den Kêi-Inseln, Muschelschalen auf den letzteren und auf Leti, Moa und Lakor. Nordamerikanische Indianer sehen als die verkörperte Krankheit auch bisweilen die Krallen eines Thieres an, die Tatzen eines Bären, die Stacheln des Stachelschweins, die Eingeborenen Victorias ein Stück Opossumfell. Fischgräten sind die Krankheit häufig auf Eetar, auf Leti, Moa und Lakor, auf den Aaru- und Kêi-Inseln, Knochenstücke auf den Kêi-Inseln und den Inseln Buru und Eetar, bei den Siamesen, bei den Australnegern in Süd-Australien und Victoria, sowie bei den Klamath-Indianern und bei verschiedenen Stämmen in Britisch-Columbien. Als ein Stein markirt sich die Krankheit auf Selebes, Eetar, Leti, Moa, Lakor, den Kêi-Inseln, in Siam und bei den Ipurina-Indianern in Brasilien, aber auch bei sehr vielen nordamerikanischen Indianer-Stämmen.

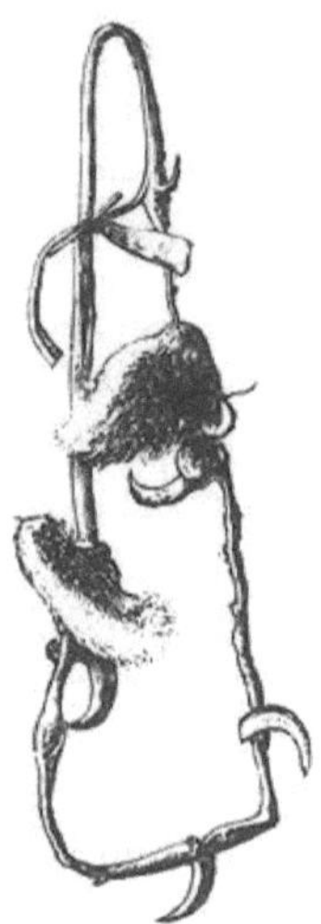

Fig. 8. Krallen und Fellstücke, welche der Medicin-Mann der Klamath-Indianer dem Kranken aussaugt. Mus. f. Völkerkunde Berlin. Nach Photographie

Bei den letzteren ist die Sache aber wohl noch ein wenig anders aufzufassen. Der einer besonderen Ordensverbindung angehörige Arzt bringt allerdings, wenn er die Krankheit von dem Patienten fortgenommen hat, einen Stein aus seinem Munde hervor, aber es ist jedesmal derselbe, der ausserdem auch noch zu anderweitigen Ceremonien gebraucht wird. Und da nun bei gewissen Stämmen sich die vier verschiedenen Grade dieses Ordens unter anderem auch durch die Form dieser Steine unterscheiden (für welche übrigens auch Schneckenhäuser in Kraft treten), so wird man, wie ich glaube, wohl den Vorgang so auffassen müssen, dass die dem Kranken entnommene, nicht näher substantiirte Krankheit durch die übernatürliche Kraft des Arztes in dessen Munde gleichsam zu der Form des betreffenden Steines coagulirt, aber dass nicht etwa dieser Stein (oder das Schneckenhaus) selber als Krankheit in dem Körper des Leidenden gesessen habe.

Wir finden auch noch bei anderen Völkern, dass die Krankheit, wenn man so sagen darf, als ein körperloser Fremdkörper aus dem Patienten entfernt und dann fortgeworfen oder ausgespieen wird; so bei den Bilqula, den Isthmus-Indianern, den Bakairí in Brasilien und den Eingeborenen in Süd-Australien und Victoria.

Einer besonderen Art eines fremden Stoffes, welcher die Krankheit verursachen kann, haben wir noch zu gedenken. Die Niasser nämlich glauben, dass die *Béla*, die bösen Geister, gewisse Stoffe, namentlich Asche auf den Körper werfen, wodurch dann Stiche und Hautausschläge entstehen. Hieran erinnert ein Zauber der Australneger in Victoria.

> „Ein Stück Baumrinde wird in die Hand genommen und heisse Asche wird nach der Himmelsgegend geworfen, wo man weiss, dass der feindliche Stamm lagert, und ein Gesang wird angestimmt und alle Vögel in der Luft werden aufgefordert, die Asche fortzutragen und sie auf den

> bestimmten Mann fallen zu lassen. Die Asche verursacht es, dass sein Fleisch vertrocknet, und der Mann verdorrt und wird wie ein abgestorbener Baum. Er ist nicht fähig, sich umherzubewegen, und endlich stirbt er."

9. Die Krankheit verursacht durch einen magischen Schuss.

Einer besonderen Art von Fremdkörper müssen wir noch gedenken, das ist das in den Körper des Kranken eingedrungene magische Geschoss. Dasselbe kann eine Gewehrkugel sein oder ein Stein, ein Geschoss von Stroh oder eine Kugel von Haaren. Wir finden dasselbe bei verschiedenen Indianer-Stämmen durch unsere Berichterstatter erwähnt.

So glauben die Ipurina-Indianer in Brasilien, dass ihre Medicin-Männer im Stande sind, Abwesende durch ihre mit magischer Kraft begabten Medicin-Steine zu verletzen und zu tödten. Der Medicin-Mann wirft sie in der entsprechenden Richtung, in welcher er den Auserlesenen vermuthet, gegen diesen. Derselbe empfindet dann sofort einen heftigen Stich, wie von einer Wespe, und von dieser Zeit an siecht er langsam dahin und stirbt.

Von den Creek-Indianern berichtet *Caler Swan* im Jahre 1795:

> „Stiche in der Seite und rheumatische Schmerzen, welche bei ihnen häufig sind, werden oft als Wirkung magischer Wunden betrachtet. Sie glauben fest, dass ihre Feinde unter den Indianern die Kraft besitzen, sie, wenn sie im Schlafe liegen, auf eine Entfernung von 500 Meilen zu schiessen. Sie beklagen sich oft, dass sie von einem Choctaw oder Chicasaw aus der Mitte dieses Volkes geschossen worden sind, und sie schicken oder gehen direct zu der erfahrensten Aerztin, um Hülfe zu suchen. Die erfahrene Frau erzählt ihm, dass das, was er beobachtet hat, wirklich wahr sei, und beginnt ihn auszufragen und die Cur zu machen. In diesen Fällen ist Ritzen und Schröpfen das Heilmittel; oder, was oft stattfindet, sie saugt an dem befallenen Theile mit ihrem Munde und bringt vor seine Augen ein Fragment einer Kugel, oder Stücke von Stroh, welche sie vorsorglich in ihrem Munde verborgen hatte, um den Glauben an dasjenige zu befestigen, was sie versichert hatte; darauf werden wenige magische Tränke verordnet, und der Patient ist gesund gemacht."

Eine an Brustfellentzündung leidende Choctaw-Indianerin war nach der Aussage des Medicin-Mannes von einem Zauberer mit einer magischen Kugel von Haaren geschossen worden.

Die Zauberer der Twana-, der Chemakum- und der Klallam-Indianer vermögen ihren Opfern eine magische Kugel oder einen Stein in das Herz zu schiessen. Hierdurch erzeugen sie Krankheit und endlich den Tod, und es ist ein ganz feststehender Glaube, dass wenn man das Herz eines Verstorbenen öffnet, man den Fremdkörper noch darin zu finden vermag.

Die Eingeborenen von Vancouver haben einen ähnlichen Glauben. *Jacobsen* hörte vom Missionar *Crosby*, dass ein junger Indianer seiner Station einst einen Medicin-Mann neckte. Dieser rief ihm im Zorne zu: "Du wirst in sechs Wochen sterben." Der junge Mann wurde stiller und stiller; er legte sich hin und wurde krank und war fest davon überzeugt, dass der Medicin-Mann ihm einen Stein in das Herz geschossen habe. Aller Zuspruch war vergeblich und noch vor dem Ablaufe des gestellten Termines führte seine Melancholie zum Tode.

Die Eingeborenen von Nord-Gippsland in Australien schreiben eine Reihe ihrer Erkrankungen, welche sie Tundung nennen (Brustaffectionen und heftige Schmerzen im Abdomen), dem bösen Geiste *Brewin* zu. Dieser wirft den Menschen das spitze Ende seines Murrawun, seines Wurfstockes, in den Körper, und um diesen wieder zu entfernen, muss man einen monotonen, drohenden Gesang anstimmen, welcher lautet:

„O *Brewin*, ich vermuthe, Du hast Tundung gegeben oder das
Auge (d. h. das scharf umgebogene Ende) des Murrawun."

Wem fiele hierbei nicht unser Hexenschuss ein, der bei den Einwohnern von Wales als Elbenschuss bezeichnet wird. In Irland brauchten die Bauern Feuerstein-Pfeilspitzen in Silber gefasst, die sie als Elben-Pfeile (Elf-arrows) betrachteten, als Amulet gegen den Elbenschuss.

Nilsson erzählt, dass die Lappen von den benachbarten Stämmen für zauberkundig gehalten wurden. „Sie wussten dies und drohten demjenigen, der ihnen nicht geben wollte, was sie verlangten, einen Gan auf ihn zu schiessen. Die Gane bestanden nach *Mone* in bläulichen flügellosen Insecten, welche der zauberkundige Lappe in einem ledernen Säckchen in der Nähe seiner Götterbilder zu bewahren pflegte. Wollte er einem Nebenmenschen Schaden zufügen, so schoss er einen Gan auf ihn, und alsobald fühlte das gedachte Individuum einen jähen Schmerz (Lappenschuss), der bisweilen in langwierige, bösartige Krankheit überging."

Den *homerischen* Griechen vor Ilium brachte *Apollo* mit seinem Geschosse tödtliche Krankheit (I, 43-53).

„Ihn hörete *Phöbos Apollon*,
Und von den Höh'n des Olympos enteilet er, zürnenden Herzens,
Er auf der Schulter den Bogen und wohlverschlossenen Köcher,
Laut erschollen die Pfeil' an der Schulter des zürnenden Gottes,
Als er einher sich schwang; er wandelte, düsterer Nacht gleich;
Setzte sich drauf von den Schiffen entfernt, und schnellte den Pfeil ab;
Graunvoll aber erklang das Getön des silbernen Bogens.
Nur Maulthier' erlegt' er zuerst und hurtige Hunde;
Doch nun gegen sie selbst das herbe Geschoss hinwendend,
Traf er, und rastlos brannten die Todtenfeuer in Menge;
Schon neun Tage durchflogen das Heer die Geschosse des Gottes."

Im Buche *Hiob* begegnen wir ebenfalls der Auffassung der Krankheit als eines göttlichen Geschosses. *Hiob* klagt (6, 4):

„Denn die Pfeile des Allmächtigen stecken in mir,“

und 34, 5. 6 wirft ihm sein Freund *Elihu* von Buss vor:

> „Denn *Hiob* hat gesagt: Ich bin gerecht, und Gott weigert mir mein Recht. Ich muss liegen, ob ich wohl recht habe, und bin gequälet von meinen Pfeilen, ob ich wohl nichts verschuldet habe.“

Aber selbst noch in der christlichen Kunst des 16. Jahrhunderts finden wir die Beweise dafür, dass die Vorstellung eines schiessenden Gottes in dem Bewusstsein des Volkes noch immer lebendig geblieben war. So befindet sich in der Burgkapelle des Schlosses Bruck bei Lienz in Tirol ein dem 16. Jahrhundert entstammendes Frescogemälde, auf welchem Gott Vater vom Himmel herab auf die Menschen mit einem Bogen schiesst. Die Mutter Gottes tritt aber dazwischen und breitet ihren Mantel über ihren Schutzbefohlenen aus und nun vermögen die göttlichen Pfeile ihren Mantel nicht zu durchdringen, sondern sie verbiegen sich, indem ihr Schaft sich zickzackförmig zerknickt.

10. Die Krankheit entsteht als Strafe.

Die Auffassung, dass die Krankheit eine göttliche Strafe sei, entspricht bekanntermaassen vollkommen gewissen modernen Anschauungen. Im Jahre 1866 habe ich selber einem Gottesdienste beigewohnt, bei welchem der Geistliche einer Krankenanstalt den für das Vaterland verwundeten Soldaten, deren einem beide Augen weggeschossen waren, auseinandersetzte, dass ihre Verwundungen die wohlverdiente Strafe für ihre persönlichen Sünden seien.

Im Buche *Hiob* (33, 19-21) lesen wir:

> „Er (Gott) strafet ihn mit Schmerzen auf seinem Bette und alle seine Gebeine heftig, und richtet ihm sein Leben so zu, dass ihm vor der Speise ekelt und seine Seele, dass sie nicht Lust zu essen hat. Sein Fleisch verschwindet, dass er nicht wohl sehen mag, und seine Beine werden zerschlagen, dass man sie nicht gerne ansiehet.“

Nicht wenig überraschend ist es, wie ganz ähnliche Anschauungen weit über den Erdball verbreitet sich bei den Naturvölkern wiederfinden. Es lehrt dieses ein Blick in das uns zu Gebote stehende Material. Als eine Strafe *Allahs* erscheint die Krankheit auf dem Seranglao- und Gorong-Archipel. Es kämpfen hier aber sichtlich noch die uraltheidnische Tradition und die der Bevölkerung aufgepfropfte muhammedanische Auffassung mit einander. Denn sie nehmen an, dass *Allah*, über ihr Vergehen erzürnt, den krankheitserregenden Dämonen die Erlaubniss giebt, in die Menschen zu fahren und von ihnen Besitz zu ergreifen.

Auch schon bei den alten Akkadern treffen wir bestimmte Dämonen als die Vollstrecker des göttlichen Zornes an. Dieselben werden folgendermaassen beschworen:

> „Sieben sind's! Sieben sind's!
> Sieben sind es in des Oceans tiefsten Gründen!
> Sieben sind es, Verstörer des Himmels!
> Sie wuchsen empor aus des Oceans tiefsten Gründen, aus dem (verborgenen) Schlupfwinkel.
> Sie sind nicht männlich, sind nicht weiblich;
> Sie breiten sich aus, gleich Fesseln;
> Sie haben kein Weib, sie zeugen nicht Kinder:
> Ehrfurcht und Wohlthun kennen sie nicht!
> Gebet und Flehen erhören sie nicht!
> Ungeziefer, dem Gebirge entsprossen,
> Feinde des *Eâ*;
> Sie sind die Werkzeuge des Zorns der Götter.
> Die Landstrasse störend, lassen sie auf dem Wege sich nieder:
> Die Feinde, die Feinde!
> Sieben sind sie! Sieben sind sie! Sieben (zweimal) sind sie!
> Geist des Himmels! dass sie beschworen seien!
> Geist der Erde, dass sie beschworen seien!"

Wir müssen aber auch hier wiederum das Buch *Hiob* (2, 6) anführen, wo es heisst:

> „Der Herr sprach zu dem Satan: Siehe da, er sei in Deiner Hand, doch schone seines Lebens."

Auch auf den Inseln Leti, Moa und Lakor und auf einigen benachbarten Inseln erscheinen die Krankheiten als Strafe der Gottheit oder auch als eine Strafe der Geister der Verstorbenen, welche dann, wie es den Anschein hat, bisweilen wohl selber als Krankheitsdämon in die Menschen hineinfahren. Die Gründe nun, warum die Krankheiten als Strafe über die sündige Menschheit verhängt werden, lässt manche überraschenden Züge tief ethischen Gefühles und pietätvoller Anhänglichkeit an die Vorfahren erkennen.

Die Geister der Verstorbenen strafen mit Krankheit, wenn man ihnen nicht bei dem Begräbniss eine hinreichende Ausrüstung mitgegeben oder wenn man ihre Gräber schändet (Buru), wenn man ihr Andenken vernachlässigt und sie nicht hinreichend mit Speise versorgt (Serang, Keisar, Leti, Moa, Lakor, Ambon und die Uliase-Inseln, Aaru-Inseln, Watubela-Inseln), wenn man das Hausdach über ihrem Opferplatz defect werden lässt (Leti, Moa, Lakor).

Auch bei den Zulu und Basutho machen die Vorfahren die Ueberlebenden krank, um sie für Kränkungen und Beleidigungen zu bestrafen. Hier handelt es sich aber nicht um Vernachlässigungen nach dem Tode, sondern um solche Beleidigungen, welche ihnen bei ihren Lebzeiten zugefügt wurden und die nicht in entsprechender Weise gesühnt worden sind. Eine Vernachlässigung der Geister, denen bei der Erlegung eines Bären oder eines

Hirsches nicht ein entsprechender Antheil gegeben worden ist, bringt auch den nordamerikanischen Indianern Krankheiten. Auf Selebes genügt es hierzu, einen bösen Geist in seiner Ruhe gestört zu haben, und auf den Kêi-Inseln folgt Krankheit darauf, wenn man einen Wawa-Baum (Ficus altimeralao Rixl.) schändet, oder an ihm seine Nothdurft verrichtet.

Die Maya-Völker Central-Amerikas glaubten, dass eine Krankheit die Strafe sei für ein Verbrechen, das nicht eingestanden wurde. Auf Eetar, Ambon und den Uliase-Inseln strafen die Vorfahren mit Krankheit, wenn man ihr einstiges Eigenthum vergeudet; auf Ambon, den Uliase- Inseln und Serang, wenn man die Reliquien veräussert, oder auch wenn man die althergebrachten Institutionen nicht befolgt; ebenso auf Keisar. Auf Nias entsteht ein starkes Halsübel, wenn man sich mit dem Dorfoberhaupte zankt, und Diarrhoe und Magenschmerz nach dem Genuss gestohlener Früchte. Auf den Kêi-Inseln treten Epidemien auf, wenn die regierenden Häupter sich Ungerechtigkeiten zu Schulden kommen lassen, auf Nias, wenn das Dorfoberhaupt die bei ihm in Verwahrung gehaltenen normalen Maasse und Gewichte fälscht; und darum ist bei dem Ausbruch einer Epidemie die erste Maassnahme, sich von dem Zustande dieser Gewichte und Maasse zu überzeugen. Wer auf den Watubela-Inseln seine Dorfgenossen betrügt, wer auf Selebes einen falschen Eid schwört, wer auf den Kêi-Inseln Blutschande treibt, wer auf Nias mit seiner Frau während der Gravidität verbotenen Umgang hat, und wer auf Eetar verbotene Speisen isst, der wird ebenfalls mit Krankheit bestraft. Aber auch seinen Kindern kann der Vater Krankheiten bringen, wenn er, während die Mutter mit ihnen schwanger ist, gewisse Handlungen vornimmt oder gewisse Nahrungsmittel geniesst. Es resultirt hieraus eine grosse Anzahl von Enthaltungsvorschriften für den Ehegatten einer schwangeren Frau, wie wir ihnen bei sehr vielen Völkern begegnen.

Auch dem Loango-Neger sind Zeit seines Lebens bestimmte Dinge zu essen verboten, dem Einen dieses, dem Anderen jenes, ganz ähnlich wie der Indianer und der Australier sein Totem-Thier nicht essen darf. Wird dieses als Quixilla bezeichnete Verbot übertreten, so ist Erkrankung des Uebertreters die ganz unausbleibliche Strafe.

Eine besondere Form der Bestrafung mit Krankheit treffen wir ebenfalls hauptsächlich auf den Inseln des malayischen Archipels. Hier besteht vielfach die Sitte, das Betreten oder die Beschädigung bestimmter Feldmarken durch ein besonders geformtes und mit Segenssprüchen geweihtes Zeichen zu verbieten. Wer nun ein solches Verbotszeichen nicht respectirt, der verfällt einer ganz bestimmten Krankheit, welche durch die Form des Verbotszeichens für Jedermann kenntlich gemacht ist. Wir werden später hiervon noch eingehend zu sprechen haben.

11. Krankmachender Zauber.

Unendlich erfindungsreich ist der menschliche Geist in Versuchen, seinen Nebenmenschen Schaden zu bringen; und so treffen wir auch die complicirtesten Maassnahmen, durch welche ein verhasster Gegner krank gemacht oder gar getödtet werden soll. Für gewöhnlich wird ein langsames Dahinsiechen bezweckt, und nur selten handelt es sich um directe Vergiftungen. Meistentheils ist es irgend eine Form der Behexung, der Bezauberung oder das Auslegen eines magischen Giftes, welches nur in eine gewisse Nähe von dem auserkorenen Opfer zu gelangen braucht, um seine schädlichen Wirkungen zu entfalten. Die Bezauberungen jedoch sind auf unglaubliche Entfernungen hin wirksam, und von dem unfehlbaren Eintreten des gewünschten Erfolges ist der den Zauber Ausübende fest überzeugt, ebenso wie sehr häufig irgend ein Erkrankter keinen Augenblick darüber im Zweifel ist, dass er seine Leiden den Zaubermanipulationen irgend eines Feindes in der Ferne zu verdanken habe. Wir müssen versuchen, einige dieser Zaubereien näher kennen zu lernen; es können allerdings die magischen Schüsse der Ipurina-, der Creek- und der Choctaw-Indianer u. s. w. sowie der Hexen- und Lappenschuss mit in diese Gruppe gerechnet werden.

An wirkliche Vergiftungen durch böse Menschen, welche Krankheit hervorrufende Ingredienzien in das Essen mischen, glaubt man auf Selebes. Auch in dein Seranglao- und Gorong-Archipel wird die Krankheit unter Umständen für die Folge einer Vergiftung durch feindselige Stammesgenossen gehalten, und man bedient sich dagegen eines nach ganz bestimmten Vorschriften gefertigten Gegengiftes. Auf der zu den Tanembar- und Timorlao-Inseln gehörigen Insel Selaru macht man Gebrauch von einem Gift, das von Fischen und Schalthieren hergestellt wird. Auf Ambon und den Uliase-Inseln benutzt man eine feinzerkleinerte Strychnus-Art, welche man dem Essen beimischt; sie verursacht Schwindel, Erbrechen und Leibschmerzen und endlich den Tod. In dem Seranglao- und Gorong-Archipel wird die mit Kalk vermengte feingestossene Leber der Mangarat-Schlange dem auserlesenen Opfer mit der Nahrung beigebracht. Die Folge davon ist ein böser Husten, an welchem der Kranke langsam dahinsiecht. Die Marokkaner suchen ihren Mitmenschen ein zehrendes Leiden und endlich den Tod zu bringen, indem sie ihm gestossene Eierschalen, Kopfschinn und abrasirte Haarstoppeln in die Speisen mischen. Auch der Zusatz von zerkleinerten Fingernägeln und dem Mehle von einem Menschenknochen hat den gleichen Erfolg. Auch ist es schon genügend, den Mehlbrei, der von dem armen Opfer verzehrt werden soll, mit der Hand eines eben Gestorbenen durchzurühren.

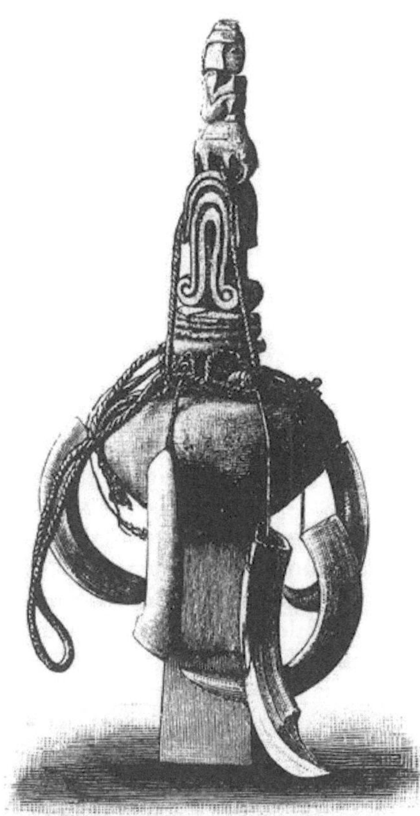

Fig. 9. Guri Guri, Gifttopf der Battaker. Mus. f. Völkerkunde Berlin. Nach Photographie.

Von den Battakern in Sumatra besitzt das Berliner Museum für Völkerkunde einen mit Schweinshauern und einer menschlichen Figur verzierten Topf (Fig. 9) mit einer Medicin, welche für so giftig gilt, dass schon ihr Geruch eine Vergiftung verursacht. Sie soll aus Menschenfleisch hergestellt werden.

Die Narrinyeri in Süd-Australien dagegen haben nach *Taplin* gar keinen Begriff von einem Gifte. „Ungleich anderen Australiern kennen sie kein giftiges Gras oder keine giftige Pflanze. Sie sind sehr erstaunt, wenn sie hören, dass die Europäer Jemandes Tod durch etwas bedingt betrachten, das in seinen Magen gekommen wäre. Sie halten den Tod stets als durch Zauberei bedingt."

Es wurde bereits gesagt, dass die Naturvölker auch an eine auf gewisse Entfernung hinwirkende Vergiftung glauben. So wurde z. B. *Moffat* von einem Beamten eines kranken Betschuanen-Häuptlings mitgetheilt, derselbe würde nun bald geheilt sein, da zwei seiner Diener, welche man in der Nachbarschaft seiner Wohnung habe Gift ausstreuen sehen, soeben gespeert worden wären.

Auf der Insel Serang, auf den Kêi-Inseln und im Aaru-Archipel gräbt man unheilbringende Gegenstände in die Erde, und wenn dann das auserwählte Opfer beim Darüberhinschreiten diese Stelle mit dem Fusse berührt, so bricht bei ihm die beabsichtigte Krankheit aus. Als Krankheiten, welche in Serang auf diese Weise verursacht werden können, werden aufgeführt Blutspeien, Bauchkrämpfe, Ausfallen der Zähne u. s. w. Dieses zauberhafte Vergraben von krankmachenden Gegenständen hat auf Tanembar und den Timorlao-Inseln den Sinn, dass sie, wenn der Unglückliche auf die Stelle tritt, wo sie vergraben wurden, in seinen Körper hineinfahren und nun die Krankheit sind. Es werden zu diesem Zwecke unter dem Murmeln von Verwünschungen Dornen, Fischgräten, Muschelstücke oder spitze Steine vergraben. Man sieht, dass es von dieser Art der „Vergiftung" nur noch ein Schritt ist bis zu der Behexung oder Bezauberung. Wir müssen diese als einen internationalen Aberglauben hinstellen, denn wir begegnen ihm in allen fünf Welttheilen.

Eine solche, Krankheit hervorrufende Bezauberung ist bisweilen mit unglaublich einfachen Hülfsmitteln, gewöhnlich aber nur mit einem complicirteren Apparate auszuführen. In beiden Fällen aber bedarf es dabei häufig noch entweder eines besonderen Zauberwortes oder einer dem Bezaubernden innewohnenden, übernatürlichen Kraft. Der Fetissero oder Endoxe, d. h. der Zauberer an der Loango-Küste braucht nur des Nachts nackend umherzugehen und Verwünschungen gegen Jemanden auszustossen, so wird derselbe erkranken.

Bei den Annamiten kann es schon hinreichend sein, einen Nagel in einen der Hauspfosten oder der Schiffsplanken des zu Schädigenden einzuschlagen, und wenn der Besitzer eines neuen Hauses sich krank fühlt, so fahndet er sofort auf solch einen Zaubernagel.

Der Zauber pflegt für gewöhnlich um so leichter ausführbar zu sein, wenn es dein Bösewicht gelingt, etwas von der Person, die er krank zu machen wünscht, in seinen Besitz zu bringen. Auf dieser Anschauung beruht die bei den Naturvölkern weitverbreitete Sorgfalt, ihre Nägelabschnitte, ausgekämmte Haare, ja selbst ihren Speichel u. s. w. so zu vernichten oder zu verbergen, dass Andere ihrer nicht habhaft werden können.

Eine Austral-Negerin in Victoria schrieb ihre fieberhafte Erkrankung dem Umstande zu, dass ein von ihr bestimmt bezeichneter Schwarzer ihr früher einmal Haare abgeschnitten habe und diese nun verbrenne. Ein anderer Schwarzer schnitt Jemandem, von dem er etwas besorgt haben wollte, einen Büschel Haare ab und drohte, ihn durch Verbrennen derselben krank zu machen, wenn er ihm nicht willfahre. Auf Serang kann man durch das Begraben von etwas Haaren und weggeworfenem, ausgekautem Pinang schwere Kopfschmerzen, von Haaren mit bestimmtem Baumharz Beinwunden hervorrufen. Das Verbrennen der Haare und Nägelabschnitte unter entsprechenden Verwünschungen macht auf den Luang- und Sermata-Inseln Schwellungen des Kopfes und der Hände, das Verbrennen der Excremente erzeugt auf Serang Blutdiarrhoe. Auf Eetar kann man Jemanden krank machen, wenn man sich von seinem Speichel oder von seinem Haar etwas verschaffen kann. Dieses wird unter dem Sprechen von Beschwörungsformeln in rothe Leinewand gewickelt und in einer bestimmten Grotte niedergesenkt; dabei ruft man die bösen Geister an, dass sie die betreffende Person krank machen sollen.

Es ist aber bei einigen Völkern auch schon genügend, etwas in seine Gewalt zu bringen, was mit dem auserkorenen Opfer in Berührung gewesen ist, so z. B. ein Fusstapfen, ein Rest seiner Mahlzeit oder ein Stück seines Eigenthums, um den schädlichen Zauber zu vollführen.

So vermag man die soeben von der Insel Eetar beschriebene Bezauberung anstatt mit den genannten Körperbestandtheilen auch ebenso gut mit etwas Pinang, den der Betreffende ausgekaut hatte, oder auch mit einem Stück seiner Kleidung auszuführen.

In dem Seranglao- und Gorong-Archipel nimmt man den Fussstapfen, welchen der Krankzumachende zurückgelassen hat, und vermischt ihn mit Damarharz. Dann wird die Mischung verbrannt, wobei der Zaubernde sprechen muss:

> „Feuer verbrenne seine Beine, so dass sie gänzlich verzehrt sind."

Das Opfer bekommt hierdurch unheilbare Geschwüre.

Ganz besonders ausgebildet finden wir diesen Zauber mit Speiseresten bei den Narrinyeri in Süd-Australien.

George Taplin berichtet von ihnen:

> „Die Narrinyeri glauben, dass Krankheit durch Hexerei verursacht werden könne. Jeder Erwachsene ist beständig auf der Suche nach Knochen von Enten, Schwänen oder anderen Vögeln, oder von Fischen, namens Ponde. deren Fleisch ein Anderer gegessen hat. Hiermit übt er seinen Ngadhungi genannten Zauber aus. Alle Eingeborenen tragen daher Sorge, die Knochen der Thiere, deren Fleisch sie gegessen haben, zu verbrennen, um sie nicht in die Hände ihrer Feinde gelangen zu lassen; aber trotz dieser Vorsicht werden diese Knochen für gewöhnlich von Krankheitsmachern erlangt, welche ihrer bedürfen."
>
> „Hat Jemand solchen Knochen gefunden, z. B. den Schenkelknochen einer Ente, dann glaubt er Macht über Leben und Tod des Mannes, der Frau und des Kindes zu besitzen, welche das Fleisch hiervon verzehrt haben. Der Knochen wird präparirt, indem er etwas wie ein Spiess geschabt (zugespitzt) wird. Dann wird ein kleiner runder Klumpen gemacht, indem man etwas Fischthran und rothen Ocker zu einer Paste mischt und darin das Auge eines Murray-Stockfisches und ein kleines Stück Fleisch von einer menschlichen Leiche einschliesst. Dieser Klumpen wird auf die Spitze des Knochens gesteckt und eine Umhüllung darüber gebunden, und das Ganze wird in die Brust einer Leiche gesteckt, damit es durch die Berührung mit den Zersetzungsprodukten todtbringende Kraft erhalte. Wenn es hierin einige Zeit verblieben ist, so nimmt man an, dass es zum Gebrauche fertig sei und es wird fortgelegt, bis es gebraucht wird. Treten Umstände ein, welche den Zorn des Krankheitsmachers gegen die Person erregen, welche das

Fleisch des Thieres gegessen hatte, von dem der Knochen stammt, so steckt er sofort den Knochen in die Erde beim Feuer, so dass der vorhererwähnte Klumpen allmählich schmilzt; hierbei glaubt er fest, dass wie dieser schwindet, er bei der betreffenden Person, wenn sie auch noch so weit entfernt sei, Krankheit errege. Die vollständige Schmelzung und Abtropfung des Klumpens wird als den Tod verursachend betrachtet"

„Ist Jemand krank, so betrachtet er gemeinhin die Krankheit als die Wirkung des Ngadhungi und bemüht sich, den Krankheitsmacher ausfindig zu machen. Wenn er ihn herausgefunden zu haben glaubt, dann steckt er auch ein Ngadhungi in die Erde am Feuer zur Wiedervergeltung, falls er einen Knochen besitzt, dessen Fleisch sein Feind gegessen hat. Besitzt er keinen, so versucht er, einen zu borgen."

Von der zu der Neu-Hebriden-Gruppe gehörigen Insel Tana berichtet *Turner* einen ganz ähnlichen Glauben. Er sagt: „Als die wahren Götter von Tana müssen die Krankheits-Macher betrachtet werden. Es ist überraschend, wie diese Leute gefürchtet werden und wie fest man glaubt, dass sie Leben und Tod in ihren Händen haben. Man ist überzeugt, dass diese Männer Krankheit und Tod zu bringen vermögen durch das Verbrennen von dem, was Nahak genannt wird; Nahak bedeutet Müll, aber hauptsächlich Speisereste. Alles Derartige verbrennen sie oder tragen es in die See, damit es nicht den Krankheits-Machern in die Hände fällt. Diese Burschen sind stets bereit und betrachten es als ihren speciellen Beruf, Alles zu dem Nahak Gehörende, das ihnen in den Weg kommt, aufzunehmen und zu verbrennen. Findet ein Krankheits-Macher zufällig ein Stück Bananenschale, so nimmt er es auf, wickelt es in ein Blatt und trägt es täglich um seinen Hals gehängt. Das Volk staunt ihn an und Einer raunt dem Anderen zu: „Er hat etwas, er will Nachts Einem etwas thun." Abends schabt er etwas Baumrinde, vermischt sie mit der Bananenschale, wickelt Alles fest in ein Blatt, wie eine Cigarre und bringt das eine Ende an das Feuer, um es schwälen und allmählich verbrennen zu lassen."

„Wird Jemand krank, so glaubt er, dass es durch das Verbrennen von solchem Abfall verursacht wurde. Anstatt auf Medicin bedacht zu sein, ruft er Jemanden, dass er auf dem Muschelhorn blase, das zwei bis drei englische Meilen weit gehört werden kann. Der Sinn hiervon ist, dass der Mann, von dem er annimmt, dass er durch das Verbrennen des Speiseabfalls die Krankheit verursache, auf diese Weise aufgefordert werde, mit dem Verbrennen einzuhalten: und es ist eine Zusage, dass den anderen Morgen ein Geschenk gebracht werden wird. Je grösser der Schmerz, desto stärker wird das Muschelhorn geblasen, und wenn die Schmerzen

> nachlassen, so nimmt man an, dass der Krankheits-Macher freundlich genug ist, mit dem Verbrennen inne zu halten. Dann richten die Freunde des Kranken ein Geschenk für den Morgen her: Ferkel, Matten, Messer, Hacken, Perlen, Walfischzähne u. s. w."
> „Manche von der Krankheits-Macher-Zunft sind stets bereit, Geschenke zu nehmen und sie versprechen, ihr Bestes zu thun, um einer erneuten Verbrennung der Speisereste vorzubeugen. Aber der arme Kranke hat einen neuen Anfall in der Nacht und er glaubt, dass wieder sein Nahak verbrannt werde. Das Muschelhorn wird wieder geblasen, andere Geschenke werden gebracht, und so fort."

Eine Combination des Fussstapfen-, Haar- und Speichel-Zaubers hat *Tennent* bei den Tamilen auf Ceylon kennen gelernt. Derselbe ist aber sehr gefährlicher Natur, denn es sind dazu auch die Köpfe von Kindern erforderlich. Diejenigen von Knaben verdienen den Vorzug, namentlich wenn diese für den genannten Zweck eigens getödtet worden sind. Zur Noth thun es aber auch die Köpfe von Kindern, die eines natürlichen Todes starben. Bei einer Haussuchung, welche bei einem dieser Zauberärzte vorgenommen wurde, fand man einen frisch vom Rumpfe abgeschnittenen Kinderkopf. Bei fernerem Suchen fand man dann auch den Rumpf unter Körben versteckt, und ausserdem wurden noch die Reste mehrerer anderer Kinderleichen aufgefunden.

Um den Zauber auszuführen, wird der Schädel von seinen Weichtheilen entblösst und gewisse Figuren und cabbalistische Zeichen auf ihm angebracht, in welche der Name des für die Bezauberung auserwählten Opfers eingefügt wird. Von des Letzteren Fussstapfen wird dann der Sand mit etwas von seinen Haaren und seinem Speichel zu einem Brei zusammengemengt und auf einer Bleiplatte ausgebreitet. Diese und den Schädel bringt darauf der Zauberarzt durch vierzig Nächte zum Begräbnissplatze des Dorfes und ruft die bösen Geister an, dass sie die betreffende Person vernichten möchten. Je mehr der Brei auf der Bleiplatte eintrocknet, desto mehr verdorrt der Bezauberte, und endlich ist nach dem allgemeinen Glauben der Tamilen sein Tod ganz unvermeidlich.

Dass auch den Akkadern und den Assyrern solch eine Bezauberung mit dem Fussstapfen, sowie auch mit dem sogleich zu erwähnenden menschlichen Ebenbilde nicht unbekannt war, beweist uns wiederum eine Beschwörung aus *Sardanapals* (*Assurbanhabals*) interessanter Hymnensammlung:

> „Der Zauberer hat mich durch Zauber bezaubert, er hat mich durch seinen Zauber bezaubert!
> Die Zauberin hat mich durch Zauber bezaubert, sie hat mich durch ihren Zauber bezaubert!
> Der Hexenmeister hat mich durch Hexerei behext, er hat mich durch seine Hexerei behext!
> Die Hexe hat mich durch Hexerei behext, sie hat mich durch ihre Hexerei

behext!
Die Zauberin hat mich durch Zauber behext, sie hat mich durch ihren Zauber behext!
Derjenige, der Bildnisse anfertigt, entsprechend meiner ganzen Erscheinung, der hat meine ganze Erscheinung bezaubert.
Er hat den mir bereiteten Zaubertrank ergriffen und meine Kleider verunreinigt.
Er hat meine Kleider zerrissen und sein zauberisches Kraut mit dem Staub meiner Füsse vermengt!
Dass der Feuergott, der Held, ihre Zaubereien zu Schanden machen möge!"

Wie wir bei der Verbrennung der Haare und der Nägelabfälle u. s. w. eine Vernichtung nach dem Satze pars pro toto vor uns haben, so gehört fast in das gleiche Gebiet der Zauber, welchen wir als einen sympathischen Schmelzprocess bezeichnen können. Wir finden ihn z. B. bei den Australnegern in Victoria.

> „Irgend etwas, das dem verurtheilten Mann gehört, wird aufbewahrt; vielleicht ist es ein Speer. Dieser wird zerbrochen oder mit einer Axt in kleine Stücke zerschlagen; die Stücke werden in einen Beutel gethan und dieser wird an das Feuer gehängt. Ein Gesang wurde gesungen; der *Len-Ba-morr* wird angefleht, die Hitze zu dem wilden Schwarzen überzuführen, sodass er welk wird und stirbt."

Aehnlich ist auch die Schmelzung des vorher beschriebenen Zauberklumpens der Narrinyeri und der Tana-Insulaner.

Bei derartigen Ideenassociationen liegt es nun sehr nahe, dem auserwählten Feinde in effigie Schaden zuzufügen. Hier bieten uns wiederum die Wilden in Victoria ein gutes Beispiel. Bei ihnen muss der Medicin-Mann ein Holzmodell desjenigen Körpertheiles anfertigen, an welchem der Feind unter grossen Schmerzen erkranken soll. Dieses Modell wird an das Feuer gehängt und stark erhitzt, unter dem Absingen bestimmter Gesänge.

In dem Babar-Archipel fertigt man zu ähnlichem Zwecke eine menschliche Figur aus einem Koliblatt und schneidet dieser unter Verwünschungen den Kopf ab. Derselbe wird mit etwas Wachs zusammen in ein Ei gethan und dann verbrannt. Im Aaru-Archipel wird solch ein Menschenbild aus einem Harz gemacht und unter Verwünschungen in die See geworfen, während man auf Ambon und den Uliase-Inseln solche Figur hoch in einen Baum schleudert. Ein ähnlicher Zauber ist auch in der zuletzt angeführten Beschwörungsformel der Akkader und Assyrer erwähnt. Auf Ambon und den Uliase-Inseln wird auch wohl der Name der betreffenden Person aufgeschrieben und in den Baum geschleudert, was doch auch eine Art der Krankmachung in effigie ist. Eine Australnegerin in Victoria, welche fieberkrank war, erklärte, dass sie dahinsiechen müsse, weil ein Schwarzer ihren Namen in einen Baum geschnitten habe. Sie hiess *Murran*, was Blatt bedeutet, und man fand wirklich, dass die Figur von Blättern in einen Gummibaum geschnitten war. Sie erlag ihrer Krankheit.

Wie sich die Annamiten das Siechthum und die Todesart denken, welches durch solche Bezauberung beigebracht wird, das erfahren wir durch die Aufzeichnungen von *Landes*:

> „Die Patienten fühlen unbestimmte Schmerzen, anhaltenden Kopfschmerz, Erstarren der Glieder; sie verlieren die Besinnung, ihre Gliedmaassen werden steif; sie fühlen eine Kugel oder eine Stange im Inneren ihres Körpers, sie hören auf, zu essen und zu schlafen, und ihre Kräfte schwinden. Die Augen und ihre Haut werden gelb, die Hände bedecken sich mit schwärzlichen Flecken, der Bauch schwillt an und schliesslich platzt er und verbreitet einen schrecklichen Gestank."

Wenn man glaubt, das Opfer einer solchen Bezauberung zu sein, so kann man bei einigen Völkern durch einen Gegenzauber das Unheil abwenden oder es sogar auf denjenigen übertragen, der es veranlassen wollte. Die Australneger sind aber noch vorsichtiger. Sie lassen es womöglich gar nicht bis zu der Ausübung des Zaubers kommen, sondern sie suchen die für sie bestimmten Zaubermittel dem Besitzer abzukaufen oder gegen solche auszutauschen, welche sie selber besitzen und mit denen sie dem Anderen Schaden zufügen könnten.

Wir müssen noch die Frage aufwerfen, vermögen denn nun solche Zaubermanipulationen in Wirklichkeit einen Schaden anzurichten? So absonderlich dieses auch erscheinen mag, so können wir diese Frage doch nur mit einem entschiedenen ja beantworten. Natürlicher Weise sehen wir hier davon ab, dass die Naturvölker allerlei Krankheit, deren Ursache sie nicht zu erklären im Stande sind, auf derartige Bezauberungen zurückzuführen pflegen. Der Schaden ist in Wirklichkeit vorhanden und er ist wesentlich begründet in der tiefen Gemüthsverstimmung der Betroffenen. Dadurch werden sie, wie *Brough Smith* von den Australnegern Victorias sagt, so geschwächt in ihren Kräften, so hülflos, dass die Krankheit, so leicht sie auch sein mag, nicht selten mit dem Tode endet. Auch die obenerwähnte fieberkranke *Murran* sagte ihren Tod vorher, und *Taplin* erzählt von einem Narrinyeri in Süd-Australien Folgendes:

„Als sich vor einiger Zeit ein Schwarzer meiner Bekanntschaft unwohl fühlte und glaubte, dass dieses durch Behexung entstanden sei, rieb er sich zum Zeichen der Verzweiflung mit Russ ein, nahm seine Waffen, ging und zündete zwei Feuer an und theilte seiner ganzen Familie mit, von wem er behext zu sein glaubte, obwohl die betreffende Person ungefähr vierzig Miles von ihm entfernt war." Er war von seinem herannahenden Tode so fest überzeugt, dass er seine zum Feuer gerufenen Verwandten aufforderte, seinen Tod an dem Stamme zu rächen, der denselben verschuldet habe.

Die vorhergehenden Seiten haben wohl bereits gezeigt, wie weit der Glaube an solch einen krankmachenden und tödtenden Zauber verbreitet ist. Auch auf den Inseln der Südsee ist er heimisch. Von den Neu-Hebriden, von deren Insel Tana wir schon gesprochen haben, sagt *Samuel Ella*:

> „Auf den Inseln Tamoia und Erromanga giebt es mehr Krankheitsmacher als Aerzte, welche ein wahrer Schrecken für die Eingeborenen sind. So gross ist die Furcht vor ihrer eingebildeten Macht und ihren Manipulationen, dass den

> Insulanern das Leben durch stete Angst und Sorge verbittert ist.“

Auch hier, wie in Australien, muss man sorgfältig jeden Speiserest und jedes abgelegte Kleidungsstück verbrennen, weil es sonst als ein verhängnissvolles und vernichtendes Zaubermittel benutzt werden könnte, um seinen einstigen Besitzer zu Grunde zu lichten. Derartiges Krankmachen durch Bezauberung ist bekanntlich auch in den verschiedensten Theilen von Afrika bekannt. Das Herausspüren des Schuldigen ist ein einträgliches Verdienst der dortigen Medicin-Männer, und der Unglückliche, der als der Thäter bezeichnet wird, pflegt ohne Gnade getödtet, oder wenigstens seiner gesammten Habe beraubt zu werden. Bisweilen aber ist es ihm gestattet, durch ein Gottesurtheil seine Unschuld zu beweisen.

12. Krankheit entsteht durch Ortsveränderung oder Verlust von Körperbestandtheilen.

Wir haben weiter oben bereits angegeben, dass bei den Naturvölkern als Ursachen für die Entstehung von Krankheiten auch die Ortsveränderung eines Körperbestandtheiles oder der völlige Verlust eines solchen anerkannt werden.

In erster Linie müssen wir dabei einer Auffassung der Chippeway-Indianer gedenken, welche annehmen, dass die Leiden in dem schmerzhaften Theile dadurch hervorgerufen wären, dass die Galle in diesen Theil eingetreten sei.

Im deutschen Landvolke, namentlich in den Alpenländern, spielt bekanntlich die Ortsveränderung der Gebärmutter eine grosse Rolle. Sie kann in die Höhe steigen, als sogenannte Hebemutter. und sie kann sogar der Frau im Schlafe, wenn diese den Mund offen hält, auf diesem Wege in Gestalt einer Kröte herauskriechen.

Bei den Australnegern in Victoria spielt der Verlust des Nierenfettes eine grosse Rolle, und wieder ist es das Buch *Hiob* (19, 17), das uns hierbei in die Erinnerung kommen muss, wo der Vielgeplagte klagt:

> „Meine Nieren sind verzehrt in meinem Schooss.“

Wem in Victoria das Nierenfett geraubt wird, der ist einem sicheren Tode verfallen, wenn es dem Medicin-Manne nicht gelingt, ihm dasselbe wieder zu schaffen. Derjenige, der das Nierenfett raubt, ist gewöhnlich ein wilder Schwarzer, oder vielmehr der Geist eines solchen, also mit anderen Worten ein Dämon. Der Medicin-Mann sucht in einem magischen Fluge diesen Geist zu erreichen, ihm das Nierenfett abzujagen und es dem Eigenthümer wieder zurückzubringen. Stirbt ihm aber der Patient, so sagt er den Angehörigen, dass der dämonische Schwarze das Nierenfett bereits verzehrt hatte, bevor er ihn zu erreichen vermochte.

Einen solchen Kranken, welchem das Nierenfett geraubt worden war, hatte *Thomas* Gelegenheit zu beobachten. Der Beraubte war auf der Jagd gewesen, als ihm das Unglück zustiess, und er wurde nach seiner eigenen Aussage sehr schwach und war nur mühsam im Stande, zum Lager seiner Freunde zurückzukriechen. Sowie er bei seinem Miam sass, erzählte er seinen Freunden, was ihm begegnet sei, und die Männer versammelten sich und setzten sich um ihn her. Sein Bruder und ein Freund stützten ihn in ihren Armen, da er plötzlich sehr schwach wurde, und hielten ihm den Kopf aufrecht. Todtenstille herrschte in der Versammlung. Die Weiber nahmen die Hunde in Verwahrung und hüllten sie in ihre Felle ein. Als sich *Thomas* in diesem Stadium dem Lager näherte, sah er nur wenige glimmende Lichter am Boden. Keine Stimme war zu hören, während unter gewöhnlichen Verhältnissen fröhliche Stimmen, das Knacken von Zweigen, das Bellen der Hunde und alle die anderen Töne eines grossen Lagers gehört wurden. Ein alter Mann, der *Thomas'* Ankunft bemerkte, trat zu ihm, und warnte ihn, die Miams zu besuchen, wenn einem Manne von einem wilden Schwarzen das Nierenfett (Marm-bu-la) fortgenommen sei. *Thomas'* eigene Diener hatten ihn abhalten wollen, heranzukommen, und es war überall deutlich, dass eine feierliche und ernste Handlung von den Eingeborenen vorgenommen würde. Als *Thomas* verharrte, sagte ihm der Alte, dass er nicht sprechen dürfe, dass er leise auftreten, keine Zweige zertreten und sonst kein Geräusch machen dürfe. Wie nun *Thomas* diesen Vorschriften folgend herantrat, fand er die Schwarzen rund in Kreisen um den kranken und wie sie glaubten, sterbenden Mann sitzend; die ältesten Männer bildeten den innersten Kreis, die im Alter nächsten den zweiten und die jungen Männer den äussersten.

Dem Medicin-Manne gelang es, dem Geiste des wilden Schwarzen das Nierenfett wieder abzujagen und es dem Kranken wiederum an die richtige Stelle zu setzen. „Der Kranke erhob sich, zündete seine Pfeife an und rauchte ruhig in der Mitte seiner Freunde.“ Er war geheilt.

Als fernere wesentliche Bestandteile des Körpers werden aufgefasst die Seele und der Schatten.

Die Geister der in Annam verstorbenen Jungfrauen vergnügen sich in den Zweigen der Bäume und lassen ein sonderbares Lachen hören. Sie erscheinen den Vorübergehenden unter verschiedenen Gestalten, und wenn dieselben die Unklugheit besitzen, ihnen zu antworten, flieht ihre Seele aus ihrem Körper und sie werden irrsinnig. Dieser Irrsinn ist ein besonders schwerer und trotzt nicht selten allen Heilungsversuchen.

In Selebes glaubt man die Epilepsie dadurch bedingt, dass die Seele zeitweilig aus dem Körper flieht.

Wenn in Nias die bösen Geister von dem Körper Besitz ergreifen und auf diese Weise in ihm die Krankheit verursachen, so ermöglichen sie dieses nur, indem sie so lange die Seele verjagen.

Die Fetissero der Loango-Neger haben in ihrem Leibe einen Zaubersack, durch welchen sie das Leben der Erkrankten an sich ziehen.

Auf den Watubela-Inseln wird in bestimmten Krankheitsfällen die Seele des Erkrankten von den Dämonen gefangen gehalten. Auch in Sumatra finden wir Aehnliches. Hier hat der Mensch zwei Seelen, und wird er krank, so ist die eine derselben von einem bösen Geiste entführt worden. „Das Leiden ist von kürzerer oder längerer Dauer, von minder oder mehr ernstlicher Art. je nach der Länge der Zeit, welche die Seele in der Gefangenschaft zubringt, und der Qualen, denen sie ausgesetzt ist.“ Denn der Körper des Patienten empfindet die

Qualen und die Pein, welche die Seele durch die Plagereien des bösen Geistes zu erdulden hat.

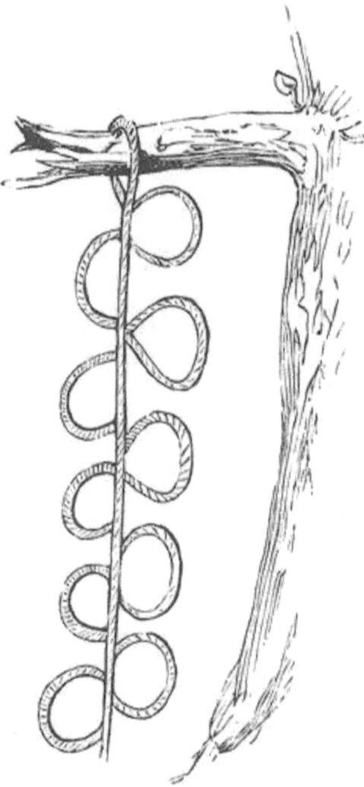

Fig. 10. Seelenfänger der Hervey-Insulaner nach Pleyte.

In dem Seranglao- und Gorong-Archipel legen bisweilen böse Menschen ein Matavuli-Blatt, auf welches sie eine gegen einen ihrer Genossen gerichtete Verfluchung geschrieben haben, unter eine Leiche. Auf diese Weise versuchen sie die Seele des Betreffenden zu entführen und bei dem Todten festzuhalten. Hierdurch verfällt der Unglückliche einer langsamen Erschöpfung und endlich dem Tode.

Auf den Hervey-Inseln benutzen böse Menschen einen Seelenfänger, um die Seele ihres Feindes zu fangen (Fig. 10). Es ist nach Pleyte eine ungefähr drei Meter lange Schnur aus Cocosfasern, an welcher schlingenförmig Stricke befestigt sind. Man hängt dieses Geräth an einem Baume auf, bei dem das Opfer vorüber muss, und verbirgt es im Laube. Erblickt der Betreffende nun das Instrument, so glaubt er fest, dass seine Seele in demselben hängen geblieben ist, „und regt sich dadurch so auf, dass er krank wird vor Angst und Schrecken und bald stirbt. Wie die Eingeborenen sagen, ist dieses Instrument ein probates Mittel, um Jemanden aus der Welt zu schaffen."

Auf Ambon und den Uliase-Inseln, sowie auf Buru machen die Dämonen die Menschen krank, indem sie entweder ihre Seele oder ihren Schatten fortführen. Bisweilen aber zieht auch der Schatten die Seele an sich und daraus resultirt ebenfalls Krankheit, bis die Seele wieder von dem Schatten fort und an ihren Platz zurückgebracht ist.

Die Niasser glauben, dass die schwersten Krankheiten dadurch zu Stande kommen, dass die Gottheit den Schatten verschlingt, welchen die Menschen unter dem Himmel werfen. Wenn dann gleichzeitig die bösen Geister sich des Schattens bemächtigen, welchen die Menschen unter die Erde werfen und denselben verzehren, so müssen die Kranken sterben. Fangen die bösen Geister den Schatten und fressen ihn, so verfällt der Mensch ebenfalls in Krankheit. Er kann jedoch aus derselben noch errettet werden, wenn nicht die Gottheit auch den anderen Schatten verschlingt. Die bösen Geister haben für diese Jagd auf die Schatten besondere Hunde mit rückwärts gedrehtem Kopfe; sie sind unter dem Namen „Lufthunde" bekannt.

13. Die Krankheit entsteht durch den Willen oder die gnädige Fügung der Gottheit.

Haben wir in dem vorigen Abschnitt bereits die untrüglichen Beweise gefunden, dass die Naturvölker ethischer Empfindungen durchaus nicht baar sind, so tritt dieses noch um so deutlicher hervor bei zwei ferneren Entstehungsursachen der Krankheiten. Als die erste haben wir die Auffassung zu bezeichnen, dass die Krankheit entstanden wäre, weil es so der Wille der Gottheit sei. Es ist das ein Glaube, welchen wir auf der Insel Bali antreffen. Derselbe ist wahrscheinlich bereits wesentlich beeinflusst durch den Fatalismus des Islam. Und so anerkennungswerth auch diese Gottergebenheit ist, so hat sie doch auch ihre nicht unerheblichen Nachtheile, da ein Versuch, der Erkrankung vorzubeugen, natürlicher Weise gleichbedeutend sein würde mit einer Auflehnung gegen den göttlichen Willen. Aus diesem Grunde widersetzen sich diese Insulaner auch beispielsweise der Pockenimpfung, denn sie nehmen an. dass es der unumstössliche Wille der Götter sei, dass eine bestimmte Anzahl von Menschen von den Pocken ergriffen würde. Die *Dewa Madjapahit* sind es, welche ihnen die Pocken bringen, und wer sich ihrem Willen zu widersetzen sucht, der muss, wie sie glauben, nach dem Tode tausend Jahre harren, bis es ihm vergönnt wird, in die himmlische Glückseligkeit einzugehen.

In manchen, allerdings nicht sehr häufigen Fällen werden auch von den Loango-Negern plötzliche Todesfälle als der Ausfluss göttlichen Willens aufgefasst. Sie gebrauchen dann den Ausdruck gläubiger Ergebenheit: „Zambi tuinesi", d. h. „Gott hat ihn gerufen".

Noch absonderlicher will uns eine zweite Auffassung erscheinen, welche in der Krankheit, und zwar ebenfalls wieder in den Pocken, nicht allein den Ausfluss des göttlichen Willens, sondern sogar eine göttliche Begnadigung erblickt. Auch dieses ist wiederum bei einigen Eingeborenen der Insel Bali der Fall. Es erklären sich hieraus eine Anzahl von Redensarten, welche sämmtlich für den Begriff „von den Pocken befallen sein" gebraucht werden. Derartige Redewendungen sind „begnadigt sein", „ein Geschenk der Götter haben", „durch die Götter geehrt sein".

„Diese Anschauung, fügt *Jacobs*, dem wir die obigen Angaben verdanken, hinzu, scheint rein hinduisch zu sein und man findet sie auch bei den meisten Buddhisten wieder. Ein chinesisches Mädchen z. B. hat caeteris paribus mehr Aussieht auf eine Verheirathung, wenn ihr das Gesicht durch die Pocken mit Narben bedeckt ist."

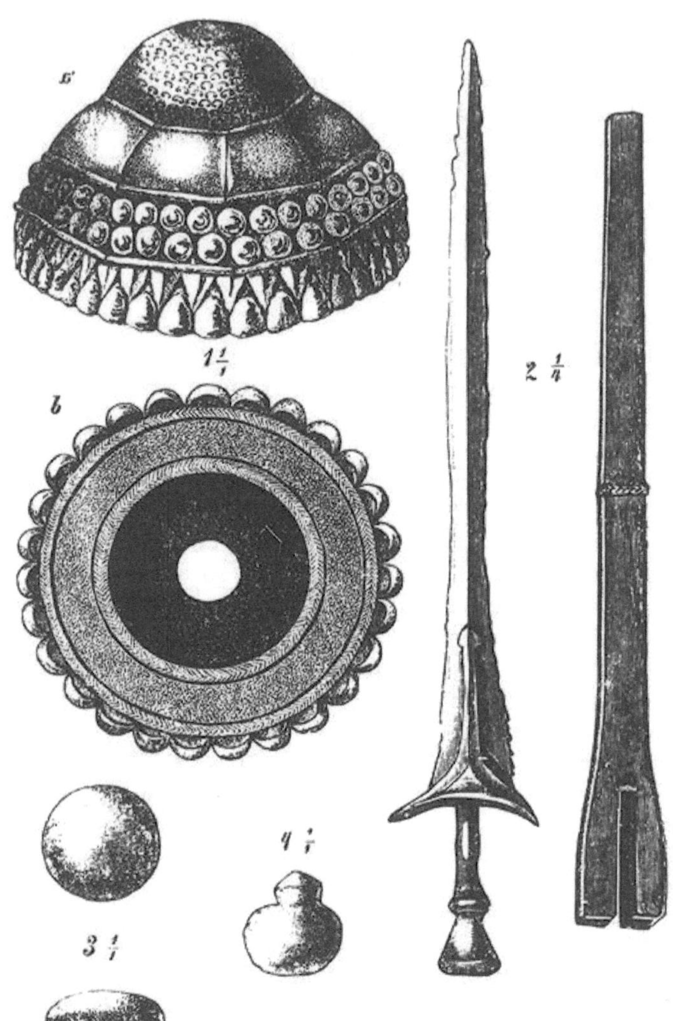

Fig. 11. Goldener Pfeilring, Schwert und Steine, alte Erbstücke der Fürsten von Pasimpai (Sumatra), deren Anblick die Kinder krank macht. Nach van Hasselt.

Auch bei den Bheels in Kadschputana erhöhen nach *Moore* Pockennarben die weibliche Schönheit, und sie sind eine Gabe der Göttin *Matha*, welche in der Nachbarschaft jeglichen Dorfes einen Tempel oder einen grossen heiligen Platz, *Matha*- ka-than genannt, besitzt. Bisweilen wird sie als eine glotzäugige Holzfigur dargestellt, welche mit Flitterwerk verziert ist; häufiger aber wird sie nur als ein rothbemalter Stein verehrt. Tausende von Weibern und Kindern nahen ihr mit Opfergaben; aber das Gebet bezieht sich nicht darauf, dass sie die

Bevölkerung verschonen soll, sondern sie erflehen nur einen milden Besuch von ihrer Seite. Aber den Verlust nur eines Auges rechnen sie auch noch zu den milden Fällen.

14. Sympathetische Uebertragung als Ursache der Krankheit.

Trotz dieser zahlreichen Möglichkeiten, welche den Naturkindern zur Verfügung stehen, um den Ausbruch einer bei ihnen aufgetretenen Krankheit zu erklären, ist ihnen das doch Alles noch nicht genügend und sie suchen in manchen Fällen für bestimmte Erkrankungen auch noch nach anderen Entstehungsursachen. Die eine derselben, die zauberhafte Uebertragung der eigenen Krankheit auf einen Anderen, haben wir bereits in dem Abschnitte, welcher von den Bezauberungen handelt, erwähnt. War es hier immer der Zaubernde, welcher die Erkrankung verursacht hatte, auf den der Bezauberte die Krankheit zurückzuzaubern vermochte, so finden wir bekanntermaassen in der deutschen Volksmedicin allerlei Versuche, sich von einer Krankheit dadurch zu befreien, dass man sie auf irgend einen ganz unschuldigen Nebenmenschen hinüberwandern lässt. Man heftet sie durch gewisse Beschwörungen an Geld oder andere Dinge, welche des Kranken Eigenthum sind. Das wird irgendwo an öffentlicher Stelle niedergelegt, und wenn es Jemand aufnimmt, so nimmt er damit die Krankheit auf sich und der Andere ist geheilt.

Eine andere Art von Krankheitsursache lernte *van Hasselt* in Pasimpai in Mittel-Sumatra kennen. Es waren sorgfältig verwahrte Erbstücke (Fig. 11), welche unter Umständen zu Heilzwecken dienten. Sie durften nicht zu ebener Erde aufbewahrt werden, da der Glanz, welcher von ihnen ausstrahlt, nachtheilig auf die Gesundheit der Kinder einwirken würde.

Die nordamerikanischen Indianer glauben auch, dass Jemand dadurch erkranken könne, dass er einen unglücklichen Namen trage. Wenn dieses als die Ursache der Krankheit erkannt ist, so muss sein Name geändert werden.

15. Böse Winde als Ursache der Krankheit.

Auf den Luang- und Sermata-Inseln, sowie auf Buru, Ambon und den Uliase-Inseln werden für den Ausbruch von Krankheiten bisweilen „böse Winde" verantwortlich gemacht. Auf der Insel Eetar glauben die Eingeborenen, dass die Pockenkrankheit auf der Insel Alor ihren Wohnsitz habe, und dass die Winde sie ihnen von dorther herüberführten, damit sie diejenigen Männer tödte, welche innerhalb eines bestimmten Zeitraumes einige Aloresen umgebracht haben.

Auch den Indianern Nord-Amerikas ist der Gedanke, ganz geläufig, dass die Winde etwas mit der Verbreitung der Krankheiten zu schaffen hätten. Es spricht sich das in Beschwörungsgesängen der Medicin-Männer aus, welche uns *Gatschet* von den Klamath-Indianern in Oregon zugänglich gemacht hat. Stets tritt in diesen Gesängen der Medicin-Männer die übernatürliche Gewalt, an welche die Beschwörung gerichtet ist, selbstredend auf. So begegnen wir daselbst z. B. dem Gesange des Westwindes:

„Ich, der Westwind, hoch über der Erde
Blase ich als ein verderblicher Windstoss."

Der Regensturm singt:

„Die von mir hervorgerufene Krankheit ist angelangt,
Ich bin der Sturm und Wind, und dies ist mein Gesang."

In einem anderen Gesange heisst es:

„Wer, möcht ich wissen, bläst aus meinem Munde?
Die Krankheit geht aus von meinem Munde;"

und wieder in einem anderen:

„Was für ein Ding blase ich umher?
Die Krankheit blase ich rings in die Luft."

Bei den alten Türken scheinen ähnliche Anschauungen geherrscht zu haben, denn es heisst in einem uigurischen Liede vom Jahre 1069:

„Der Besprecher giebt es viele,
Die des Windes Krankheit heilen.
An die musst Du, Herr. Dich wenden.
Von der Krankheit heilen Sprüche."

Auch in Cambodja bringt man den Wind mit der Krankheit in Verbindung. Man muss auf seiner Hut sein, damit man ihn nicht beleidigt. Denn ein solches Vorgehen straft er damit, dass er Anschwellungen und Geschwüre entstehen lässt.

16. Natürliche Krankheitsursachen.

Wir nähern uns mit dieser schon halb meteorologischen Auflassung der Krankheitsentstehung bereits den weniger übernatürlichen Vorstellungen von den Ursachen der Krankheiten. Unter den letzteren ist zu erwähnen, dass auch einzelnen Naturvölkern bereits das Bewusstsein aufgegangen ist. dass durch eine unzweckmässige Ernährung Krankheiten entstehen können. So glaubt man auf den Luang- und Sermata-Inseln, dass Erkrankungen durch schlechte Nahrung hervorgerufen werden können, und in dem Seranglao- und Gorong-Archipel schiebt man den Ausbruch der Lepra, des Aussatzes, auf eine unzweckmässig gewählte Ernährung. Dahin geholt der übermässige Gebrauch von spanischem Pfeffer, sowie von einer bestimmten Fischart mit rothem Kopfe und vom Tintenfisch (Octopus).

Die Annamiten schieben das übermässige Dickwerden der Bäuche bei jungen Kindern darauf, dass die Mutter fortgefahren habe, sie zu säugen, während sie sich bereits wieder in anderen Umständen befand.

Körperliche Ueberanstrengung kennt man als Ursache von Erkrankung auf den Seranglao- und Gorong-Inseln. Es wird dieselbe ebenfalls für eine der Ursachen der Lepra gehalten. Für die Entstehung des Kropfes macht man auf Buru das viele Klettern auf Bäume verantwortlich.

Eine Ansteckung erkennen die Einwohner von Tanembar und den Timorlao-Inseln, die Kêi-Insulaner und die Karayá-Indianer in Brasilien an, die letzteren bei der Lungentuberkulose. An eine Vererbung der Krankheit glaubt man auf Serang, auf Keisar, auf Leti, Moa und Lakor, auf Tanembar und den Timorlao-Inseln, sowie auf den Kêi- und Aaru-Inseln. Es ist in hohem Grade interessant zu sehen, welche Krankheiten diese Insulaner für erblich betrachten. Es sind auf Keisar, Serang und den Aaru-Inseln der Aussatz, auf Leti, Moa und Lakor, auf Tanembar und den Timorlao-Inseln die Epilepsie und auf den letzteren Inselgruppen und den Kêi-Inseln die Geisteskrankheiten. Man sieht, dass uns hier trotz aller sonstigen Absonderlichkeiten doch wiederum ein Stück recht guter Naturbeobachtungen entgegentritt.

17. Der böse Blick.

Wir dürfen es nicht unterlassen, schliesslich noch einer weitverbreiteten Ursache nicht selten todtbringender Krankheit zu gedenken, das ist der böse Blick, das malocchio der Italiener. Für mich hat es den Anschein, als ob man zwei verschiedene Arten des bösen Auges unterscheiden müsste, welche man als den beabsichtigten und den unabsichtlichen bösen Blick bezeichnen könnte. In ihrer Wirkung sind sie beide gleich. Wessen Auge von ihnen getroffen wird, dem ist Unheil, Krankheit und Siechthum gewiss und der Tod kann hiervon die Folge sein. Der Unterschied ist aber darin zu suchen, dass der Eine mit der magischen Kraft seines Blickes absichtlich und bewusst seinem Mitmenschen diesen Schaden zufügt, während dem Auge des Anderen der Fluch, die unglückliche Gabe anhaftet, das Unglück zu bringen, ohne dass er selber es weiss und beabsichtigt.

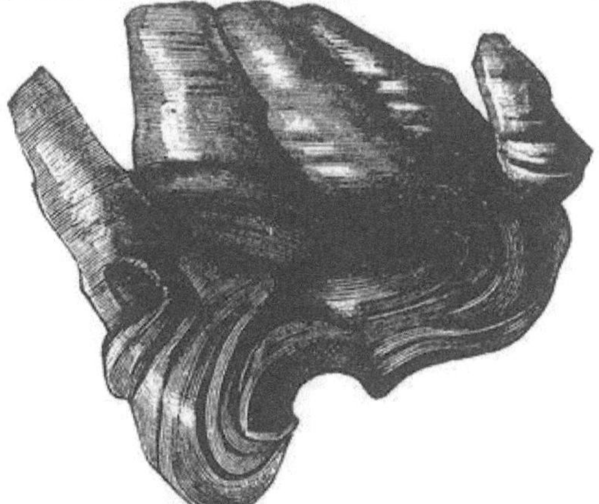

Fig. 12. Amulet der Türken gegen den bösen Blick. (Constantinopel.) Vierfach vergrössert. Im Besitz des Verfassers.

Diese letztere Auffassung scheinen wohl zum Theil die südeuropäischen Völker zu besitzen. Absichtlich schleudert den bösen Blick der Medicin-Mann der Sahaptin-Indianer, sowie der Klamath, der Waskows, der Cayuse und der Walla-Walla. Gesenkten Hauptes muss man bei ihnen vorübergehen, damit man nicht von den krankheitbringenden Strahlen ihres zornfunkelnden Auges getroffen werde. Auch die Laoten fürchten sich vor dem bösen Blick bestimmter Leute.

Abwehrende und den Zauber des bösen Blickes unschädlichmachende Amulete finden wir bei manchen anderen Volksstämmen. Am bekanntesten ist hier die Fica der alten Römer, die kleine Nachbildung einer Faust, deren Daumen zwischen dem Zeigefinger und dem Mittelfinger steif gerade hervorgestreckt ist. Eine kleine gläserne Hand, aber mit sämmtlich ausgestreckten Fingern, tragen noch heute die Türken in Constantinopel (Fig. 12), und auch bei den Juden in Marokko ist es Sitte, kleine Hände aus Messingblech (Fig. 13) mit ausgestreckten Fingern an der Kopfbedeckung der Knaben zu befestigen, um sie vor dem schädlichen Einflusse des bösen Blickes zu bewahren. Die Cyprioten versehen sich in der gleichen Absicht mit einem gläsernen Knopfe, welcher in blauer und gelber Umrandung eine weisse Mittelfläche mit schwarzem Mittelpunkt besitzt und so eine entfernte Aehnlichkeit mit dem Bilde eines Auges darbietet. (Fig. 14).

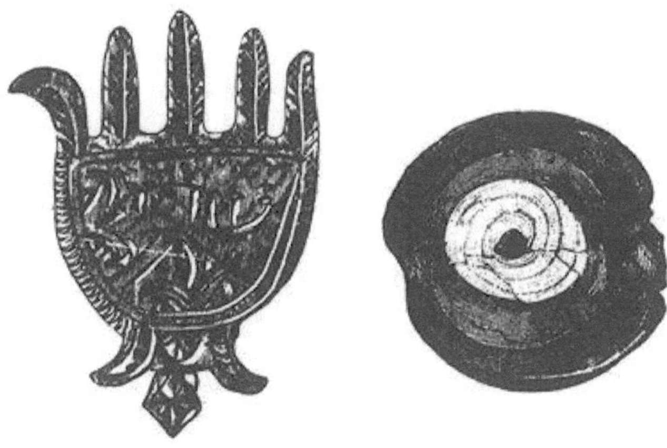

Fig. 13. Fig. 14.

Fig. 13. Amulet der Marokkanischen Juden gegen den bösen Blick. Mus. f. Völkerkunde Berlin. Nach Photographie.

Fig. 14. Amulet der Cyprioten gegen den bösen Blick. Im Besitz des Verfassers.

Bei den Klamath-Indianern vermögen unter Umständen Beschwörungs-Gesänge gegen den Zauber des bösen Blickes zu helfen. Die Harrarî in Afrika trinken dagegen die Abkochung einer Damasmâmi genannten Pflanze.

18. Rückblick.

Wir haben in den vorhergehenden Seiten den Versuch gemacht, annähernd die Vorstellungen kennen zu lernen, welche die Naturvölker sich von dem Wesen und den Ursachen der Krankheiten gebildet haben. Einen vollständig klaren und erschöpfenden Einblick hier erlangen zu können, ist wohl überhaupt ein Ding der Unmöglichkeit. Denn in den meisten Fällen werden sich diese uncivilisirten Stämme wohl selber nicht vollständig klar über diese doch immerhin etwas abstrakten Begriffe sein. Und sicherlich können und wollen sie dem Europäer nicht Alles mittheilen, was sie von diesen Dingen denken und empfinden. Das Eine haben wir aber zu erkennen vermocht, dass nicht bei allen Völkern diese Begriffe so scharf präcisirt und abgegrenzt erscheinen, wie wir es im Interesse einer klaren Uebersichtlichkeit vornehmen mussten. Wir haben wohl gesehen, wie sich die Anschauungen nicht selten verschieben, vermischen und in einander übergehen. Aber ist denn das bei unserer Volksmedicin etwas anderes? Wer aus unserem Landvolke würde wohl im Stande sein, erschöpfend und klar uns auseinander zu setzen, was er sich unter den Krankheiten vorstellt und wie er glaubt, dass sie zu Stande kommen? In der Mehrzahl der Fälle werden seine Vorstellungen hiervon höchst unklar und verworren sein und es wird ihm an der rechten Ausdrucksweise gebrechen, um uns in seine Empfindungen einzuweihen. Trotz dieser Unvollkommenheit jedoch durften unsere Untersuchungen nicht unterbleiben. Denn ganz nothwendig bedürfen wir ihrer, wie wir bereits im Anfange erwähnt haben, um allerlei Maassnahmen zu verstehen, welche zur Beseitigung der Krankheit und zur Wiederherstellung des Patienten unternommen werden. Und Vieles, was uns vorher sinnlos vorkommen musste, und wo wir nicht zu begreifen vermochten, warum man nun gerade zu solchen Hülfsmitteln seine Zuflucht nimmt, wird uns dann ganz überlegt und wohl durchdacht erscheinen müssen, obgleich es natürlicher Weise oft nach unseren civilisirten Anschauungen und Kenntnissen vollständig unzureichend ist und nicht selten daher auch den angestrebten Zweck verfehlt.

III. Die Aerzte.

19. Die Medicin-Männer.

Wenn wir einen Blick auf unser Landvolk werfen, so sehen wir, dass überall eine einzelne Persönlichkeit sich aus der Gruppe der Gaugenossen hervorhebt, welcher in allerlei Nöthen und Gebresten des Leibes und nicht selten auch der Seele das allgemeine Vertrauen entgegengetragen wird. „Er kann mehr, wie Brodessen," lautet in Deutschland die ständige Redensart und es ist damit für jeglichen Eingeweihten deutlich ausgesprochen, dass demselben, ganz abgesehen von einem höheren Wissen und Können, auch noch übernatürliche Kräfte innewohnen und dass er mit übernatürlichen Gewalten in unmittelbarer Beziehung steht. Ganz das Gleiche finden wir auch bei den Naturvölkern, nur dass hier ganz offen zu Tage tritt, was in unserer modernen Volksmedicin mehr oder weniger verstohlen sein Dasein fristet. Damit ist es nun natürlicher Weise aber nicht ausgeschlossen, dass man in Kleinigkeiten sich selber hilft, und es wird uns dieses von den Eingeborenen Süd-

Australiens auch noch besonders bestätigt. Wenn aber *Jagor* von den Igorroten der Philippinen und *von Rosenberg* von den Mentavej- und Aaru-Insulanern und von den Einwohnern von Dorej an der Südwestküste von Neu-Guinea berichtet, dass es besondere Aerzte bei ihnen nicht gäbe, sondern dass ein Jeder sich selber hilft, so müssen wir hierfür wohl doch erst noch eine genauere Bestätigung abwarten. Es widerspricht das so sehr der menschlichen Natur, und wir sehen selbst bei den culturell so tief stehenden Australnegern einen wohl ausgebildeten ärztlichen Stand, so dass es mir doch der Wirklichkeit mehr zu entsprechen scheint, wenn wir annehmen, dass es den genannten Reisenden zufälliger Weise nur an der günstigen Gelegenheit gemangelt hat, die Aerzte in Funktion treten zu sehen, und dass sie desshalb auf einen gänzlichen Mangel derselben irrthümlich geschlossen haben. Es widerlegt sich übrigens nach wenigen Absätzen *von Rosenberg* schon selber, wenn er von den Doresen sagt:

> „Priester giebt es nicht, wohl aber Zauberer, welche Beschwörungen machen, Zaubereien verrichten und Kranke heilen."

Deutlicher kann das Vorkommen eines besonderen ärztlichen Standes doch wirklich kaum bestätigt werden.

Bei den Weddah, den wilden Ureinwohnern von Ceylon, gehen *Paul* und *Fritz Sarasin* so weit, dass sie ihnen überhaupt jegliche Spur medicinischer Kenntnisse absprechen und dass die Fälle, die das Gegentheil beweisen, ihre Erklärung darin fänden, dass hier der Verkehr mit Tamilen und Singhalesen den Weddah diese Kenntnisse übermittelt habe. Auch hier liegt wahrscheinlich ein Irrthum vor; denn gerade die angeführten Maassnahmen (Benutzung von Rinden und Auflegen von Blättern), welche den Beweis dafür liefern sollen, dass die Weddah sie von den Tamilen und Singhalesen erlernt haben, stellen so elementare Gedankengänge dar, dass wir sie bei den verschiedensten, auch ganz tiefstehenden Naturvölkern wiederfinden und dass wir daher, wie mir scheinen will, durchaus nicht genöthigt sind, sie bei den Weddah als etwas von anderswoher Ueberliefertes anzusehen. Denn auch dem primitivsten menschlichen Geiste wohnen diese Gedankengänge inne.

Die Krankheiten werden, wie wir oben ausführlich erörtert haben, überwiegend als veranlasst durch überirdische Wesen angesehen. Es ist in Folge dessen ganz naturgemäss und logisch, dass man Hülfe und Heilung in Krankheitsfällen nur von solchen Menschen zu erwarten berechtigt ist, welche in den Besitz von übernatürlichen Kräften gelangt sind, welche im Stande sind, mit den betreffenden Geistern, seien es nun Gottheiten, Ahnengeister oder Dämonen, in unmittelbaren Verkehr zu treten, ihren Willen und ihre Absichten zu erforschen, ihren Zorn zu besänftigen und ihren Unwillen zu versöhnen, oder auch sie zu bannen, sie zu verjagen und ihrer Herr zu werden. Nun ist die Krankheit nicht das einzige Ungemach, das dem Menschen zustossen kann. Man will aber vor jeglichem Unglück geschützt sein, man will Erfolg und Gedeihen in seinen Unternehmungen haben, Segen im Landbau, reiche Beute auf der Jagd, Glück im Kriege, und in Folge dessen muss man ernstlich bemüht sein, mit den überirdischen Gewalten, den Segenbringenden sowohl als auch den Verderblichen, in gutem Einvernehmen zu verharren. Der eigenen Kraft vertraut man nicht. Wiederum bedarf man dazu einer mächtigeren Mittelsperson, und da kommen nun natürlicher Weise in erster Linie wieder diejenigen Personen in Betracht, deren übernatürliche Fähigkeiten, deren Beziehungen zum Reiche der Geister Allen bereits hinreichend bekannt sind.

So erklärt es sich in einfacher Weise, dass wir bei den Naturvölkern ausserordentlich häufig die ärztlichen und die priesterlichem Funktionen in denselben Händen sehen. Es ist der Arzt, der die priesterlichen Verrichtungen übernimmt, oder der Priester, welcher die Kranken heilt; denn die Behandlung der Kranken wird zum Gottesdienst und strenge, rituelle Vorschriften sind mit ihr verbunden. Der Verkehr mit den Geistern ist im Sinne der Naturvölker ja ein Gottesdienst. Denn auch die Dämonen können segenbringend wirken, wenn man sie sich zu verbinden vermag, damit sie dem Feinde Verderben bringen. Und der Arzt und Priester, der sie hierzu veranlasst, wird auf diese Weise gleichzeitig auch zum Zauberer. Und zum Seher und Wahrsager wird er, wenn ihm die Geisterwelt die Zukunft offenbart, ihm die Jagdgründe anzeigt, wo dem hungernden Volke sich reiche Nahrung bietet, und ihn vorhersehen lässt, ob ein geplanter Eroberungszug dem Stamme zum Glück ausschlagen wird, oder zum Verderben. Diese Funktionen sehen wir daher dauernd sich durch einander schieben und die Reisenden melden uns medicinisches Wirken bald vom Arzte, bald vom Priester, bald vom Wahrsager und vom Zauberer. Und für gewöhnlich sind das immer die gleichen Persönlichkeiten, welche bald in der einen, bald in einer der anderen Funktionen von den Berichterstattern belauscht werden konnten.

Zwei Ausdrücke sind es namentlich, mit welchen wir die Träger dieser verschiedenartigen Funktionen bezeichnet finden. Das eine Mal werden sie Schamanen genannt, das andere Mal Medicin-Männer. Der erstere Ausdruck entstammt den nordasiatischen Völkerschaften, der letztere ist bekannter Maassen den nordamerikanischen Indianern entnommen, welche mit dem französischen Worte médecine alles bezeichneten, was von ihnen als unbegreiflich und übernatürlich angesehen wurde. Die übrigen Ausdrücke, die wir wohl noch antreffen, wie Doctor, Zauberer, Hexer, Gaukler und Taschenspieler sind dagegen verschwindend und jedenfalls um Vieles ungeeigneter.

20. Die sociale Stellung der Medicin-Männer.

Entsprechend den in das öffentliche und private Leben tief eingreifenden Verpflichtungen, welche ihren Händen anvertraut sind, ist die Stellung der Medicin-Männer im Allgemeinen eine besondere, bevorzugte und angesehene.

Dass sie im Volke wenig in Ansehen stehen, ist sicherlich eine grosse Ausnahme. *von Rosenberg* berichtet dieses von Andai an der Nordwestküste Neu-Guineas. Auch was derselbe Autor von der Insel Nias angiebt, dass dort die Aerzte leben und arbeiten, wie jeder Dorfbewohner, und dass sie keinesweges ein höheres Ansehen geniessen, das ist mindestens ungebräuchlich.

Für gewöhnlich ist, wie gesagt, ihr Ansehen und ihr Einfluss sehr gross. Sie finden bei den Zulu, wenn sie auf der Wanderung sind, überall eine gute Aufnahme; sie werden bei den Dacota-Indianern stets mit der grössten Ehrfurcht behandelt und mit den besten Dingen versehen, sie sind bei den Ipurina-Indianern und bei den Australnegern von Victoria die einflussreichsten Personen des Stammes. In Liberia sind sie die Rathgeber der regierenden

Häupter in Kriegs- und Friedenszeiten. In Victoria sind sie die ausschlaggebenden Personen in der Vertheilung des Landes, in Gippsland ordnen sie die Wanderungen und Versammlungen des Stammes an. Höchst einflussreich ist auch ihre Stellung bei den von *Serpa Pinto* besuchten Ganguella-Negern in Caquingue, obgleich bei diesen die Medicin-Männer, die Wahrsager und die Zauberer gesonderte Stände bilden. Viele heilige Handlungen dürfen hier nur in der Gegenwart des Medicin-Mannes vorgenommen werden, und in Fragen von Wichtigkeit gilt seine Stimme mehr sogar, als diejenige des Wahrsagers. Er spricht seine Entscheidung aber niemals aus, „ohne vorher gewisse Ceremonien zu veranstalten, die sogenannten medicinischen Gebräuche, zu denen er bald Pflanzen, bald Menschen- oder Thierblut verwendet."

Das allerhöchste Maass von Ansehen, das der Medicin-Mann geniessen kann, berichtet *Turner* von einer bestimmten Gegend von Samoa. Hier wurde ein alter Mann als die Incarnation des Gottes *Taisumalie* (d. h. die sanft anschwellende Fluth) angesehen, der als Medicin-Mann in der Familie wirkte. Die Nachbarn zogen ebenfalls in ihren Krankheiten zu ihm. Sein Hauptmittel war, den befallenen Theil mit Oel zu reiben und dann mit äusserster Kraft seiner Stimme fünf Mal das Wort *Taisumalie* zu schreien und so ihn fünf Mal zu rufen, dass er komme und heile. Wenn das geschehen war, wurde der Kranke entlassen, um die Heilung abzuwarten. Trat die Genesung ein, so gab die Familie hierfür ein Fest, goss für den Gott eine Schale voll Kawa auf die Erde, dankte für die Heilung und die Gesundheit und betete, dass er fortfahren möge, seinen Rücken zum Schutze ihnen zuzukehren, sein Antlitz aber gegen die Feinde der Familie.

Die Kranken bringen den Medicin-Männern ein unbedingtes Zutrauen entgegen; das finden wir im malayischen Archipel, sowie durch ganz Amerika und Australien. Aber kein Vertrauen wird bei den Zulu in einen Arzt gesetzt, welcher sich einer Fettleibigkeit zu erfreuen hat.

Mit grosser Genugthuung rühmten die Eingeborenen von Victoria in einem Falle, in welchem der Medicin-Mann einen scheinbar Sterbenden durch schleunige Zurückbringung des ihm gestohlenen Nierenfettes geheilt hatte, „wie schnell ein Arzt ihres Volkes eine Krankheit heilen könne, welche ein weisser Arzt für unheilbar betrachte."

Wir sehen, die Einbildung ist es; oder wie man heute sagen würde, die Auto-Suggestion, welche hei den Naturvölkern allerlei Krankheiten entstehen lässt, und durch die geschickt ausgeführte Suggestion ihrer Medicin-Männer werden sie geheilt.

Die Medicin-Männer der Chippeway- und der Winnebago-Indianer werden auch bei den Nachbarstämmen als besonders erfahren und leistungsfähig angesehen, und von Liberia berichtet *Büttikofer*, dass in einzelnen Krankheiten selbst Weisse, die bei den europäischen Aerzten keine Hülfe gefunden hatten, sich der Behandlung der eingeborenen Medicin-Männer anvertraut hatten und von ihnen geheilt worden waren.

Bei den Indianer-Völkern müssen die Medicin-Männer auch geschickte Taschenspieler sein; bei den nordwestlichen Stämmen wenigstens müssen sie, bevor sie die Krankenbehandlung beginnen, stets erst ein interessantes Zauberstück ausführen, um den staunenden Zuschauern ihre übernatürliche Macht zu beweisen. In Annam werden sie als ungebildet, aber als sehr energisch bezeichnet.

21. Uebernatürliche Fähigkeiten der Medicin-Männer.

Ihr intimer Verkehr mit der Geisterwelt begabt die Medicin-Männer aber auch mit ganz besonderen Fähigkeiten. Sie können das Leben bringen, aber auch den Tod, und diese überirdische Kraft wird ihnen selbst nicht selten zum Verhängniss. Allerlei wunderbare Dinge weiss man sich von dem übernatürlichen Verkehre der Medicin-Männer mit der Geisterwelt zu berichten, und sorgsam sind die Aerzte darauf bedacht, diesem Glauben bei dem Volke hinreichende Nahrung zu geben. In Victoria behaupten sie, dass sie alle Dinge über und unter der Erde kennen, sie behaupten, dass sie Alles wissen, und sie beschreiben den Stammesgenossen nicht selten, was bei irgend einem fernen Stamme zur Zeit gemacht wird. Die Meewocs in Central-Californien glauben, dass ihre Medicin-Männer auf der Spitze eines Berges sitzen können, fünfzig Meilen weit von einem Manne, den sie zu vernichten wünschen, und dass sie den Tod desselben dadurch herbeizuführen im Stande sind, dass sie mit ihren Fingerspitzen ein magisches Gift ihm entgegenschnellen. Bei den Indianern Süd-Californiens befehlen sie den Elementen, blicken in die Zukunft und vermögen sich nach ihrem Belieben zu verwandeln.

Wenn bei den Dacota-Indianern der Arzt längere Zeit ohne Praxis ist, so hat er grosse Unbequemlichkeiten von der Unruhe der Geister in ihm zu erdulden. Um die Geister zu beruhigen nimmt er bisweilen Blut aus dem Arme irgend einer Person und trinkt dasselbe. So ist es denn kein Wunder, dass auch Furcht die zagenden Gemüther befällt, wenn sie dem Medicin-Mann gegenübertreten. Wer ihn bei den Klamath-Indianern zu einem erkrankten Familiengliede ruft, der bleibt vor der Thür der Hütte stehen, welche voll ist der überirdischen Wesen. Die Männer in Victoria fürchten sich, sie anzutasten, und fügen sich daher allen ihren Anforderungen; die Weiber zittern vor ihnen, weil sie sie verwunden, ihnen das Nierenfett rauben, sie unfruchtbar machen und ihre Kinder tödten könnten. Die Sahaptin-Indianer sterben häufig aus Furcht vor des Medicin-Mannes bösem Blick, und auch bei den Wascow-Indianern wird geglaubt, dass, gegen wen er seine grässlichen Blicke schleudert, dem sicheren Tode verfallen sei. Man muss daher in ihrer Gegenwart sein Haupt abwenden oder verbergen, um ihren erzürnten Blicken zu entgehen. „Wenn einer von dem Gedanken erfasst ist," berichtet *Alvord*, „dass er von einem Medicin-Manne schrecklich angeblickt worden ist, so siecht er dahin, zehrt ab, oft verweigert er zu essen und stirbt durch Verhungern und Melancholie."

Auch die Schamanen der sibirischen Volksstämme geniessen beim Volke ein ganz besonderes Ansehen; aber sie sind, wie *Radloff* sagt, vielmehr gefürchtet als geliebt.

Die alten Peruaner hatten nach *von Tschudi* zwei Arten von Priesterärzten, die Sonkoyox und die Kamaska. Der erstere Name bezeichnet „die Muthigen", oder „die ein Herz haben", der letztere Name bedeutet „die Fähigen", oder „die Geschickten".

Missionar *Johl* in Emdiseni-Petersberg in Kafferland giebt an, „dass die Kaffern von einem igqira (Kafferdoktor) meinen, derselbe reite des Nachts auf einem Pavian herum und behexe die Leute und das Vieh." „Er hat den impundulu, den die Kaffern fürchten. Er soll ein Vogel des Donners sein, etwa gleich dem ishulogu. Dann aber meinen die Heiden, es sei ein Traum (ipupa), oder umgekehrt, der ipupa sei der ishologu oder impundulu, der die Leute des Nachts beschleiche und ihnen allerlei des Nachts ins Ohr sage."

Als der Missionar den Zauberdoktor fragte: Sage mir, was ist impundulu? da antwortete er: „Das kann ich nicht; das ist ein Ding, welches kein Ding ist, welches die Heiden fürchten. Man sagt, es ist der Blitz. Ich habe das Ding aber noch nicht gesehen."

Bei den Mincopies auf den Andamanen wird dem Medicin-Manne, dem Ôko-pai-ad (d. h. Träumer) die Fähigkeit zugeschrieben, durch Träume mit den guten und bösen unsichtbaren Mächten in Verbindung zu stehen, und ebenso die Geister der Verstorbenen oder derjenigen Leute, welche krank sind, zu sehen.

22. Auffallendes Benehmen der Medicin-Männer.

In Victoria führen die Medicin-Männer ein absonderliches Leben, um den Glauben an ihre überirdische Gewalt rege zu erhalten; „sie essen getrennt und zu ungewöhnlichen Zeiten, sie schlafen, wenn die Anderen wachen, und sie behaupten, lange Wanderungen zu unternehmen, wenn die Anderen im Lager alle im Schlafe liegen. Selten jagen und fischen sie, oder thun irgend eine Arbeit. Sie machen eigenthümliche Geräusche in der Nacht, wandern fort und suchen ihr Volk zu erschrecken. Durch ihre Klugheit und Verschmitztheit und durch ihre Geschicklichkeit, den Zufall zu benutzen, indem sie Wache halten, wenn die Anderen schlafen, erhalten sie sich ein Uebergewicht über die Mitglieder ihres Stammes und sie verstehen es, angenehm zu leben und Vortheil von ihrer fremdartigen Lebensweise zu ziehen."

Die Baksa der Kirgisen haben in ihrem Benehmen etwas Affektirtes und Unnatürliches. Einer derselben, welchen *Radloff* sah, führte stets fromme Redensarten im Munde. „Bei jeder Handlung, die er unternahm, wie Trinken, Niedersetzen u. s. w., seufzte er ein lautes „Bismillah" (Im Namen Gottes) vor sich hin, und jeder Rede, die er that, fügte er ein „Wallahi, Billahi" („Bei Gott") hinzu, was bei den Kirgisen nur einige ganz alte Leute zu thun pflegen. Mancher Baksa soll immer einen geistig Gestörten nachahmen, und stets Grimassen schneiden, als ob er, wenn er auch nicht die Beschwörung ausführt, von bösen Geistern besessen sei."

Den Tháy pháp der Annamiten ist eine besondere Diät vorgeschrieben. Sie dürfen kein Fleisch vom Büffel oder vom Hunde geniessen und sie müssen sich des Genusses einer kleinen Pflanze (rau giâp cá) mit herzförmigen Blättern enthalten, welche einen Geruch nach Fischen hat.

Die Ganga, d. h. die Medicin-Männer der Loango-Neger, dürfen nur an bestimmten Plätzen Wasser trinken und dieses auch nur zu ganz bestimmten Stunden des Tages oder der Nacht. Ihre dem Fetisch vermählte Frau muss ihnen dasselbe herbeiholen. Ihr Küchenzettel ist ein sehr beschränkter, da sie eine Anzahl von Vierfüsslern und Fischen auch nicht einmal mit ihren Augen erblicken dürfen. Vielfach leben sie von Wurzeln und Kräutern, jedoch ist ihnen rohes Thierblut zu trinken erlaubt. Alles was die Fetischfrau des obersten Ganga bei Tage erblickt hat, muss sie des Nachts ihrem Gatten berichten, weil sie sonst in Krankheit verfallen und die Zauberkraft des Fetischs verderben würde.

23. Weibliche Aerzte.

Die Funktionen des Medicin-Mannes sind nicht nur auf das männliche Geschlecht beschränkt: wir finden es bei den Naturvölkern weit verbreitet, dass auch die Weiber den ärztlichen Beruf ergreifen. Das wird uns berichtet von den Aschanti, von den Negern in Loango und in Lubuku und von den Zulu, ferner von Bali, Borneo und Selebes, von Australien, sowie von vielen nordamerikanischen Indianer-Stämmen. Auch in Sibirien können Weiber die Schamanenwürde erlangen. In Nord-Californien und bei den Creek-Indianern sollen sie sogar zahlreicher sein, als die männlichen Aerzte. Bei den Dacota finden sie sich neben den männlichen Aerzten in jedem Dorfe, Bei den Central-Californiern hingegen ist weiblichen Personen die ärztliche Praxis untersagt.

Auf den Aaru-Inseln, auf Leti, Moa und Lakor, bei den Koniagas in Nordwest-Amerika, bei den Pimas in Mexico und bei den Central-Mexicanern scheinen diese weiblichen Aerzte den männlichen gegenüber sich nicht in einem Zustande der Gleichberechtigung zu befinden, sondern mehr eine Rolle zu spielen, wie bei uns die kurpfuschenden alten Weiber. Sie werden übrigens auch wirklich hier in den Berichten immer als „alte Weiber" bezeichnet, und von Sumatra wird gesagt, dass sie mehr Hebammen wären. Auch die Kirgisen pflegen sich, bevor sie den Medicin-Mann rufen, den Händen alter Weiber anzuvertrauen.

Die voll anerkannten weiblichen Aerzte haben bei den Waskow-Indianern aber doch nicht das gleiche Ansehen, wie die Medicin-Männer; sie sind nicht so sehr gefürchtet und sie haben nicht wie diese willkürliche Gewalt über Leben und Tod. In Vancouver hat man ebenfalls das Institut der weiblichen Aerzte, jedoch werden dieselben den Medicin-Männern zweiten Ranges gleichgeachtet und nur bei geringen Krankheiten gerufen. Vor ihren Geschlechtsgenossinnen haben die weiblichen Aerzte aber doch mancherlei voraus. Bei den Aschanti scheinen sie vor und nach der Hochzeit die Erlaubniss zu haben, ihre Gunst an Jeden zu verschenken, der ihnen beliebt. Bei den Topantunuasu in Central-Selebes dürfen sie nicht heirathen. Sie repräsentiren einen besonderen höheren Stand und sie werden von ihrem Dorfgenossen unterhalten. In Central-Amerika ist nur ihnen der Zutritt zum Schwitzhause gestattet, der den gewöhnlichen Weibern streng untersagt ist.

24. Die Vertheilung der Medicin-Männer.

Es liegen uns einige Angaben vor über das numerische Verhältniss des ärztlichen Standes. *Paulitschke* schreibt: „Aerzte giebt es in grosser Anzahl in Harrâr und es ist diese Stadt auch bei den Galla als der Sitz der höheren Medicin geachtet,"

Auch in Bali finden sie sich in grosser Menge, und in Annam sind sie in den westlichen Provinzen zahlreich, namentlich in Chaudoc und Hatien. Als zahlreich werden sie auch bei den Winnebago-Indianern erwähnt, sowie bei den alten Maya-Völkern. Bei den Karaya und Ipurina in Brasilien finden sich in jedem Dorfe mehrere. Bei den Dacota werden 5 bis 25 männliche und weibliche Aerzte in jedem Dorfe angegeben. In Nias hat jedes Dorf von einiger Bedeutung je einen eigenen männlichen und einen weiblichen Arzt, während kleinere, die nahe bei einander liegen, diese Personen meist gemeinsam besitzen. Im westlichen Borneo sollen die Zauberärzte selten sein. Selten sind sie auch bei den Süd-Australiern in der nächsten Nachbarschaft des Port Lincoln; der berühmte Kukuta-Stamm im Nordwesten soll aber sehr viele solche Medicin-Männer besitzen.

25. Consultationen und gemeinsame ärztliche Behandlung.

Das Verhalten der Collegen unter einander finden wir durchaus nicht überall gleich. Die Einrichtung der Consultationen in zweifelhaften und besonders schwierigen Fällen ist ihnen keineswegs unbekannt, und daraus folgt, dass auch eine gemeinsame Behandlung vorkommt.

Bei den Mosquito-Indianern pflegen die Aerzte bei Epidemien zu consultiren und sich ihre wichtigen Träume gegenseitig mitzutheilen. Der Thây-pháp der Annamiten ruft für die Behandlung seine Collegen herbei und präsidirt dann den für die Heilung nothwendigen Ceremonien. Von den Niassern schreibt *Modigliani*: „Und wie bei uns in schweren und zweifelhaften Krankheiten mehrere Aerzte zur Consultation gerufen werden, so werden bei den Niassern jedesmal mehrere Erè zum Kranken geladen, weil, wenn einer von ihnen einen Bela (Geist) zum Beschützer hat, der mächtiger und geschickter ist, als derjenige, welcher die anderen Magier beschützt, sich der Kranke jedenfalls besser befinden könne."

In Victoria, wo die Consultationen ebenfalls gebräuchlich sind, waren in einem bestimmten Falle neun weibliche Aerzte gemeinsam zu der Behandlung zusammengekommen.

Bei den Loango-Negern sind Consultationen mehrerer Medicin-Männer ebenfalls gebräuchlich, und wenn dieselben in ihren Ansichten nicht übereinstimmen, so wird ein älterer als Superarbiter herbeigerufen, dessen Ausspruch dann entscheidend ist.

Auch bei den Persern sind Consultationen eine ganz gewöhnliche Erscheinung. *Polak* sagt:

> „Erkrankt ein Grosser des Reichs, so haben viele Personen ein Interesse daran, zu wissen, ob er bald wieder genesen, oder ob er das Zeitliche segnen werde. Sie Alle schicken desshalb ihren Arzt zu dem Kranken, selbst der Schah den Seinigen, und diese oft sehr zahlreiche ärztliche Versammlung hält zur anberaumten Stunde eine Consultation. Nachdem durch die Diener Nargileh und Kaffee herumgereicht worden, wird die Sitzung eröffnet. Der Reihe nach tritt Jeder an das Lager des Patienten, fühlt mit wichtiger Miene dessen Puls, indem er dabei gewöhnlich einige Redensarten von der Anamnese und dem Status praesens fallen lässt, und erkundigt sich genau, was für Speisen, besonders welche Suppe der Kranke am Tage vorher zu sich genommen, ob er Saures oder Süsses genossen habe. Hierauf entspinnt sich zunächst unter den Anwesenden ein hitziger Kampf, inwiefern die Krankheit als eine „heisse" oder als eine „feuchte" zu classificiren sei."

Bei einer grossen Meinungsverschiedenheit liess der Patient (in diesem Falle der Grossvezier selber) die Aerzte in den Garten führen. Sie lagerten sich auf einem dicken Filzteppich und wurden mit Thee, Kaffee und Nargileh gestärkt. „Uebrigens nahm die

Debatte ihren Fortgang. Mancher schleppte dicke Folianten herbei und suchte seine Ansicht Schwarz auf Weiss zu begründen. In der Hitze des Gefechts fielen auch mitunter scharfe Worte, die man jedoch dem Eifer für das Wohl der „Ersten Person“ zu Gute hielt.“ Der Kranke liess dann einen Priester höheren Ranges rufen, welcher feierlich den Koran aufschlug und aus diesem die Entscheidung fällte, welcher der sich gegenüberstehenden Ansichten vom Patienten Folge zu geben sei.

26. Brodneid.

Aber auch eine zweite Eigenart moderner Civilisation ist leider den Naturvölkern ebenfalls nicht fremd geblieben, das ist der Brodneid und die Herabsetzung und Verdächtigung des concurrirenden Collegen.

So gewinnen die Medicin-Männer der Australneger Victorias ihren Einfluss „durch grosses Selbstlob, unermüdliches Schwatzen und manche geschickte Herabsetzung Anderer.“

Diese Herabsetzung geht bisweilen so weit, dass dem Patienten sogar die Tödtung des Concurrenten angerathen wird. So pflegen bei den Sahaptin-Indianern, wenn Jemand ärztlich behandelt wird, Rivalen oft die Furcht der Patienten zu erregen, damit der behandelnde Arzt getödtet werde. Auch bei den Stämmen in Oregon drängt sich wohl ein anderer Arzt an den Kranken heran und fragt ihn, warum es ihm nicht gut ginge. „Vielleicht arbeitet Dein Arzt an Dir mit seinem unheilbringenden Zauber.“ Wenn dann der Kranke seinen Verwandten hiervon Anzeige macht, so wird der behandelnde Arzt dein Tode nicht entrinnen.

Den Indianern in Britisch-Columbien ist die Aufreizung zum Morde eines ärztlichen Rivalen ebenfalls nicht fremd. Aber hier geschieht es nur in Folge des Selbsterhaltungstriebes. Denn der Arzt, dem ein Patient gestorben ist, sucht die Angehörigen desselben zu überreden, dass der böse Einfluss eines missgünstigen Concurrenten dieses traurige Schicksal verursacht habe. So entgeht er der Rache und jener wird getödtet.

27. Die Wohnung des Arztes.

Die Ausnahmestellung, welche die Aerzte unter ihrem Volke einzunehmen pflegen, zeigt sich bisweilen auch bereits durch die äussere Erscheinung ihrer Wohnung an. Die Hütten der Medicin-Männer bei den Klamath-Indianern in Oregon sind z. B. dadurch kenntlich, dass an ihnen ein Fuchsfell als Berufszeichen befestigt ist, das sie an einer schräggestellten Ruthe baumeln lassen. In West-Borneo liegen vor dem Hause der Aerzte gewöhnlich zwei kleine, rohe Baumstämme mit ausgeschnittenen und gefärbten Schlangenköpfen an den Enden. Dieselben scheinen die *Hantu* (Geister) vorstellen zu sollen. Bisweilen geben die Medicin-Männer diesen Ungeheuern zu fressen, und sie wissen dann die Speisen mit solcher Geschwindigkeit verschwinden zu lassen, dass das Volk fest davon überzeugt ist, dass wirklich die Geister die ihnen vorgesetzte Mahlzeit verzehrt hätten.

Die Wohnungen von den Medicin-Männern der Betschuanen sind nach *Holub* daran kenntlich, dass sich in ihnen Fussdecken befinden, welche aus dem Fell der gefleckten Hyäne (Hyäna crocata) gearbeitet sind. Auf diesen halten sie ihre Sprechstunden ab.

Die Medicin-Männer der Annamiten haben in ihrer Wohnung mindestens zwei oft sehr kümmerliche Altäre. Der eine ist den Geistern geweiht, der andere den oberen Gottheiten der Sekte. Die Altäre bestehen aus einem Tisch, über welchem die Tafel mit dem Namen des Meisters dieses Standes aufgehängt ist, mit einer Inschrift, welche nach dem Geburtsjahre des Medicin-Mannes, des Tháy pháp, wechselt. Davor sind einige Gefässe mit Opfergaben aus Blumen und Früchten bestehend aufgestellt, ferner ein Kohlenbecken, Rasseln, Räuchergefässe und Trommeln. Zu den Seiten stehen Leuchter und eine Unzahl von Lanzen und von Flaggen. Ausserdem befinden sich dort die Tafeln von Kindern, welche der Tháy pháp von bösen Geistern befreit hat, und welche die Eltern nicht in ihren Häusern aufbewahren können, weil dieselben ungeeignet sind. Dahinter bemerkt man eine Art von vierseitigem Brunnen, welcher die Hölle darstellt; hier müssen die Soldaten des Medicin-Mannes. d. h. die ihm dienstbaren Geister ihre Widersacher hineintauchen. Vor der Tafel stehen in bestimmter Reihenfolge kleine Puppen, welche diese dienstbaren Geister vorstellen, und deren jede ihren besonderen Namen hat; es können fabelhafte Wesen sein, oder auch historische Persönlichkeiten, Helden der Sekte u. s. w.

In Marokko, Tunis und Tripolis sieht man die Heilkünstler, wie *Quedenfeldt* berichtet, auf den Märkten in der Oeffnung ihres kleinen, Gitûn genannten, dachförmigen Wanderzeltes sitzen. Ein Paar geschriebene Bücher, seine Reiseapotheke, bestehend in einigen Gläsern fragwürdigen Inhalts, sowie die Glüheisen nebst Kohlenbecken und Handblasebalg, sowie eine grosse Scheere, einige Messer, ein Tintenfass und eine Rohrfeder bilden die Ausrüstung.

Von der Wohnung der persischen Aerzte finden wir bei *Polak* die folgende Schilderung.

> „Entweder in seinem Hause oder im nächsten Bazar hat der Arzt einen Laden (Mahkemeh), wo er die ihn besuchende Kundschaft empfängt. Der Boden ist mit einer Rohrmatte oder mit Filz bedeckt; in Schränken an den Wänden steht eine Anzahl Schachteln, Krüge und Flaschen mit europäischen Etiketten versehen und mit Latwergen, Pillen und Elixiren gefüllt."

28. Aerztliche Honorare.

Es wird gewiss nicht ohne Interesse sein, auch über die Honorarverhältnisse dieser wilden Collegen, sowie über ihre Vermögenslage einiges in Erfahrung zu bringen. Wir haben bei den Australnegern in Victoria bereits gesehen, dass die Medicin-Männer sich nicht bei den Arbeiten ihres Stammes betheiligen. Sie benutzen vielmehr in geschickter Weise die abergläubische Furcht ihrer Stammesgenossen und lassen sich durch deren Gaben und Geschenke erhalten. Das kann man aber eigentlich nicht auffassen als ein ärztliches Honorar. Ein solches müsste doch immerhin für direkte, ärztliche Hülfsleistungen gegeben worden sein. Solche unregelmässige Gaben müssen wir aber allerdings ebenfalls dem Einkommen der Medicin-Männer hinzurechnen. Die australischen Aerzte erhalten übrigens auch noch besondere Geschenke bei der Behandlung von Krankheiten. Bei der Honorarfrage treffen wir vielfach den Grundsatz, dass überhaupt nur dann bezahlt wird, wenn die ärztliche Behandlung von Erfolg gekrönt war. Das ist z. B. der Fall bei den Zulu, bei den Annamiten, bei den Koniagas in Nordwest-Amerika und bei den Creek-Indianern. Auf den Aaru-Inseln und in Alaska muss ein vorausbezahlter Preis wieder zurückgezahlt werden, wenn der Kranke nicht am Leben bleibt.

Bei den Isthmus-Indianern richtet sich der Preis der Behandlung je nach der Schwere des Krankheitsfalles. Die alten Mayas brachten ihren Aerzten bereits Geschenke, wenn sie sie zum Kranken riefen. Auch bei den Creek-Indianern sind Geschenke gebräuchlich, und wenn der Arzt die Behandlung fortsetzen soll, so müssen dieselben täglich wiederholt werden. Als ganz besonders erwünschte Gabe wird hier ein Hund als Opferthier betrachtet. Ausserdem erhält er aber als Honorar eine reichliche Gabe an Häuten und Vieh. Die Dacota-Indianer pflegen ihren Arzt freigebig vorauszubezahlen. Die Medicin-Männer der Natal-Kaffern haben den Gebrauch, wohl gewitzigt dadurch, dass es Sitte ist, nur zu bezahlen, wenn der Kranke geheilt wurde, sich eine Summe von zehn Schilling im Voraus geben zu lassen unter dem Vorwande, dass sie hierfür Medicin kaufen müssten. Für die vollendete Kur erhalten sie ausserdem noch einen Ochsen. Auch bei den Aerzten der Perser wird gegen die Empfangnahme des Receptes sogleich das ärztliche Honorar entrichtet.

In Liberia ist die Hülfe des Arztes billig, aber es müssen allerlei Opfergaben gegeben werden, welche theils vergraben, theils im Flusse versenkt werden müssen; einen Theil derselben aber muss der Patient dem Arzte übergeben, damit sie „verkauft" würden. Diese behält der Arzt dann für sich. Reis und ein weisses Huhn spielen dabei eine grosse Rolle. Billig ist auch der malayische Arzt in Sumatra, der für wenige Scheidemünze seine Kunst zum Besten giebt. Etwas theurer wird schon die Sache auf der Insel Keisar, wo dem Medicin-Manne die Hälfte des Opferthieres zukommt. Gewöhnlich ist ein Schaf für das Opfer ausersehen. Bei den Betschuanen und bei den Xosa-Kaffern wird von dem Arzte bald eine Ziege, bald ein oder mehrere Ochsen als Opferthier gefordert, an denen er natürlicher Weise einen hervorragenden Antheil hat. *Holub* sagt von den Betschuanen, dass der Medicin-Mann fleissig schweisstreibende Mittel verordnet. Er weist dabei den Kranken an, „sich in seinen besten Kaross (Fellmantel) oder in eine gekaufte Wolldecke zu hüllen; und nachdem das Mittel seine Schuldigkeit gethan hat, erscheint der Doctor, um den Kaross oder die Decke mit dem Schweisse, dem transpirirten Krankheitsstoffe „einzugraben", d. h. sie in Besitz zu nehmen, während der Kranke froh ist, den Grund seines Uebels aus dem Hause entfernt zu wissen. Der Patient würde es nie wagen, dieselbe zurückzufordern, sollte er auch nach seiner Genesung die Frau Doctorin mit seinem Schakalmantel in den Strassen des Dorfes herumstolziren sehen."

Der Baksa der Kirgisen erhält als Lohn die besten Stücke vom Opfermahle und das Fell des geschlachteten Thieres. Reiche Leute geben aber noch Extrageschenke, ein lebendes Schaf oder einen neuen Rock.

In Annam wird das ärztliche Honorar vorher ausbedungen. Die Cur ist nicht unter 20 Piaster, und reiche Leute pflegen noch viel mehr zu bezahlen und den Arzt ausserdem noch mit Kleidern zu beschenken. Zu den für die Heilung nothwendigen Opferceremonien sind bestimmte Tücher erforderlich, welche dem Medicin-Manne und seinem Gehülfen verbleiben. Für den Ersteren sind sie roth, für den Letzteren weiss. Sie dürfen zu irgend welchen häuslichen Zwecken benutzt werden, aber Hosen darf sich der Arzt nicht daraus fertigen lassen; das wäre eine Unehrerbietigkeit gegen die Geister.

Ueber die Honorare der Aerzte in Siam berichtet *Bastian* nach einem siamesischen Manuscripte: „Nach ärztlicher Taxe muss der aus einer Krankheit genesene Patient den Reis der Satisfaction geben, und an Geld für die Kosten der Arzeneien zwei Bath (Tikal) zahlen, sowie sechs Salüng zur „Sühne". Ausserdem wird eine Schüssel mit Confect und ein Schweinskopf zugefügt."

Die Aerzte des Königs erhalten je nach ihrem Range einmal im Jahre das Gehalt in Kauris zugemessen und zwar der Vornehmste fünf Pfund (400 Tikal), die Nächsten drei Pfund „und so im Verhältniss abwärts bis zu fünf Tamlüng (20 Tikal)."

Ueber die älteren Zeiten in Japan erhalten wir durch *Wernich* folgenden Bericht: „Gesetzlich war der Arzt ganz rechtlos; er durfte kein Honorar fordern, sondern er war ganz auf die Grossmuth der Kranken angewiesen, die ihr „Geschenk", wie es noch bis in die Jetztzeit heisst, willkürlich bemessen durften. Der 32. Abschnitt aus den hundert Gesetzen des *Iye-Yasu*, des Gründers der letzten *Siogun*-Dynastie, spricht sich darüber aus, wie folgt:

„Weil die Menschen dieser Welt nicht von Krankheiten frei sein können, haben die Weisen des Alterthums voll Mitleid die Heilkunde geschaffen. Wenn deren Jünger nun auch die Krankheiten geschickt heilen und Erfolge haben, so dürft ihr ihnen doch keine grossen Einkünfte verleihen, denn sie würden im Besitze derselben nothwendiger Weise ihren Beruf vernachlässigen. Ihr sollt ihnen aber, so oft sie eine Cur gemacht haben, eine der Grösse ihres Erfolges entsprechende Belohnung geben."

„Das dürftige Honorar ist etwa das zwei- bis vierfache des Medicamentenpreises, der dem Arzte ebenfalls erstattet wurde; für Beides aber hatte er sich höflich zu bedanken. Es galt für unanständig, das Geschenk zu unterlassen, doch existirte kein Rechtstitel, der dem Arzte beim Eintreiben seiner Forderung behülflich gewesen wäre. Consultirte der Kranke den Arzt in dessen Hause, so hatte er ihm überhaupt nur die Medicin zu bezahlen."

Bei den Ganguella-Negern wird die Kur als kostspielig bezeichnet.

Theuer ist die ärztliche Behandlung auch bei den Negern von der Loango-Küste. Hier muss der Medicin-Mann erst untersuchen, welcher in den Fetisch eingeschlagene Nagel die betreffende Krankheit verursacht hat. Das kostet Geld. Diesen Nagel muss er dann herausziehen und dem Fetisch die Wunde heilen. Das kostet abermals Geld. Dann erst kann er daran denken, nun auch den Patienten wiederherzustellen; und hierfür muss natürlicher Weise nun wiederum eine Zahlung geleistet werden.

Auf den Aaru-Inseln erklärt bisweilen der Arzt, dass die Krankheit darin ihre Ursache habe, dass die Vorfahren des Erkrankten den Vorfahren eines bestimmten anderen Arztes etwas schuldig geblieben sind. Diese Schuld lässt sich dann der jetzt behandelnde Arzt von dem Kranken dreifach oder vierfach bezahlen.

Ganz besonders theuer scheinen die Aerzte der Indianer zu sein. Bei den Central-Californiern und den Winnebagos wird von den erpressendsten Forderungen gesprochen. Ein Nord-Californier forderte ein Pferd als Honorar, und die Dacota-Indianer geben oft ein

Pferd für eine ganz kleine Hülfsleistung und sind bereit, Alles was sie besitzen und was sie auf Credit bekommen können, hinzugeben, damit der Arzt sie behandele. Ein Arzt der Navajó in Arizona erhielt für eine neun Tage währende grosse Heilceremonie ein sehr reichliches Geschenk an Pferden und ausserdem für sich und alle seine Gehülfen für die ganze Zeit Nahrung in Hülle und Fülle, bestehend aus Suppe, Maisbrei, Getreidekuchen und Hammelbraten. Dem Arzte während der Zeit der Behandlung auch das Essen zu liefern ist übrigens auch bei den Sioux-Indianern und bei den Niassern der Gebrauch. Die Letzteren müssen ausserdem noch viele Hühner und Schweine opfern und dadurch werden in Nias die Krankheiten so kostspielig, dass man nicht selten Leute trifft, welche ihr ganzes Vermögen erschöpft haben oder sogar in Sklaverei gerathen sind, um die Schulden zu bezahlen, in welche sie sich gestürzt hatten, um sich die Hülfe der Medicin-Männer zu verschaffen.

Bei den Zulu reisen geschickte Aerzte von Ort zu Ort durch das Land und bleiben häufig durch Monate, oder selbst Jahre lang unterwegs. Als reiche Leute, im Besitze grosser Viehheerden pflegen sie dann nach Hause zurückzukehren.

Die ärztlichen Visiten sind bei diesen Völkern aber auch von besonders langer Dauer, so z. B. in Sumatra. Die Winnebago-Aerzte widmen sich ihrem Patienten Tag und Nacht, und die Aerzte der alten Maya verliessen ihren Kranken erst, wenn er geheilt oder gestorben war. Bei den Medicin-Männern der Indianer dauern die ärztlichen Ceremonien häufig Tage lang, und an jedem dieser einzelnen Tage ist der Medicin-Mann in angestrengtester Thätigkeit. Aehnliches ist auch von den Australiern, sowie von den Kirgisen und von den Süd-Afrikanern zu berichten.

29. Gefahren des ärztlichen Berufes.

Es hat aber doch auch seine Schattenseiten, bei den Naturvölkern die ärztliche Praxis auszuüben. Dass unter Umständen, wenn die Behandlung keinen Erfolg hatte, die im Voraus gegebene Bezahlung wieder zurückerstattet werden musste, das haben wir bereits gesehen. Auch eine Entschädigungssumme muss bisweilen den Hinterbliebenen noch entrichtet werden, z. B. bei den Indianern in Britisch-Columbien.

Aber man traut, wie bereits oben erwähnt worden ist, den Medicin-Männern auch die Fähigkeit zu, durch ihre Zauberkräfte den Tod zu bringen. Wenn ihnen daher der Kranke stirbt, so macht man sie für seinen Tod verantwortlich. In Sumatra suchen sich dann die Medicin-Männer herauszureden und sagen, die Geister waren dem Kranken nicht geneigt. Die Twana-, Chemakum- und Klallam-Indianer behaupten dann, dass mehrere Dämonen von dem Kranken Besitz ergriffen hätten, und dass nur jeder einzeln zu vertreiben sei. Die Dacota-Indianer schieben den Misserfolg auf die Sünden des Volkes. Auch die Ipurina-Indianer und die Eingeborenen von Victoria und Süd-Australien wissen sich zu helfen und behaupten, dass ein Zauberer eines feindlichen Stammes, welcher mächtiger ist, als sie, ihnen die Kur vereitelt habe. Die Mosquito-Aerzte umgeben den Kranken mit allerlei Verboten, deren unschuldige Uebertretung durch Vorübergehende ihnen bei unglücklicher Behandlung eine erwünschte Ausrede bietet,

Die Haidah und die Columbianer jedoch, sowie die Californier und die Creek- und Oregon-Indianer lassen nicht mit sich spassen. Stirbt der Kranke, so hat des Medicin-Mannes Zauber ihn getödtet und desshalb muss dieser ebenfalls getödtet werden. Ja die Nord-Californier gehen so weit, dass wenn auch der Gestorbene überhaupt nicht ärztlich behandelt worden ist, man den Tod desselben dennoch den Medicin-Männern in die Schuhe schiebt und den ersten Besten derselben tödtet, dessen man habhaft werden kann. Gewöhnlich ist es ein Medicin-Mann eines anderen Stammes, und für die Tödtung desselben sind sie dann verpflichtet, ein Reugeld zu bezahlen. *Alvord* berichtet aus Oregon:

„Alle Ermordungen unter ihnen, von denen ich erfahren konnte, geschahen in dieser Weise, und drei Aerzte wurden in den letzten vier Monaten bei verschiedenen Stämmen, nicht über 40 Miles von hier entfernt, getödtet.“ So kann es uns nicht wundern, zu vernehmen, dass der Medicin-Mann der Nord-Californier zuweilen doch sich weigert, die Behandlung zu übernehmen, obgleich man ihm die hohe Honorarforderung bewilligt hat. Und in Annam verlassen manchmal die Aerzte ihre Kranken, um sich einer späteren Verantwortlichkeit zu entziehen, bisweilen allerdings auch, weil sie bei einer etwaigen Heilung des Kranken die Rache der Geister zu fürchten haben, von denen sie den Patienten befreiten.

Auch von den Kindern der Tháy pháb glaubt man, dass sie in Folge dieses Ingrimms der Dämonen entweder überhaupt bald sterben oder schwächlich und elend sind, und dass, wenn der Arzt einen Pockenkranken heile, die Pocken auf seine Kinder übergehen.

Selbst bei den Persern findet man, wie *Polak* berichtet, noch ganz ähnliche Anschauungen:

> „Wenn ein Patient unter der Behandlung des Arztes stirbt, so verliert Letzterer nicht nur allen Anspruch auf Honorar, sondern man legt ihm auch direct die Schuld an der eingetretenen Auflösung zur Last; denn es herrscht die Ansicht, dass ohne Zuthun des Arztes der Kranke nicht gestorben wäre. Sobald daher ein Krankheitsfall tödtlich zu enden droht, pflegen die Aerzte sich zurückzuziehen, wodurch dem Kranken und seiner Familie gewissermaassen officiell angekündigt wird, dass das Ende nahe sei. Macht unglücklicher Weise der Arzt, weil er nicht weiss, dass der Kranke bereits verschieden ist, noch einen Besuch im Hause so kann er leicht in Gefahr kommen, von den Weibern und dem Gesinde thätlich misshandelt zu werden. Aus diesem Grunde unterhält jeder practische Arzt in der Umgebung seiner gefährlichen Patienten Spione, die ihn sofort von dem unglücklichen Ausgang in Kenntniss setzen.“

Das Amt des Medicin-Mannes in Oregon ist, wie *Alvord* richtig sagt, „ein gefährliches, aber auch ein machtvolles und geehrtes Gewerbe, und weil dieser Beruf mit Gefahr ausgeführt wird, so erhält er, wie der Soldatenstand, hierdurch einen besonderen Reiz. Sicher ist, dass ich nicht erfahren habe, dass die Gewohnheit, die Aerzte zu tödten, bei irgend einem Stamme dazu geführt habe, die Novizen von diesem Stande zurückzuschrecken.“

30. Verschiedene Arten der Medicin-Männer und die Specialisten.

Wir haben oben bereits gesehen, dass die Thätigkeit der Aerzte auch bei den Naturvölkern keine unumstrittene ist. Haben sie doch in nicht wenigen Fällen ihren Ruhm und ihre Arbeit in ganz ähnlicher Weise wie bei uns mit einer Anzahl alter Weiber zu theilen. Aber auch männliche Curpfuscher tauchen auf, und wenn z. B. in Dorej auch noch „erfahrene Leute" um Rath gefragt werden, so steht das doch kaum auf einer anderen Stufe.

Bei den Persern gehört eine gewisse Summe medicinischer Kenntnisse zu dem Wissensschatze jedes Gebildeten. „Darum fehlen medicinische Bücher auch in keiner Hausbibliothek. Durch die Lectüre derselben verleitet, halten sich viele Laien für berufen, bei Krankheitsfällen in der Familie mitzusprechen und ärztlichen Rath zu ertheilen. Selbst Damen glauben sich zur Verordnung von Heilmitteln berechtigt."

Bei den Mincopies auf den Andamanen übernimmt nicht selten die Ehegattin oder eine andere Verwandte die Behandlung des erkrankten Mannes.

Auch bei den alten Peruanern liess sich das gemeine Volk „in der Regel von alten Weibern curiren, oder Einer gab dem Anderen irgend einen Rath oder Heilmittel aufs Gerathewohl, so dass die Epidemien schrankenlos wüthen und ihre zahllosen Opfer dahinraffen konnten."

In Alaska macht man allerdings mit dem Curpfuscher nicht viel Federlesens. Hat hier ein Unberufener Jemanden behandelt, und ist derselbe der Krankheit erlegen, so wird der selbstbewusste Curpfuscher ohne Gnade umgebracht.

Man wird hiermit aber nicht verwechseln dürfen, dass es bei manchen Volksstämmen wirklich verschiedene Kategorien von Aerzten giebt. Obenan in dieser Beziehung stehen ohne allen Zweifel die Xosa-Kaffern, bei denen *Kropf* nicht weniger als acht verschiedene Arten von „Doctoren" aufzählt. Allerdings haben zwei derselben mit der Heilkunde eigentlich nichts zu thun: es bleiben, wenn wir von diesen absehen, aber immerhin doch noch sechs Arten übrig. Bisweilen allerdings sind mehrere dieser Arten in derselben Person vereinigt. Für gewöhnlich aber handelt es sich wirklich um differente Persönlichkeiten.

Der erste derselben ist der Amagqira oluxa, d. h. wörtlich „Doctor des Spatens", wobei man sich „zum Wurzelgraben" zu ergänzen hat. Wir würden also sagen „Kräuterärzte". „Sie haben eine grosse Kenntniss von heilbringenden Kräutern gegen Krankheiten und besonders gegen die Bisse der giftigen Schlangen und anderen Gewürms. Sie geben nur Medicin und beschuldigen nicht der Zauberei, sondern sie meinen, die Krankheit käme von dem *Uhili*, der sich im Wasser aufhält."

Als zweite Gruppe müssen wir die „Doctoren des Zumachens, des Verstopfens" hinstellen. Dieselben gehören gleichzeitig auch der ersten Gruppe an. Sie verstopfen das Herz eines Menschen, der sich häufig Hexereien zu Schulden kommen liess, „damit er nicht an solche Sachen denke. Sie geben einem solchen Medicin und waschen ihn, wofür der gedocterte Mann eine Kuh schlachten und Vieh für seine Cur bezahlen muss, versteht sich, nur wenn Heilung erfolgt ist."

Die dritte Gruppe bilden die Amagqira wokupata, welche durch Auflegen von Kuhdünger die in den Körper des Patienten hineingezauberten Fremdkörper und Thiere herausziehen.

Es folgen dann die Amagqira awokumbulula, welche dadurch den Kranken heilen, dass sie die Zaubermittel, mit welchen ihm seine Krankheit angehext wurde, herausriechen.

Die fünfte Gruppe wird oft durch die gleichen Leute wie die vorigen vertreten. Es sind die Isanuse oder Amagqira abukali, d. h. „die scharfen Doctoren". Ihres Amtes ist es, denjenigen herauszuriechen, der die schadenbringende Hexerei ausgeführt hat. „Die dabei stattfindende Versammlung und Ceremonie heisst Umhlahlo, ein politisches Werkzeug der Häuptlinge, um sich von irgend einem einflussreichen Mann, der ihnen im Wege steht, zu befreien."

Die sechste Gruppe endlich wird repräsentirt durch den Amagqira awokukafula, welcher auch Amatola genannt wird. „Er hat das grosse nationale Opfer beim Auszuge in den Krieg darzubringen, um durch dieses und Amulete die Krieger unverwundbar zu machen. Diese Leute haben einen einträglichen, aber auch sehr gefährlichen Beruf." Denn wenn ihre schützenden Amulete nicht die erwartete Wirkung gehabt haben, so werden sie getödtet, sobald man ihrer habhaft wird.

Wenn uns diese Fülle des Heilpersonales im ersten Augenblick auch etwas überraschend vorkommen mag, so möchte ich doch hier wiederum eine Parallele aus der deutschen Volksmedicin beibringen. Nach *Fossel* ist nämlich das Bauernvolk der Steiermark selbst noch den Xosa-Kaffern über. Denn in die ärztliche Praxis theilen sich: 1. der Bauerndoctor (Harnbeschauer), 2. die Doctorin, 3. die Hebamme, 4. der Bruchrichter (Beinbruchdoctor), 5. der Chirurgus, 6. der Zahnreisser, 7. der Schmied, 8. der Abdecker, 9. die Aderlass- und Schröpf-Männer und Weiber, 10. der Abbeter, 11. der Krämer, 12. der Apotheker, 13. der Pfarrer. Aber Alle kommen erst dann an die Reihe, wenn der eigene oder der Familienrath zu der Behandlung nicht mehr ausreichen will.

Wir sehen hier in den Beispielen von der Steiermark und den Xosa-Kaffern sich bereits Spezialitäten im ärztlichen Stande herausbilden. So etwas lässt sich aber auch anderwärts nachweisen. So hat man nach *von Rosenberg* auf Nias weibliche Aerzte, welche sich nur mit Frauenkrankheiten abgeben, und ganz etwas Aehnliches besteht bei den Loango-Negern.

Von der Insel Bali schreibt *Jacobs*:

> „Personen, welche sich mit der Heilkunde beschäftigen, sowohl männliche als weibliche, findet man unter den Baliërn in grosser Anzahl und Verschiedenheit, ja man hat sogar Personen, die sich speciell mit einer einzigen Krankheit beschäftigen, beispielsweise eine Specialität für Bauchkrankheiten. Seine hauptsächlichste Thätigkeit besteht im Reiben und Kneten des Bauches der Kranken und zwar allein bei aufgetriebenem Leibe, Colica flatulenta, Ascites und bei Hernia inguinalis. Diarrhöe, Dysenterie und andere Darmkrankheiten behandelt er aber nicht."

Ein sehr ausgebildetes Specialistenwesen finden wir auch an der Loango-Küste. Hier hängt dasselbe damit zusammen, dass ganz bestimmte Fetische die Heilung bestimmter Krankheiten bewirken. Da nun diese Fetische aber verschiedenen Zauberpriestern unterthan sind, so muss man sich in einem Krankheitsfälle an denjenigen Ganga um Hülfe wenden, dem der heilende Fetisch für die betreffende Krankheit dienstbar und zu Willen ist. Auf Samoa hat nach *George Turner* "jegliche Krankheit ihren besonderen Arzt".

In Koetei auf Borneo finden sich ausser den männlichen und weiblichen Aerzten auch noch Personen, welche zu Heilzwecken die Geister und Halbgötter in sich aufzunehmen vermögen, damit dieselben dann durch sie handeln können. In Annam hat man neben dem durch Beschwörungen heilenden Tháy pháp auch noch den Tháy ngãi, einen Zauberer, welcher Krankheiten verursachen kann, dieselben dann aber auch wieder gegen entsprechende Bezahlung heilt. Die Siamesen haben ebenfalls mehrere Arten der Aerzte (Mo), die Mo Luang, die Aerzte des Königs, die Mo Khong Chao, die Aerzte des Adels, und die Mo Rasadon, die Aerzte des Volkes. Dazu gesellen sich die Krankheitsbeschwörer. Bei den Narrinyeri in Süd-Australien scheinen zwei Arten von Aerzten zu existiren, deren Thätigkeit aber im Ganzen eine ähnliche ist. In Liberia finden wir den Kräuterdoctor neben dem Zauberarzt, und in Lubuku in Afrika fungirt neben dem Medicin-Manne ein besonderer Beschneider.

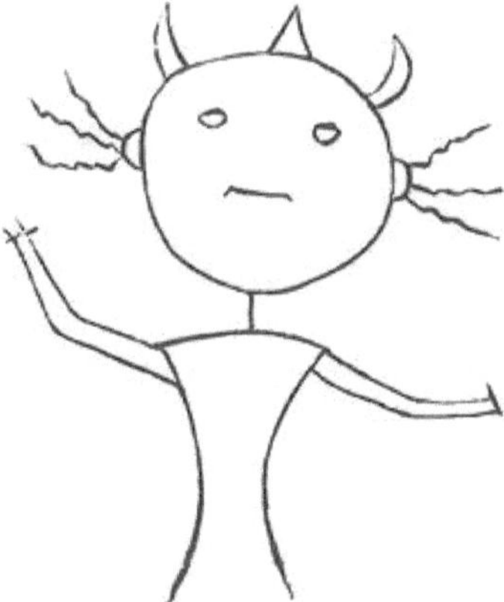

Fig. 15. Midç; nach einem Musikbrett der Chippeway-Indianer. Nach Hoffman.

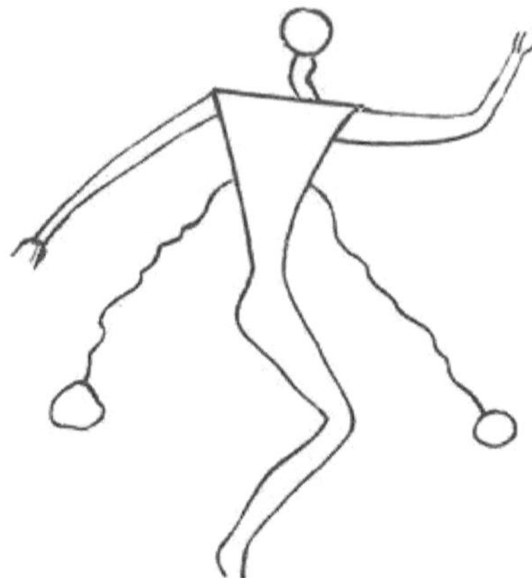

Fig. 16. Midç, dessen Herz mit Kenntniss von den heiligen Medicinen der Erde erfüllt ist. Nach einem Musikbrett der Chippeway-Indianer. Nach Hoffman.

Bei den nordamerikanischen Indianer-Stämmen treten vier Arten von Aerzten auf. Der eigentliche Arzt in unserem Sinne ist der Muskeke-winince. Neben ihm fungirt der Jossakeed oder Jes' akkid, der Hellseher, welcher ausser anderen Dingen auch die Ursache der Erkrankung und das zur Herstellung nothwendige Heilmittel anzugeben vermag. Vornehmer wie sie beide ist der Midç, der durch übernatürliche Mittel heilende Medicin-Mann (Fig. 15, 16). Diese Midç bieten eine der allermerkwürdigsten Erscheinungen dar. Sie bilden eine geschlossene Gesellschaft mit geheimen Erkennungszeichen, welche von den südlichen Staaten Nord-Amerikas bis in die nördlichen Provinzen verbreitet ist. Die Gesellschaft, Midç' wiwin genannt, ist eine Art Geheimbund. Sie hat vier Grade, deren jeder seine besonderen Geheimnisse besitzt, die von den Mitgliedern auf das Sorgsamste gewahrt werden. Wenige Auserwählte nur erreichen den höchsten Grad. Auch Weiber können nach Erfüllung der notwendigen Vorbereitungen Midç werden. Bisweilen werden grössere Ceremonien aufgeführt, welche mit dem Namen Medicin-Tänze bezeichnet zu werden pflegen (Fig. 17). Von weither strömen dazu die Mitglieder des Ordens zusammen. Es handelt sich dabei entweder um die feierliche Aufnahme von neuen Candidaten in den Orden, oder um die zauberhafte Heilung eines Kranken, der dann die Kosten des Festes zu tragen hat.

Die vierte Gruppe der indianischen Aerzte repräsentiren die Wabeno. Es ist das eine wenig angesehene Abart der Midç-Gesellschaft, die sich meist aus solchen Individuen rekrutirt, welche bei den Midç keine Aufnahme gefunden haben. Ihre Feierlichkeiten finden Nachts gegen die Zeit des Morgengrauens statt, wovon sie ihren Namen erhalten haben sollen.

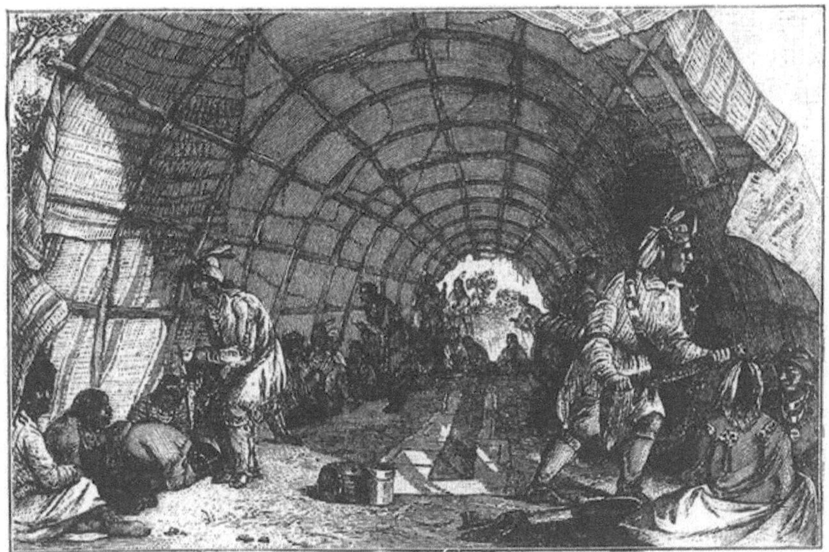

Fig. 17. Medicin-Tanz der Winnebago-Indianer. Nach Schoolcraft.

Die Karoks in Californien haben nach *Mason* zwei Arten von Schamanen, die Wurzel-Aerzte, welche mit Trinken und Umschlägen behandeln, und die bellenden Aerzte, welche die Krankheit heraussaugen. Die Letzteren, meistentheils Weiber, heulen wie ein Hund vor dem Patienten und bellen Stunden lang.

Von den Sonkoyox und den Kamaska der alten Peruaner ist bereits weiter oben die Rede gewesen; sie beschäftigten sich nicht mit dem gemeinen Volke, sondern sie practicirten nur in den höheren Gesellschaftsschichten, bei den höheren Beamten, den Priestern, den Adligen und den Inka.

Bei den Kirgisen muss der Baksa seine Thätigkeit mit dem Mulla theilen, welcher mit Koransprüchen die Krankheiten behandelt. In einem uigurischen Liede des 11. Jahrhunderts wird der Kam oder Mukasim, der Schamane, dem Arzte, gegenübergestellt:

„Soll der Kam Dir aber nützen,
Musst Du, Herr, ihm Alles glauben;
Seine Worte liebt der Arzt nicht,
Er entfernt von Mukasim sich.“

In Indien ist es der Hakim (Barbier), der Jurrah und der Baidja, welche sich in die Praxis theilen. In Persien geniessen das höchste Ansehen die Haekim taebib, die gelehrten Aerzte. Ganz ähnlich, wie bei uns im Mittelalter, befassen sie sich nicht mit der Chirurgie. Diese ist dem Dscherah vorbehalten, von welchem man erwartet, dass er nicht schreiben kann. Als Schröpfer, Brenner, Rasirer und Masseur schliesst sich ihnen der Dallak an, und endlich kommen noch die Gliedereinrenker, die Schikeste-baend, welche ähnlich wie bei unseren Bauern ganz ungebildeten Standes sind. Aber eine Art von Specialisten haben wir noch zu erwähnen, das sind die Augenärzte, die Kehâl. Diese haben es verstanden, den Ruf ihrer Geschicklichkeit bis nach China auszubreiten. Uebrigens haben auch die Marokkaner eine besondere Zunft der Augenärzte.

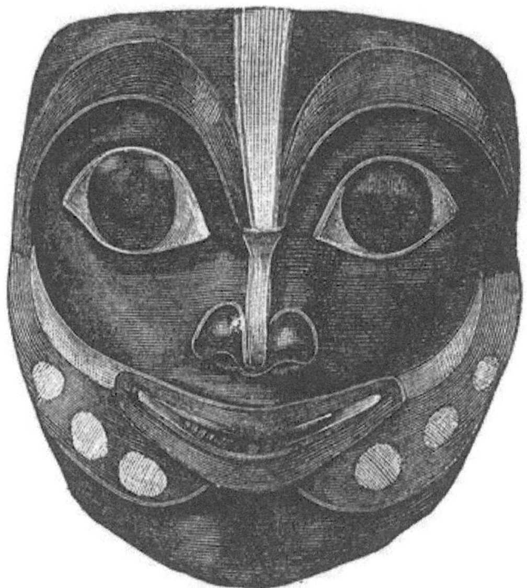

Fig. 18. Maske des Medicin-Mannes der Atna-Indianer. Museum f. Völkerkunde, Berlin. Nach einem Aquarell.

Bei den alten Japanern unterschied man zwischen den Volksärzten und den Fürstenärzten. „Beide Kategorien hatten schon in der Art, wie sie für die Recrutirung ihres Standes sorgten, vielleicht nur das Gemeinsame, dass für beide die Söhne von Aerzten das Hauptmaterial abgaben. Bereits der sonst erforderliche Nachwuchs ist aber in seiner Abstammung ein grundverschiedener. Während für die Volksärzte derselbe aus den unteren der Samurai-Kaste subordinirten Classen der Ackerbauer, Handwerker und Kaufleute herkam, treten in die Zahl der Fürstenärzte diejenigen Samurai-Söhne ein, welche wegen körperlicher und geistiger Gebrechen untauglich zur Erlernung des Kriegerhandwerks waren und von ihren Vätern, als der Nachfolge im eigenen edlen Berufe unwürdig, der Versorgung durch den niedrigeren Beruf übergeben wurden. Hierbei concurrirte dann der Priesterstand gewissermaassen mit dem ärztlichen, indem jenem die imbecilen, geistig schwach beanlagten oder verwahrlosten, diesem diejenigen Söhne zufielen, welche verwachsen, hinkend oder sonst verunstaltet, nie unter den Kriegern hätten erscheinen dürfen. Dieser Art der Standeswahl war denn auch die Anschauung, die beide Kategorien von ihrem Berufe hatten, sehr entsprechend. Die Volksärzte, deren Väter noch einem der niedrigeren Stände angehört hatten, betrachteten ihren Eintritt in den freien Stand als eine Erhöhung und strebten derselben mit Eifer nach; die Fürstenärzte verfielen gewissermaassen einer Herabsetzung, wenn sie in ihren neuen Stand eintraten und betrachteten denselben ihr Leben lang als ein nothwendiges Uebel und als eine jeder weiteren besonderen Anstrengung unwürdige Sinecure."

31. Das Hülfspersonal des Medicin-Mannes.

Es wurde weiter oben bei der Besprechung der ärztlichen Consultationen bereits darauf hingewiesen, dass bisweilen mehrere Aerzte gemeinsam die Behandlung des Patienten übernehmen. Aber auch abgesehen von dieser collegialen Unterstützung bedürfen die Aerzte nicht selten zu ihren therapeutischen Maassnahmen eines besonderen Hülfspersonales. Auch dieses müssen wir jetzt versuchen, kennen zu lernen. Bei der soeben erwähnten gemeinsamen Behandlung sahen wir es bisweilen, dass, ähnlich wie bei unseren chirurgischen Operationen, dem einen der Aerzte der Hauptantheil an der Behandlung zufällt, während die anderen, obwohl sie ihm gleichberechtigte Collegen sind, doch mehr eine Art von assistirenden Funktionen übernehmen. Das findet namentlich bei den Tháy pháp der Annamiten und bei den Heilceremonien der Midç bei den Indianern statt, von denen wir noch ausführlicher zu sprechen haben werden.

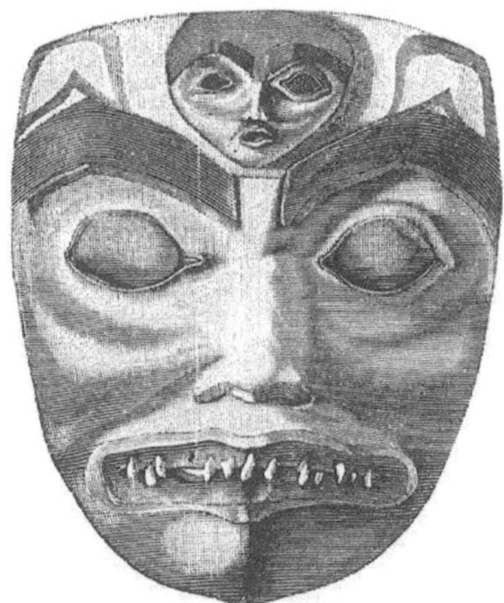

Fig. 19. Maske des Medicin-Mannes der Atna-Indianer. Museum f. Völkerkunde, Berlin. Nach einem Aquarell.

Vielfach dort, wo betäubende Musik eine wichtige Rolle bei der ärztlichen Behandlung spielt, erblicken wir besondere Musikanten in der Umgebung des Arztes. Entweder sind es seine Schüler und Eleven, oder es ist eine Art von dienendem Personale. Bisweilen aber hat es auch den Anschein, als wenn irgendwelche Stammesgenossen, z. B. die Freunde und Verwandten des Erkrankten, die Funktion der Musikanten übernehmen. So scheint es an der Loango-Küste der Fall zu sein, und auch bei den Ostjaken, und bei den Indianern von Britisch-Columbien und dem Washington-Territorium findet Aehnliches statt.

Aber auch in anderer Weise haben die Schüler den Medicin-Mann zu unterstützen, so z. B. in Annam bei den Opferungen, bei den Koniagas durch Mitrufen der Beschwörungen, und bei den Midç der Navajó-Indianer durch Herstellung der später noch zu erwähnenden Bilder auf dem geglätteten Erdboden der Medicinhütte. Ausserdem sind hier noch bestimmte junge Leute als sogenannte Läufer und Tänzer angestellt.

Bei den Tungusen lässt sich die Schamanin ihr Handwerkszeug von jungen Burschen vorantragen, während „junge Weiber und Dirnen ihr im Singen behülflich sein müssen."

Der Arzt in Buru bedarf zuvor einer hellsehenden Frau, welche feststellt, durch was und auf welche Weise die Krankheit zu Stande gekommen ist, und ähnlich muss bei den Ganguella-Negern der Wahrsager zuerst entscheiden, ob Geister oder Zauberer die Krankheit verursacht haben. Erst wenn diese wichtige Frage entschieden ist, wendet man sich an den Arzt. Noch grösserer Hülfe bedarf in wichtigen Fällen der Medicin-Mann der Annamiten. Er selber ist des Lesens unkundig, und deshalb unterstützt ihn stets ein Schriftgelehrter, welcher die Beschwörungsformeln mit lauter Stimme vorliest. Ausserdem aber helfen ihm noch zwei Personen, von denen die eine hellsehend ist und über das Benehmen der beschworenen Geister Auskunft giebt, während der andere Assistent mit bestimmten Figuren hantiren muss, welche für die Ceremonie nothwendig sind. Wir kommen hierauf noch wieder zurück.

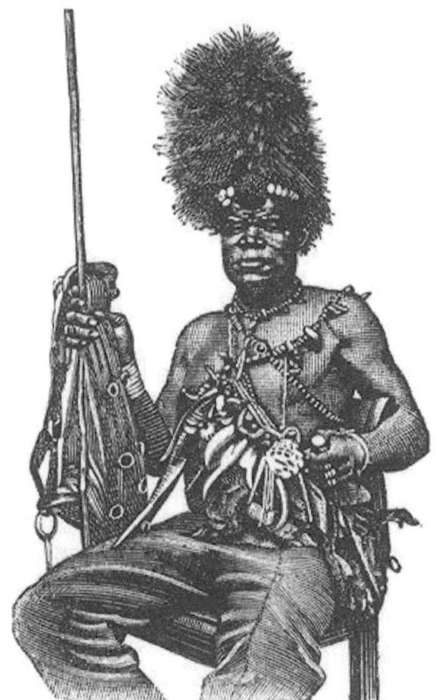

Fig. 20 Medicin-Mann der Basutho. Nach Photographie.

Einen wichtigen Gehülfen des ärztlichen Standes, namentlich in allen Leiden der Weiber, bilden, ganz ähnlich wie bei unserem Landvolke, die als Hebammen fungirenden Frauen. Ich gehe hier nicht näher darauf ein, da ich in meiner Bearbeitung des Werkes von *Ploss*: Das Weib in der Natur- und Völkerkunde ganz eingehend und ausführlich dieses umfangreiche Thema behandelt habe.

32. Die Amtstracht.

Die grosse Wichtigkeit der ärztlichen Maassnahmen, bei denen es sich um nichts Geringeres handelt, als mit den Göttern und Dämonen in directen Verkehr, ja nicht selten sogar in erbitterten Kampf zu treten, macht es wohl verständlich, dass der Medicin-Mann oder Schamane nicht in seiner alltäglichen bürgerlichen Erscheinung in eine so feierliche Handlung eintreten kann. Er bedarf dazu einer besonderen Ausschmückung, welche, abgesehen von der häufig recht phantastisch zusammengesetzten Amtstracht, nicht selten auch noch in grotesker Bemalung und bisweilen in grauenerregender Maskirung besteht. In einer Anzahl der uns zu Gebote stehenden Berichte ist nun allerdings von einer solchen Amtstracht nicht die Rede. Ob sie bei den betreffenden Völkerschaften wirklich nicht in Gebrauch ist, müssen wir natürlicher Weise dahingestellt sein lassen. Von den Medicin-Männern der Mabunde in Süd-Afrika sagt *Holub* allerdings, dass sie mit Ausnahme ihres hohen Alters durch keine besonderen Abzeichen kenntlich gemacht sind. Einige andere Volksstämme scheinen sich mit der Bemalung allein zu begnügen, während bei wieder anderen ausser der Bemalung auch noch die festliche Amtstracht in Anwendung kommt.

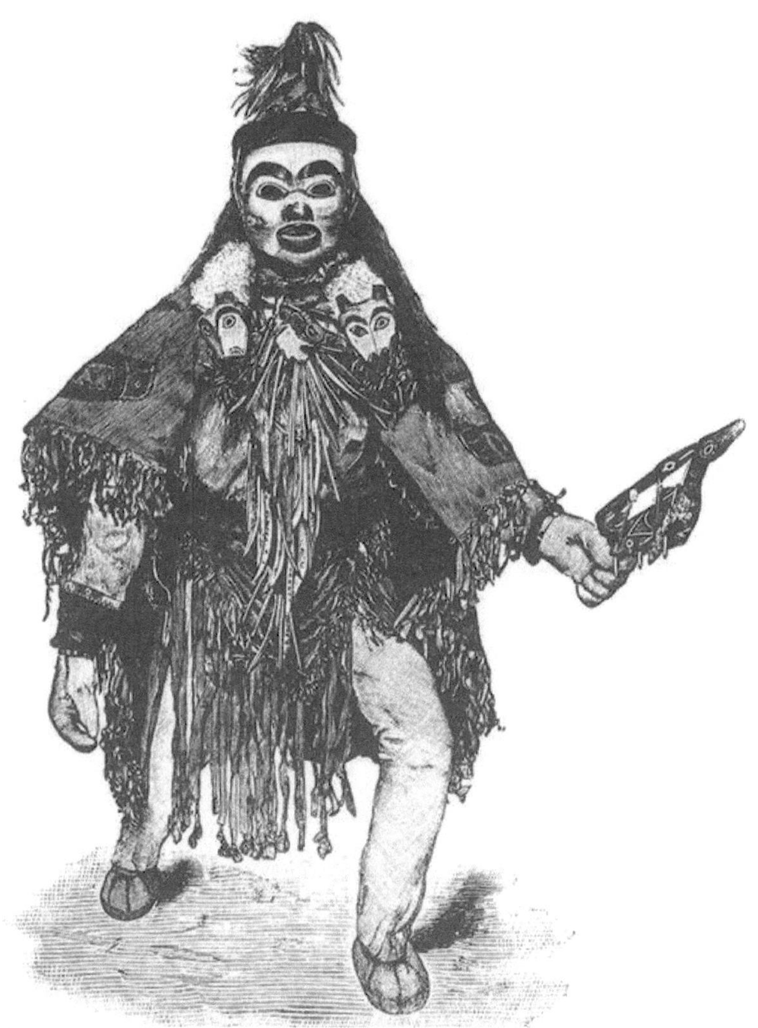

Fig. 21. Medicin-Mann der Atna-Indianer. Modell mit echter Ausrüstung. Vorderansicht. Museum f. Völkerkunde, Berlin. – Nach Photographie.

Bei den Indianern von Britisch-Columbien führt *Bancroft* an, dass sie bei der Ausübung ihrer ärztlichen Funktionen „häufig grotesk bemalt" erschienen. Es hat hiernach also doch den Anschein, als wenn die Bemalung bei ihnen nicht ein unumgängliches Erforderniss wäre. Bei den Mosquito-Indianern fungiren die Sukias, „das Gesicht in grässlicher Weise bemalt."

Der Medicin-Mann, der Kimbunda, bei den Negern in Lubuku bedient sich keiner besonderen Amtstracht; „er beschmiert sich höchstens mit rother oder weisser Pemba, wenn er seine Kuren ausführt."

Die Bemalung des Medicin-Mannes beobachtete auch *Bastian* an der Loango-Küste. „Der Ganga hockte vor dem Kranken, damit beschäftigt, sich das Gesicht zu bemalen, roth die Nase, gelb die Stirn, schwarz die Backen, und wurde er in dieser Operation von seiner neben ihm sitzenden Frau unterstützt."

Die höchste Vollkommenheit in der Ausbildung der Bemalung treffen wir aber bei der in so vielen Beziehungen merkwürdigen Midç-Brüderschaft der nordamerikanischen Indianer an. *Hoffman* hat uns ganz neuerdings hierüber genaue Aufklärungen gegeben und wir verdanken ihm die Farbenskizzen von nicht weniger als zehn verschiedenen Bemalungsarten des Gesichts, deren Farben und Muster sämmtlich ihre ganz bestimmte rituelle Bedeutung besitzen.

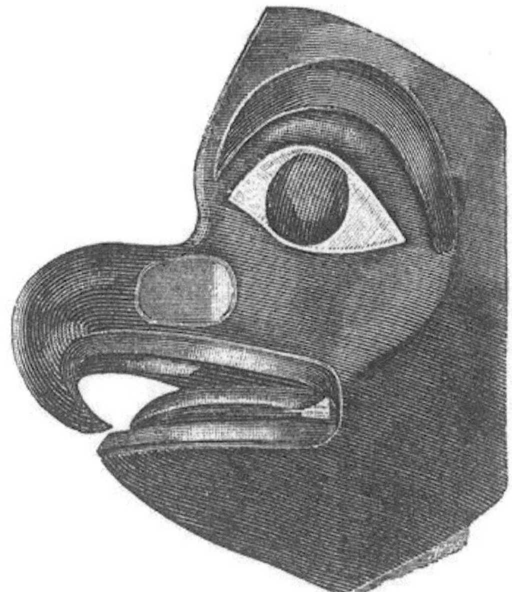

Fig. 22. Maske des Medicin-Mannes der Atna-Indianer. Museum f. Völkerkunde, Berlin. Nach einem Aquarell.

Ausser den Bemalungen kommt nun für die Medicin-Männer bei vielen Volksstämmen auch noch eine wirkliche Amtstracht hinzu, durch welche sie sich sofort von den übrigen um den Kranken beschäftigten Stammesgenossen unterscheiden. Bei den Ganga der Loango-Neger ist dieses Abzeichen der Würde eine Federmütze. Die Federn, aus denen dieselbe gefertigt wird, stammen von einem solchen Vogel, dessen Fleisch dem Medicin-Manne zu essen verboten ist.

Zauberärzte der Basutho sah *Wangemann* in Nord-Transvaal (Fig. 20). „Phantastische Gestalten, mit einem aus Muscheln und aufgeblasenen Schafblasen und anderem Zierrath wunderlich gestaltetem Kopfputz, am Leiber allerlei Zaubermittel, ein grosses Kuhhorn, angefüllt mit Medicin, ausserdem Antilopenhörner und kleine Büchschen, auch die Zauberwürfel."

Holub macht von den Medicin-Männern der Betschuanen folgende Beschreibung: „Als Heilkünstler erkennt man sie in der Oeffentlichkeit an einem aus Pavianfell (Cynocephalus Babuin) verfertigten Mäntelchen. Manche tragen um den Hals an Schnüren oder Riemchen verschiedene Säugethier-, Vögel- und Reptilienknochen, doch immer auch vier, meist aus Elfenbein, zuweilen aus Horn geschnitzte, mit eingebrannten Zeichnungen versehene Stäbchen und Pflöckchen, welche Würfel darstellen und zur Diagnose benutzt werden."

Die Altajer tragen nach *Radloff* bei dem Schamanisiren eine von der gewöhnlichen nicht sehr abweichend Tracht: „einen offenen Rock mit einem Brustlatze aus Thierfell und eine rothe Mütze mit einer Birkhuhnfeder. Die Schamanen der am nördlichen Altai wohnenden Schwarzwald-Tataren, der Schor und der Teleuten besitzen überhaupt keine bestimmte Tracht, sondern schamanisiren in ihrer gewöhnlichen Kleidung. Bei den Wald-Tungusen hingegen und anderen ost-sibirischen Völkerschaften ist das Schamanenkleid auf Rücken, Brust und an den Armen mit vielen eisernen Behängen in Form von allerlei Thiergestalten besetzt, die bei jeder Bewegung des Körpers durch Aneinanderschlagen ein starkes Geklapper hervorbringen."

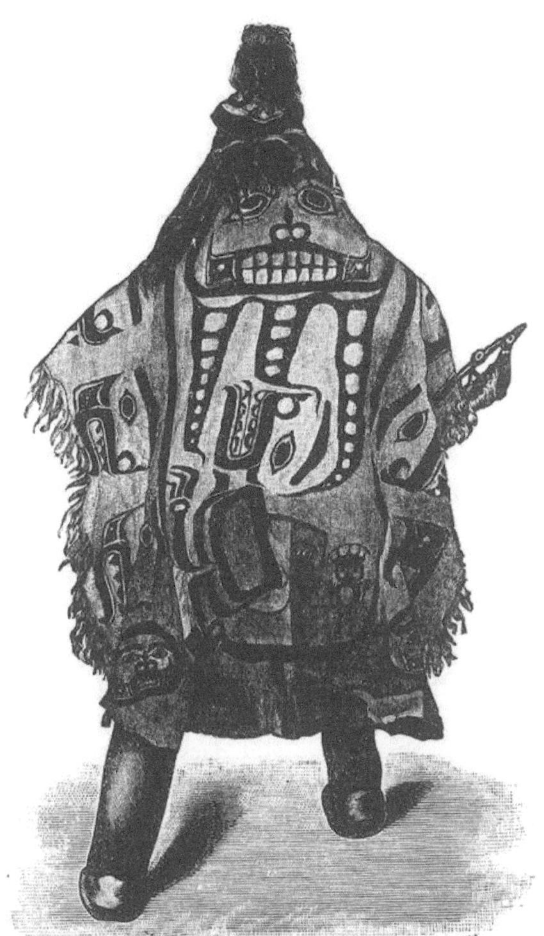

Fig. 23. Medicin-Mann der Atna-Indianer. Modell mit echter Ausrüstung. Hinteransicht. Museum f. Völkerkunde, Berlin. – Nach einem Aquarell.

Solch einen mit Eisenwerk behängten Schamanenrock mit dazugehörigem „gehörntem Kasket“ fand *Pallas* bei den Kamaschinzen vor. Von den Sagajern sagt er, dass der Schamane sich nur durch seine Kopfbedeckung unterscheide. Dieselbe war gefertigt „von rothem Tuch, mit Fuchsfellen verbrämt, mit Schlangenköpfen besetzt, und oben mit einem Busch Eulenfedern, am Rande aber mit allerlei Streifen Zeug. Hermelinfellen und dergleichen geziert.“

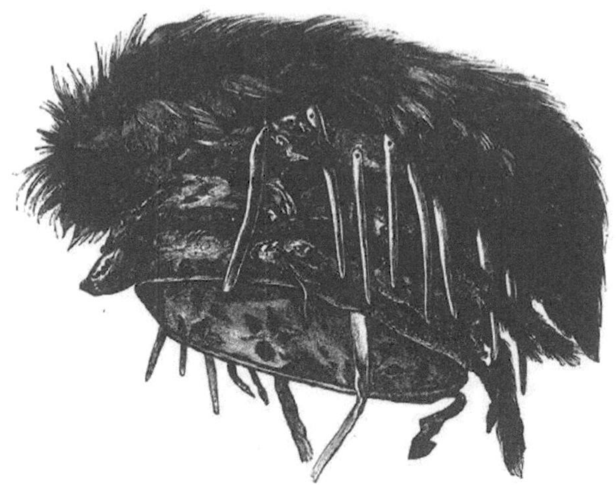

Fig. 24. Mütze des Medicin-Mannes der Haidah-Indianer. Museum f. Völkerkunde, Berlin. – Nach einem Aquarell.

Ein Schamane der Katschinzen, ein Anfänger, hatte noch keine Schamanenmütze. Er hatte, wie *Pallas* berichtet, „nur buntausgenähte lederne Strümpfe, und am Leibe einen engen ganz beschmutzten Kittel, von bunt gedrucktem baumwollenen Zeuge (Kitaika) an, worauf über den Schultern ein rother Querlappen, wie ein Kragen, angemacht war, und von demselben 13 Bänder herabhingen (Sysim). Die Bänder aber waren aus grünen, gelben, rothen, blauen, schwarzen und bunten, auch mit unechtem Golde durchwirkten seidenen und baumwollenen Läppchen also an einander gesetzt, dass keiner dem anderen gleich sahe."

Eine sehr eigenartige Erscheinung bildet der Medicin-Mann der Atna-Indianer (Fig. 21, 23), wenn er sich in seine Amtstracht geworfen hat. Die Schultern deckt der reich ornamentirte Mantel, dessen stilisirte Wolfs- und Vogelköpfe und grosse Augen in blauer, blassgelber und schwarzer Farbe einen phantastischen Eindruck hervorrufen. Gerade an der den Nacken deckenden Stelle ist ein grosses Menschenantlitz mit offenem Munde und ungeheuren Zähnen aufgenäht (Fig. 23). Auf dem Kopfe trägt er eine Art von Helm oder die mit Fuchsfell verbrämte Mütze (Fig. 24). Das Gesicht wird durch eine bunte Holzmaske verdeckt, von denen eine ganze Garnitur ihm für die einzelnen Fälle zur Verfügung steht (Fig. 18, 19, 22, 26). Diese Masken stellen aber nicht die Dämonen der Krankheit dar. Um den Hals wird der weite Ring von Cedernbast gelegt, das besondere Abzeichen seiner Würde. Aber auch noch ein zweiter Halsring (Fig. 27) wird dem ersten hinzugefügt. An ihm hängt eine grosse Anzahl pfriemenartiger Knocheninstrumente, von denen eins oder mehrere die rohe Form einer Fischotter besitzen. Dieses heilige Thier spielt als Schutz- und Hülfsgeist der Medicin-Männer eine ganz besonders wichtige Rolle. Die Pfriemen, welche die Fischotter darstellen, sind Amulete des Medicin-Mannes, während die anderen ihm als Kopfkratzer dienen (Fig. 28); denn er darf mit seinen Fingern sei nen Kopf nicht berühren.

Fig. 25. Medicin-Mann der Schwarzfuss-Indianer. Nach Catlin.

Um den Nacken ist eine Art von kurzer Pelzboa gelegt, welche jederseits in einen buntfarbigen Wolfskopf von Holz ausläuft. Ausserdem hat der Medicin-Mann sich noch allerlei Amulete in Holz, in Stein und in Knochen umgelegt, unter den Letzteren solche, die dazu dienen, des Patienten Seele zu halten. Es ist ein ornamentirter Knochen, der jederseits

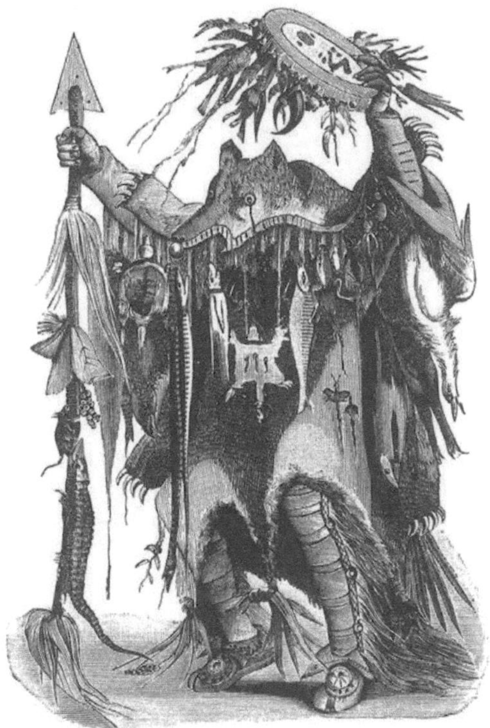

in einen geöffneten Thierrachen ausläuft.

Fausthandschuhe decken die Hände und um die Hüften ist ein schürzenartiger Gürtel gelegt, der ebenfalls mit einem Gesichte verziert ist; lange, schmale Lederstreifen hängen von ihm herab, und an ihrem freien Ende sind die hörnernen Hufe von Hirschen befestigt.

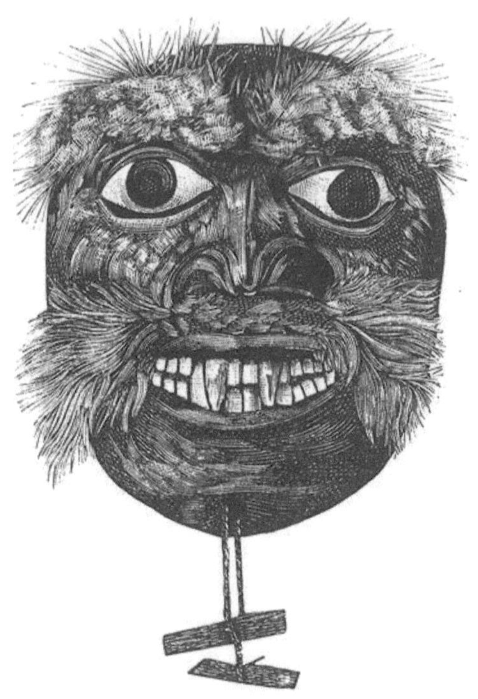

Fig. 26. Maske des Medicin-Mannes der Haidah-Indianer, ein Fabelthier vorstellend. Museum f. Völkerkunde, Berlin. Nach einem Aquarell.

Von anderen nord-amerikanischen Indianern ist am bekanntesten die Tracht geworden, welche *George Catlin* bei dem Medicin-Manne der Schwarzfuss-Indianer am Yellowstone River angetroffen hatte (Fig. 25). Seine Skizze ist in viele volksthümliche Schriften übergegangen.

> „Sein Kopf und Körper waren ganz mit der Haut eines gelben Bären bedeckt, dessen Kopf ihm als Maske diente, und dessen Klauen ihm auf die Handgelenke und die Knöchel herabreichten. Dieser Anzug ist das seltsamste Gemisch von Gegenständen des Thier- und Pflanzenreichs. An der Haut des gelben Bären, welcher hier selten vorkommt, daher als eine Ausnahme von der regelmässigen Ordnung der Natur und folglich als grosse Medicin betrachtet wird, sind Häute von mancherlei Thieren befestigt, die ebenfalls Anomalien oder Missbildungen und daher Medicin sind; ferner Häute von Schlangen, Fröschen und Fledermäusen, Schnäbel, Zehen und Schwänze von Vögeln, Hufe von Hirschen, Ziegen und Antilopen, mit einem Worte, etwas von Allem, was in diesem Theile der Welt schwimmt, fliegt oder läuft."

Die Amtstracht eines Medicin-Mannes der Choctaw-Indianer wird uns bei *Schoolcraft* beschrieben:

> „Er kam, gekleidet in die Felle wilder Thiere. Die Tatzen des Grizzly-Bären schmückten seinen Hals, die Tatzen vom Elenthier, der Wildkatze, dem Falken und Adler waren ebenfalls an verschiedenen Stellen der Gewandung befestigt. Die Helices der Ohren waren eingekerbt, wie eine Säge. Seine Ohren zierten Ringe von 3 Zoll im Durchmesser. In diesen herabhängenden Ringen waren kleine Muscheln lose befestigt, und ein mit Muscheln geschmückter Ring war auch in seiner Nase aufgehängt. Die Säume seiner Kleidung waren mit Muscheln befranzt, mit Schlangenzähnen und Klapperschlangenschwänzen."

Die Anzüge, die Masken und die übrigen Gerätschaften der Medicin-Männer von Vancouver werden nach *Jacobson* nicht in seinem Hause aufbewahrt, sondern irgendwo in einem Gebüsch. Die Eingeborenen kennen den Versteck, aber sie wagen es nie, diese Sachen zu berühren.

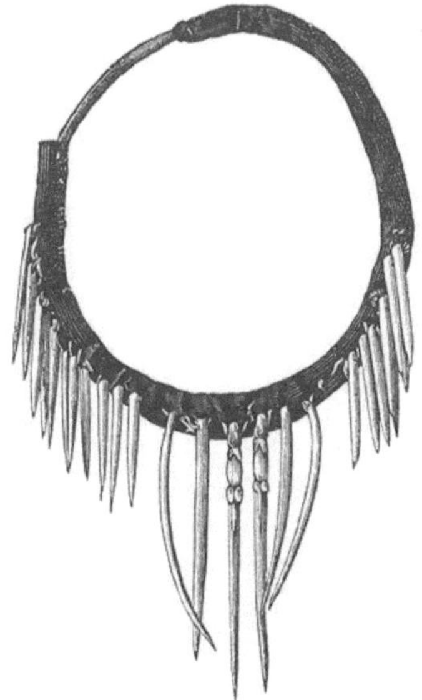

Fig. 27. Halsring des Medicin-Mannes der Haidah-Indianer. Museum f. Völkerkunde, Berlin. Nach Photographie.

Von den Masken der Aerzte bei den Singhalesen haben wir im vierten Capitel bereits ausführlichen Bericht erstattet. Wir brauchen daher an dieser Stelle nicht wiederum darauf zurückzukommen.

Wenn der junge Candidat der Medicin in Persien ausgelernt zu haben glaubt, so „vertauscht er die Tatarenmütze mit dem Turban, lässt sich das Haupt ganz kahl scheeren, umgürtet seinen Leib mit einem breiten Shawl, in dem eine Rolle Papier und ein Tintenfass steckt, trägt einen hohen Stab und Pantoffeln von grünem Chagrinleder, geht mit gemessenen, pathetischen Schritten einher, spricht in salbungsvollem Tone, oder murmelt, während er einen grobkörnigen Rosenkranz durch die Finger gleiten lässt, arabische Gebetformeln. Durch die Strassen sieht man den Arzt gewöhnlich auf einem Maulthiere reiten, welches er zu diesem Zweck dem Pferde vorzieht."

Der Baksa der Kirgisen trägt, im Gegensatze zu seinen ganz rasirten Stammesgenossen, nur die Mitte des Kopfes glatt rasirt, während er die Haare auf den Seiten des Kopfes etwa fünf Finger breit über den Schläfen und den Ohren stehen und ungefähr drei bis vier Zoll herabhängen lässt. In der Kleidung unterscheidet er sich nur dadurch, dass er ein etwas höheres Käpsel als die Uebrigen trägt und an demselben einen Federbüschel befestigt.

33. Die Beweggründe für das ärztliche Studium.

Wir müssen nun noch zu erfahren suchen, was bei den uncivilisirten Nationen für einen jungen Mann die Veranlassung abgiebt, sich dem ärztlichen Berufe zu widmen. Auch werden wir zu untersuchen haben, auf welche Weise seine wissenschaftliche und technische Ausbildung stattfindet und wann und unter welchen Bedingungen schliesslich seine Approbation erfolgt. Es tritt uns hierbei mehrfach die Angabe entgegen, dass der junge Mann sich deshalb dem medicinischen Studium zu widmen beschliesst, weil auch sein Vater dem ärztlichen Stande angehört, und diese Erblichkeit der ärztlichen Kunst lässt sich bisweilen durch mehrere Generationen verfolgen.

Solch eine Erblichkeit des ärztlichen Berufes finden wir bei den Zulu und den Betschuanen in Süd-Afrika, sowie bei den Japanern und bei einer Anzahl von Indianer-Stämmen, den Sahaptins, den Nez-Percéz, den Cayuse, den Walla Wallas und den Wascows. Die vier zuletzt genannten Nationen lassen aber auch bisweilen die Töchter den Beruf des Vaters erben. Hingegen treten, wie es den Anschein hat, nicht sämmtliche Kinder in des Vaters Fussstapfen, sondern der Vater trifft hierfür unter ihnen noch eine besondere Auswahl. Nach was für Grundsätzen er hierbei verfährt, und was für Umstände es sind, welche ihn in dieser Beziehung dem einen Kinde vor dem anderen den Vorzug geben lassen, das wird uns aber leider nicht berichtet.

Auch bei den sibirischen Völkern ist die Schamanenwürde erblich und sie geht auch hier bisweilen von dem Vater auf die Tochter über. „Das Charakteristische für das Schamanenthum, sagt *Radloff*, das diese Religionsrichtung von anderen unterscheidet, ist der Glaube an die enge Verbindung, die zwischen den jetzt lebenden Menschen und ihren längst verstorbenen Ahnen besteht. Der Glaube an die Kraft dieser Verbindung veranlasst eine ununterbrochene Verehrung der Vorfahren. Unter solchen Umständen konnte nur derjenige als Priester, als Schaman, auftreten und wirken, der in eine engere Verbindung mit seinen Vorfahren zu treten vermochte, oder mit anderen Worten, es war hier nur ein erbliches, den Familien angehöriges Schamanenthum möglich."

Bei manchen Volksstämmen sind es gewisse Absonderlichkeiten der Geburt oder besondere Erlebnisse, welche dafür den Ausschlag geben, dass der junge Mensch sich dem ärztlichen Berufe widmet. So schreibt man in Liberia den Zwillingen ganz besondere Heilkräfte zu, und dieses ist die Ursache, warum die meisten von ihnen Aerzte werden. In Nias ergreifen die mit den Füssen voran Geborenen eine Specialität, nämlich die Behandlung der Verrenkungen, für deren Einrenkung man ihnen ganz besonders glückliche Prädispositionen zuschreibt. Ein Unfall mit glücklichem Ausgange war für einen Australneger in Victoria die Veranlassung, Arzt zu werden. Er sass auf dem hohen Aste eines Gummibaumes und sägte denselben ab, während er auf dem peripheren Ende ritt. Natürlicher Weise stürzte er schliesslich mit ihm herab. Aber er blieb unverletzt und das genügte, dass seine Landsleute ihn fortan als einen Medicin-Mann betrachteten.

Bei den Dieyerie in Süd-Australien werden diejenigen jungen Leute Aerzte, welche als Kinder den Teufel gesehen haben. Dieser *Kutchie* genannte Teufel erscheint den Betreffenden in einem beängstigenden Traume oder er belästigt sie als Alp. Die Lagergenossen sind dann überzeugt, dass der Teufel diesen Leuten erschienen sei und dass er ihnen die Macht und Fähigkeit mitgetheilt habe, Kranke zu heilen.

Wenn bei den nordamerikanischen Indianern zwei Personen gleichzeitig träumen, dass eins ihrer Kinder oder ein Freund sich in einem schlechten Gesundheitszustande befindet, dass etwas besteht, was ihn verhindere, weiter zu leben, so ist das ein Zeichen, dass er für den Orden der Midç ausersehen ist.

Die Eingeborenen von Victoria haben den Glauben, dass sich die *Len-ban-morr*, d. h. die Geister verstorbener Aerzte, diejenigen Leute aussuchen, welche sie zu Aerzten machen wollen. Sie treffen im Busche mit Solchem zusammen und unterweisen ihn in allen den Künsten und Kunstgriffen, welche ihm für seinen Beruf nothwendig sind, damit er grossen Einfluss in seinem Stamme gewinne.

Bei den Bilqula im nordwestlichen Canada ist die Würde des Medicin-Mannes ein freiwilliges Geschenk der Gottheit. Dieselbe lässt den Auserwählten in eine Krankheit verfallen, und während seines Leidens giebt ihm *Snq* einen Gesang, d. h. eine Beschwörungsformel, die er im tiefsten Geheimniss bewahren muss.

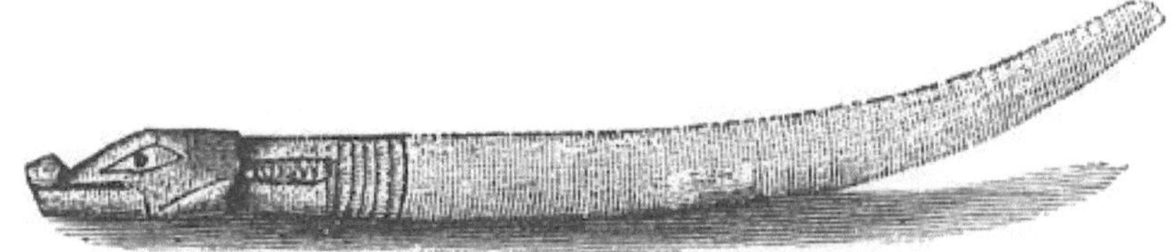

Fig. 28. Kopfkratzer des Medicin-Mannes der Haidah-Indianer. Museum für Völkerkunde, Berlin. – Nach Photographie.

Von den Xosa-Kaffern berichtet *Kropf*: „Der Doctor wird nach der Meinung der Kaffern durch übernatürliche Kraft zu seiner Kunst berufen und erlangt, wie er vorgiebt, seine Kenntniss von den medicinischen Eigenschaften der Pflanzen, der Hexen und Hexenmittel durch Offenbarung, die ihm die Geister zu Theil werden lassen. Der oder die Insanuse (meistens ein altes Weib) gelangt zu solchem Berufe durch seine oder ihre eigene Krankheit. Wenn solch ein betrügerisches, geschwätziges Weib krank wird, so sagt sie, sie könne die Kräfte des Wassers, der Erde, des Himmels, der Pferde u. s. w. sehen und werde dadurch in Unruhe versetzt. Diese ihre Aussage muss dann nebst der Krankheit dem Häuptling berichtet werden, damit dieser alles wisse. Die bereits promovirten Doctoren dieses Standes, die sich in dem Stamme befinden, werden zu Rathe gezogen, und wenn sie sich entscheiden, dass der Mann Beruf hat, so muss für ihn ein Stück Vieh zum Opfer gebracht werden. Darauf geht er einige Zeit in die Einsamkeit."

Der zukünftige Schamane der sibirischen Volksstämme erhält, wie uns *Radloff* berichtet, „vom Vater nicht etwa Unterricht oder Unterweisung, auch bereitet er sich auf diesen Beruf nicht vor, nein, plötzlich kommt über ihn die Schamanenkraft, wie eine Krankheit, die den ganzen Menschen ergreift. Das durch die Kraft der Vorfahren zum Schamanen bestimmte Individuum fühlt plötzlich eine Mattigkeit und Abgespanntheit in den Gliedern, die sich durch ein heftiges Zittern kund thut. Es überfällt ihn ein heftiges, unnatürliches Gähnen, ein gewaltiger Druck liegt ihm auf der Brust, es drängt ihn plötzlich, heftige, unarticulirte Laute auszustossen, Fieberfrost schüttelt ihn, er rollt heftig mit den Augen, springt plötzlich auf und dreht sich wie besessen im Kreise herum, bis er schweissbedeckt niederstürzt und in epileptischen Zuckungen und Krämpfen sich am Boden wälzt. Seine Gliedmaassen sind ganz gefühllos, er ergreift, was ihm unter die Hände kommt, und verschluckt absichtslos Alles, was er mit den Händen gefasst hat, glühendes Eisen, Messer, Nadeln, Beile, ohne dass ihm durch dieses Verschlucken irgend welcher Schaden geschieht. Nach einiger Zeit giebt er das Verschluckte trocken und unversehrt von sich."

Radloff hat, wie er angiebt, dieses allerdings nicht selber gesehen, aber sehr glaubwürdige Personen, welche Augenzeugen solcher Scenen gewesen sind, haben ihm dasselbe mitgetheilt.

Höchst absonderlich und phantastisch ist die Ansicht der Dacota-Indianer über die Entstehung ihrer Medicin-Männer.

> „Dacota-Medicin-Männer treten nicht in die Existenz unter den gewöhnlichen Wirkungen der Naturgesetze, sondern nach ihrem Glauben erwachen diese Männer und Frauen zuerst in bewusster geistiger Existenz in der Form beschwingter Samen, so wie diejenigen der Distel, und sie werden durch den geistigen Einfluss der „ Vier Winde" durch die Luftregionen geweht, bis sie gelegentlich zu dem Wohnort irgend eines *Taku Wahan* gebracht werden, von welchem sie in innige Gemeinschaft aufgenommen werden. Hier verbleiben sie, bis sie mit dem Charakter und den Fähigkeiten dieser Klasse von Göttern, deren Gäste sie zufällig sind, vertraut gemacht wurden, und bis diese sie selbst mit ihrem Geiste durchtränkt haben und sie bekannt geworden sind mit allen den Gesängen, Festen und Tänzen und Opferriten, welche die Götter für nöthig halten, den Menschen aufzuerlegen. Auf diese Weise gehen einige von ihnen durch eine Folge von Begeisterungen durch verschiedene Classen von Gottheiten, bis sie voll geheiligt

> und für die menschliche Incarnation vorbereitet sind. Besonders sind sie mit den unsichtbaren Wakan-Kräften der Götter begabt, ihrer Kenntniss und ihres Könnens und ihrem allgegenwärtigen Einfluss auf Geist, Instinkt und Leidenschaft. Sie sind unterrichtet, Krankheiten beizubringen und sie. zu heilen, verborgene Ursachen zu entdecken, Geräthschaften für den Krieg zu arbeiten und ihnen die Tomwan-Kraft der Götter mitzutheilen, und ferner eine solche Anwendung von Bemalungen zu machen, dass sie vor der Macht der Feinde zu schützen im Stande sind. Dieser Process der Inspiration wird bezeichnet als „Träumen von den Göttern". So vorbereitet, und ihre primitive Form behaltend, eilt der Halb-Gott wieder fort auf den Schwingen des Windes, über die Länge und Breite der Erde, bis er sorgfältig den Charakter und die Gebräuche aller verschiedenen Stämme der Menschen beobachtet hat; dann seinen Wohnort wählend, tritt er ein, ohne eine Mutter zu bekommen, und zu passender Zeit erscheint er unter den Menschen, um sein geheimnissvolles Vorhaben zu erfüllen, für das die Götter ihn bestimmt haben."

Nach dem Glauben der Loango-Neger ist ihr erster Medicin-Mann ein Zauberer gewesen, der nach abgelegtem Geständniss, dass er die betreffende Erkrankung verursacht habe, dennoch dem über ihn verhängten Todesurtheil glücklich entging. Er erreichte dieses durch das Versprechen, die ihm bekannten Zaubermittel fortan zum Besten der Menschheit und nicht mehr zu ihrem Schaden in Anwendung zu bringen.

34. Die Vorbereitung zum ärztlichen Studium.

Dem Eintritt in das ärztliche Studium pflegen mancherlei körperliche und geistige Vorbereitungen vorherzugehen. Fasten und Beten, Waldeinsamkeit und Hallucinationen spielen dabei eine hervorragende Rolle. Durch Fasten und Beten erlangen die dem Bilqula benachbarten Stämme die ärztlichen Fähigkeiten. Durch frühzeitiges Fasten und Träumen muss sich der Indianer-Jüngling in Nord-Amerika zu der Candidatur für die Midç-Brüderschaft vorbereiten. Im Busche ist es, also in der Waldeinsamkeit, wo, wie wir sahen, bei den Australnegern der Geist des verstorbenen Medicin-Mannes dem von ihm ausgewählten Candidaten erscheint, um ihn in allem Nöthigen zu unterweisen. Der Candidat der Nez-Percéz muss sich in die Einsamkeit der Berge zurückziehen und er erhält daselbst von dem Wolfe die nöthige Anleitung. Bei den Ipurina-Indianern wird der junge Mann von seinem Lehrmeister in den Wald geschickt, und drei Monate lang muss er daselbst verweilen, strenge Diät haltend und hauptsächlich von bestimmten Blättern lebend. Seine Einsamkeit ist keine ganz vollkommene, denn ein Begleiter wird ihm mitgegeben, der ihn zu überwachen hat, damit er sich keinen Diätfehler zu Schulden kommen lasse. So lange harrt er im Walde aus, bis ihm die grosse Unze erscheint. Von dieser wird er entweder verschlungen, oder sie giebt ihm die vollständige Unterweisung in der ärztlichen Kunst, so dass er als ein fertiger Medicin-Mann in sein Heimathsdorf zurückkehrt.

Die zukünftigen Medicin-Männer der Waskows, der Cayuse und der Walla-Wallas beginnen ihre Candidatur bereits in dem 8. bis 10. Lebensjahre. Sie werden dann ausgesendet, um in einer Hütte oder auf der Erde zu schlafen. Hier erhalten sie dann die Besuche ihres guten Geistes *Tamanoise*, der ihnen in der Gestalt eines Bären, eines Büffels, eines Adlers oder irgend eines anderen wilden Thieres erscheint und ihnen wichtige Mittheilungen macht. Kehren sie am anderen Morgen zurück und haben sie keine Erscheinung gehabt, so muss in den nächsten Nächten der Versuch wiederholt werden und zwar unter strengstem Fasten, bis sich der Geist herablässt, zu erscheinen. Dann muss das Kind dem Arzte erzählen, was es gesehen und vernommen hat und dieser beginnt dann den Unterricht, wobei er das Kind zuerst unterweist, wie es diesen guten Geist herbeizurufen vermöge, damit er ihm in allen Unternehmungen den nöthigen Beistand angedeihen lasse.

Der zu der ärztlichen Candidatur zugelassene Xosa-Kaffer begiebt sich auf einige Zeit in die Einsamkeit und verweilt in seiner Hütte, ohne sich roth zu bemalen oder ein Rasirmesser an sein Haupt kommen zu lassen. Mit der Aussenwelt hält er keine Gemeinschaft, sondern er giebt sich ganz dem Unterrichte der Geister hin. Paviane, Leoparden und Schlangen, namentlich die fabelhafte Schlange Icanti und der Blitzvogel u. s. w. sind, wie die Leute glauben, sein Verkehr. Von ihnen träumt er und sie unterstützen ihn in seiner Arbeit. Er behauptet, dass die verstorbenen Häuptlinge mit Schilden ausgerüstet zu ihm kämen und mit ihm redeten. Er fängt in seiner Hütte an zu tanzen und sagt, dass ein Mann an seiner Beunruhigung Schuld sei; der Geist des Häuptlings habe ihm befohlen, denselben herauszuriechen. *Kropf* fügt hinzu: „ob die Krankheit wirklich oder simulirt ist, kann ich nicht sagen, genug, solcher Mann sieht ganz ausgemergelt aus."

In Sumatra glauben die Leute, dass Jemand übernatürliche Eigenschaften, den Alemoe, sich anzueignen vermöge, mit welchem die Heilkraft, sowie Unverwundbarkeit und ungewöhnliche Vortheile im geschäftlichen Verkehre verbunden sind, wenn er Tage lang in einem Korbe sitzt, der von einem Balken des Hauses herabhängt. Dabei darf nur ein Minimum von Nahrung von ihm verzehrt werden und unter anhaltendem Singen von

„La iláha illa' llah"

muss er in seinem Herzen von den Geistern die Unverwundbarkeit erbitten. Beginnt der Korb zu schaukeln, so ist das der Beweis, dass nun der Geist in den Candidaten gefahren ist. Zur Probe wird er dann mit Lanzen und Schwertern gestochen und dann soll die Wunde sich schliessen und aufhören zu bluten, sobald der Verletzte mit der Hand darüber wischt.

Hungern und Fasten und Ueberreizungen des Nervensystems sind es also, welche die zukünftigen Medicin-Männer in Zustände versetzen, die an gewisse Formen der Hysterie erinnern und welche ohne allen Zweifel ganz nahe verwandt mit der Hypnose sind. Es werden uns noch mancherlei Beispiele, hiervon begegnen. Und so erscheint es auch natürlich, dass von Hause aus mit einem reizbaren Nervensysteme behaftete Individuen ganz besonders geeignet für die ärztliche Candidatur erscheinen. So sagt auch *Ehrenreich* von den Karayá-Indianern Brasiliens: „Zauberarzt kann jeder werden, der sich den dazu nothwendigen Kasteiungen unterzieht; nervös angelegte Individuen, Epileptiker u. s. w. sind natürlich besonders dazu geeignet." Auch von einer Schamanin der Tungusen, deren persönliche Bekanntschaft *Pallas* machte, erzählten ihm die Leute, „dass sie als Mädchen lange Zeit in einer Art närrischer Melancholie gelebt habe."

Es erklärt sich hierdurch vielleicht auch zum Theil, dass unter der Nachkommenschaft der Medicin-Männer wiederum für diesen Stand geeignete Individuen sich vorfinden. Denn in vielen Fällen wird doch wahrscheinlich die nervöse Reizbarkeit des Vaters sich auf eins oder mehrere seiner Kinder vererben und diesen so die Uebernahme des väterlichen Berufes um so mehr erleichtert sein.

35. Das ärztliche Studium.

Wenn diese Vorbereitungszeit, welche man vielleicht ganz passend als die Zeit der Berufung bezeichnen könnte, nun glücklich überstanden ist, dann beginnt in der Mehrzahl der Fälle nun erst der eigentliche Unterricht. Der Candidat schliesst sich an einen Medicin-Mann an, allein oder gemeinsam mit mehreren Genossen, und nun erhält er erst noch mancherlei Unterweisung, und durch die Assistenz bei seines Lehrherrn Heilproceduren wird er auch allmählich in die praktische Technik der Heilkunde eingeführt. So treffen wir denn auch nicht selten die Medicin-Männer, wenn sie ihre ärztliche Thätigkeit ausüben, von ihren Eleven begleitet, wobei sie auf die eine oder die andere Weise den mächtigen Meister unterstützen.

Von den Eré der Niasser wird es durch *v. Rosenberg* besonders betont, dass einige von ihnen die Fähigkeit besässen, ihre ärztlichen Kenntnisse auch Laien mitzutheilen und diese so zu Medicin-Männern heranzubilden. Nicht jeder Zauberarzt also kann einen Docenten abgeben; es scheinen dazu noch besondere geistige Veranlagungen nothwendig zu sein. Und hierbei spielt wahrscheinlich wohl nervöse Reizbarkeit eine hervorragende Rolle.

Der Ganga, der Zauberarzt der Loango-Neger, unterrichtet seinen Schüler hauptsächlich in der Herstellung der Milongo, d. h. der Zauber-Medicinen. Dann aber lernen sie auch das Prophezeien und eignen sich die Macht über einen bestimmten Fetisch an. Der Meister aber vermag mehreren Fetischen, oft bis zu zehn, zu gebieten. Bei einer ärztlichen Behandlung, welcher *Bastian* beiwohnte, sass der Student hinter seinem Lehrer und war emsig bemüht, alle die wilden und krampfhaften Bewegungen, welche dieser ausführte, genau in der gleichen Weise nachzumachen.

Das Amt der Medicin-Männer bei den Betschuanen ist, wie wir früher schon gesagt haben, erblich; doch werden, wie *Emil Holub* berichtet, auch wissbegierige junge Männer zu Doctoren herangebildet. „Der Aspirant hat als Honorar seinem Lehrer eine Kuh (gegenwärtig zumeist andere Objecte im gleichen Werthe), oder, falls derselbe in den Diamantfeldern Mali (Geld) verdient hat, 4-7 L. St. zu geben und wird darauf sofort in die Lehre genommen. Der medicinische Lehrcurs beginnt mit dem Ausgraben (das „Graben" bildet einen wichtigen Begriff und eine wichtige Manipulation bei vielen Ceremonien der Betschuanas) der Heilkräuter, wobei er von seinem Lehrmeister durch Wald und Flur geleitet, über die Species der Pflanzen, die zur Benutzung gelangenden Theile, sowie über die Jahres- und Tageszeit, zu welcher die Pflanze ausgegraben werden muss, belehrt wird. Die gesammelten Pflanzentheile werden sodann getrocknet, geröstet oder zerstampft und dann ein Pulver oder Absud derselben als Heilmittel erklärt, wobei gewisse Sprüche und Formalitäten bei der Zubereitung wie bei der Verabreichung zu beobachten sind, welche von den Aerzten bei der Behandlung wohlhabender Leute unter grossem Lärm inscenirt werden. Den letzten Lehrcurs bildet die Belehrung über das Werfen der „Dolós", d. h. der Zauberwürfel.

Der Schüler des Tháy pháp in Annam muss einige Jahre einem Meister folgen. Er begleitet diesen und unterstützt ihn in der Ausübung seiner Funktionen. Er ordnet den Opfertisch und spielt während der Beschwörungsceremonien den Gong und die Rassel und lernt auf diese Weise die nothwendigen Maassnahmen.

Im Gegensatze zu den Schamanen des Altai-Gebietes muss der angehende Baksa der Kirgisen "von einem erfahrenen Mitgliede der Zunft unterrichtet werden, und erst nach längerem Zusammenleben ertheilt der Lehrmeister dem Schüler seinen Segen. Während der Lehrzeit begleitet der Schüler den Lehrer zu den Beschwörungen, ist ihm behülflich und übernimmt selbst einen Theil des Gesanges oder Rasselns mit dem Assa. Wenn zwei Baksa zusammenwirken, so ist immer der eine der Lehrer und der andere der Schüler."

Bei der Midç-Brüderschaft muss der Candidat immer wieder seine während strengen Fastens ihn erfüllenden Träume dem Oberhaupte des Ordens mittheilen, und wenn diese Vorbedeutungen gute sind, so wird er aufgefordert, in seinen Vorbereitungen und Bestrebungen fortzufahren, bis man ihn für hinreichend vorbereitet für den Eintritt in die Brüderschaft hält. Dann wird er, durch ein Dampfbad geheiligt, einigen älteren Ordensbrüdern zur ferneren Ausbildung anvertraut, und von ihnen wird er in die grundlegenden Geheimnisse eingeweiht, welche die Kunst des Heilens und glücklichen Jagens, die Kraft der Beschwörungen und die Unschädlichmachung des Zaubers umfassen.

In seltenen Ausnahmefällen finden wir bei den Zulu Medicin-Männer, welche als Autodidakten zu betrachten sind. Auch von der oben bereits erwähnten Schamanin der Tungusen behaupteten dieses ihre Landsleute mit besonderem Stolze; jedoch traten Andere diesem entgegen und sie wussten auch den Schamanen namhaft zu machen, bei dem sie ihre Ausbildung erhalten hatte.

Von der ärztlichen Ausbildung in Persien sagt *Polak*: „Nur hier und da versammelt ein einzelner in Arabicis bewanderter Arzt einen kleinen Kreis von Schülern um sich, denen er privatim einige Capitel aus dem Canon der *Abu Ali Sina* (*Avicenna*) und dessen Interpretation nach dem *Schaereh-Asbab* des *Ibne Zekeriah* mehr in sprachlicher, als in stofflicher Hinsicht unentgeltlich exponirt. In den allermeisten Fällen jedoch nimmt der angehende Mediciner ohne jede theoretische Vorbildung Dienste bei einem practischen Arzt und schreibt sich dessen Recepte ab." Nach kurzer Zeit ist die Ausbildung vollendet.

36. Das ärztliche Examen und die Approbation.

Nach glücklich erfolgter Ausbildung und Vorbereitung folgt dann naturgemäss die Approbation des jungen Mediciners. Aber bei manchen Volksstämmen geht derselben noch ein besonderes Examen vorher.

Der kleine Candidat bei den Waskow-Indianern Canadas gilt schon von vornherein für durchgefallen, wenn er, aus der nächtlichen Einsamkeit zurückgekehrt, die Seinigen um Essen bittet.

An der Loango-Küste ziehen sich die Ganga zu gewissen Zeiten mit ihren Schülern in das Innere des Waldes zurück, um dieselben einzuweihen. Der Betretung dieses Waldes wird dann durch Verbotszeichen gewehrt. Nur die den Fetischen vermählten Frauen dürfen die Männer auf bestimmten Wegen besuchen.

Bei den Xosa-Kaffern muss der Candidat, wie oben erzählt, zur Vorbereitung einsam in seiner Hütte verweilen. Ist diese Zeit, für welche sie den Namen Ukutwasa, d. h. Neuwerden, gebrauchen, endlich vorüber, so treten die Aerzte zusammen, um auf Geheiss des Häuptlings den jungen Mann einem Examen zu unterwerfen, wozu der nächste schwere Krankheitsfall benutzt wird. Hier muss er zeigen, ob er im Stande ist, den Patienten wiederherzustellen, oder denjenigen, der gehext hat, herauszuriechen. Hat er das zuwege gebracht, so erfolgt seine Approbation in etwas absonderlicher Weise. Das Kraut oder die Wurzel, deren Eigenschaften die Geister ihm offenbart haben, wird in Stücke geschnitten und in Wasser gekocht. Diese Abkochung giesst ihm dann der vornehmste der Medicin-Männer über den Kopf, und diese Ceremonie beweist dem Volke, dass sie von jetzt ab in ihm eine geschickte und geeignete Persönlichkeit zu erblicken haben, um die Heilkunst oder die Kunst des Ausriechens von Hexereien auszuüben. Es kann dem Candidaten aber auch die Approbation verweigert werden. Dann muss er sich noch weiteren Unterricht urtheilen lassen und ist gezwungen, sich später noch einmal einer Prüfung zu unterziehen. Ein nochmaliges Durchfallen macht ihn jedoch untauglich für den ärztlichen Stand.

Wenn in Annam der junge Mediciner sich für fähig hält, selbständig zu practiciren, so macht er seinem Lehrmeister ein Geschenk, befragt die Gottheit durch Verbrennen eines an dieselbe gerichteten Gebetes, und wenn dann ein günstiger Tag ausgewählt ist, so wird ein Einführungsopfer dargebracht. Der Lehrmeister überreicht dem Candidaten dann ein Diplom, durch welches ihm die Herrschaft über eine gewisse Anzahl von Generalen und Soldaten übertragen wird. Unter diesen Truppen sind Geister zu verstehen. Gleichzeitig giebt er ihm das Handwerkszeug des zauberärztlichen Standes: eine Tafel, einen magischen Stab, ein Schwert, ein Gefäss, ein Tamtam und eine Glocke. Das Diplom überträgt dem neuen Meister das Recht, gleichzeitig aber auch die Verpflichtung, Krankheiten zu verjagen, um allgemeinen Frieden zu bitten, mit einem Worte sich für die Wohlfahrt des Volkes nützlich zu erweisen. Gleichzeitig wird ihm ein besonderer Name ertheilt, welcher nach seinem Geburtsjahre wechselt und für alle in demselben Jahre Geborenen der Gleiche ist.

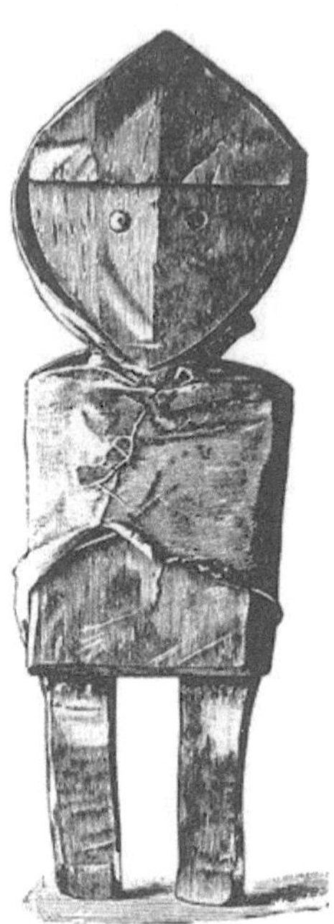

Fig. 29. Holzfigur, den Schamanen-Candidaten darstellend. Golden (Sibirien). Mus. f. Völkerkunde, Berlin. Nach Photographie.

Bei den Sibiriern sind es die Geister der Vorfahren selbst, welche dem jungen Candidaten die Approbation ertheilen. Wir haben oben bereits gesehen, wie sie ihn plötzlich in Krankheit verfallen lassen, um ihn für den Beruf des Schamanen vorzubereiten. „Alle diese Leiden, sagt *Radloff*, werden immer stärker, bis das so geplagte Individuum zuletzt die Schamanentrommel ergreift und zu schamanisiren beginnt. Dann erst beruhigt sich die Natur; die Kraft der Vorfahren ist in ihn übergegangen und er kann jetzt nicht anders, er muss schamanisiren."

> „Widersetzt sich der zum Schamanen Bestimmte dem Willen der Vorfahren, weigert er sich, zu schamanisiren, so setzt er sich schrecklichen Qualen aus, die entweder damit enden, dass der Betreffende entweder alle Geisteskraft überhaupt verliert, also blödsinnig und stumpf wird, oder dass er in wilden Wahnsinn verfällt und gewöhnlich sich nach kurzer Zeit ein Leides anthut oder im Paroxysmus stirbt."

Alvord berichtet über die Approbation eines ärztlichen Candidaten bei den Indianer-Stämmen Oregons:

> „Wenn der Novize die Mannbarkeit erreicht hat, so wird er in die heilige Profession in einem Medicin-Tanze eingeführt,

welcher theilweise von religiösem Charakter ist oder eine Art von Gottesdienst für ihre Idole. Diese Idole sind die Geister verschiedener Thiere. Sie bewegen sich im Tanze, diese Thiere vorstellend, wie das Brüllen des Büffels und das Heulen des Wolfes. Ein interessanter Fall wurde mir, als im letzten Winter passirt, von einem Augenzeugen beschrieben. Der Novize wollte den Elch imitiren, der von seiner Jugend an der gute Geist und der Schutzgenius seines Lebens gewesen war. Zu bestimmten Jahreszeiten hat der Elch die Gewohnheit, sich im Schlamme zu wälzen. Der Indianer goss mehrere Eimer Wasser in eine vertiefte Stelle, in dem Ringe, in dem getanzt werden sollte, und nachdem er wie der Elch gepfiffen hatte, warf er sich nieder, um sich in der Lache zu wälzen. Während der Ceremonie der Einführung singen einige von den Hauptärzten gewisse Gesänge und Incantationen, und suchen durch bestimmte Vornahmen, welche dem Mesmerismus nicht unähnlich sind, den Candidaten in einen Schlaf zu versetzen. Wenn er aus diesem Schlafe erwacht, so wird er für fähig erklärt zu der Praxis in seinem erhabenen und mächtigen Berufe.“

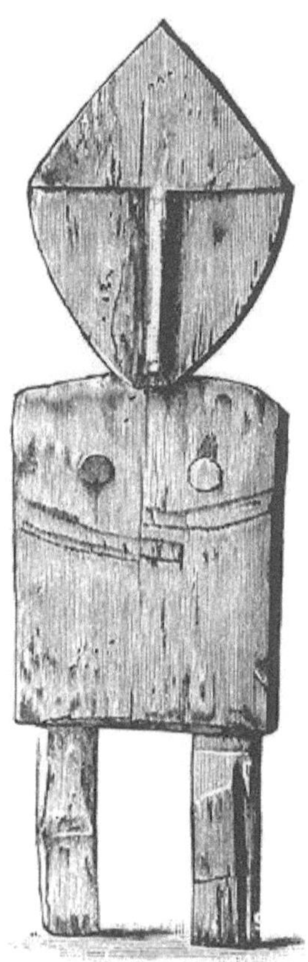

Fig. 30. Holzfigur, die Schamanen-Candidatin darstellend. Golden (Sibirien). Mus. f. Völkerkunde, Berlin. Nach Photographie.

Bei den Golden in Sibirien muss der älteste Schamane, wenn Jemand die Schamanenwürde erlangen will, dessen Figur in ungefähr einem halben Meter Höhe in Holz schnitzen. Wenn die Figur vollendet ist, so hat der Candidat (Fig. 29) oder Candidatin (Fig. 30) die Schamanenwürde erlangt. Es scheint mir hierin eine versteckte Art von Approbationsrecht verborgen zu sein; denn wenn der Ober-Schamane die Candidaten nicht zulassen will, so braucht er ja nur ganz einfach die Vollendung der Figur zu unterlassen.

37. Der Eintritt in die Midç-Gesellschaft

Die Candidatur für den Midç-Orden der nordamerikanischen Indianer währt, wie es scheint, nicht immer in allen Fällen die gleiche Zeit. Unterschiede in den Fähigkeiten der einzelnen Candidaten, vor allen Dingen aber auch Verschiedenheiten in ihren Vermögensverhältnissen scheinen hier eine wichtige Rolle zu spielen. Es muss der neu Einzuführende nämlich reiche Geschenke an Kleidung und Waffen als eine Art von Eintrittsgeld bezahlen, und bei dem Hinaufrücken in einen höheren Grad müssen immer grössere Gaben überliefert werden, so dass oft ein Jahre langes Sparen nothwendig wird, um das erwünschte Ziel zu erreichen. Ueber das Rituale der Einführung liegen uns ältere Nachrichten vor von *Schoolcraft* und ferner solche von *W. J. Hoffman* aus der allerjüngsten Zeit. Die Einführung wird zu einem grossen öffentlichen Feste des ganzen Stammes. Ausführliche Vorbereitungen gehen vorher. Dem besonderen Protector des Candidaten sendet Letzterer die Speisen zu einem Schmause zu, zu welchem er drei Collegen ladet. Diesen theilt er den Wunsch des Candidaten mit, rühmt ihnen seine Fähigkeiten, zählt ihnen die Einführungsgeschenke auf und gewinnt sie so zu seiner Unterstützung für die Ceremonien an dem feierlichen Tage. Nach der nöthigen Vorbereitung durch Fasten muss der Candidat nun mit seinen Meistern mehrere Tage ein Schwitzbad nehmen und zwar deren vier, wenn er vier Meister hat, und acht, wenn ihn acht Midç einführen sollen. In dem letzteren Falle dürfen dann zwei Schwitzbäder an einem Tage genommen werden. Beschwörungsgesänge und Unterweisung füllen die Zeit in der Schwitzhütte aus. Unterdess eilen Boten durchs Land, um die Ordensbrüder zum Feste zu laden. Ein mit Federn geschmückter Stock wird ihnen als Einladungszeichen übergeben. Diesen bringen sie zum Feste mit, und wer durch ernste Krankheit verhindert ist, zu erscheinen, der muss den Stock gleichsam als Quittung senden; wer aber ohne triftige Gründe ausbleibt oder zu spät zum Feste erscheint, der verfällt in eine hohe Strafe.

Beim Dorfe wird jetzt für das Einführungsfest an geeignetem Platze die Medicin-Hütte errichtet. Die Bezeichnung als Hütte ist eigentlich nicht genau; es ist nur eine rechteckige Einzäunung nach Art einer Hecke aus dichten Baumzweigen gebildet. An jeder Schmalseite ist in der Mitte eine Eingangsöffnung freigelassen. Ein Dach besitzt das Bauwerk nicht. Ein aufgerichteter Pfahl im Inneren der Hecke wird am Festtage mit den Geschenken des Candidaten behängt.

Bis zu dem angesetzten Tage haben die Geladenen sich versammelt und nach Landsmannschaften ihre Lager errichtet. Am Einführungstage selbst nehmen sie in der Umzäunung die ihnen angewiesenen Plätze ein. Die vier oder acht einführenden Midç kommen darauf im Gänsemarsche in den Festraum hinein (Fig. 31). Ihnen voran geht der Candidat mit den Geschenken an einer Stange; dabei singen sie:

„Sieh mich an! Sieh mich an! Sieh mich an!
Wie ich vorbereitet bin!“

Es werden dann allerlei Umgänge gemacht, Gesänge gesungen u. s. w. Aus dem reichen Ceremoniell kann nur Einzelnes herausgehoben werden. Einer der acht Midç hält eine Rede über die Kraft der Hülfsgeister (Manidos), zu heilen und krank zu machen, eine Kraft, welche auch den Midçs gegeben ist und von Generation auf Generation übertragen wird. Dann folgt ein Umgang des Candidaten, der Jeden der Anwesenden einzeln begrüsst. Unter dem Gesange der Midç:

„Ich vermag einen Geist zu tödten mit meinem Medicin-Sack,
Gefertigt aus der Haut des männlichen Bären!“

kniet der Candidat auf einem Blanket nieder, die einführenden Midçs umwandern ihn, immer im Gänsemarsch, begrüssen ihn mit dem Titel „Nikanug“, d. h. „College“, und der Vorderste hält ihm den Medicin-Sack entgegen, als wenn es eine Büchse wäre, die er abfeuern wollte. Mit dem Rufe: „Ho ho ho ho! ho ho ho ho! ho ho! ho ho! ho!“ thut er, als wenn er schösse. Der Candidat zittert und ist nur verwundet. Die acht Midç marschiren vorbei, der Nächste tritt an die Spitze und die Sache wird wiederholt. Jedesmal vermag der Schuss mit dem Medicin-Sack dem Candidaten nur eine Verwundung beizubringen. Beim achten Umgange tritt derjenige Midç an die Spitze des Zuges, der den zuvor im Gesange gefeierten Medicin-Sack aus Bärenfell trägt. Bevor er schiesst, hält er folgende Rede:

> „Behalte diesen Medicin-Sack, welcher auf mich gekommen ist von meinem Grossvater durch meinen Vater; mein Vater sagte mir, dass ich niemals meinen Erfolg vermissen würde mit seiner Hülfe. Aber ich bin alt: helft mir, meine Brüder, dass ich die Kraft habe, zu schiessen, zu feuern auf diesen Mann, der hier auf seinen Knieen liegt: er hat ein rothes Zeichen an seinem Herzen; ich will gehen und auf dieses schiessen und meine Medicin wird nicht verfehlen, ihr Werk zu thun.“

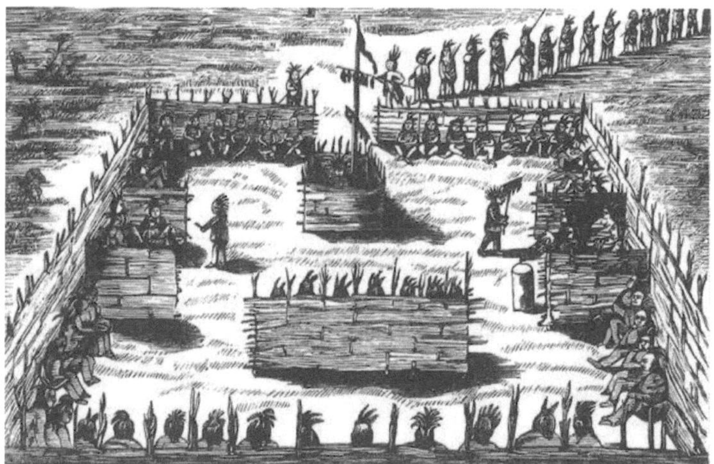

Fig. 31. Einführung eines Midç-Candidaten. Nach Schoolcraft.

Dann erfolgt der Schuss und der Candidat stürzt zu Boden, als wäre er todt.

Nun entsteht ein grosser Tumult, und unter dem Schall der Trommeln und Rasseln wird der die Geschenke tragende Pfosten umtanzt; die acht Midç werfen ihre Medicin-Säcke auf den Todten; dann richten sie ihn mit Anstrengung auf die Füsse und schreien ihn an: „Yâ ha!

yâ ha!“ Da erwacht der Todte; er erhält einen Heiltrunk und nun ist er wieder völlig gesund. Er begrüsst dann jeden Einzelnen mit dem Rufe Nikanug (College) und singt darauf:

„Ich ebenfalls, ich bin ebenso, wie die Midç sind.“

Dann muss er den Medicinstein verschlucken, wovon wir später noch sprechen werden. Nun hat er das Recht, an den Midç-Schmäusen Theil zu nehmen, und um dies zu beweisen, nimmt er etwas Speise und vertheilt darauf mit kurzer Dankesrede die Geschenke an die acht einführenden Midç.

Nächstdem ist er noch verpflichtet, seine Midç-Kraft zu beweisen. Zu diesem Zwecke macht er acht Umgänge um den Festraum und streckt nach jedem einen der acht einführenden Midç durch einen Schuss mit dem Medicin-Sack todt zu Boden. Er ruft die Getödteten darauf in das Leben zurück und ein allgemeiner Medicin-Tanz beschliesst die Feier. Der Candidat ist nun eingeführt, aber der Unterricht wird danach noch fortgesetzt. Uebrigens finden sich je nach dem Indianer-Stamme bei diesen Einführungsfesten kleine Abweichungen.

38. Das kanonische Alter der Medicin-Männer.

Auch über das Lehensalter, in welchem die Medicin-Männer ihre ärztliche Praxis auszuüben beginnen, liegen uns vereinzelte Nachrichten vor. Die ersten Anfänge des ärztlichen Studiums werden, wie wir sahen, sehr häufig schon in frühem Knabenalter begonnen. Bei den Cayuse, den Walla-Walla und den Waskows in Oregon muss der Candidat erst die Mannbarkeit erreicht haben, ehe er als Novize eingeführt werden kann. Bei dem Dieyeri-Stamme in Süd-Australien wird es nicht für geeignet gehalten, dass die jungen Candidaten vor dem vollendeten zehnten Jahre die ärztliche Thätigkeit übernehmen; niemals aber dürfen sie practiciren, bevor die Beschneidung an ihnen ausgeführt ist,

Bei den Onkanagan in Britisch Columbien werden die Aerzte geschildert als „Männer, welche gewöhnlich schon den Meridian ihres Lebens überschritten haben“.

Die Medicin-Männer der Mabunde am Zambesi sind, wie *Holub* berichtet, nicht durch besondere Kennzeichen, sondern nur durch ihr hohes Alter von dem übrigen Volke zu unterscheiden.

39. Die fachmännische Fortbildung approbirter Aerzte.

So wie bei uns der practische Arzt wohl gern einmal seine Musse benutzt, um Krankenhäuser zu besuchen, Vorlesungen zu hören oder sich an wissenschaftlichen Cursen zu betheiligen, um hier und da ihm zum Bewusstsein gekommene Lücken in seinem Wissen und Können wiederum auszufüllen, so fühlen auch die Medicin-Männer bisweilen das Bedürfniss, ihre magische Heilkraft und ärztliche Kunstfertigkeit von Neuem wiederum zu stärken und zu kräftigen.

Die Medicin-Männer der Nez-Percéz-Indianer ziehen sich unter solchen Umständen von Neuem, ähnlich wie in ihrer Studienzeit, in die Berge zurück und pflegen dort Berathungen mit dem Wolfe. Die südcalifornischen Aerzte stärken sich durch den Verkehr mit übernatürlichen Wesen. Auch der Medicin-Mann der Klamath-Indianer in Oregon hat seinen übernatürlichen Lehrmeister. *Gatschet* schreibt darüber:

> „Fussspuren, nicht grösser als diejenigen eines Baby, werden bisweilen in den höheren Bergen des Cascade Range gefunden. Die Indianer schreiben sie einem Zwerge zu, Namens *Náhnías*, dessen Körper allein von dem Beschwörer des Stammes gesehen werden kann. Der Zwerg giebt ihm seine Anweisung für die Heilung von Krankheiten oder Anderes und inspirirt ihn mit einer höheren Art von Kenntnissen."

Darum besitzen die Klamath-Indianer auch einen Beschwörungsgesang „von dem Zwerge".

Der Wer-raap der Australneger in Victoria wird von dem Lenba-moorr, dem Geiste des verstorbenen Medicin-Mannes, dem er seine Ausbildung zu verdanken hat, von Zeit zu Zeit besucht und er erhält von demselben Hülfe und Unterweisung. Bisweilen finden Nachts diese Besuche Statt und der gespenstige Gast theilt dann dabei dem Arzte mit, dass irgend eine bestimmte Person aus der Horde erkrankt sei und versorgt ihn mit den Mitteln, deren er zu der Behandlung bedarf.

Der Tháy pháp der Annamiten befehligt eine grosse Schaar von dienstbaren Geistern, welche er in militärischer Weise in Armeecorps und Regimenter getheilt hat. Scheint ihm sein Heer nicht stark genug, so begiebt er sich während hundert auf einander folgender Nächte um Mitternacht an einen einsamen Ort, wo er sich bei dem Scheine der Kerzen und bei dem Klange des Mô, Reis und Salz nach allen Himmelsrichtungen werfend, magischen Anrufungen überlässt. Diese Operation, welche zum Zweck hat, neue Truppen auszuheben, führt den Namen Luyên binh, oder in der Vulgärsprache Rù ma. Die Geister erscheinen dem Tháy pháp unter den erschrecklichsten Gestalten. Wenn er sich aber nicht schrecken lässt, so wird er schliesslich zu ihrem Herrn. Nun gehorchen sie seinen Befehlen und kämpfen für ihn gegen die bösen Geister. Dafür ernährt er sie und besoldet sie vollständig wie ein wirkliches Kriegsheer, aber mit Geld aus Papier.

40. Medicinische Lehrbücher.

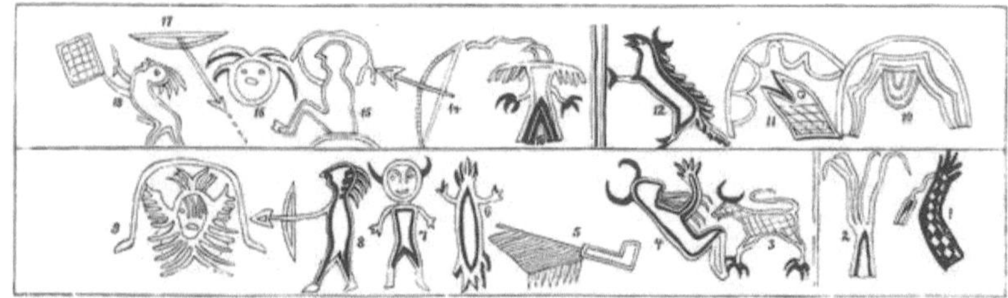

Fig. 32. Musikbrett der Wabeno der nordamerikanischen Indianer. Nach Schoolcraft.

Auch das Vorkommen medicinischer Lehrbücher wird uns von einzelnen Volksstämmen bestätigt. So erzählt *van Hasselt*, dass er sich in Alahanpandjang in Mittel- Sumatra mit vieler Mühe und grossen Kosten die Copie einer Handschrift über die Entstehung und die Heilung von Krankheiten verschafft habe, welche das Eigenthum eines berühmten eingeborenen Arztes war, der aus dem Manindjauischen stammte. Zum grössten Theile bestand dieses Lehrbuch in einer Aufzählung von bösen Geistern, durch welche die Krankheiten verursacht werden und von den langen, sinnlosen Beschwörungsformeln, welche hergesagt werden müssen, um den Einfluss dieser Dämonen zu brechen.

Jacobs fand bei den Eingeborenen von Bali eine Art von Heilmittellehre, welche den Namen Oesada führt. Auch hierin finden sich die für jede Krankheit nothwendigen Beschwörungsformeln, ausserdem aber auch viele inländische Recepte sowohl für innerlichen, als auch für äusserlichen Gebrauch. Auch von den Annamiten behauptet *Landes*, dass ihre Medicin-Männer Bücher besässen, in denen durch Wort und Bild die nothwendigen Beschwörungsceremonien zur Darstellung gebracht worden sind.

> „Das medicinische Buch Khantharaxa, schreibt *Bastian* von Siam, handelt von den verschiedenen Krankheiten, und hat jeder derselben die Figur desjenigen Dämon oder Gottes beigefügt, dem Sühnopfer zu bringen sind. In den anatomischen Figuren der über das Massiren handelnden Bücher werden die Ansätze der Sen (Sehnen oder Nerven), die je nach dem Leiden zu berücksichtigen sind, mit Punkten bezeichnet. Die Mehrzahl der medicinischen Bücher wurden von den Eremiten verfasst.“

Bei den Harrarî fand *Paulitschke* Heilkräuterbücher, von deren einem er Einsicht nehmen konnte. Wiederholentlich hat sie die ägyptische Regierung durch Massenverbrennungen zu vernichten gesucht.

Ein Zauberarzt der Tamilen in Ceylon war des Leichenraubes beschuldigt worden. Eine bei ihm vorgenommene Haussuchung, von der schon in einem früheren Abschnitte die Rede war, hatte auch die Richtigkeit der Anklage bestätigt. Man fand bei dieser Gelegenheit auch eine Receptsammlung zur Herstellung schädlicher Mischungen und Gifte und ausserdem ein Manuscript mit Zauberzeichen und an *„Siva* den Vernichter“ gerichteten Beschwörungsformeln „für alle nur denkbaren Fälle: um die Liebe eines Weibes zu verführen; um eine Entzweiung zwischen dem Gatten und der Gattin zu bewirken; um Abort hervorzurufen; um von einem Dämon besessen zu machen; um Krankheiten zu verursachen; um den Tod eines Feindes zu veranlassen. In der beträchtlichen Sammlung von Hausmitteln war unter den zahllosen Recepten, um Krankheiten zu verursachen, auch nicht ein einziges, um sie zu heilen.“

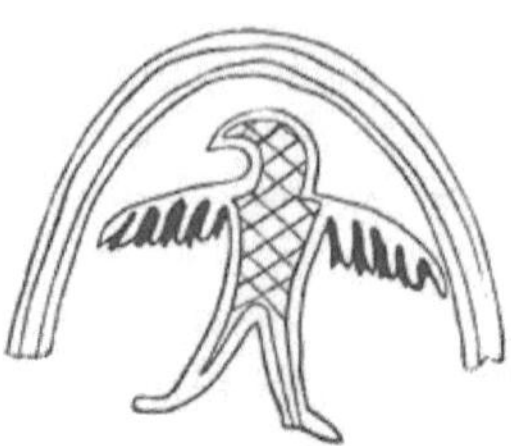

Fig. 33. Medicin-Hütte, vom grossen Geiste erfüllt. Von einem Musikbrett der Wabeno der nordamerikanischen Indianer. Nach Schoolcraft.

Sehr eigenthümlich und von hervorragendem ethnographischen Interesse sind gewisse Tafeln mit bildlichen Darstellungen, deren die Medicin-Männer der nordamerikanischen Indianer sich bedienen, und zwar sowohl die Midç, als auch die Wabeno. Sie werden mit dem Namen Musikbretter (Fig. 32) bezeichnet und sie enthalten einen zusammenhängenden Cyklus von bildlichen Darstellungen. Diese in bunten Farben hergestellten Bilder sind nicht von Schriftzeichen begleitet, und sie besitzen selber nicht etwa die Bedeutung einer Bilderschrift nach Art der ägyptischen Hieroglyphen. Jeder Bildercyklus gehört zu einer abgeschlossenen, rituellen Feier, zu einem Medicin-Tanze; jedes Bild stellt einen einzelnen Act des Medicin-Tanzes dar und erinnert den Medicin-Mann nicht allein daran, was er mit seinen Genossen in diesem Acte auszuführen hat, sondern es ruft in seinem Geiste auch das Erinnerungsbild wach für den ein für allemal feststehenden Gesang, welchen er in diesem Acte absingen muss. Bestimmte bildliche Darstellungen zeigen ihm an, dass in die feierliche Handlung eine Pause, ein Zwischenact, eingeschoben werden soll. Der Text für diese Gesänge ist ebenso, wie die Melodie, feststehend, und der Sänger muss beides vorher sicher auswendig gelernt haben, damit der Anblick der betreffenden Malerei ihm beides in die Erinnerung zurückruft. [Fußnote]

Es möge hier ein Beispiel gegeben werden: Wir sehen in der ersten Figur eines solchen Musikbrettes (Fig. 33) einen hohen Bogen, unter welchem sich ein grosser, breitbeinig stehender Vogel mit ausgebreiteten Flügeln befindet. Die Bedeutung dieses Bildes ist nun folgende: Der Bogen stellt den Festraum für den Medicin-Tanz dar, die sogenannte Medicin-Hütte. Sie ist ganz erfüllt mit der Gegenwart des grossen Geistes, welcher, wie versichert wird, mit Flügeln zu der Erde herabkam, um die Indianer in diesen Ceremonien zu unterrichten. Diese Bedeutung der Abbildung ist dem Midç ohne Weiteres verständlich und er weiss nun auch sofort, was er hierbei zu singen hat. Es lautet:

> „Des grossen Geistes Hütte – ihr habt von ihr gehört – ich will sie betreten."

Auch was rituell hierbei vorgeschrieben ist, wissen die Midç. Der Gesang wird wiederholt; ihr Führer schüttelt dabei die Rassel, und jedes Mitglied der Gesellschaft streckt flehend eine Hand gen Himmel. Alle stehen still, ohne zu tanzen; die Trommel wird bei diesem einleitenden Gesange nicht geschlagen.

Das Alles lehrt das eine Bild, natürlicher Weise aber nur für denjenigen, der genau in diese Geheimnisse eingeweiht ist und fest die feierlichen Gesangestexte im Kopfe hat. Ganz ebenso verhält es sich nun auch mit den folgenden Bildern, und für jede ihrer Ceremonien sind, wie gesagt, besondere Musikbretter vorhanden. In ihren Besitz zu gelangen ist natürlicher Weise sehr schwer. Auch für die Pausen in den Gesängen haben sie besondere gemalte Zeichen.

41. Rangstufen der Medicin-Männer.

Die Medicin-Männer sind in ihrer Stellung und in ihrem Einflusse nicht alle einander gleich, wie wir bereits weiter oben bei der Besprechung der Concurrenz und des Brotneides gesehen haben. Ueberall wohl wird Alter, Geschick und Erfahrung den einen Arzt dem anderen überlegen erscheinen lassen. Und sicherlich wird der Meister wohl auch noch lange Zeit nach ihrer Approbation die Anerkennung seiner Schüler finden. Wir treffen aber auch ganz bestimmte Angaben darüber, dass bei einzelnen Völkern sich höherstehende Aerzte aus dem Kreise ihrer Collegen herausheben. Es wurde ja schon bei der Besprechung des ärztlichen Examens, das der Medicinal-Candidat der Xosa-Kaffern ablegen muss, darauf hingewiesen, dass schliesslich der „vornehmste“ der examinirenden Aerzte dem glücklich bestandenen Examinanden zum Zeichen der Approbation die bestimmte Abkochung über den Kopf giessen muss.

Den vielen Zauberärzten der Loango-Küste steht der Ganga-Kunga vor. Er sendet die anderen Ganga, seine Schüler, zu Curen und Prophezeiungen aus. Seine Wohnung befindet sich ausserhalb des Dorfes am Waldessaum. Dort wird er von seinen Frauen bedient, deren vornehmste seine Mahlzeiten an einem abgelegenen Theile des Waldes zubereitet und dieselben dann, mit Palmblättern bedeckt, damit Niemandes Augen darauf fallen, ihm in die Hütte bringt, woselbst er das Mahl verzehrt, ohne von einem Fremden gesehen zu werden.

Wenn an der Loango-Küste bei einer ärztlichen Consultation der älteste Ganga, dessen Stimme bei Meinungsverschiedenheiten den Ausschlag giebt, herausfindet, dass einer der Medicin-Männer eine unrichtige Diagnose gestellt hat, so entzieht er ihm auf einige Zeit die Erlaubniss, die ärztliche Praxis auszuüben. Es ist das eine Disciplinargewalt, welche bei anderen Naturvölkern unbekannt zu sein scheint.

Auch bei den Schamanen in Sibirien haben wir Rangunterschiede zu verzeichnen, je nach der ihnen innewohnenden Kraft und Fähigkeit, bei ihren Beschwörungsceremonien in höhere Himmel einzudringen. Es giebt Schamanen, welche bis zum siebenten der siebzehn Himmel durchdringen können, während andere sich bis zum zehnten, ja einzelne sogar bis zum zwölften Himmel zu erheben vermögen. In besonders wichtigen Fällen werden die Letzteren oft aus weiten Entfernungen herbeigeholt.

Bei den Xosa-Kaffern begegnen wir ebenfalls einer sonst, wie es den Anschein hat, fast unbekannten Eigenthümlichkeit, nämlich eines besonderen Ehrentitels eines bestimmten Arztes. Es handelt sich um denjenigen Medicin-Mann, welcher dem Hofe des Königs zugetheilt ist. Derselbe führt den besonderen Titel: „Stab des Reiches.“ Es giebt daselbst nach *Kropf* Häuptlinge, welche niemals ausgehen, ohne von einem Arzte begleitet zu sein.

Ueber die Rangverhältnisse der japanischen Aerzte lesen wir bei *Wernich* Folgendes: „Sehr selten, aber nicht ganz unerhört war es, dass Volksärzte, nachdem sie berühmt geworden waren, in den Rang der Fürstenärzte vorrückten; besonders scheint eine Ernennung solcher Volks- zu Siogun-Aerzten mehrmals stattgefunden zu haben. Alle Fürstenärzte waren in den Mechanismus der bestehenden Rangklassen eingefügt, so dass die niedrigsten Daimio-Aerzte hinter den berittenen und vor den Fuss-Samurais rangirten, welche die Daimios begleiteten. Höhere Daimio-Aerzte besassen eine der 15 bis 20 Rangstufen der Samurais, die höchsten gewöhnlich die vierte Rangstufe, welcher im Uebrigen die Leibwache der Fürsten angehörte. Die gewöhnlichen Daimio-Aerzte wurden zur 5. bis 7. Rangstufe gerechnet. Die Siogun-Aerzte standen in ganz ähnlichen Verhältnissen. Die wirklichen Leibärzte zählten zum reichsunmittelbaren, kleinen Adel, besassen ein Schloss und ein kleines Gut und waren dem Siogun direct unterthan. Unter den verschiedenen Rangelassen der Siogun-Aerzte scheint ein lebhaftes Avancement stattgefunden zu haben, auch genossen sie den Vorzug, durch besondere Titel für ihre Verdienste ausgezeichnet zu werden, deren Verleihung etwa der des Professorentitels an Künstler und Gelehrte bei uns analog war. Die Mikado-Aerzte endlich hatten den höchsten Rang unter den Aerzten; es gab ihrer etwa 50, darunter 20 höhere und ein ganz hoher, der grosse Einkünfte hatte und sogar eine Art von Disciplinargewalt über seine Collegen ausübte. Die Fürstenärzte bildeten so eine Art wohlgegliederter Hierarchie, die auf ihre Berufsgenossen aus dem Volk hoch herabblicken konnten; denn jeder Samurai stand den Volksclassen wie der Herr den Dienern gegenüber."

Die Krone in Bezug auf dieses Titelwesen müssen wir aber den Siamesen zuerkennen. Wir sahen ja schon, dass sie ausser ihren Zauberärzten drei verschiedene Arten der Mo, der eigentlichen Aerzte haben, diejenigen des Königs, die der Adligen und die des Volkes. Von den Mo Luang, den königlichen Aerzten, werden einige zu Chao Krom ernannt; andere erhalten den Titel Palat Krom, noch andere werden Phra-Luang oder Khun-mûm oder Phantavai. Das sind also nicht weniger als fünf verschiedene Titelklassen. Dazu kommen nun noch die zu Begierungsdiensten ausgehobenen Phrai Phon Luang, welche in der Medicinal-Behörde einen um den anderen Monat in ihrer Arbeit abwechseln. „Sie müssen die Magazine der Arzneien bewahren und andere sind beauftragt, Heilkräuter zu sammeln."

42. Krankheit und Lebensende des Medicin-Mannes.

Im Allgemeinen hören wir nichts darüber, was denn ein Medicin-Mann unternimmt, wenn er selber einmal von Krankheit befallen wird; ob solch ein Erkrankter dann nach der bekannten Aufforderung handelt: Arzt, hilf Dir selber!

Nur einmal sind wir der Angabe begegnet, dass die Aerzte, die Kunkie, von dem Dieyerie-Stamme in Süd-Australien, wenn sie erkranken, sich einen anderen Kunkie herbeirufen lassen, um von diesem geheilt zu werden.

Wenn nun die Tage des Medicin-Mannes erfüllt sind und er aus diesem irdischen Leben scheidet, so ist es wohl nicht sehr zu verwundern, dass wir hier und da auch noch besonderen mystischen Anschauungen über sein Verhalten nach dem Tode begegnen. Von einer derselben haben wir bereits gesprochen. Es war der Glaube der Australneger von Victoria, dass der Geist eines verstorbenen Medicin-Mannes als *Len-ba-moorr* weiter existire, im Walde neue Schüler heranbilde und diesen auch noch später in ihrer ärztlichen Thätigkeit helfend und berathend zur Seite stehe. Die Medicin-Männer der Dacota-Indianer kehren nach ihrem Tode in die Wohnung desjenigen Gottes zurück, der sie bei Lebzeiten beseelt hatte. Darauf durchlaufen sie eine neue Incarnation, um einer anderen Generation zu dienen, entsprechend dem Willen der sie beherrschenden Gottheit. Vier Incarnationen (vier ist die heilige Zahl) haben sie auf diese Weise durchzumachen; dann kehren sie in ihr ursprüngliches Nichts zurück.

Wenn auch der Ipurina-Indianer Nichts über das Fortleben seines Medicin-Mannes nach dem Tode zu erzählen weiss, so ist doch auch hier das Sterben desselben von Fabel und Aberglauben umrankt. Diese Leute sind nämlich fest davon überzeugt, dass die Seelen ihrer sterbenden Medicin-Männer im Feuer zu dem Himmel auffahren.

IV. Die Diagnostik der Naturvölker.

43. Erkennungsmittel der Diagnostik.

Bei den phantastischen und vielfach mit Mysticismus durchsetzten Anschauungen, welche die Naturvölker von dem Wesen der Krankheiten und von deren Ursachen besitzen, ist es wohl ganz naturgemäss, dass wir von ihren Kenntnissen und ihrer Unterscheidungsfälligkeit der einzelnen Krankheitsarten keine allzu hohe Ausbildung erwarten können. Vollständig fehlend ist dieselbe aber wohl nirgends mehr, und selbst bei solchen Volksstämmen, welche unter den uns bekannt gewordenen Naturvölkern auf der allerniedrigsten Stufe civilisatorischer Entwickelung stehen, treffen wir dennoch schon eine Unterscheidung, wenn auch nur weniger, verschiedenartiger Krankheiten an. Um diese diagnostischen Kenntnisse der Naturvölker kennen zu lernen, giebt es nun mancherlei Wege und Hülfsmittel. Schon die verschiedenen Ursachen, aus welchen nach dem Glauben desselben Volkes die Krankheiten entstehen sollen, legen uns die Vermuthung nahe, dass ihm bereits gewisse Unterschiede in den Krankheitserscheinungen zu vollem Bewusstsein gekommen sind. Das wird noch deutlicher natürlicher Weise, wenn wir in seiner Sprache besondere Ausdrücke für besondere Symptomencomplexe antreffen.

Auch ihren guten Geistern und ihren Fetischen haben wir eine ganz eingehende Aufmerksamkeit zu schenken. Denn häufig wird diesen die Kraft und Fähigkeit zugeschrieben, den getreuen Jünger vor einer oder der anderen ganz bestimmten Krankheit zu beschützen. Ganz ähnlich verhält es sich mit den Amuleten und Talismanen. Darum bieten auch sie für unsere Untersuchungen ein höchst erwünschtes Material.

Es schliessen sich ferner an die Medicamente, welche von den betreffenden Volksstämmen als Specifica gegen bestimmte Krankheiten betrachtet werden, und endlich folgen noch die Verbotszeichen, denen die Zauberkraft inne wohnt, dem Uebertreter des Verbotes eine ganz bestimmte Krankheit angedeihen zu lassen. Auch die Beschwörungsformeln sind hier nicht zu unterschätzen, denn auch in ihnen werden uns bisweilen specielle Krankheiten namhaft gemacht. Alle diese Dinge müssen wir nun einer näheren Betrachtung unterziehen.

44. Die Krankheitsnamen.

Einheimische Krankheitsnamen liegen uns von verschiedenen Naturvölkern vor. Einige dieser Krankheiten, wie Yaws, Berîberi, Ainhum u. s. w., sind in ihrem Wesen und in ihren Erscheinungen wiederholentlich von Fachmännern studirt worden. Bei einer Reihe von anderen Namen steht es ziemlich fest, mit welcher der auch bei uns vorkommenden Erkrankungen sich die durch diese Namen bezeichneten Krankheiten decken. Manche andere Krankheit aber, für welche uns die von den Eingeborenen gebrauchten Bezeichnungen berichtet werden, sind bis jetzt noch nicht mit irgend einer unserer Krankheiten mit Sicherheit zu identificiren und harren noch eines genaueren Studiums.

Uns interessirt es an dieser Stelle nur, dass die Naturvölker überhaupt solche verschiedenartige Krankheitsnamen besitzen. So werden uns z. B. von den Australnegern in Victoria nicht weniger als fünf derselben berichtet. Es ist dabei aber noch nicht ausgeschlossen, dass sie nicht noch einige mehr besitzen.

Hier uns helfend beizuspringen würde die Sache der vergleichenden Sprachforschung sein. Denn so, wie diese Krankheitsnamen jetzt uns vorliegen, sind sie für uns nur ein sinnloser Schall. Erst die Linguistik wird es vermögen, uns hier das richtige Verständniss anzubahnen. Denn es unterliegt für mich keinem Zweifel, dass diese Worte eine ganz bestimmte Bedeutung besitzen, dass sie diejenigen Symptome der durch sie bezeichneten Erkrankungen zum Ausdruck bringen, welche diesen Kindern der Natur als die am meisten in die Augen springenden erschienen sind. Finden wir bei uns doch in der Volksmedicin ganz das Gleiche. Es mag hier nur an Krankheitsnamen wie Rothlauf, Herzwurm, Brustgesperr, Mehlmund, Kriebelkrankheit u. s. w. erinnert werden. Bei den Naturvölkern wird dieses kaum anders sein, und die grosse Bedeutung der Analyse ihrer Krankheitsnamen für unsere Beurtheilung ihrer diagnostischen Fähigkeiten liegt somit wohl auf der Hand.

Dass ihre Krankheitsnamen wirklich etwas Bestimmtes zu bedeuten haben und ein auffallendes Symptom der Erkrankung zum Ausdruck bringen, dafür liefert uns ein Bericht von der Oster-Insel den Beweis. Hier kommt eine Krankheit vor, welche die Eingeborenen mit dem Namen Kino bezeichnen, und die entstehen soll, wenn die Leute über die Felsen längs der Küste bei Tahai gehen. An dieser Stelle wächst eine saftreiche Ranke, von welcher wahrscheinlich die Füsse zerschnitten und abgeschunden werden. Die Bedeutung des Wortes Kino ist „krachender Fuss“. Es erinnert diese Bezeichnung übrigens an den in der Provinz Preussen üblichen Krankheitsnamen Knarrband, welcher für eine schmerzhafte Behinderung der Bewegungen des Fusses im Gebrauche ist.

Auch von den Annamiten ist etwas Aehnliches zu berichten. Dieselben bedienen sich für die verschiedenen Krankheitsstadien der Pocken verschiedener Bezeichnungen. Das erste Auftreten des Ausschlags nennen sie Nênbông oder Nênhuê; das bedeutet „Ausbruch der Blumen“. Die Pusteln bezeichnen sie mit dem Schmeichelnamen Ông, d. h. „Grossvater“; dieses ist gleichzeitig auch ihre euphemistische Bezeichnung für den Tiger. Für die Eiterung in den Pockenpusteln gebrauchen sie nicht das gewöhnliche Wort, was Eitern bezeichnet, sondern das Wort giu-o-ng, was „sich ausbreiten, sich entwickeln“ heisst. Die Abschuppung bezeichnet das Wort xuông, was wörtlich heisst „heruntersteigen“. Das hängt mit der von ihnen gemachten Beobachtung zusammen, dass die Desquamation am Kopf und Oberkörper zuerst beginnt und von oben nach unten ihren Fortgang nimmt.

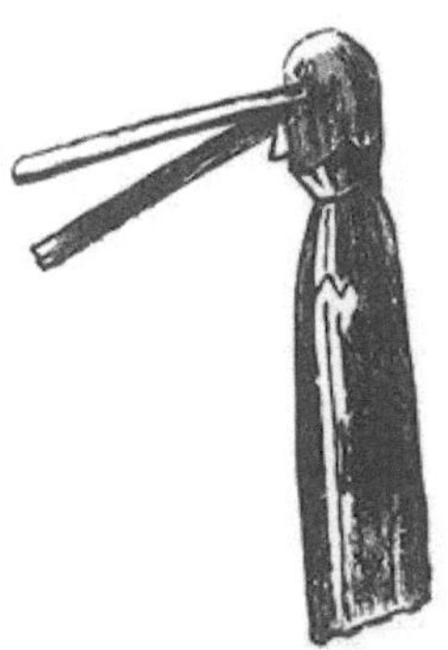

Fig. 34. Verbotszeichen, um den Uebertreter blind werden zu lassen. Serang. Nach Riedel.

Die Lampongschen Aerzte in Sumatra theilen die Krankheiten in fünf Classen ein, in die Oepas, die Pasowan, die Tjelor, die Sekedi und die Tjatjar. Von den Oepas giebt es drei Unterarten (Oepas ngison, panas und angin), denen je nach ihren Erscheinungen die verschiedenen Bauchkrankheiten mit Blutabgang zugetheilt werden. Jede erfordert eine besondere Behandlung. Die Pasowan werden durch die Geister verursacht, und Durchfall und Cholera gehört zu ihnen. Sekedi ist eine Krankheitsgruppe für sich und bezeichnet den Aussatz, während Tjatjar die Pocken sind. Die Krankheitsgruppe Tjelor mit den sechs Unterarten Tjelor boeroeng, boenga, halibambang, mais, malikas und widadari, schliesst hauptsächlich die verschiedenen Fieberformen in sich. Tjelor halibambang ist das kalte Fieber, mais, das kalte Fieber in heftigem Grade, widadari das Fieber in Folge eines Beischlafes, malikas das heisse Fieber u. s. w.

45. Krankheitsfetische und Amulete.

Fetische, welche ganz bestimmte Erkrankungen zu heilen vermögen, werden unter anderen von den Loango-Negern verehrt. Aber sie können auch ebenso die Krankheit bringen, und um so mehr muss man ihnen den Hof machen, um sie bei guter Laune zu erhalten. *Bastian* führt uns die Folgenden an: *Lembe* hilft gegen Krankheiten des Kopfes, *Lubangula* gegen Augenkrankheiten, *Tonse* macht Schlaflosigkeit, *Umsasi* verursacht und heilt die Fieberhitze, *Tschimbuko* macht Lähmungen, indem er sein Opfer bei dem Genick ergreift. *Konde Mamba,* durch eine männliche Figur mit grossem Bauche dargestellt, heilt die Krankheiten des Bauches, *Mokisso Mambili,* der ebenfalls durch eine sehr dickbäuchige männliche Figur repräsentirt wird, verursacht die Bauchwassersucht. *Imbika* endlich, in der Gestalt eines Sackes, heilt die venerischen Krankheiten.

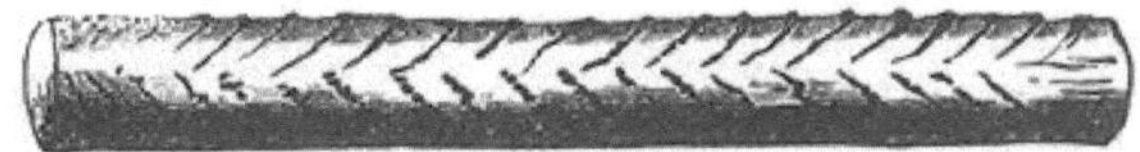

Fig. 35. Verbotszeichen, um dem Uebertreter Ichthyosis zu verursachen Serang. Nach Riedel.

Etwas sehr Aehnliches findet sich auf Nias. Hier giebt es eine ganze Reihe von Geistern, *Adú* genannt, welche, wenn man ihnen opfert, bestimmte Krankheiten zu heilen vermögen.

Der *Adú Tombali zaniri*, ein Stück Cocusstamm mit roh ausgeschnittenem Menschengesicht, heilt epileptische Krämpfe; der *Adú Lailuwu* wird bei Augenkrankheiten angerufen; *Adú Tamahórou* heilt Halsübel, *Adú Si lahógo* Magenschmerz und Diarrhöe. Der *Adú Mbali mbali* vermag den Schwindel zu beseitigen, und der *Adú Lawúlo hóngo*, eine Holzfigur mit einem Nagel im Kopf, ist gegen schwere Kopfübel gut. Bei Fieber muss man sich an den *Adú Tabagósa* und an den *Adú Fangóla mbéchu* wenden. *Adú Fangúru* schützt vor Pocken. Der *Adú Oba*, eine rohe Figur mit flacher Nase, heilt das nächtliche Aufschrecken der Kinder, und *Adú Fano'o ni amaho'o* stillt deren Nasenbluten. Der *Adú Folági Hóro* (Fig. 36) endlich beseitigt Leibschmerzen; er wird durch zwei Holzsplitter mit Gesichtern an den Enden gebildet; durch die Splitter ist ein Stock hindurch gesteckt.

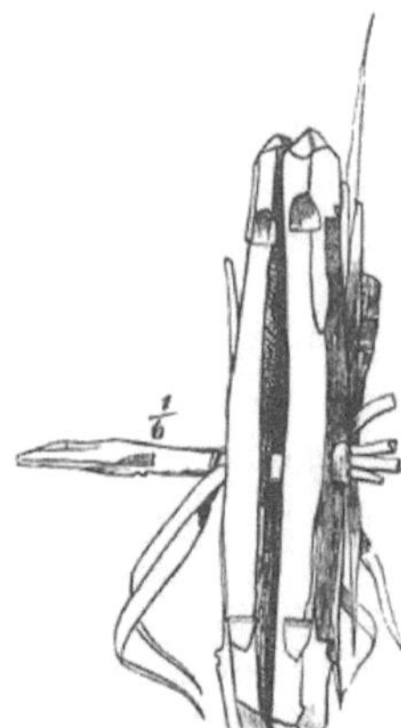

Fig. 36. Adú Folagi Hóro, Schutzgeist gegen Leibschmerzen. Nias. Nach Modigliani.

Ob wir nun hier in den Namen der Adú und der Fetische zugleich auch die Namen der entsprechenden Krankheiten zu erkennen haben, welche von ihnen geheilt oder hervorgerufen werden, dies zu entscheiden würde wiederum die Sache der Linguisten sein.

Von Amuleten und Talismanen vermögen uns an dieser Stelle nur diejenigen zu interessiren, welche nicht im Allgemeinen vor Unglück und somit auch vor Erkrankung schützen, sondern welche ganz bestimmte Krankheiten verhüten oder, wenn sie bereits ausgebrochen sind, sie heilen sollen.

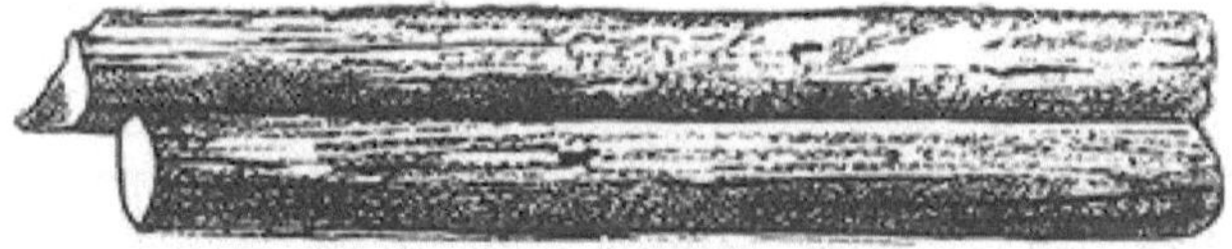

Fig. 37. Verbotszeichen, um dem Uebertreter die Kiefer versteifen zu lassen. Serang. Nach Riedel.

Derartige Talismane sind uns durch *Adrian Jacobsen* von den Golden und den Giljaken in dem Amur-Gebiete bekannt geworden. Gliederschmerzen und Schmerzen des Kreuzes spielen dabei eine hervorragende Bolle. Auch vom malayischen Archipel, und zwar ebenfalls von *Jacobsen* mitgebracht, liegen uns eine Reihe von Talismanen vor. Allen diesen aber, sowie den Verbotszeichen und den Beschwörungsformeln, sollen besondere Abschnitte gewidmet werden.

46. Verbotszeichen.

Es ist ein auf den Inseln des malayischen Archipels weit verbreiteter Gebrauch, dass die Eingeborenen ihren Grundbesitz vor Betretung und Beschädigung und namentlich ihre Felder und ihre Baumpflanzungen vor Beraubung durch ein sogenanntes Verbotszeichen, ein Matakau, zu schützen verstehen. Im Principe ist es also dasselbe, als wenn unser Landmann vor seinem Acker oder seiner Wiese auf einer Stange einen Strohwisch aufpflanzt. Aber ein viel tieferer Sinn, eine viel gewaltigere Schutzkraft wohnt dem Matakau-Zeichen inne. Schon seine Aufpflanzung ist mit ganz besonderen Förmlichkeiten verbunden. In manchen Fällen müssen die Dorfältesten erst die Erlaubniss dazu ertheilen; oft aber macht es auch der Besitzer allein. Ein Opfer wird dargebracht, ein beschwörendes Gebet wird gesprochen, und nun hat das Verbotszeichen die gewünschte Kraft. Eines der Verbotszeichen, deren man sich auf der Insel Eetar zu bedienen pflegt, wird das „Beutelthier-Verbotszeichen“ (Naur lau) genannt. Dasselbe besteht aus drei Stangen, welche mit jungen Kaiapablättern an einander gebunden sind. Auf die mittelste steckt man das aus den Fasern der Areng-Palme gefertigte Bild eines Beutelthieres und setzt eine Eierschale obendrauf. Unter das Bild wird ein Fruchtzweig von Capsicum fastigiatum gebunden. Um den Hals von dem Beutelthier, das man als beseelt ansieht, bindet der Mann dann ein Koliblatt, bestreicht dasselbe mit Sirih-Speichel und spricht dabei die folgende Beschwörung:

> „Verbotszeichen von dem Beutelthier! ich habe Dich hier aufgepflanzt! Leute, welche kommen, um Früchte vom Artocarpus incisa zu stehlen, um Früchte von der Kalapa zu stehlen, um Sirih zu stehlen, um Früchte von dem Pinang zu stehlen, die sollen es in ihre Eingeweide kriegen; ihr Körper soll krank werden, gänzlich, sie sollen ihre Lagerstätte mit ihren Excrementen, mit ihrem Urine besudeln; kein Heilmittel, von wem auch immer, soll sie heilen; sie müssen sterben!“

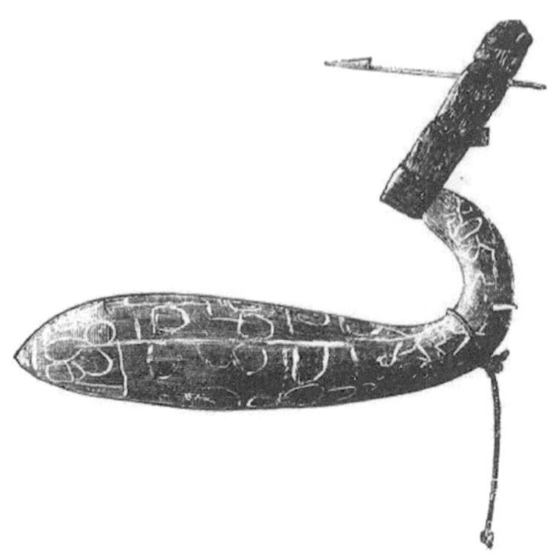

Fig. 38. Verbotszeichen, um dem Uebertreter den Leib schwellen zu lassen. Leti. Mus. f. Völkerkunde, Berlin – Nach Photographie.

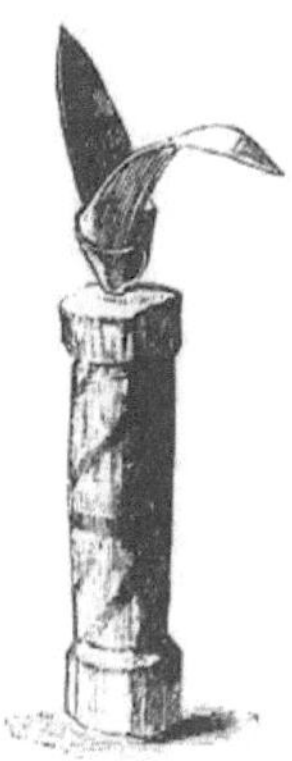

Fig. 39. Verbotszeichen, um dem Uebertreter die Eingeweide zu verdrehen. Luang. Mus. f. Völkerkunde, Berlin – Nach Photographie.

Nun haftet der Fluch an dem Matakau, und wer das Verbot zu übertreten wagt, der ist der dem Verbotszeichen anhaftenden Zauberkraft verfallen. Das Unglück ereilt ihn, oder die Krankheit, welche durch die Macht der Beschwörung, die bei dem Aufstellen des Matakau gesprochen wurde, dieses Letztere mit seinen magischen Kräften dem Uebertreter bringen muss. Was für ein Unglück, was für eine Erkrankung dieses ist, das zeigt die besondere Form des Matakau an: Deutlich und nicht zu verkennen für Jedermann ist diese Symbolik plastischer Darstellung. Mächtig und wirkungsvoll ist aber auch ihre schützende Kraft, denn Niemand zweifelt daran, dass wenn er es wagen sollte, das Matakau zu übertreten, unfehlbar der Fluch sich an ihm vollziehen würde.

Derartige Unglücksfälle, welche die Matakau-Uebertretung mit sich bringt, sind z. B. dass der Ungehorsame vom Casuar zu Tode getreten, vom Crocodil gefressen werden, oder eines plötzlichen Todes sterben solle u. s. w. Uns können an dieser Stelle natürlicher Weise nur solche Matakau-Zeichen interessiren, in welche die verhängnissvolle Kraft hineinbeschworen ist, dem Frevler bestimmte Krankheiten zu bringen. Die hohe Wichtigkeit und Bedeutung derselben für die Beurtheilung der diagnostischen Fähigkeiten dieser Volksstämme liegt nun wohl deutlich genug auf der Hand. Denn naturgemäss werden diejenigen, welche Matakau-Zeichen aufpflanzen, diesen doch immer nur solche Erkrankungen hineinzuzaubern suchen, welche ihnen aus eigener Erfahrung und aus direkter Beobachtung bekannt geworden sind und welche sie als ganz besonders quälend, als intensiv schmerzhaft oder als hochgradig gefährlich zu betrachten pflegen. Und somit gewinnt ihre Kenntniss auch eine grosse Wichtigkeit für die medicinische Geographie.

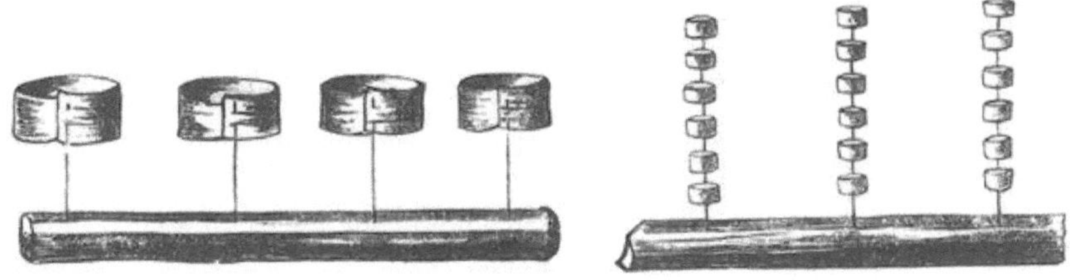

Fig. 40. Fig. 41.

Fig. 40. Verbotszeichen, um dem Uebertreter Blutdiarrhoe zu verursachen. Serang. Nach Riedel.

Fig. 41. Verbotszeichen, um dem Uebertreter Schmerzen in den Gliedmaassen zu verursachen. Serang. Nach Riedel.

Manche dieser Matakau-Zeichen lassen es nach ihrer äusseren Form gar wohl begreifen, wie es dem für solche Dinge geschulten Auge sofort verständlich werden kann, was für eine Erkrankung oder welches Krankheitssymptom dem verwegenen Uebertreter droht.

Eine kleine menschliche Figur (Fig. 34), aus deren Augen je ein langer Spahn hervorragt, soll anzeigen, dass der Uebertreter blind werden wird; eine Kalebasse (Fig. 38) mit sich stark verdickendem Bauche droht dem Frevler ein Anschwellen seines Leibes an; ein Stäbchen mit zwei daran befestigten windschiefen Palmenblättern (Fig. 39) zeigt an, dass ihm die Eingeweide verdreht werden sollen; ein Stäbchen mit eingeschnittener schuppenartiger Verzierung (Fig. 35) besagt, dass er die Ichthyosis bekommen würde. Das ist eine Zeichensprache, der auch wir noch zu folgen vermögen.

Eine tiefere Vertrautheit mit den Geheimnissen dieser Symbolik gehört aber schon dazu, die folgenden Verbotszeichen richtig zu deuten. Ein horizontaler Stab trägt auf vier Stacheln je einen kleinen Ring von einem Palmenblatt gefertigt (Fig. 40). Das heisst, der Uebertreter soll von Blutdiarrhöe befallen werden. Ein gleicher Stab, der auf drei Stacheln je sechs über einander angebrachte Palmenblattringe trägt, soll Schmerzen in den Gliedmaassen erzeugen (Fig. 41). Fünf solche Ringe auf dem Stabe, deren jeder eine vorspringende Spitze hat, verursachen dem Frevler blutigen Urin; zwei auf einander liegende horizontale Stäbe, deren einer den anderen überragt (Fig. 37), zeigen an, dass ihm die Kiefer versteifen sollen. Es lassen sich hier noch mehr Beispiele bringen: Augenkrankheit, Rückenschmerz, Schwellung der Testikel (Fig. 42), böse Schwären (Fig. 43) und Hinsiechen des Körpers werden auf ähnliche Weise angedroht. Aber die obigen werden, denke ich, genügen, eine Anschauung dieser Dinge zu geben, so dass wir von der genaueren Beschreibung dieser übrigen Abstand nehmen können.

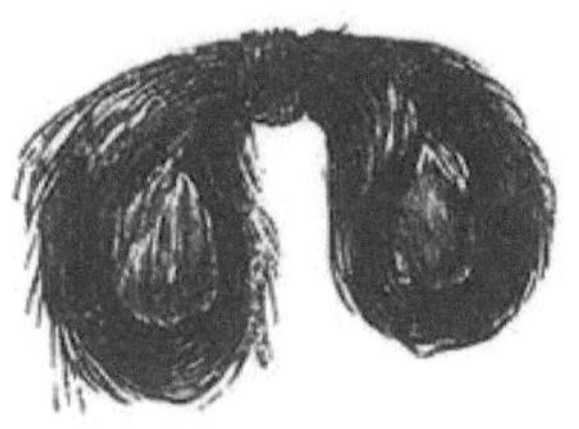

Fig. 42.

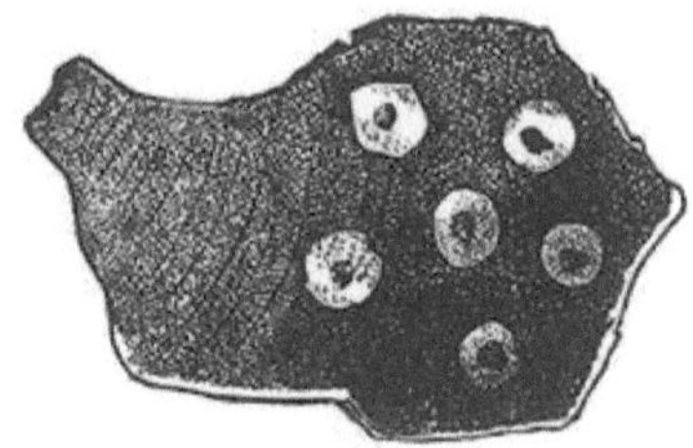

Fig. 43.

Fig. 42. Verbotszeichen, um dem Uebertreter Schwellung der Testes zu verursachen. Serang. Nach Riedel.

Fig. 43. Verbotszeichen, um dem Uebertreter böse Schwären zu verursachen. Serang. Nach Riedel.

V. Die Medicamente und ihre Anwendung.

47. Die Medicinal-Droguen.

Von Reisenden und von Botanikern sind uns vielfache Mittheilungen gemacht worden über allerlei Binden, Wurzeln, Früchte und Blätter, welche sie in dem Heilmittelschatze der uncivilisirten Völker aufgefunden haben. Es liegt aber nicht in unserer Absicht, die Liste derselben hier aufzuzählen. Ein Theil dieser Medicinaldroguen ist in gleicher oder ähnlicher Species auch bei uns in den Apotheken gebräuchlich; andere sind uns zum Theil in ihren physiologischen Wirkungen unbekannt, theils auch sind wir über ihre chemischen Bestandtheile noch nicht unterrichtet. So würde ihre Aufzählung zeitraubend sein, aber auch ohne Zweck und Nutzen. Den Pharmakologen aber mag ihr Studium recht dringend an das Herz gelegt werden; denn mancher therapeutische Schatz mag hier noch im Verborgenen schlummern. Uns war die Bekanntschaft mit diesen natürlichen Heilmitteln von Wichtigkeit, weil sie uns ein Hülfsmittel bot, um die diagnostischen Kenntnisse der Naturvölker zu beurtheilen. Einiges über das hierdurch gewonnene Resultat wollen wir hier nicht mit Stillschweigen übergehen.

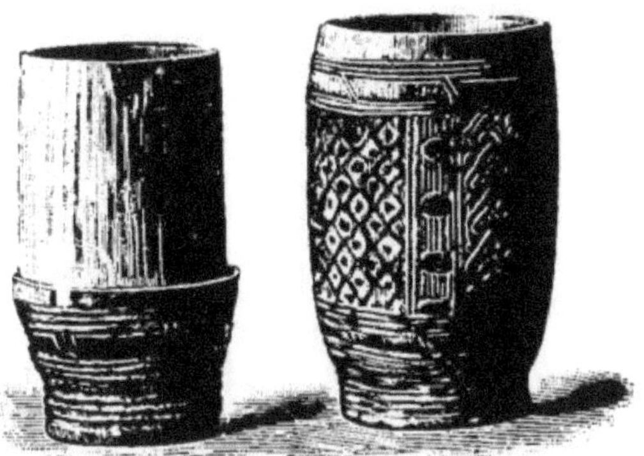

Fig. 44. Medicin-Büchse, in Holz geschnitzt. Bonerate. Mus. f. Völkerkunde, Berlin. – Nach Photographie.

Die Zahl dieser Medicinal-Droguen, deren Verzeichnisse mir zugänglich sind, ist eine recht verschiedene. Und dennoch sind die Beobachter sicherlich immer ernstlich bemüht gewesen, hier alles zusammenzubringen, was nur irgend zu ihrer Kenntniss gelangt war. Uebergehen müssen wir natürlicher Weise solche Nachrichten, wo nur so nebenher hier und da eine einzelne Pflanze als therapeutisch verwerthet angeführt wird; nur die wirklichen Verzeichnisse können berücksichtigt werden.

Da haben wir nun erstens ein Verzeichniss von der Osterinsel. Mit Recht wird die hier einheimische Pharmakopoe von *Thomson* als eine sehr beschränkte bezeichnet, denn Arrowroot, eine Distel und eine Nachtschattenart bilden den ganzen Arzneimittelschatz. Erheblich zahlreicher sind nun schon diejenigen Medicinalpflanzen, welche die Karok-Indianer in Nord-Californien gebrauchen. Es sind 13 Arten. Von den Twana-, den Chemakum- und den Klallam-Indianern werden uns 18 Arten aufgeführt. Aus dem Seranglao- und Gorong-Archipel wird von 25 Droguen berichtet. *Bowditch* konnte von den Aschanti 34 zusammenstellen.

Auf der niederländischen Expedition nach Mittel-Sumatra fand man daselbst 38 Droguen im Gebrauch. Von den Chippeway-Indianern führt *Hoffmann* 56 Medicinal-Droguen auf, und *Paulitschke* fand bei den Harrarî 65 und darunter 3 für veterinäre Verwendung. Am reichhaltigsten ist ein bei *Schoolcraft* veröffentlichtes Verzeichniss, in welchem sich 89 Medicinaldroguen zusammengestellt finden. Dieselben werden von den nordamerikanischen Indianern benutzt und zwar im Besonderen von den Dacota, den Creek, den Winnebagos und den Chippeways.

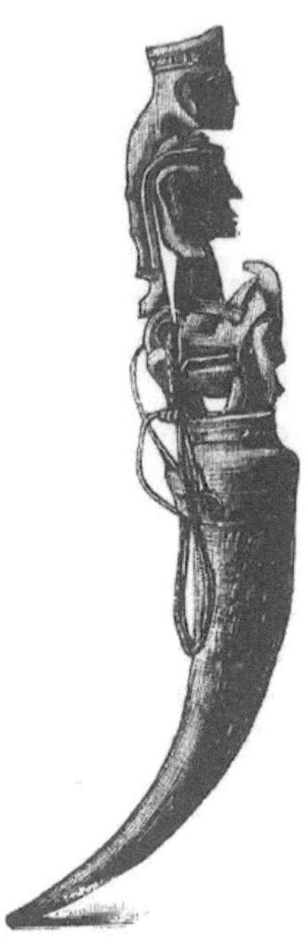

Fig. 45. Ziegenhorn mit Arznei. Battaker. Museum f. Völkerkunde, Berlin. Nach Photographie.

Aber auch das, was der alte *Paulini* mit dem Namen „heylsame Dreck-Apotheke" bezeichnet hat, finden wir unter den Medicamenten der Naturvölker. Und überraschen wird es uns nicht, denn auch heutigen Tages noch ist ja unsere eigene Volksmedicin voll von dergleichen Medicamenten. Wir könnten höchstens verwundert sein, dass wir nicht häufiger auf derlei unappetitliche Mittel stossen. Es möge hier nur erinnert werden an die Excremente des *Dalai Lama*. Auch Pillen von Taubenkoth kommen vor und zwar bei den Indianern von Süd-Californien. Koth wird als Mittel zu Umschlägen von den Dieyerie in Süd-Australien benutzt. Den menschlichen Urin oder Pferdeharn als Heiltrank finden wir bei einzelnen Stämmen, den Ersteren in Canada, den Letzteren bei den Annamiten. In Persien wird der Bärenurin vielfach in den Apotheken gefordert. Unter den Süd-Australiern von Adelaide ist Frauenharn als äusserliches Mittel bei allerlei Krankheiten hochgeschätzt.

In Annam wurden die ausgefallenen Milchzähne der Kinder zu Medicamenten verarbeitet. Die Indianer von Canada benutzen nach der Aussage eines Eingeborenen zuweilen gekochtes Menschenfleisch als Medicin. Das Blut eines Menschen als Heilmittel innerlich zu nehmen, ist bei ihnen ebenfalls in Gebrauch, und das Gleiche finden wir bei den von *Serpa Pinto* besuchten Ganguella-Negern in Afrika. Von den Letzteren wird bisweilen auch das Blut von Thieren benutzt. Der innerliche Gebrauch von Menschenblut in Krankheitsfällen ist „sehr gewöhnlich" bei den wilden Stämmen vom Maclay-River in Queensland. Das für diesen

Zweck nothwendige Blut gewinnen sie dann folgendermaassen: „Die Frau des Kranken besorgt ein hohles Conjeboi-Blatt und ein starkes Stück Strick aus festgeflochtenem Opossum-Fell gefertigt. Sie zieht dann den Strick mit Gewalt rückwärts und vorwärts über ihr Zahnfleisch, bis dieses schrecklich verletzt ist und profus blutet. Sie speit das Blut, wenn es ausfliesst, in das Conjeboi-Blatt, und fährt fort, ihr Zahnfleisch zu bearbeiten, bis sie eine erhebliche Menge Blut hat, welches dann von ihrem kranken Manne hinunter geschluckt wird." Diese Leute nehmen aber auch das eigene Blut als Heilmittel ein, jedoch pflegen sie es dann zuvor zu kochen.

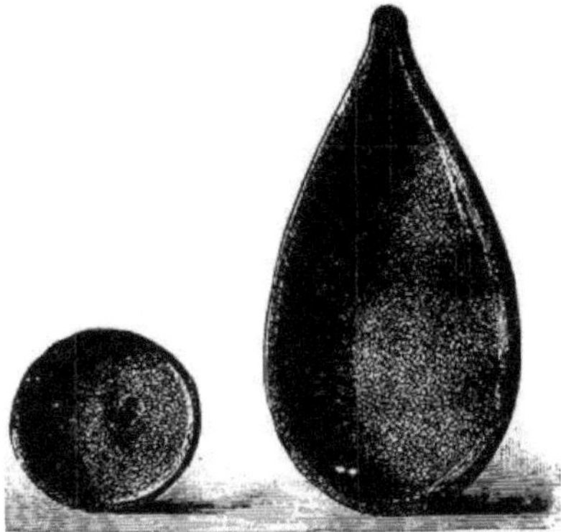

Fig. 46. Medicinlöffel der Singhalesen. Mus. f. Völkerkunde, Berlin. – Nach Photographie.

In dieser Zusammenstellung dürfen wir den Speichel nicht vergessen, der ja auch noch unter den Heilmitteln unseres Volkes eine hervorragende Stelle einnimmt. Bei den Naturvölkern erfahren wir nichts darüber, ob es wie bei unserer Landbevölkerung auch der „nüchterne Speichel" sein muss. Wir finden ihn namentlich in Nias in Anwendung. Hier heilt er, mit gelöschtem Kalk gemischt auf die Stirn gestrichen, Kopfschmerzen; es ist aber nöthig, dass er von Jemandem stammt, der Sirih gekaut hat. Das gleiche Mittel, ohne den Kalk, ist im Stande, das Jucken bei Hautausschlägen zu beseitigen. Auch gegen Fieberanfälle reiben sie solchen Sirih-Speichel ein.

Aus dem Thierreich treten uns auch mancherlei merkwürdige Droguen entgegen, z. B. Fischthran bei den Ostjaken gegen Verstopfung, sammt ihren Federn verkohlte Turteltauben gegen allerlei Krankheiten in Laos, geschabte Hörner vom Reh und vom Axis-Hirsch in Tonkin gegen Incontinentia urinae und Spermatorrhoe. Tigerknochen und Tigerzähne brauchen die Annamiten gegen den Keuchhusten; die Brühe eines Affenkopfes wird in Laos gegen die Pocken angewendet; und bei den Ostjaken rühmt man das Herz und die Galle vom Eisbären als Heilmittel gegen Kinderkrankheiten und Syphilis. Gegen Schweissfüsse lassen die Annamiten Schuhe aus Elephantenhaut tragen. Auf der Insel Flores benutzt man gegen Kopfschmerzen einen Batu bawi genannten rundlichen Stein, welcher angeblich aus dem Gehirn des Stachelschweines stammen soll (Fig. 47).

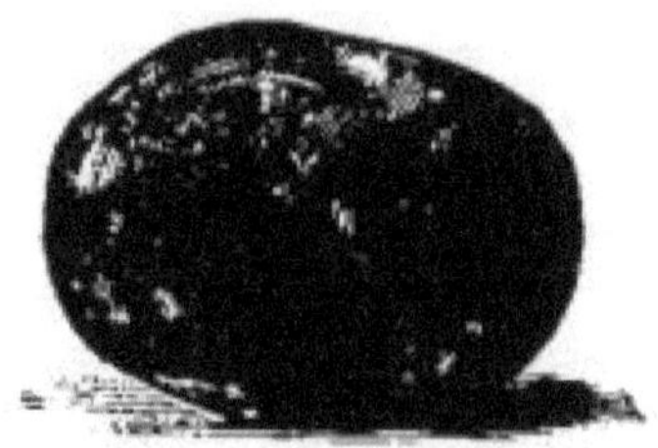

Fig. 47. Stein, angeblich aus dem Gehirn des Stachelschweins. Mittel gegen Kopfschmerzen. Flores. Mus. f. Völkerkunde, Berlin. Nach Photographie.

Von den Medicamenten der Marutse in Süd-Afrika sagt *Holub*: „Von thierischen Stoffen gebraucht man Knochenstaub, gebranntes Knochenpulver, die Schuppen des Schuppenthieres, die Riechstoffe enthaltenden Drüsen gewisser Säugethiere und thierische Excremente u. s. w. Aus Büffelfett gearbeitete Armringe und Brustbänder sollen gewisse Krankheiten bannen und gegen menschliche Nachstellungen schützen."

48. Medicamentös behandelte Krankheiten.

Entsprechend diesen immerhin nicht ganz kleinen Ziffern ist auch die Anzahl der Krankheiten, gegen welche diese Mittel von den betreffenden Naturvölkern in Anwendung gezogen werden, keine ganz geringe, und somit können wir auch nicht umhin, ihnen auch die Fähigkeit zuzutrauen, eine ganze Menge verschiedener Krankheiten doch schon recht wohl zu unterscheiden. Fast wäre es ja auch unnatürlich, wenn es nicht so sein sollte. Das müssen wir ohne Weiteres zugeben, wenn wir uns nun einmal näher ansehen, welche Krankheiten es denn nun eigentlich sind, welche hier hauptsächlich in Betracht kommen. Da stehen obenan Fieberfrost und Fieberhitze, Durchfälle und Verstopfung, Magenverstimmung, Kopfschmerz, Nasenbluten, Leibschmerzen und Rheumatismus. Es folgen Verbrennungen, Wunden und Hautausschläge, Pocken, Dysenterie, Epilepsie und Geisteskrankheiten. Aber auch Augen- und Ohrenleiden, Asthma, Husten, Schwindsucht und Lungenentzündungen, allerlei Frauenleiden, Hernien und Blasensteine werden beobachtet, kurz wir würden sehr unrecht thun, die diagnostischen Fähigkeiten der Naturvölker uns gar zu gering und unbedeutend vorzustellen. Wir wollen darauf verzichten, hier alle die Krankheiten namentlich aufzuführen, gegen welche sie besondere Heilmittel in Anwendung ziehen. Auf einige dieser Erkrankungen aber werden wir an späterer Stelle wieder zu sprechen kommen.

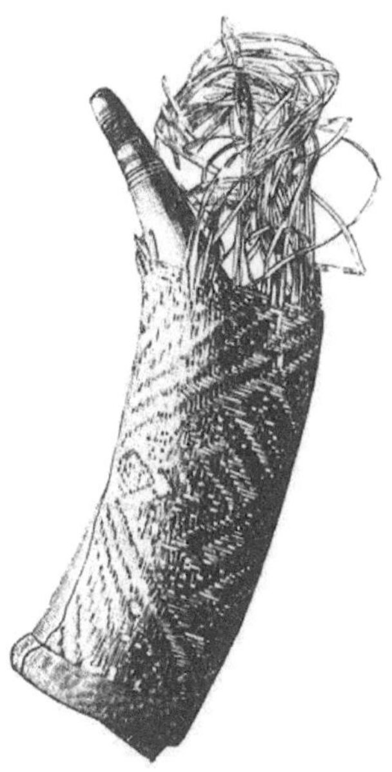

Fig. 48. Ziegenhorn mit Arznei. Battaker. Mus. f. Völkerkunde, Berlin. Nach Photographie.

49. Die Beschaffung der Arzneimittel.

Wenn wir nun auch, wie schon oben gesagt, die Verzeichnisse dieser von den Naturvölkern benutzten Medicinal-Droguen hier nicht wiederholen wollen, so wird es doch nicht ganz ohne Interesse sein, zu erfahren, in welcher Weise diese Volksstämme respective ihre Medicin-Männer sich das Material für ihre Medicamente verschaffen, wie sie die Letzteren sich herstellen und wie sie dieselben aufbewahren.

Schon bei dem Einsammeln des Rohmateriales müssen einige Vorschriften sorgfältig beobachtet werden. In der Landschaft Kroë in Ost-Sumatra kann das Einsammeln sowohl, wie auch das Bereiten der Heilmittel nur an ganz bestimmten Tagen vorgenommen werden, und es müssen dabei von dem Medicin-Manne gewisse Gebetformeln gemurmelt werden, welche er auch später bei der Behandlung des Kranken wiederholt. Auf Tanembar und den Timorlao-Inseln erfolgt das Einsammeln in grosser Gesellschaft. Alle Sammelnden und ihre Begleiter müssen bei dieser Gelegenheit beten:

> „O *Dudilaa*! lass mich sehen, dass diese Blätter, einst getrunken, gut sind!“

In dem Seranglao- und Gorong-Archipel benutzt man einen Extract von den Blättern der Nipa fructicans gegen das Erysipelas. Bevor man die Blätter abpflückt, muss man einen silbernen Ring unter dem Baume vergraben und dabei folgende Formel sprechen:

> „Sei mir gegrüsst, o Prophet *Loqman*, der Weise! Ich lege hier den Ring nieder und nehme Dein Heilmittel.“

Hat man die Blätter aber abgepflückt, dann wird der Ring wieder ausgegraben.

Hier mag daran erinnert werden, dass nach den Vorschriften der altindischen Medicin bei der Präparirung des Quecksilbers für Heilzwecke folgendes Gebet gesprochen werden musste:

> „*Ugra*, ich grüsse Dich und, o *Ugra*, ich biete meine Ehrfurcht dar! *Goraksha, Ishwara, Sarva, Schiva* und *Badra*, ich grüsse Eure verschiedenen Formen, und ich bitte um Euren gnädigen Beistand, damit diese Medicin wirksam werde!"

In Keisar wird dem Baume, von welchem der Medicin-Mann die Heildrogue nahm, nach glücklich erfolgter Heilung ein Dankopfer dargebracht.

An der Loango-Küste bedarf es für die Beschaffung der Medicin nächtlicher Beschwörungen, bei denen dann die mit ihren geheimen Namen angerufenen Fetische in der Gestalt von Hunden, Ziegen u. s. w. dem Ganga erscheinen und ihm die nothwendige Arznei, sowie den Ort, wo sie zu finden ist, bezeichnen.

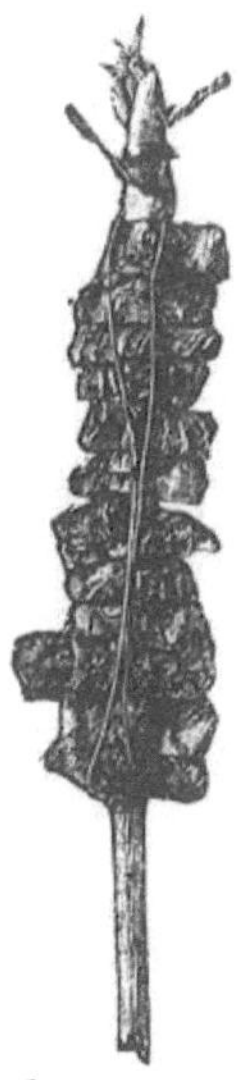

Fig. 49. Stäbchen mit 12 Stücken Calmus-Wurzel, zum Heiltrank f. Wöchnerinnen dienend. Golden. Mus. f. Völkerkunde, Berlin. Nach Photographie.

Die in Koetei in Borneo als Medicinal-Drogue gebrauchten Raoen-Kräuter werden des Nachts dem Thau ausgesetzt, um ihre Heilkraft zu erhöhen. Auch in Cambodja glaubt man an eine Heilwirkung des Nachtthaues. Alan breitet dort in kühlen Nächten in der trockenen Jahreszeit des Abends ein weisses Baumwollenstück über das Gras. Des Morgens ringt man es aus in den Phtel, ein Gefäss von Metall, welches jede Familie besitzt. Dieses Thauwasser mit dem flüssigen Harze des Baumes Thbeng gemischt, giebt ein erfrischendes Getränk gegen innerliche Hitze.

50. Die Bereitung der Arzneimittel.

Bei den Indianern Nord-Amerikas, und zwar bis nach Alaska hinauf, wirkt nicht die Drogue an und für sich, sondern durch des Medicin-Mannes Zauberkraft wird ihr erst die Heilwirkung mitgetheilt. Alle Naturproducte, welche er sich für seinen medicinischen Gebrauch dienstbar zu machen beabsichtigt, müssen in geheimnissvoller Weise gekocht, umgerührt, geschüttelt und filtrirt werden, und Rasseln mit der Zauberrassel, Summen, Murmeln und Singen von Beschwörungen müssen alle diese Processe begleiten. Hierdurch erst erlangen sie die rechte und heilkräftige Wirksamkeit.

Jacobsen erzählt von den Indianern des Copper-River: „Die Medicin-Männer machen ihre Zaubermittel oder die Einweihung der Amulets auf folgende Weise. Der Schamane wirft sich zunächst in seine festliche Tracht, die aus einer Art Schürze besteht, die mit Vogelschnäbeln oder den Füssen der wilden Gebirgsziege behängt ist. Er bemalt sein Gesicht, bedeckt seinen Kopf mit einer Art Hut oder je nach der Medicin, welche er machen will. mit einer Maske und nimmt seine Rassel in die Hand. In der Mitte des Hausraumes wird ein grosses Feuer entzündet, um welches er in Gegenwart herbeigeströmter Einwohner seinen Tanz ausführt."

> „Wenn die Siamesen ein Arzneimittel bereiten, so befestigen sie, wie *Bastian* berichtet, an den Rand des Gefässes mit mystischen Worten beschriebene Papiere, um zu verhindern, dass die *Pet-Phaya-Thong* (gewisse böse Luftgeister) die Kraft des Heilmittels in der Ausdünstung hinwegnehmen."

Auch bei den Ganguella-Negern, welche *Serpa Pinto* besuchte, muss der Medicin-Mann. während er seine Arzneien mischt und zubereitet, eine Anzahl von Ceremonien ausführen und bestimmte Beschwörungsformeln hersagen, ohne welche die Medicin ihre Wirkung verfehlen würde; und etwas ganz Aehnliches berichtet *Holub* von den Betschuanen: „Die gesammelten Pflanzentheile werden sodann getrocknet, geröstet oder zerstampft und dann ein Pulver oder Absud derselben als Heilmittel erklärt, wobei jedoch gewisse Sprüche und Formalitäten bei der Zubereitung, wie bei der Verabreichung zu beobachten sind."

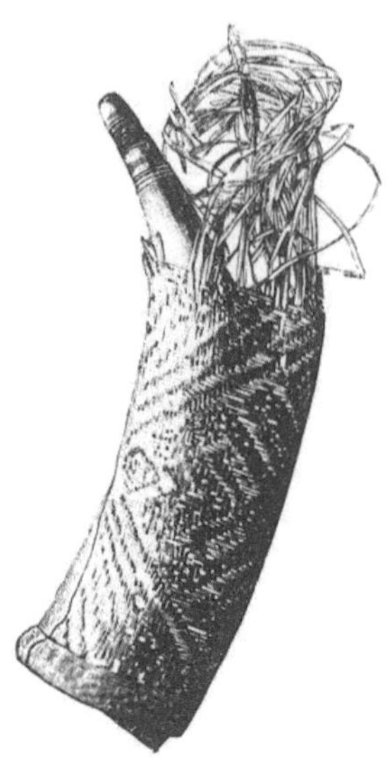

Fig. 50. Umflochtenes Büffelhorn, aus dem Besessene trinken müssen. Borneo. Mus. f. Völkerkunde, Berlin. Nach Photographie.

Besonderer Gehülfen bedarf man dabei auch zuweilen. So muss der Arzt der Minangkabauer in Sumatra in Krankheitsfällen siebenerlei bestimmte Stoffe zusammenbringen, jedoch darf er sie nicht selber zurechtmachen, sondern das muss durch eine reine Frau geschehen, d. h. durch eine Frau, welche im Augenblick nicht ihre Menses hat. Auch ein berühmtes Volksmittel auf dem Seranglao- und Gorong-Archipel, das in keinem Hause fehlt, muss von besonderen Personen hergestellt werden. Es ist ein geweihtes Oel, das als Antidotum gegen Vergiftungen dient. Man fertigt es aus einer jungen rothen Kalapa, welche Morgens von der Sonne beschienen ist. Ein Knabe muss sie Freitags pflücken, der noch keinen geschlechtlichen Umgang gehabt hat. Das Oel wird dann von einem Mädchen zubereitet, welches rein ist und zuvor gebadet hat, und endlich muss der Geistliche noch einige Segenssprüche darüber beten.

51. Die Aufbewahrung der Arzneimittel.

Die Medicin-Männer der nordamerikanischen Indianer pflegen einen Theil ihrer Droguen sorgfältig zu trocknen und dann in ihren Mörsern zu pulverisiren. So sind die Stoffe dann unkenntlich geworden. Sie werden dann in Thierfellsäcken oder Blasen aufbewahrt, welche undurchlässig für die Luft und zum Theil auch für das Wasser sind. Diejenigen von dem Racoon, von der Otter (Fig. 51) und von dem Stinkthier sollen auf die darin aufbewahrten Heilmittel noch ganz besondere Kräfte und heilsame Eigenschaften übertragen.

Der Beutel ist aus dem Fell eines ganzen Thieres gemacht, mit den Haaren nach aussen, und oft mit Perlen und Stachelschweinstacheln verziert. Dem pulverisirten Medicamente sind oft noch andere Stoffe beigemischt, um seinen Geruch und Geschmack zu verdecken und es so für den Laien unkenntlich zu machen.

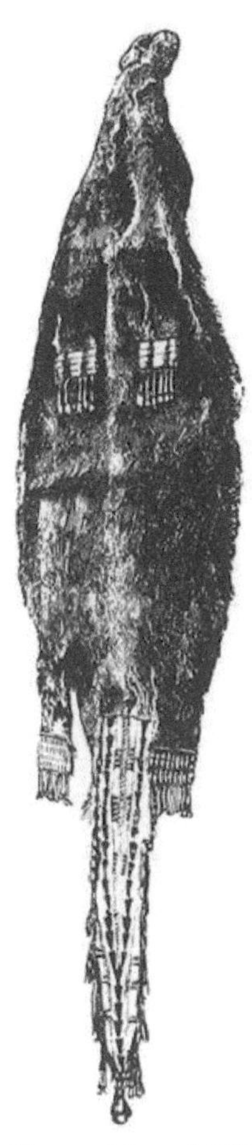

Fig. 51. Medicin-Sack der Missouri-Indianer. Mus. f. Völkerkunde. Berlin. Nach Photographie.

Es ruht aber auch ein eigener Zauber auf diesen Medicin-Beuteln. Niemals unvorbereitet darf sie der Medicin-Mann öffnen, sondern zuvor muss er durch die Ceremonie eines Dampfbades die nöthige Weihe hierfür erhalten. Wenn ein Medicin-Mann längere Zeit auf der Reise war und wenn er annimmt, dass die Pflanzen in seinem Medicinsacke durch Feuchtigkeit oder andere Umstände gelitten haben, „so construirt er eine Hütte, geht in dieselbe, sein Weib macht Steine heiss, bringt sie hinein und trägt Sorge, dass der Dampf (durch Aufgiessen von Wasser erzeugt) gut darin bleibt. Der Mann raucht, singt, spricht einige Gebete und kommt heraus. Dann bereitet er ein Fest für den Abend oder für den nächsten Tag vor. Er ladet zuerst einen anderen Mediciner ein, zu welchem er sagt, dass er nöthig habe, seine Pflanzen zu prüfen, dass er im Begriffe stehe, ein Fest zu geben, zu welchem er ihn bitte, einzuladen, wer ihm beliebt. Dieser Letztere macht die Einladungen nach seinem Gefallen, ohne Ansehen der Person, gleichgültig ob Mediciner oder nicht, allein

Männer. Die Eingeladenen treten ein, dem Laufe der Sonnenbewegung nach, ihren Weg zur Hütte machend. Sie setzen sich und jeder stellt eine leere Schüssel vor sich hin, welche er mitgebracht hat; Pfeifen werden vorbereitet und der Befehl, sie zu benutzen, wird abgewartet. Der, welcher das Fest giebt, sagt kanagakana, jeder einzelne wiederholt kanagakana, zündet an und raucht. Während das Rauchen im Gange ist, nimmt derjenige, der mit den Einladungen beauftragt war, den Kessel, geht herum und füllt die Schüsseln. Der Unternehmer macht eine kurze Erzählung in Bezug auf die Besichtigung seines Medicin-Sackes und endet mit dem Worte kanagakana, welches jeder wiederholt, und dann beginnen sie zu essen: "aber bevor sie den ersten Mundvoll herunterschlucken, speit jeder ein kleines Stück vor sich auf die Erde, für die Geister. Die Schüsseln werden dann umgekehrt und alle ziehen sich still zurück, gemäss der vorgeschriebenen Ordnung. Hier bleibt nur mit dem Unternehmer derjenige zurück, der mit den Einladungen betraut war. Sie inspiciren dann den Sack gemeinsam geheimnissvoll und ohne dass irgend Jemandem von der Familie gestattet ist, Kenntniss von dieser Operation zu haben." (*Schoolcraft*.)

Einen Medicin-Beutel tragen auch die Ganga bei den Loango-Negern. Er ist mit einem rothen Tuch umwunden und mit Glöckchen behängt und enthält Steine, Muscheln, Nüsse, Hornstücke, Schlangenzähne u. s. w., von denen kleine abgeschabte Theilchen als mächtige Medicin betrachtet werden. Der Medicin-Beutel eines Medicin-Mannes der Basutho wird in Fig. 20 vorgeführt.

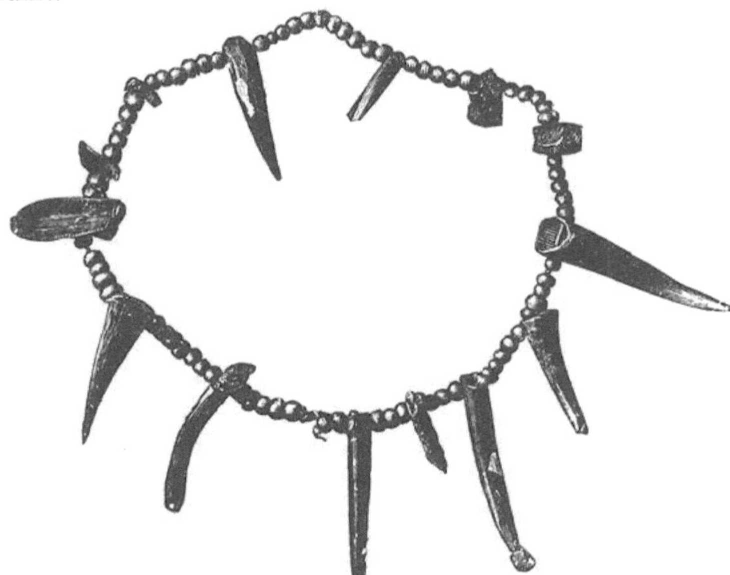

Fig. 52. Perlen-Halsband der Zulu-Kaffern in Natal, mit daranhängenden Medicamenten und Antilopenhörnerspitzen, welche Arzneien enthalten. Im Besitz des Verfassers. – Nach Photographie.

Auch bei den Australnegern von Victoria tragen die Medicin-Männer ihre Medicin-Steine und ihre Zauberknochen vom Emu in einem Belang genannten Beutel. Sie dürfen ihn nie aus den Augen lassen, denn solange sie ihn behüten, können sie niemals von Krankheit befallen werden. Aber manchmal ist sein *Len-bamoorr*, sein übernatürlicher Beschützer, mit dem Medicin-Manne unzufrieden und führt diese Schätze aus dem Beutel in denjenigen eines anderen Medicin-Mannes über. Dann ist von dem ersten die Kraft gewichen, er verfällt in Krankheit und ist in kurzer Zeit todt.

Das Berliner Museum für Völkerkunde besitzt in seinen Sammlungen mehrere Gefässe, die zum Aufbewahren von Medicamenten dienen. Von Bonerate ist es ein einfaches, schmuckloses Holztöpfchen und ein mit eingeschnittenen Ornamenten versehenes Holzgefäss (Fig. 44).

Von der Mündung des Kapuas in Borneo ist es ein Horn in einem hübschen, polychromen Bohrgeflecht (Fig. 50). Aus ihm trinken die von den *Sangiang*, den Luftgeistern Besessenen Arac. Von den Battakern in Sumatra stammen zwei Ziegenhörner (Fig. 45, 48) mit einem reichgeschnitzten Deckel. Sie sind mit Arznei gefüllt und die Schnitzerei des Deckels stellt ein menschliches Figürchen dar, welches auf einer anderen reitet. Eine kleine Vase mit sehr zauberkräftiger Medicin, welche angeblich aus Menschenfleisch gefertigt ist, rührt ebenfalls von den Battakern her (Fig. 54). Auch sie ist mit einem Deckel verschlossen, welcher einen Reiter zu Pferde trägt. Diese Figur soll den *Pangulu balang*, d. h. den Geist der Medicin, darstellen.

Einer absonderlichen Art, die Medicinen aufzubewahren, begegnen wir bei den Zulu-Kaffern von Natal. Ich verdanke dem Herrn Missionar *Prozesky* ein Halsband (Fig. 52) derselben, das aus schönen erbsengrossen, opakgelben Perlen gefertigt ist. In unregelmässigen Abständen sind allerlei Dinge zwischen den Perlen befestigt, das Stück eines Entenschnabels, Holz- und Wurzelstücke und namentlich eine Anzahl von zugeschnittenen Spitzen von Antilopenhörnern. Diese Hörner sind es nun, welche zur Aufbewahrung der Medicinen bestimmt sind und zwar enthält ein jegliches ein Medicament gegen eine andere Krankheit. Aber auch die Wurzelstücke u. s. w. sind gleichfalls wichtige Arzneien und auch sie müssen bei bestimmten Leiden herhalten.

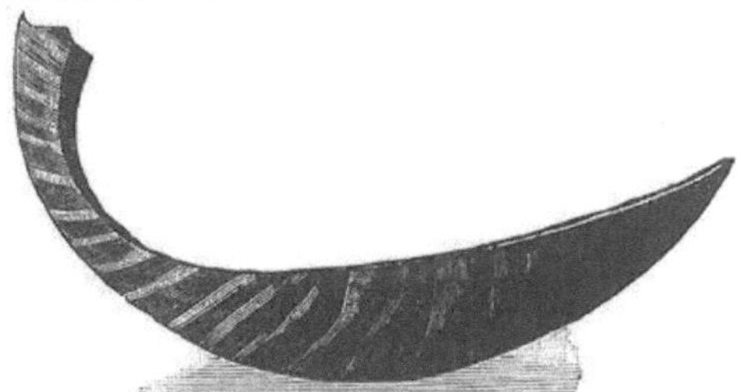

Fig. 53. Medicinlöffel der Singhalesen. Nautilusschale. Mus. f. Völkerkunde, Berlin. – Nach Photographie.

Die Schamanen der Golden in Sibirien lassen für die Wöchnerinnen einen Heiltrank aus der Wurzel des Kalmus abkochen. Die dazu nöthigen Wurzelstücke geben sie dem Ehemann der Patientin zu Zwölfen auf ein Stäbchen aufgereiht (Fig. 49).

Bei den Singhalesen finden wir besondere Löffel zum Einnehmen der Medicin. Theils sind es Abschnitte aus Nautilusschalen (Fig. 53), theils auch sind es niedere runde oder gestreckt herzförmige Schälchen aus einem sehr hart gebrannten Thon (Fig. 46).

52. Die Züchtung der Arzneipflanzen.

Für gewöhnlich sind diese in der Heilkunde benutzten Droguen dem Pflanzenleben in Wald und Feld, das die Naturvölker rings umgiebt, entnommen. Auch ihre Nutzpflanzen kommen zur Verwerthung, wie Reis, Pisang, Cocus, Pfeffer u. s. w. Es kommen aber sogar Beispiele vor, wenn auch nur vereinzelt, dass bestimmte Pflanzen ganz speciell für den medicinischen Gebrauch angepflanzt werden. Wir treffen dieses bei den Annamiten und in Sumatra.

Die Eingeborenen von Mittel-Sumatra brauchen den in Palmöl gekochten, milchweissen Saft einer Cactuspflanze, welche den Namen Soedoe-soedoe führt, zu Einträuflungen bei dem Ohrenlaufen der Kinder. Dieser Cactus wird besonders von ihnen angepflanzt, damit sie den Saft für den genannten Zweck zu ihrer Verfügung haben.

Die annamitischen Zauberärzte gebrauchen vielfach ein Knollengewächs, dem sie besondere magische Wirkungen beimessen. Diese unter dem Namen Ngâi bekannte Pflanze wächst wild in den Bergen, aber der Zauberarzt züchtet sie auch heimlich in seinem Hause oder im Felde. In bestimmten Zwischenräumen muss er dort, wo er sie angepflanzt hat, seinem Schutzgeist einen weissen Hahn opfern. Er legt denselben mit gebundenen Füssen nieder und spricht bestimmte Beschwörungsformeln. Am anderen Morgen findet er dann nichts mehr von dem Hahn vor, als die Federn.

53. Das Einnehmen der Medicin.

Um den Medicamenten die nöthige Kraft zu verleihen, müssen schon bei dem Einsammeln der Droguen, wie wir sahen, gewisse Gebete gesprochen, bei der Bereitung bestimmte Beschwörungen gemurmelt werden. Aber auch bei dem Eingeben der Medicin wiederholen sich bisweilen ähnliche Dinge. So betet man auf Keisar zu *Mahkarom manouwe*, vordem man die Arznei einnehmen lässt, dass er eine günstige Wirkung veranlassen möge. Wenn man im Seranglao- und Gorong-Archipel ein Kind Curcuma-Saft gegen Verstopfung trinken lässt, so muss man dabei sprechen:

> „In dem Namen des gütigen Gottes. Ich glaube an Gott, seine Engel, seine Gesandten, seine Bücher und an die Vorherbestimmung, und dass das Gute sowohl, als das Böse von Gott kommt."

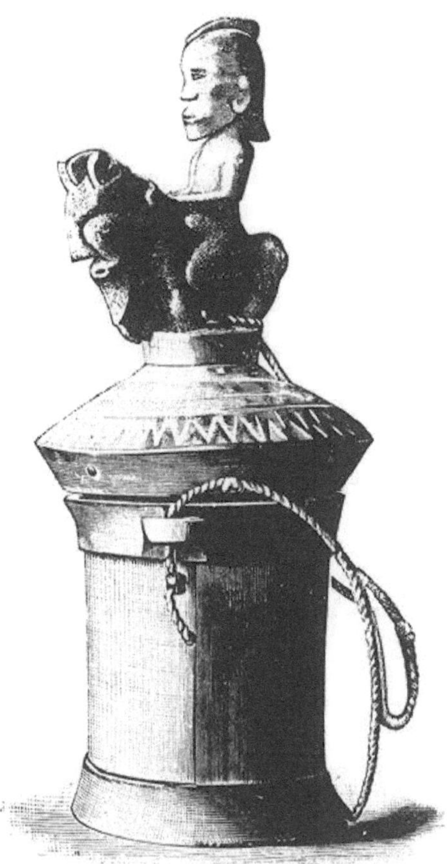

Fig. 54. Gefäss mit sehr zauberkräftiger Medicin der Battaker. Museum für Völkerkunde, Berlin. Nach Photographie.

Bei den nordamerikanischen Indianern berichtet *Schoolcraft* von einer Art von Medicin-Männern, welche, wenn sie sich vorbereitet haben, dem Kranken die Arznei einzugeben, sich an dieselbe wenden, als wenn es eine empfindende Person wäre und sagen:

> „Du bist geschaffen worden für den Gebrauch des Menschen; Du sollst die Pflicht erfüllen, für welche Du bestimmt worden bist; Du sollst den Körper dieses Mannes reinigen; Du sollst wirken gleich einem, der reinfegt und reinigt alles, was an ihm schadhaft ist; und wenn Du zu kräftig bist, so sollst Du zurückkehren aus des Patienten Körper, ohne ihm Schaden zu thun.“

Als eine der originellsten Erscheinungen wohl verdient es hervorgehoben zu werden, wenn wir sehen, dass der Medicin-Mann die von ihm dem Kranken bereitete Arznei mit diesem gemeinsam selber einnimmt. Dieses beobachtete *Matthews* bei einer grossen Heil-Ceremonie der Navajó-Indianer, dem sogenannten „Gesang gegen die Berge", von welchem früher bereits die Rede war. Bei dem einen Akte dieser Feierlichkeit besprengte der Medicin-Mann mit einer Abkochung Kopf, Brust und Augenbrauen der in besonderer Weise gemalten Gottheiten und gab darauf der Patientin in zwei Absätzen davon zu trinken. Auch ihre Begleiterin musste zwei Schluck davon nehmen, und schliesslich nahm der Medicin-Mann selber in zwei Absätzen davon ein. Die Zuschauer erhielten den Ueberrest und sie trockneten sorgfältig die Schüssel aus, damit kein Tropfen verloren ginge.

VI. Die Arzneiverordnungslehre der Naturvölker.

54. Abkochungen und Umschläge.

Es bleibt uns jetzt noch zu untersuchen übrig, in welchen Formen und in welcher Weise die Naturvölker ihre Medicamente anzuwenden pflegen. Hier steht wohl entschieden obenan das Decoct, die Abkochung, welche sie aus allerlei Wurzeln, Rinden, Blättern u. s. w. herzustellen wissen. Für gewöhnlich sind diese Abkochungen zu innerlichem Gebrauche bestimmt; bisweilen aber werden sie auch als medicamentöse Waschung u. s. w. angewendet. Der Pflanzenaufguss, das Infus, ist wunderbarer Weise nur in Ausnahmefällen anzutreffen. An Häufigkeit dem Decocte am nächsten steht der Umschlag, das Cataplasma. Dasselbe wird aber in anderer Weise hergestellt als dieses bei uns gebräuchlich ist. Saftreiche Blätter oder vollsaftige Wurzeln werden feingestampft bis sie einen Brei bilden, und diesen legt man dann dem kranken Theile auf. Anstatt die Drogue zu zerstampfen, wird sie in manchen Fällen auch gekaut, um dann, mit dem Speichel innig vermischt, zur äusserlichen Anwendung zu gelangen. An diese Cataplasmen schliesst sich an das Auflegen heissgemachter oder auch kühler Blätter und die Applikation von heisser Asche. Mit beiden sucht man ähnliche therapeutische Erfolge zu erzielen, wie mit den Umschlägen.

So wird in Mittel-Sumatra bei asthmatischen Beschwerden ein Tabaksblatt mit warmem Oel auf die Brust gelegt. Die Süd-Australier wenden das Auflegen heissgemachter Blätter gegen den Tenesmus bei Durchfällen an. Die Karok-Indianer in Nord-Californien heilen damit Rheumatismus und die Eingeborenen der Insel Engano wenden sie gegen Geschwüre an. In Selebes und auch in Victoria dienen frische Blätter, kühl aufgelegt, als ein gut wirkender Wundverband.

55. Einreibungen, Salben, Pflaster und Pulver.

Dass die Naturvölker auch Oele und thierische Fette zu Einreibungen benutzen, das wird uns kaum zu überraschen vermögen. Aber auch medicamentöse Salben stellen sie sich her und wenden sie bei Wunden, bei Verbrennungen, bei Hautausschlägen und dergleichen an. Je nach der den betreffenden Volksstamm umgebenden Natur sind diese Fette natürlicher Weise von verschiedener Art. Cocosöl dominirt im Süden; Fischthran und Bärenfett tritt dafür im Norden auf. Die Fette sind zuweilen auch aus giftigen Thieren hergestellt und werden dann auch zur Bekämpfung der durch das Thier hervorgerufenen Vergiftung angewendet. So ist bei den Central-Mexicanern Scorpionenöl im Gebrauch, und bei den Cariben wird ein aus Schlangenköpfen gewonnenes Oel als Antidotum gegen Schlangenbisse angewendet. In Mittel-Sumatra wird bei Hals- und Brustschmerzen etwas Sirih-Kalk aufgeschmiert, und zwar geschieht dieses gewöhnlich in der Figur eines Kreuzes.

Ausser mit den Salben sind die Naturvölker auch mit der Anfertigung und Herstellung von Pflastern wohl vertraut, wozu sie bisweilen bestimmte Baumharze als geeigneten Klebestoff verwenden. Solche Pflaster werden nicht nur bei äusserlichen Krankheiten aufgelegt, sondern auch bei innerlichen Leiden recurrirt man zuweilen auf ihre Hülfe. Eine eigenthümliche Gewohnheit der Yamamadi und einiger ihnen benachbarter Indianerstämme Brasiliens mag hier angeschlossen werden. Dieselbe besteht darin, dass sie sich den kranken Körpertheil mit Vogelfedern bekleben lassen.

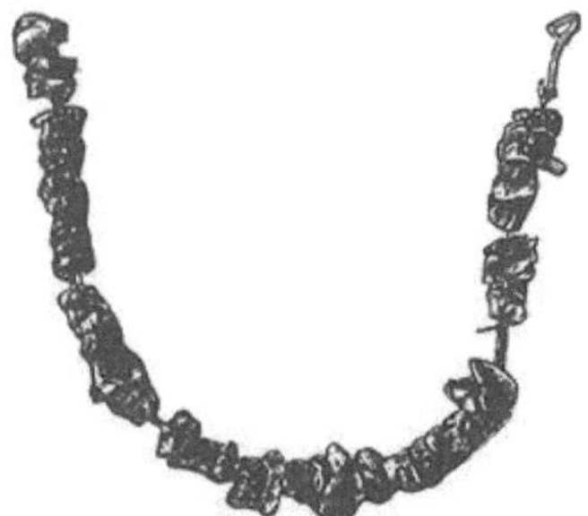

Fig. 55. Ring aus Gelbholzstücken, Mittel gegen Fieber und Kopfschmerzen. Flores. Mus. f. Völkerkunde, Berlin. Nach Photographie.

Die Anwendung des Medicamentes in Pulverform als äusserliches Mittel scheint eine ziemliche Seltenheit zu sein. In gewissen Fällen kommt sie aber bei den Dacota-Indianern, sowie bei den Harrarî und am Congo und auch bei den Australnegern vor.

Grobe Stückchen Gelbholz, zu einem Halbringe vereinigt, dadurch, dass man sie auf einen Faden aufzieht, werden auf der Insel Flores äusserlich gegen Fieber und Kopfschmerzen gebraucht (Fig. 55).

56. Abführmittel und Klystiere.

Zahlreiche Abführmittel sind den Naturvölkern wohlbekannt und auch Stomachicis begegnen wir zuweilen bei ihnen. Manche Volksstämme verfügen sogar über eine gewisse Abwechslung in ihren Abführmitteln; wenigstens wird uns von mehreren ihrer Droguen berichtet, dass sie dieselben ihrer abführenden Wirkung wegen in Anwendung ziehen. Auch die Handhabung der Klystiere ist einzelnen Völkern nicht unbekannt, z. B. den Bilqula, den Dacota-Indianern und den Negern von Liberia. Sie bedienen sich dazu eigens construirter Spritzen, und als Injectionsflüssigkeit werden bisweilen Decocte benutzt.

Die Chorotegans machen Eingiessungen von Decocten mit Hülfe eines besonderen Rohres.

Die Klystierspritze der Liberia-Neger (Fig. 56) ist eine sich flaschenhalsartig verjüngende Kalebasse; die Bilqula giessen Haifischthran ein mit Hülfe eines Salzkrautrohres; als Mundstück hierzu bedienen sie sich des Flügelknochens von einem Adler. Auch die alten Maya-Völker machten von Klystieren einen ausgiebigen Gebrauch.

Abführmittel sowohl, als auch Klystiere bringen die Perser häufig in Anwendung. Als Instrument für Letztere dient nach *Polak* ein sehr hoher Trichter mit abgerundetem und wie ein Katheter umgebogenem Ende. „Vermöge des Luftdrucks stürzt die Flüssigkeit mit brodelndem Geräusche in das Rectum. In keinem Hause fehlt dieser Trichter; gewöhnlich ist er von Glas, bei reichen Familien von Silber mit einer Vorrichtung zum Auseinanderschrauben." Sehr complicirt sind die Vorschriften über die zum Klysma oder als Abführmittel auszuwählenden Stoffe, sowie über die am Abführtage einzuhaltende Diät. „An dem Tage, an welchem der Perser zum Abführen einnimmt, ist er in geschäftlichen Angelegenheiten nicht zu sprechen, sondern lehnt alle diesfallsigen Zumuthungen mit den Worten ab: „Ich habe Medicin genommen." Beamte und selbst Minister entschuldigen damit ihr Nichterscheinen bei Hofe, oder die Unterlassung von Berufsgeschäften."

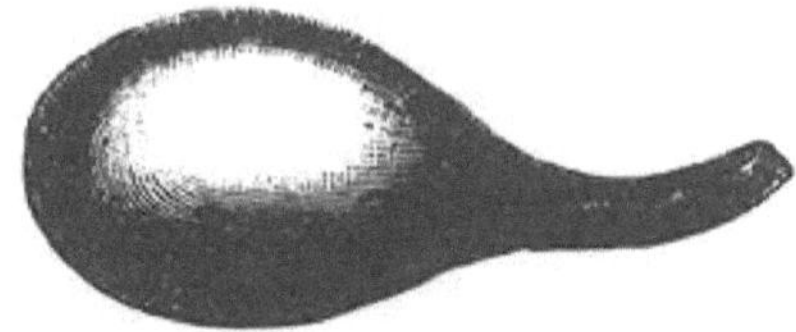

Fig. 56. Klystierspritze für Kinder. Liberia. Nach Büttikofer.

Die Mincopies auf den Andamanen essen, wenn sie Verstopfungen zu beseitigen wünschen, die Bienenlarven, welche sich in den Honigwaben vorfinden.

Der Curiosität wegen müssen wir noch eines Abführmittels der Winnebago-Indianer gedenken, das ist die Rinde des weissen Hollunders.

Die abführende Wirkung hat diese aber nur, wenn der Medicin-Mann sie von oben nach unten schabt, d. h. von den Zweigen nach der Wurzel zu. Schabt er sie aber in umgekehrter Richtung, also von der Wurzel aufwärts gegen den Stiel, so wirkt sie nicht abführend, sondern als Brechmittel.

57. Brechmittel.

Brechmittel wenden die Naturvölker vielfach an, aber nicht alle sind medicamentöser Natur. Das Erbrechen wird von den Naturvölkern als ein wichtiger Heilfaktor angesehen, und eine ganze Anzahl von pflanzlichen Brechmitteln stehen ihnen zur Verfügung. Auch das Trinken von Seewasser wird von ihnen mit gutem Erfolge als Emeticum benutzt, z. B. von den Haidah-Indianern und von den Eingeborenen einiger Südsee-Inseln.

Aber auch mechanischer Hülfsmittel bedient man sich zuweilen. Die Karayá-Indianer in Brasilien fertigen sich extra für diesen Zweck Holzstücke (Fig. 57) von etwas über Fingerlänge und von der Dicke eines Daumens. Dieselben werden vorn ein Wenig abgeschrägt und dann im Feuer angekohlt. Dies Holzstück wird tief in den Schlund eingeführt, bis die erwünschte Wirkung erzielt ist. Die Dacota-Indianer kitzeln sich bisweilen zu gleichem Zweck den Schlund mit einer Vogelfeder.

Nicht in allen Fällen hat das absichtliche Hervorrufen von Erbrechen die Bedeutung einer therapeutischen Maassnahme. Die soeben erwähnten Karayá-Indianer rufen täglich in der geschilderten Weise Erbrechen hervor aus prophylactischen oder hygieinischen Gründen. Sie sind der Ansicht, dass es nöthig sei, täglich den Magen von dem überflüssigen Speisenballast zu befreien, um sich gesund und leistungsfähig zu erhalten. Auch in Ecuador soll Aehnliches gebräuchlich sein. Es erinnert dieses in etwas an jene Zeit, die nur wenige Jahrzehnte hinter uns liegt, wo auch bei uns sämmtliche Kinder am Sonnabend oder wenigstens einmal im Monat durch ein Brechmittel ihren Magen entlasten mussten.

Eine hervorragende Bolle spielt bei den Indianer-Völkern und namentlich bei deren Medicin-Männern eine besondere Art des künstlich provocirten Erbrechens, die man als das rituelle Erbrechen bezeichnen könnte. Ich meine hier nicht das bei ihren Heilmanipulationen unter Würgebewegungen erfolgende Hervorbringen von Fröschen, Schlangen und anderem Gethier, von Holzstücken, Knochen, Scherben u. s. w. oder von ihren magischen Medicin-Steinen, welche sie als das die Krankheit darstellende Princip aus des Patienten Körper heraussaugten. Hier ist ein wirkliches Erbrechen gemeint, das durch das Einnehmen eines besonderen Emeticum absichtlich hervorgerufen wird. Wir haben dasselbe wohl aufzufassen als einen religiösen Reinigungsakt, als eine weihevolle Vorbereitung des menschlichen Körpers für die Aufnahme der unsterblichen Gottheit, ganz ähnlich, wie man durch strenges Fasten sich bereitet, wenn man in nähere Beziehung zu den Göttern zu treten wünscht.

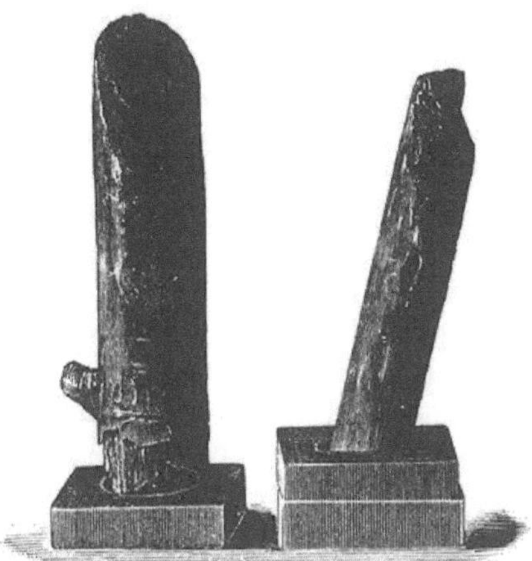

Fig.57. Angekohlte Holzstücke zur mechanischen Erregung von Erbrechen. Karayá-Indianer. Mus. f. Völkerkunde, Berlin. – Nach Photographie.

Matthews hatte die Gelegenheit, bei einem grossen Medicin-Tanze der Navajó-Indianer in Arizona etwas derartiges zu beobachten.

Es handelte sich hier um eine Heilungsceremonie, welche als „der Gesang gegen die Berge“ bezeichnet wird und welche neun volle Tage in Anspruch nahm. Am vierten Tage hatte jeder, der da wollte, Mann oder Weib, zu der Medicin-Hütte Zutritt. Sie setzten sich auf die Erde, und vor jedem Theilnehmer war ein kleiner Erdhaufen aufgeschüttet. Dann mussten sie ein

Brechmittel einnehmen, das aus fünfzehn verschiedenen Pflanzenarten gemischt war. Die Erdhaufen dienten zur Aufnahme des Erbrochenen und wurden nach erfolgter Wirkung in besonderer Weise hinausbefördert. Danach bestreute der Medicin-Mann die Anwesenden mit Medicin.

Auch *Niblack* berichtet von den Küsten-Indianern des südlichen Alaska, dass sie sich für Gottesgerichte und besondere Ceremonien durch Brechmittel vorzubereiten pflegen.

Myron Ells wohnte einer Krankenbehandlung der Twana-Indianer bei. Der Medicin-Mann sass der Kranken gegenüber. Sein Haupt dauernd auf und nieder schwingend, sang er, begleitet von dem Gesange der Anwesenden, seine Beschwörungen. Nach zwölf Minuten begann er heftig über sich hin auf die Erde zu erbrechen. Dann kam eine Pause von wenigen Minuten, worauf der Medicin-Mann sich abwusch und dann bei der Patientin die Saugecur begann.

Wie bereits gesagt, werden aber auch die Emetica sehr vielfach als wirkliche Heilmittel angewendet bei allen möglichen Magenverstimmungen, auch bei denjenigen, welche nur als Begleiterscheinung einer allgemeinen Infectionskrankheit aufgefasst werden müssen. Das Eingeben von Brechmitteln, um Gifte aus dem Magen wieder zu entfernen, ist einigen nordamerikanischen Indianer-Stämmen geläufig.

58. Inhalationen.

Mancherlei Pflanzen werden auch als Medicamente zur Inhalation gebraucht. Bisweilen findet diese Inhalation in der Form von Räucherungen statt, welche mit der betreffenden Pflanze ausgeführt werden. Wir finden diesen Gebrauch in Amerika bei den Dacota, den Karoks und den Navajó, in Afrika bei den Aschanti und in Harrâr, in Asien bei den Tataren. Kopfschmerz, Epilepsie, Husten und Erkältungen sind die Krankheiten, welche diese medicamentösen Räucherungen behufs der Inhalation veranlassen. Die Harrarî räuchern aber auch den Körper mit gewissen Medicamenten, um Ausschläge, Pocken und Fieber zu heilen.

Eine andere Form der Inhalation haben die Karayá-Indianer in Brasilien. Sie fertigen aus bestimmten Arzneistoffen eine Riechessenz, mit welcher sie Kopfschmerzen zu bekämpfen suchen. Die Harrarî pulverisiren eine bestimmte Drogue und halten sie Epileptischen und Tobsüchtigen unter die Nase. Ein anderes Pulver ziehen sie in die Nase ein, wenn sie vom Teufelsschlag, d. h. vom Hexenschuss befallen sind oder wenn sie an Schlaflosigkeit leiden, und auch beim Schnupfen und Husten junger Mädchen lassen sie ein Schnupfpulver benutzen, das aber aus der Asche einer bestimmten Medicinalpflanze besteht.

59. Einschlürfungen und Einträufelungen.

Es ist von hier nur noch ein Schritt zu den feuchten Einschlürfungen in die Nase, die wir als eine Art der Nasendouche anerkennen müssen. Wir finden dieselben wiederum in Harrâr, sowie bei den Aschanti und den Keisar-Insulanern. Bei Allen ist Kopfschmerz die Veranlassung; bei den Harrarî ausserdem auch Nasenbluten. Auf Keisar ist solch Kopfschmerz eine ganz kostspielige Sache. Der Medicin-Mann nimmt die Blätter eines Quarree genannten Baumes, stampft diese fein, wäscht den Kopf damit und lässt den Kranken auch die Feuchtigkeit mit der Nase aufschnaufen. Wird man gesund, dann ist man verpflichtet, ein Schaf zu schlachten. Ein Stück von dem Ohr, die Lippen und die Leber werden gekocht und mit etwas Reis und Sirih-Pinang auf einen Teller und dann mit einem Umschlagetuch darunter auf eine Reiswanne gelegt. Der Marne bringt dieses durch einander und wirft es unter den Baum, von wo er die Heilmittel geholt hat. Den Teller und die Reiswanne bringt er zurück, während er das Umschlagetuch behält. Die Hälfte des geschlachteten Schafes erhält er gleichzeitig als Antheil, die andere Hälfte wird gebraucht, um den Blutsverwandten, welche den Kranken versorgt haben, eine Mahlzeit zu bereiten.

Die Nasendouche der Aschanti beschreibt *Bowditch* folgendermaassen: „Ein Mann klagte sehr über Kopfschmerzen, und eine seiner Frauen brachte ihm ein Decoct von Kräutern und ein hohles Stück Holz mit zwei Röhren, die sie ihm in die Nasenlöcher steckte, dann den Kopf zurücklehnte und den Decoct hineingoss, den er alsdann durch den Mund wieder von sich gab.“

Auch in das Ohr und in die Augen werden von den Naturvölkern Einträufelungen gemacht. Wir wollen davon aber erst später sprechen, weil wir den Erkrankungen dieser Organe einen besonderen Abschnitt widmen wollen.

60. Pillen.

Besonders interessant ist es mir erschienen, dass wir in dem Arzneienschatz dieser uncivilisirten Volksstämme auch einige Mal der Pillenform begegnen. Pillen fertigen die Australneger von Victoria aus einer Baumrinde zur Bekämpfung der Dysenterie. Die Indianer Süd-Californiens rollen den Koth der wilden Tauben zu Pillen und gebrauchen diese gegen Gonorrhoe. Die Dacota-Indianer und die benachbarten Stämme wissen Pillen aus dem Cambium gewisser Bäume herzustellen und sie heilen damit dyspeptische Zustände. Die Kunst des Pillendrehens war auch den alten Völkern Neu-Spaniens bekannt. Sie benutzten als Klebestoff das Guttapercha, in welches sie das wirksame Medicament hineinkneteten. *Pallas* fand heilige Pillen, aus Tibet eingeführt, bei den Kalmücken im Gebrauch. Vornehme und Reiche führen sie beständig bei sich und nehmen sie in schweren Krankheiten ein, wenn der Tod fast unvermeidlich scheint. Sie dienen dazu, die Seele von dem Zeitlichen zu entfernen und zu heiligen. Sie sind von Erbsengrösse und sehen schwarz aus. Ihre Wirkung soll eine abführende sein.

Bei den Persern stehen gewisse Pillen in hohem Ansehen, welche aus Bernstein, Ambra, Rubinen, Gold und gestossenen Perlen gefertigt werden. Sie dienen als Aphrodisiaca.

61. Die hautröthenden Mittel.

Wir haben bereits eine ganze Anzahl von Medicamenten-Gruppen besprochen, die wir in dem Arzneischatze der Naturvölker fanden. Es mögen aber noch zwei derselben hier angeführt werden, nämlich die Rubefacientia und die Narcotica. Die ableitende und häufig schmerzstillende Wirkung der hautröthenden Mittel ist den uncivilisirten Volksstämmen wohlbekannt. Manche Anwendung erhitzter Blätter oder heisser Asche ist in diese Rubrik zu bringen. Die Süd-Californier verstehen es, aus Nesselstengeln eine Paste zu bereiten, welche, auf die blosse Haut gelegt, Blasen zieht, besonders wenn der Patient sich dabei dicht an das Feuer setzt. Die Nieder-Californier benutzen ebenfalls die Nessel als Rubefaciens, aber sie peitschen damit den kranken Körpertheil oder sie setzen Ameisen an denselben.

Die Chippeway- und Creek-Indianer haben einige Pflanzen im Gebrauch, deren Saft eine hautreizende Wirkung besitzt. Die Einwohner von Tonga und Samoa wenden den Saft eines Rankengewächses an, der so scharf ist, dass seine Wirkung derjenigen eines Aetzkali ähnlich ist. Diesen die Haut röthenden und reizenden Mitteln am nächsten verwandt sind dann die Scarificationen und gewisse Methoden des Glühens. Ihre Verbreitung ist eine sehr ausgedehnte. Da sie aber als ein, wenn auch nur kleiner akiurgischer Eingriff zu betrachten sind, so sollen sie erst später in dem der kleinen Chirurgie gewidmeten Capitel ihre Besprechung finden.

62. Die Narcotica.

Um nun auf die Narcotica zu kommen, so ist die Anwendung von Opium und Hanf, Haschisch oder Dacha als ein betäubendes Rauchmaterial ja schon vielfach besprochen worden und allbekannt. Beide Stoffe sind aber nur als Genussmittel aufzufassen und werden meines Wissens niemals aus therapeutischen Gründen angewandt. Es kommen aber auch Medicamente vor, welche die Naturvölker nun wirklich in der ausgesprochenen Absicht verordnen, um Schmerzen zu betäuben oder eine Art von Narcose hervorzurufen. Die Tataren und Kasaken am Jenessei bereiten aus den Zweigen und Blättern einer Alpenrose (Rhododendron Chrysanthum), welche sie von den Koibalen bekommen, ein Decoct, zu welchem Zweck sie die Pflanze „in einem wohlverdeckten oder lieber verschmierten Topf im Ofen schmoren“ lassen. „Auf diese Weise bekommen sie, sagt *Pallas*, einen starken, bittern braunen Trank, welcher eingenommen den Kranken in eine fieberhafte Hitze und Art von Trunkenheit, ja Sinnlosigkeit setzt, während welcher sich in denjenigen Gliedern oder inneren Theilen, welche mit Schmerzen oder Fehlern behaftet sind, ein unaufhörliches Krübeln spüren lässt. Der Rausch vergeht aber geschwinder als der von starken Getränken entstehende, lässt weder Kopfweh, noch die allergeringste Unpässlichkeit nach, und gemeiniglich spürt der Kranke nach einer einzigen oder der zweyten Portion den behafteten Theil ganz gesund und hergestellt. Während der Hitze, welche die Arzney erweckt, haben die Kranken starken Durst; trinken sie alsdann kaltes Wasser, so erfolgt ein heftiges aber heilsames Erbrechen, welches besonders bey Zufällen im Unterleibe dienlich befunden wird. Sonst brauchen es die Kasaken fast wider allerley rheumatische Zufälle und wider chronische Gliederschmerzen, die es unter heftigen Krübeln unfehlbar genesen soll.“

Eine Narcose zum Zweck der Ausführung einer Operation hat *Felkin* in Uganda in Central-Afrika beobachtet. Hier machte ein eingeborener Operateur an einer Kreissenden den Kaiserschnitt. Zuvor aber hatte man die Patientin durch Banana-Wein in einen Zustand von halber Betäubung versetzt.

Ein weit verbreitetes Narcoticum, um sich von Schmerzen zu befreien, ist der Tabak. Die Eingeborenen von Mittel-Sumatra verordnen bei Erkältungen des Kopfes eine Cigarre zu rauchen, die Dacota-, die Creek- und Winnebago-Indianer u. s. w. lassen bei asthmatischen Beschwerden eine Pfeife Tabak rauchen. Auch die südlichen Mexicaner bekämpfen das Asthma ebenso, aber sie wenden die Tabakspfeife auch bei rheumatischen Schmerzen an.

Die Ipurina-Indianer in Brasilien erzielen durch den Tabak eine vollständige Narkose. Unheilbare Kranke werden auf diese Weise betäubt und in den Fluss gestürzt, um bei dem Wassergeist Heilung zu finden. Auch zu dem Zweck einer absonderlichen Operation narcotisirt der Medicin-Mann dieses Volkes den Patienten in gleicher Weise. Er saugt ihm dann die Eingeweide aus dem Körper und setzt ihm dafür thierische ein. Wenn dann der Kranke wieder erwacht, so ist er vollkommen davon überzeugt, „nunmehr den Magen, die Leber u. s. w. eines Schweines oder sonst eines Thieres in sich zu haben."

Aber auch noch ein anderes Mittel, um eine Narcose hervorzurufen, darf man, wie ich glaube, nicht unterschätzen, das vielfach von den Naturvölkern angewendet wird. Der betäubende Lärm der Rasseln und Trommeln, der monotone Gesang des Medicin-Mannes und seiner Gehülfen, die sich dauernd wiederholenden gleichförmigen Bewegungen des Arztes, sein häufig erwähntes Schwingen der Hände, dies Alles muss eine Wirkung auf den Patienten ausüben, welche wir nur als eine hypnotisirende zu bezeichnen vermögen; ein Weisser hat es selbst an sich empfunden. Er hatte einem Medicin-Manne der Guyana-Indianer Kopfschmerzen vorgeheuchelt, um die Art seiner Behandlung kennen zu lernen.

Den bei ihm in der dunklen Hütte hervorgerufenen Zustand schildert er mit folgenden Worten:

> „Einer freiwilligen Bewegung entzogen, erschien es mir, als wenn ich einem endlosen unaufhörlichen Getöse ausgesetzt sei, das ständig hinaufschwoll; meine einzigen Gedanken waren darauf gerichtet, das Wunder zu ergründen, das die Ursache des Geräusches bildete: ein angenehmer, indessen fruchtloser Versuch, um sich dessen zu erinnern, ob je zuvor eine Zeit bestanden, in der es kein Geräusch gegeben. Wenn hin und wieder das Geräusch für Augenblicke verschwand, nämlich dann, wenn der Peaiman (der Thiergeist) vermuthlicher Weise entschwunden war durch's Dach, oder wenn er nur von grosser Entfernung aus gehört werden konnte, erwachte ich halb besinnungslos. Aber sobald er auch zurückkam und das Geräusch anschwoll, verfiel ich allmählich mehr und mehr in einen Zustand von Betäubung. Als am Morgen das Getöse geendet hatte, erwachte ich allmählich. Ich brauche wohl kaum hinzuzufügen, dass mein Kopf nichts weniger als curirt war von seinen Schmerzen."

In den Krankengeschichten, welche uns berichtet werden, ist wiederholentlich davon die Rede, dass die Patienten wie todt, oder wie sterbend zur Erde fallen. Wenn sie dann bald darauf wie zu einem neuen Leben erwachend sich erheben, sich die Pfeife anzünden und rauchen und fröhlich mit den Ihrigen plaudern, so kann ihr lebloser Zustand doch nur entweder ein erheuchelter gewesen sein, oder eine wahre Hypnose. Ich glaube bestimmt, dass es das Letztere ist.

63. Das Bepusten und Bespeien.

Wir haben noch zweier besonderer Arten der therapeutischen Maassnahmen zu gedenken, das ist das Bepusten und das Bespeien. Wem fiele bei dem Bepusten nicht seine Kindheit ein, wo die liebende Mutter gegen die schmerzende Stelle pustete und nun theils durch das Kühlende des Luftstroms, theils durch die Ablenkung der Aufmerksamkeit die Schmerzen vertrieb. So wird auch in Mittel-Sumatra den Fieberkranken der Kopf bepustet, um ihnen Kühlung und gleichzeitig eine Linderung der Kopfschmerzen zu bringen. Auch in Canada und in Victoria ist das Bepusten der Kranken gebräuchlich, und in Alaska pustet ihnen der Medicin-Mann in Mund und Nase. In diesen Ländern hat das Bepusten, wie es scheint, aber nur den Zweck, den Krankheitsdämon aus dem Körper zu entfernen. Die Körperstelle, welche der Medicin-Mann der Eingeborenen von Victoria zum Bepusten auswählt, ist der Bauchnabel seines Patienten.

Mit dem Bespeien, das wir hauptsächlich im malayischen Archipele, aber auch in Victoria im Gebrauche finden, hat es scheinbar eine andere Bewandtniss. Man möchte glauben, dass es sich hier ausschliesslich um eine therapeutische Maassnahme handelt. Denn wenn wir von den Australnegern absehen, so werden in allen Fällen ausnahmslos bestimmte Pflanzentheile gekaut, bisweilen mehrere gemeinsam, nach Art einer gemischten Medicin, und auf des Patienten Körper gespieen. In Mittel-Sumatra benutzt man sogar verschiedene Medicamente bei verschiedenen Krankheiten, denen aber immer einige bestimmte, für alle Fälle gleiche Grundstoffe beigemischt werden müssen.

Die Medicin-Männer in Victoria benutzten zum Bespeien nun allerdings nur einfaches Wasser, aber gerade bei ihnen kann die therapeutische Absicht dieses Verfahrens nicht dem geringsten Zweifel unterliegen. Die Patienten nämlich, bei welchen sie diese Art der Behandlung anwenden, sind die Fieberkranken, deren Körper sie von oben bis unten mit einem Sprühregen von Wasser aus ihrem Munde berieseln. Dass die Verdunstung desselben mit einer starken Wärmeentziehung verbunden sein muss und dass in Folge dessen die Fieberhitze verringert werden kann, das liegt wohl klar auf der Hand. Von den Eetar-Insulanern wird in ähnlicher Weise der Bauchschmerz behandelt, und in Bali werden die geschwollenen Drüsen der Kinder mit gekauten Medicamenten bespieen, bei einer dem Ziegenpeter ähnlichen Krankheit, Hier hat man für ein durch Bespeien geheiltes Organ einen ganz besonderen Ausdruck.

Ob es aber bei den übrigen malayischen Inselvölkern, welche hier in Betracht zu ziehen sind, sich ganz allein um rein therapeutische Absichten ihrer Medicin-Männer handelt, das muss doch schon ein wenig zweifelhaft werden, wenn wir erfahren, welche Krankheiten es denn eigentlich sind, die in Mittel-Sumatra in der geschilderten Weise behandelt werden. Es sind Phantasien, Irrsinn und zeitweilige Bewusstlosigkeit, also alles Krankheitserscheinungen, welche so recht eigentlich dem Eindringen böser Geister in den Körper zugeschrieben werden. Sollte hier nicht der Gedanke verborgen liegen, dass die, man könnte sagen, unehrerbietige Art der Darreichung des Medicamentes zur schnelleren Vertreibung des Dämons benutzt werden soll? Hier führen uns die Einwohner von Koetei in Borneo wahrscheinlich auf die richtige Spur. Sie beschmieren und bespeien ihre kleinen Kinder unter dem Murmeln bestimmter Gebete fortdauernd mit gewissen Medicinen, „um die bösen Geister zu verjagen“. Am deutlichsten ausgesprochen aber finden wir diese Anschauung auf Ambon und den Uliase-Inseln. Man benutzt hier als Medicament zum Zerkauen lauter scharfe und aromatische Substanzen, Muscatnuss, Gewürznelken, Gember u. s. w. Wenn man nun hiermit den Kranken bespeit, so will man theils durch die hierin liegende Beleidigung, theils aber auch durch das Prickeln, das die Medicamente hervorrufen, den bösen Dämon nöthigen, dass er den armen Patienten verlässt.

Bei einer Behandlung der klopfenden Kopfschmerzen auf Bali sollen die geheiligten Symbole des männlichen und des weiblichen Principes die Vertreibung der Krankheit unterstützen. *Jacobs* führt aus einem medicinischen Werke dieser Insel die folgende Verordnung gegen dieses Leiden an: „Alte Sirih-Blätter, deren Blattnerven parallel laufen, 7 Stück, Wurzeln von Gamongan (Zingiber amarineus) drei Stück, auf deren jedem man erst mit einem Messer die Form eines Penis einkratzt; eine rothe Zwiebel, worin vorher die Form einer Vulva ausgeschnitten wird. Dies Alles muss feingekaut und mit diesem Speichel die Stirn bespieen werden."

Die Samoaner glauben, wie *Turner* berichtet, dass Krankheit durch den Zorn irgend einer bestimmten Gottheit entstände, und die Freunde des Kranken rufen die Hülfe des Oberpriesters des Dorfes an und gewähren ihm jede Forderung, um den Unwillen der Gottheit zu sühnen. Häufig verlangt er, dass sie ihre Sünden bekennen. Zum Zeichen der Reue nimmt dann jedes Familienglied etwas Wasser in den Mund und speit es gegen den Patienten.

64. Die Impfung.

Auch die subcutane Methode treffen wir zweimal bei den Naturvölkern an und zwar beide Male in der Form der prophylaktischen Impfung. Es ist ihnen auch sehr wohl bekannt, dass diese Schutzkraft keine dauernde ist, sondern dass sie nach einer gewissen Zeit wiederum verloren geht. Dann muss die Impfung wiederholt werden. Weniger als zehn Jahre waren es in dem einen Fall, für welche die Schutzkraft erhalten sein soll. Es handelte sich um ein Präservativ-Mittel gegen die Bisse von giftigen Schlangen, welches die Buschneger in Surinam mit Erfolg sich in Einschnitte hineinbringen, die sie zu diesem Zwecke sich in die Haut machen. Bei den Aschanti, welche ebenfalls sich auf das Impfen verstehen, ist es eine wirkliche Pocken-Impfung, welche nach *Bowditch* auch in den maurischen Ländern Sitte ist. „Sie nehmen die Materie und impfen den Kranken an sieben Stellen (die mystische Zahl), sowohl an Armen als Beinen. Die Krankheit dauert nur wenige Tage und selten stirbt Jemand daran."

Es mag hier daran erinnert werden, dass die Pockenimpfung angeblich auch bei den Chinesen seit alten Zeiten wohlbekannt war. „Die Alten, so heisst es in einer von *Lockhart* citirten chinesischen Schrift, besassen die Kenntniss der Inoculation der Blattern; sie ist auf uns gekommen von der Zeit des *Tschin-tsung* aus der Dynastie *Sung* (das entspräche dem Jahre 1014), und wurde von einem Philosophen erfunden. Wenn die Krankheit spontan ausbricht, so ist sie sehr schwer und oft tödtlich, während sie durch Inoculation herbeigeführt gemeiniglich mild verläuft und nicht mehr als ein Todesfall unter zehntausend Fällen vorkommt." Es folgt dann eine Reihe von Vorschriften über den Bezug der Lymphe, über die Wahl der Jahreszeit und der Tage, und über das hygieinische Verhalten des Patienten. Eine Schilderung des Verlaufes und der Wirkung schliesst sich an, und dann heisst es: „Wenn nach vierzehntägigem Warten das Fieber nicht erscheint, so kann die Inoculation wiederholt werden, wenn die Jahreszeit noch günstig ist."

In Persien ist ebenfalls das Impfen Sitte und wird von den Chirurgen und Badern ausgeführt. Sie machen auf der Mitte des Vorderarms leichte Hautritze und reiben nach gestillter Blutung die gepulverten abgefallenen Impfschorfe hinein. „Die Heilung erfolgt fast immer, doch bleiben ziemlich ausgedehnte Narben zurück."

Bei den Siamesen war es gebräuchlich, als eine Art der Schutzimpfung geriebene Pockenschorfe in die Nase zu blasen.

VII. Die Wassercur.

65. Kalte Bäder.

In dem Bespeien der Fieberkranken mit Wasser, wie wir es die Medicin-Männer in Victoria ausführen sahen, haben wir bereits eine Form der Hydrotherapie der Naturvölker kennen gelernt, und dass den Anwohnern des Meeresstrandes und der Ufer von Flüssen und Seen auch die segensreiche Wirkung kalter Bäder nicht unbekannt geblieben ist, das wird wohl Niemanden überraschen. Bisweilen scheint man mit diesen Bädern allerdings auch einen rechten Unfug zu treiben und sie in recht unzweckmässiger Weise anzuwenden. In Victoria wenigstens sterben viele junge Leute, wenn sie vom Fieber befallen werden, weil der Medicin-Mann sie veranlasst, drei- bis viermal täglich im Flusse zu baden. Bei den Skagit-Indianern in Columbia sah *Holmes* einen alten Mann in den letzten Stadien der Schwindsucht klappernd vor Frost nach der Einwirkung eines kalten Bades, das er bei einer Lufttemperatur von 40 Grad Fahrenheit hatte nehmen müssen. Auch die Huatstecos haben viele Pockenkranke verloren, weil sie sie mit kalten Bädern behandelten. Das Gleiche gilt von Mittel-Sumatra.

Die Moquis und die Pueblos wenden keine kalten Bäder an, während sie bei den Pimas, den Nieder-Californiern und den Bewohnern der Insel Saleyer sehr gewöhnlich sind. Die Dacota, Creeks und Chippeways, die Klamath in Oregon und die Flatheads lassen die kalten Bäder direct dem Dampfbade folgen. Die Indianer von Honduras lassen ihre Kranken ein kurzes Flussbad nehmen, und dann müssen sie sich zum Feuer legen. Die Moquis gehen, wenn sie fieberkrank sind, in das kalte Wasser und bleiben darin, „bis sie gesund oder todt sind." Wir hätten hier also ein Beispiel eines perpetuirlichen Bades. Bei den Winnebagos wird als kaltes Bad „irgend ein natürlicher Fluss oder eine Quelle benutzt, in welche der Kranke in sitzender Stellung gebracht wird, so dass ihm das Wasser bis zum Kinn reicht; oder wenn solch natürliches Bad der Entfernung wegen nicht zu beschaffen ist, so wird der Kranke in Blankets gewickelt, und kaltes Wasser auf ihn gegossen; das wird fortgesetzt, solange es dem Operateur gefällt. Diese Vornahme hat bisweilen einen günstigen Erfolg in Fällen von Fieber; aber gewöhnlicher ist das Resultat eine Congestion zu wichtigen Eingeweiden oder zum Gehirn."

In ähnlicher Weise pflegen die Dacota-Indianer, die Eingeborenen von Kroë in Sumatra, die Doresen in Neu-Guinea und die Eingeborenen von Süd-Australien bisweilen ihre Kranken kalt zu übergiessen, und in Victoria spritzt ihnen der Medicin-Mann mit den hohlen Händen Wasser über den Körper. Eine die Temperatur herabmindernde Wirkung haben zweifellos auch gewisse Waschungen. Sie werden in Süd-Californien und von den Dacota-Indianern mit gewöhnlichem Wasser ausgeführt; in Victoria und auf Buru, bisweilen aber auch bei den Dacota, werden besondere Pflanzendecocte hierzu verwendet. In Mittel-Sumatra und bei den Aschanti macht man diese Waschungen mit kühlenden oder mit stärkenden Pflanzensäften.

66. Warme Bäder und Trinkcuren.

Ausser den kalten Bädern werden auch bisweilen heisse Bäder in Gebrauch gezogen. Das wird aber nur von den Nez-Percéz und von den Indianern Columbiens gemeldet. Allerdings scheinen sie bei diesen Stämmen ein sehr beliebtes Mittel zu sein.

Auch die Heilwirkung gewisser Thermalwässer ist den Naturvölkern wohlbekannt, wenn sich zufällig solche Heilquellen in dem von ihnen bewohnten Gebiete vorfinden. Es mag hier an die heissen Quellen von Neu-Seeland erinnert werden, welche vielfach von den Eingeborenen zum Baden benutzt werden. Auch die Haidah-Indianer gebrauchen nach *Jacobsen* mit gutem Erfolge eine warme Schwefelquelle, um sich von syphilitischen Erkrankungen zu befreien. In ähnlicher Weise behandeln die Eingeborenen von Mittel- Sumatra ihre an Krätze und an Hautausschlägen Erkrankten.

Von den Siamesen sagt *Bastian*: „Kranke in Aynthia baden zur Heilung in dem Theile des Flusses, der bei dem Kloster Prot-Satr vorüberfliesst und die Kräfte des Teiches Bethesda besitzt." Auch die Perser machen von den zahlreichen Heilquellen in ihrem Lande für Badecuren einen ausgiebigen Gebrauch.

Im Seranglao- und Gorong-Archipel und auf den Babar-Inseln versteht man es, aus bestimmten Pflanzen medicamentöse Bäder für erkrankte Kinder herzustellen.

An diese Badecuren schliesst sich der Gebrauch der Heilwasser für bestimmte Trinkcuren an, wie wir ihn bei den Central-Mexicanern und bei den Buräten vorfinden. Die Ersteren benutzen ein Wasser, welches bei Fiebern eine günstige Wirkung ausüben soll, und die Buräten trinken das Pogromnische Sauerwasser, worüber *Pallas* Folgendes berichtet: „Die Buräten bedienen sich desselben wider allerley Krankheiten und trinken, nach Vorschrift ihrer Lamen, deren jährlich einige hierher kommen und den Quell mit Gebeten seegnen, gemeiniglich sieben Tage lang, täglich drey bis viermahl zu sieben Schaalen, welche kleinen Spülkummen gleich sind. Sie werden von dem Genuss des Wassers matt und etwas fieberhaft, und viele genesen von allerley Zufällen. Von schädlichen oder gar tödtlichen Wirkungen wissen die Buräten unter sich nichts, und man sieht leicht, dass in ein paar Fällen, welche von den Russen erzählt werden, nur der unmässige Genuss bey vorhergehenden schweren Krankheiten dergleichen habe nach sich ziehen können."

Noch einer Art der Bäder haben wir zu gedenken, welche vor nicht gar langer Zeit auch bei uns noch eine ziemliche Rolle spielte; ich meine die Thierbäder. Sie bestehen bekanntermaassen darin, dass der Patient das erkrankte Glied in den noch warmen, frisch geöffneten Leib eines soeben geschlachteten Thieres steckt. Nur ein einziges Beispiel für diese Sitte ist mir bei den Naturvölkern bekannt geworden. Dasselbe betrifft die Onkanagan-Indianer in Nord-Amerika. Ein verzweifelter Fall von Schwindsucht wurde von ihnen dadurch angeblich geheilt, dass sie 42 Tage hindurch täglich einen Hund tödteten, ihm den Bauch aufschnitten und die Beine des Patienten in die noch warmen Eingeweide legten.

Allerdings wurden gewisse Rindenabkochungen von dem Kranken noch ausserdem gebraucht.

67. Schwitzcuren.

Wir wenden uns jetzt der Besprechung eines Heilfactors zu, welcher in der Therapie und der Gesundheitspflege der Naturvölker eine hervorragende Stellung einnimmt, das ist die künstlich gesteigerte Körperwärme, die Transpiration, das Schwitzen. Auf den Inselgruppen des malayischen Archipels wird dieses vorwiegend dadurch erzielt, dass man den Kranken dicht an das Feuer legt oder dass man sogar unter seiner Lagerstätte ein Schwälfeuer entzündet. Diese Methode spielt auch in der Wochenbettpflege dieser Volksstämme eine bedeutende Rolle und sie ist von mir bereits an anderer Stelle ausführlich besprochen worden. In Dorej und in Mittel-Sumatra wird hierfür auch ein Liegen in der Sonne in Anwendung gezogen.

Die Australneger von Victoria haben eine besondere Methode, um heisse Asche auf den Körper einwirken zu lassen. „Wenn es an den Lenden oder Unterschenkeln sehr schmerzt, so nimmt der Arzt einen guten Haufen vorbereiteter heisser Asche, welche nur von Rinde gemacht ist; der Patient wird auf den Bauch gelegt, und der Arzt reibt höchst unbarmherzig die heisse Asche auf den befallenen Theil, wie ein Schlächter, der Fleisch salzen will; wenn die Lenden und Unterschenkel schmerzen, wird der Kranke bis nahe zu den Knieen in den Berg von heisser Asche gesteckt, indessen der Arzt die befallenen Theile mit heisser Asche reibt. Während dieser Vornahme macht der Arzt seine Beschwörungen, wobei er gelegentlich einen Theil des Staubes mit einem zischenden Geräusche in die Luft schlägt. Wenn er genügend manipulirt hat, wird der Kranke in sein Gewand gewickelt."

Ein weiteres Mittel, die Transpiration zu erregen, welches vielfach bei den Völkern Amerikas gebräuchlich ist, bildet der Tanz. Wir dürfen hierbei eins aber nicht vergessen; der Tanz dieser Stämme ist nicht wie bei unserem Volke ein Vergnügen, eine Volksbelustigung, sondern er ist fast unter allen Umständen eine rituelle Handlung, ein Gottesdienst. Der Erkrankte selber tanzt nicht mit, als Heilfactor kommt der Tanz nicht in Betracht. Der Medicin-Mann aber und seine Gehülfen müssen sehr häufig Tänze aufführen, wenn sie den Patienten von seinen Leiden befreien wollen. Trotzdem ist der Tanz auch für das allgemeine Volk von einer grossen Wichtigkeit, denn er dient als bedeutsame prophylactische Maassregel. So heisst es bei *Bancroft* von den Süd-Californiern: „Um das Missfallen der Gottheit abzuwenden und dem bösen Einfluss der Zauberer entgegenzuarbeiten, werden regelmässige Tänze zur Sühne und Abbitte abgehalten, in welchen sich der gesammte Stamm vereinigt."

Sehr lehrreich ist hierfür die Erzählung eines Klamath-Indianers in Oregon, deren Mittheilung wir *Gatschet* verdanken. Ich will sie in wörtlicher Uebersetzung hier folgen lassen: „Um zu schwitzen während fünf Tagen sollen wir gehen, um einen Tanz zu haben, die alten Weiber ebenfalls. Ihr sollt gehen zu einem Schmause, um zu essen. Ich fürchte, ich muss machen zu warm. Laut müsst ihr singen; bei fünf Feuern habt ihr zu singen. Ihr, noch dazu, Weiber und Genossen beginnt zu tanzen mit Anstrengung; nach und nach sollt ihr Ueberfluss essen morgen. „Krankheit will herankommen," der Schamane so sagt, manche Tamánuash-Medicin (zu ihm) „das ist so," sagt; „an Pocken, sagt sie, wird leiden (das Volk)", die Tamánuash, gerade so sagt sie. Es ist klagend das Volk, all erschreckt durch die Pocken.

So der Schamane vor dem Schwitzen spricht: „Wie viele Esskübel zählst Du? wie viele, schon, Kübel? Zweimal zehn und fünf; so viel zähle ich.““

> „Diese Anordnungen haben den Zweck, das Volk in dem gemeinsamen Tanzhause zu sammeln zu einem fünf Nächte dauernden Tanze. Der Tanz wird rings um die Feuer ausgeführt mit meistens übermenschlichen Anstrengungen, in der Absicht, eine profuse Perspiration hervorzurufen und dadurch irgend einer Ansteckung durch Krankheit vorzubeugen. Der Beschwörer oder Schamane ist betraut mit der feierlichen Aufführung aller Tänze, von denen die meisten einen religiösen Charakter haben. Diese Art des Schwitzens heisst „ Wála“, während das Schwitzen in einem Temazcalli oder Schwitzhause „ Spúckli“ ist. Der Kiuks ist eingeführt als alle diese Worte sprechend. Die Partikel „ Mat“ bezeichnet die Worte, welche von einem Anderen als dem Erzähler gegeben werden, ǐ'lks ist der volle Tisch, Korb oder Kübel, in welchem die Lebensmittel hereingebracht werden; aber es bezeichnet auch die Nahrung selber und das Tanzfest, bei welchem sie gegessen wird. Fünffach brennend, weil fünf Feuer brennen. Die jungen Männer entkleiden sich während der Feier bis zu den Hüften und beginnen ihren Tanz, nachdem die Weiber einen beendet haben.“
>
> „Yayayá-as (eine Tamánuash-Medicin) bedeutet eine bestimmte Tamánuash-Zauberkraft, welche den Beschwörer inspirirt; der Beschwörer erzählt dem Volke, was die Yayayá-as ihm sagt.“
>
> „Der Kiuks erhält die Begeisterung durch die Yayayá-as nur nach dem Schwitzen; dann kann er dem Volke erzählen, wann die Krankheit kommen will.“

Bei den Dacota und ihren Nachbarn wird bei Krankheiten eine Schwitzprocedur in Anwendung gezogen, welche von den benachbarten Weissen als Grund-Schwitzen oder Bodenschwitzen (ground-sweat) bezeichnet wird.

> „Das wird auf folgende Weise gemacht. Ein kleiner Haufen Klötze wird auf der für die Operation bestimmten Stelle verbrannt. Wenn die Erde noch heiss ist, wird eine Aushöhlung gemacht, um den Körper des Patienten aufzunehmen, in welche er dann gelegt wird, mit der nothwendigen Kleidung, um den Schweiss zu absorbiren, welche über den Körper gepackt und worüber heisse Erde gebreitet wird, während nur der Kopf herausragt. Dieser

> Process des reichlichen Schwitzens, bei mehr funktionellen Störungen der Gewebe, giebt der capillaren Structur einen solchen Impuls, dass die Deposite schnell entfernt werden.“

Eine ganz ähnliche Maassnahme hatte *Hughan* bei den Australnegern von Victoria zu beobachten Gelegenheit. „Es wurde ein Loch in den Boden gegraben von ungefähr ein Fuss Tiefe, auf dessen Boden dünne Baumrinde gelegt wurde, und auf das Feuer wurden feuchte Blätter bis zum Rande des Loches gelegt; über dieses Loch stellte sich der völlig nackte Kranke. Der leidende Körpertheil wird unmittelbar über die Blätter gehalten und der Hitze des Feuers ausgesetzt, das einen Dampf aussendet, der nicht entweichen kann, da Opossum-Decken auf das behandelte Individuum gehäuft werden, dem bald der Schweiss aus jeder Pore quillt“.

68. Das Dampfbad.

Die verbreitetste Schwitzprocedur bei den Völkern Amerikas und zugleich die bedeutungsvollste ist aber das Schwitzen im sogenannten Dampfbade, in besonders errichteten Schwitzhütten oder Schwitzhäusern. Diese werden entweder jedesmal für den besonderen Zweck neu aufgeführt, oder es sind ständige Einrichtungen. Das Letztere ist namentlich im centralen Amerika der Fall. Hier sind es auch meistens steinerne Gebäude, bisweilen klein, dass nur ein bis zwei Personen darin Platz finden, bisweilen aber auch gross und geräumig und einer ganzen Anzahl von Menschen gleichzeitig Baum gewährend. In den nördlicheren Gegenden werden die Schwitzhäuser meistens in Form ganz kleiner Hütten errichtet, mehrere Stangen werden in die Erde gesteckt, ihre Spitzen bringt man kuppelförmig zusammen, befestigt sie in dieser Stellung und deckt den ganzen Bau mit dichtem Blattwerk oder mit Büffelfellen zu, so dass nur ein lochartiger Eingang und manchmal eine kleine Luftöffnung freigelassen wird. Den Boden hat man vorher entweder ausgehöhlt oder geglättet. Man wählt für die Errichtung solcher Schwitzhütten für gewöhnlich eine Stelle hart an einem Seeufer oder an einem Fluss oder einem Bache aus, um einestheils das zur Erzeugung des Dampfes erforderliche Wasser bequem bei der Hand zu haben und um andererseits in der Lage zu sein, dem Dampfbade schnell ein kaltes Bad folgen zu lassen.

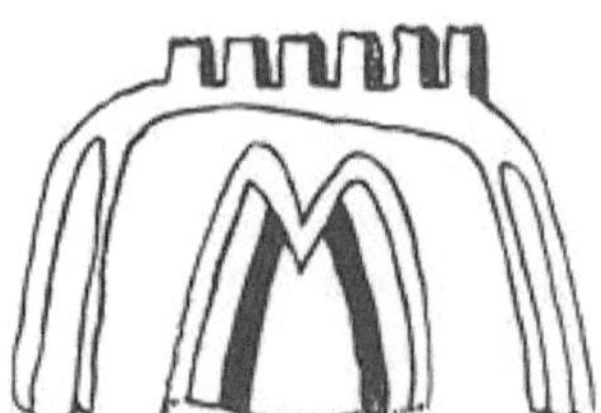

Fig. 58. Schwitzbad der nordamerikanischen Indianer. Nach einer Zeichnung auf einem Musikbrett der Wabeno. Nach Schoolcraft.

Die Art der Construction dieser für den besonderen Zweck errichteten Schwitzhütten richtet sich bisweilen auch nach bestimmten rituellen Vorschriften; wir kommen darauf noch zurück (Fig. 58).

Die massiv aufgerichteten Schwitzhäuser werden mit einem aztekischen Worte Temescal oder mit dem spanischen Estufa bezeichnet. *Stoll* schildert sie uns von den Indianern Guatemalas, bei welchen hierfür der Quiché-Name Tuh gebräuchlich ist: „In allen den zahlreichen Dörfern, welche noch indianische Sitte aufrecht erhalten, findet man gewöhnlich hinter dem Wohnhause backofenförmige, halbkugelige Bauten, deren Durchmesser und Höhe mehrere Fuss beträgt. Sie sind aus Stein oder Lehmziegeln gebaut. Die Eingangsöffnung ist so klein, dass ein Mensch eben noch durchkriechen kann. Im Inneren, worin sich dem Eingang gegenüber ein Paar als Herd dienende Steine befinden, wird Feuer angemacht, dessen Rauch durch ein in der Kuppel befindliches Loch entweicht. Gleichzeitig werden drei Schüsseln voll Wasser in den Ofen gestellt, und zwar zwei davon neben das Feuer, damit ihr Wasser sich erhitze, die dritte aber entfernt davon, da ihr Wasser nicht heiss werden soll. Wenn das Feuer abgebrannt ist, so kriechen eine oder mehrere Personen nackend in den Temazcal hinein, löschen die Gluth durch Uebergiessen mit Wasser; der sich entwickelnde Wasserdampf, dessen Entweichen durch Verschliessen des Eingangs und des Kamins verhindert wird, erfüllt den Ofen. Die Badenden haben dünne Zweige irgend welcher Pflanzen bei sich, welche sie in die Schüsseln mit dem heissen Wasser tauchen und womit sie alsdann sich selbst oder Einer den Anderen schlagen, um den Ausbruch des Schweisses zu befördern. In diesem Dampfbad verweilen sie etwa zwanzig Minuten. Das geschilderte Verfahren ist das unter den Pokonchi-Indianern von Tactic übliche, doch glaube ich nicht, dass erhebliche Abweichungen von demselben anderwärts vorkommen. Die halbkugelige Kuppelbaute ist für den Tuh die gewöhnliche, doch kommen auch vierkantige, mit flachem Dach versehene Schwitzöfen vor.“ (Fig. 59).

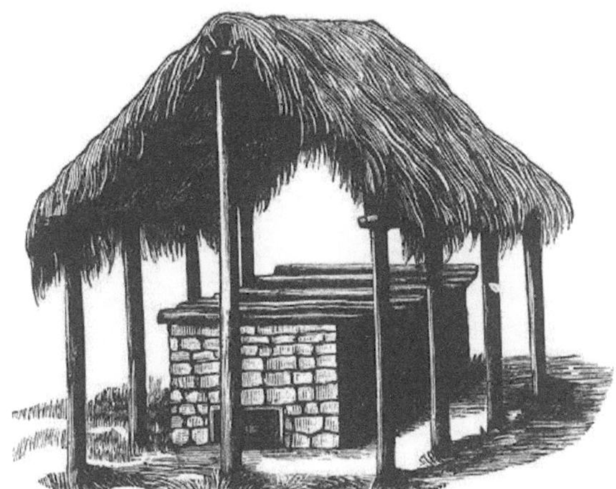

Fig. 59. Schwitzhütte der Indianer von Guatemala. Nach Stoll.

Die grössten Schwitzhäuser finden sich nach *Bancroft* bei den Pueblos in Neu-Mexico. „Jedes Dorf hat ein bis sechs dieser eigenthümlichen Gebäude. Ein grosser halbunterirdischer Raum ist gleichzeitig das Badehaus, Rathhaus, Berathungshaus, Clubhaus und Kirche. Es besteht aus einer weiten Aushöhlung, deren Dach fast in gleicher Ebene mit dem Erdboden ist, manchmal ein wenig darüber, und getragen wird von dicken Balken oder Pfeilern von Mauerwerk. Rund um die Wände laufen Bänke, und in der Mitte des Estrichs ist ein viereckiger Steinherd für das Feuer. Der Eintritt geschieht mit Hülfe einer Leiter durch ein Loch in der Decke, das gerade über dem Feuerplatze angebracht ist, so dass es zugleich als Ventilator dient und dem Rauch freien Austritt gestattet. Gewöhnlich sind sie von runder Form und von grossen und kleinen Dimensionen. Sie sind entweder innerhalb des grossen Bauplatzes errichtet, oder in den Hof ausserhalb desselben eingegraben. In einigen der Ruinen werden sie gefunden, erbaut auf der Mitte von dem, das einst ein pyramidaler Pfeiler war, und vier Stockwerke hoch. In Jemez ist die Estufa von einem Stockwerk, 25 Fuss breit und 30 Fuss hoch. Die Ruinen von Chettro Kettle enthalten 6 Estufas, jede 2 oder 3 Stockwerke hoch. In Bonito sind Estufas 175 Fuss im Umfange, erbaut aus abwechselnden Schichten von dicken und dünnen Steinplatten.“

In den kleinen Schwitzhütten der nördlicheren Stämme wird die Entwicklung des Dampfes dadurch hervorgerufen, dass Steine glühend gemacht und dann mit Wasser übergossen werden. Bisweilen macht man die Steine neben der Hütte glühend und bringt sie dann erst in die Hütte hinein, in anderen Fällen aber findet die Erhitzung der Steine gleich auf dem Boden der Hütte Statt. Letzteres scheint das häufigere zu sein. Die auf diese Weise hervorgerufene Entwicklung des Dampfes wird als eine ganz gewaltige geschildert, als „wahrhaft erstickend“, und er erzeugt in kurzer Zeit eine sehr hochgradige Transpiration. Die Schwitzhütte der Dacota-Indianer ist nur 3-4 Fuss breit und ebenso hoch; die glühend gemachten Steine haben jeder einzelne ein Gewicht von 3-4 Kilo. Bei den Nez-Percé hat dagegen die Schwitzhütte bei 3 bis zu 8 Fuss Höhe oft einen Durchmesser von 15 Fuss. In einer so kleinen Hütte muss der Patient natürlicher Weise hockend verweilen, während ein Gehülfe ihm die glühenden Steine mit Wasser begiesst.

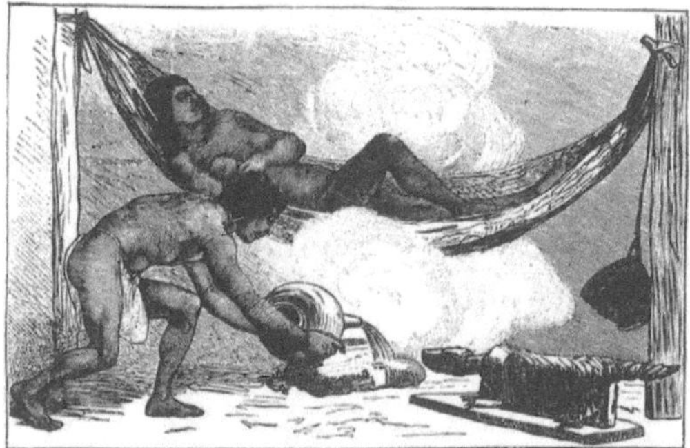

Fig. 60. Wöchnerin der Rouquouyennes-Indianer im Dampfbade. Nach Crevaux.

Bei den Central-Mexicanern wird der Patient mit den Füssen voran wie in einen Backofen hineingeschoben und er liegt dann, durch eine untergebreitete Matte geschützt, auf den heissen Steinen mit dem Kopfe in der Nähe des Luftloches. In den grösseren Temescali liegen die Schwitzenden mit den Füssen gegen das Feuer gekehrt. Bei den Rouquouyennes-Indianern in Süd-Amerika wird der Patient oberhalb der Steine in einer Hängematte gelagert (Fig. 60). Diese Proceduren werden stets vollständig nackend vorgenommen. Unmittelbar aus dem Schwitzraume mit seiner oft wahrhaft erstickenden Luft stürzen sich die Indianer in das kalte Wasser des benachbarten Flusses.

Im Principe sehr ähnlich ist eine Schwitzvorrichtung, wie sie die Narrinyeri in Süd-Australien bei rheumatischen Affectionen anwenden. „Sie zünden ein Feuer an und machen Steine heiss, wie zum Kochen. Dann machen sie eine Art Gestell aus Stangen und der Kranke wird darauf gesetzt. Unter das Gestell bringen sie einige der heissen Steine und giessen, nachdem sie den Kranken mit Wolldecken bis zum Kopfe eingehüllt und die mit heissen Steinen bedeckte Stelle ebenso abgeschlossen haben, Wasser auf die Steine und der Dampf steigt dann unter den Decken auf und hüllt den Körper der Patienten ein. Diese Behandlungsmethode ist oft sehr erfolgreich."

In Nord-Californien wird das Feuer im Temescal im Anfange des Winters entzündet und darf bis zum Frühjahr nicht erlöschen. Diese Art der profusen Schweissentwickelung wird gegen allerlei Krankheit angewendet, aber es ist auch eine hervorragend hygieinische Maassnahme, um sich den Körper gesund zu erhalten. Doch das Schwitzhaus dient auch rituellen Zwecken, und keine wichtige politische und religiöse Vornahme, kein Medicin-Tanz, ja nicht einmal die Besichtigung seiner Medicamente seitens des Medicin-Mannes kann vorgenommen werden, ohne dass zuvor die speciell bei der Feier Betheiligten die reinigende und heiligende Einwirkung eines Schwitzbades hätten auf sich einwirken lassen. Darum ist bei manchen Stämmen das Schwitzhaus nur den Auserwählten zugänglich. Weiber dürfen bei den Schastas und einigen anderen Stämmen nur hinein, wenn sie dem ärztlichen Stande angehören. Bei den Pueblos schlafen die Männer im Temescal und die Frauen dürfen ihnen nur das Essen dorthin bringen. Gottesdienste und Rathsversammlungen werden darin abgehalten. Bei den Dacota und den benachbarten Indianern wird die gewöhnliche Schwitzhütte aus vier Pfosten, diejenige für feierliche Vornahmen aus acht Pfosten construirt. In letzterem Falle werden auch acht glühend gemachte Steine hineingebracht. Wenn es sich aber um ein besonders grosses Medicin-Fest handelt, dann sind für die Schwitzhütte neunzig Pfosten und neunzig Heizsteine erforderlich.

Ueber die Schwitzhütten erhielt *Gatschet* von einer Klamath-Indianerin in Oregon folgenden Bericht: „Das Seevolk hat zwei Arten von Schwitz-Hütten. Zu weinen über einen Todten, sie bauen Schwitz-Hütten, den Boden ausgrabend; sie werden gedeckt, diese Schwitz-Hütten, mit Erde zugedeckt. Eine andere Schwitz-Hütte bauen sie von Weiden, einem kleinen Cajüten-Fenster ähnlich. Blankets breiten sie über die Schwitz-Hütte, wenn in ihr sie schwitzen. Wenn Kinder sterben, oder wenn ein Ehemann Wittwer wird, oder die Frau verwittwet wird, sie weint aus Ursache des Todes, gehen schwitzen viele Angehörige, die er zurückgelassen hat; fünf Tage schwitzen sie dann. Sammelnd die Steine, sie machen sie heiss, sie häufen sie auf (nach dem Gebrauch); diese Steine haben niemals gedient zum Schwitzen. Die Schwitz-Hütte, vor ihr machen sie sie heiss, heiss wenn sie sind, sie bringen zugleich sie hinein, giessen auf sie Wasser, sie besprengen. Sie schwitzen dann mehrere Stunden und wenn sie hinreichend gewärmt sind, so verlassen sie und sie kühlen sich selbst ab, ohne Anzug, nur baden gehen in einen Bach, Fluss oder See dabei. Sie wollen schwitzen für lange Stunden, um sich stark zu machen, so biegen sie nieder junge Fichtenzweige, sie binden zusammen kleine Baumzweige mit Stricken. Von Weidenrinde die Stricke sie machen. Nach Hause gehend häufen sie Steinhügel auf, kleine Steine zur Erinnerung an den Todten, Steine von gleicher Grösse aussuchend."

VIII. Massagecuren.

69. Die legitime Massage.

Einer Behandlungsmethode haben wir noch zu gedenken, welche namentlich in Japan und in niederländisch Indien eine weite Verbreitung gefunden hat. Die Japaner nennen sie Ambuk (Fig. 61), die Malayen Pitjak. Es ist eine regelrecht ausgeführte Massage. Die höchst angenehme und wohlthätige Wirkung derselben wird uns von den verschiedensten Seiten bestätigt. Das Gefühl der Ermüdung und Mattigkeit soll schnell dadurch schwinden und allerlei Schmerzen werden eiligst durch sie beseitigt. Es möge genügen, wenn wir hier anführen, was *Thomsen* aus persönlicher Erfahrung über diese Maassnahme sagt. Er lernte sie auf der Osterinsel kennen, wo sie mit dem Namen Lomilomi bezeichnet wird: „Bei mehr als einer Gelegenheit habe ich mich selber von der Thatsache überzeugt, völlig erschöpft durch Ueberanstrengung, und mich den geschickten Knetungen, Frictionen und dem Streichen und Drücken der in dieser Behandlung Bewanderten überlassend. Der hartfäustige Eingeborene ist keineswegs zart bei der Operation, sondern mit den Handflächen und Knöcheln traktirt er gewaltig jeden Muskel und jede Sehne sowohl, wie auch jedes Gelenk und jeden Wirbel, bis der erschöpfte Patient in einen Zustand von vergessender Somnolenz sinkt."

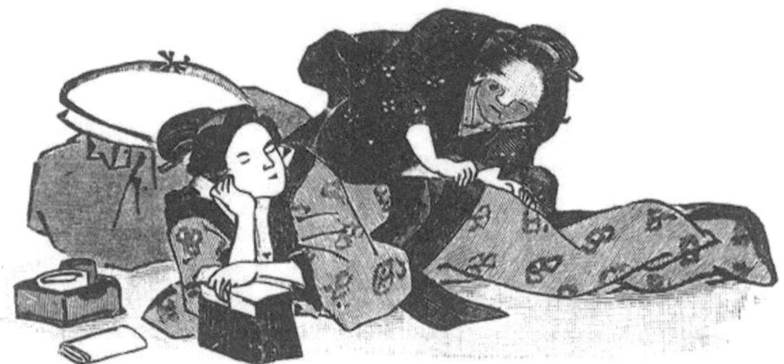

Fig. 61. Massage. Nach einem japanischen Holzschnitt. Im Besitz des Museums für Völkerkunde, Berlin.

Selbst auf die ungünstige Lage der Frucht im Mutterleibe vermögen geschickte Masseure verbessernd einzuwirken, wie uns mancherlei Angaben über die malayischen Völker bestätigen. Dass auch in Persien und in der Türkei das Kneten eine sich dem Bade gewöhnlich anschliessende Maassnahme ist, das dürfte wohl allgemein bekannt sein.

Von den Samoanern berichtet *Turner*: „Massage und Einsalbungen mit wohlriechendem Oel ist bei den eingeborenen Aerzten gewöhnlich und hierzu werden häufig Zaubermittel gefügt, bestehend aus Waldblumen in einheimisches Zeug gewickelt und auf einen sichtbaren Platz auf das Dach über dem Kranken gelegt.“

70. Die versteckte Massage.

Viele Manipulationen der Medicin-Männer nun können wir nicht umhin, ebenfalls als eine Form der Massage anzusprechen. Wenn wir erfahren, dass der Medicin-Mann den Patienten mit den Händen knetet und packt, ihn mit den Fäusten, den Knieen und den Füssen drückt, ihn schlägt, ihn stösst und seinen Körper reibt, während er dabei seine monotonen Beschwörungsgesänge erschallen lässt, so ist das doch eine Massage, die er ausführt; und wenn wir auch sehr gern anerkennen wollen, dass bei der Beseitigung der Beschwerden des Kranken die durch des Medicin-Mannes wundersames Gebahren hervorgerufene Suggestion eine erhebliche Rolle spielt, so werden wir die Heilwirkung dieser massirenden Handgriffe doch auch nicht unterschätzen dürfen.

Wenn einem Siamesen von einem bösen Feinde, gewöhnlich von einem Laoten, durch Zauberei Dämonen (*Phi Phob*) in den Körper getrieben wurden, so lässt er einen Mo-Phi, einen Dämonenarzt rufen, deren berühmteste Cambodjer sind. Dieser vertreibt ihm die bösen Geister „durch Fächeln und Reiben mit Heilkräutern“. Auch bei den Mincopies auf den Andamanen ist solch ein Reiben im Gebrauch. Hier übernehmen die Freunde eines am Fieber Erkrankten den Liebesdienst, ihren kranken Genossen fortwährend mit grossen Gu'gma-Blättern zu reiben. „Da nur eine kleine Anzahl dieser Fälle tödtlich endet, so wird ein grosses Vertrauen in diese Behandlung gesetzt, welche jedenfalls keinen Schaden anzurichten im Stande ist.“

Turner berichtet von der Südsee-Insel Fakaofo oder der Bowditch-Insel. „Abgesehen von dem Gotte *Tui Tokelau* war hier ein besonderer, Krankheiten verursachender Gott, dessen Priester vom Kranken Opfer von feinen Matten empfing. Wenn die Freunde des Kranken ein Geschenk zu dem Priester brachten, so versprach er, zu dem Gott für die Wiederherstellung zu beten, und dann ging er zum Kranken und salbte ihm den befallenen Theil mit Oel. Er benutzte kein besonderes Oel. Wenn er sich niedergesetzt hatte, so rief er irgend Jemanden von der Familie, ihm Oel zu reichen, und nachdem er die Hand in die Schale getaucht hatte, strich er sanft zwei bis dreimal über den befallenen Theil. Medicin wurde für den Kranken nicht benutzt. Wenn der Körper heiss war, legten sie ihn in kaltes Wasser; wenn er kalt war, zündeten sie ein Feuer an und wärmten ihn.“

Die wohlthätige Wirkung eines circulären Druckes, um bestimmte Schmerzen zu lindern, ist den Naturvölkern wohl bekannt. Ein circulär um den Kopf gelegtes Band oder Tuch wird fest zusammengeschnürt in Mittel-Sumatra, sowie bei den Australnegern vom Port Lincoln und von Victoria.

Am Yukon-Fluss in Alaska sah *Jacobsen* die Behandlung eines an einem epidemischen Schnupfen und Husten (also vielleicht an einer Influenza) erkrankten Mädchens. „Während sie schwach und kraftlos dalag, band der Medicin-Mann einen Lederriemen um ihren Kopf, steckte einen Stock durch den Riemen und hob den Kopf mit jeder Minute hoch und senkte ihn wieder hinab. Dabei führte er ein ernstes Gespräch mit dem Teufel (*Tonrak*), indem er denselben bald heftig bedrohte, bald ihn flehentlich bat, die Patientin zu verlassen, indem er ihm zugleich „Tobaky“ versprach.“

Bei den Australiern ist auch ein sehr festes Zuziehen des Gürtels gebräuchlich, um sich von Schmerzen zu befreien. Ein bevorzugtes Mittel bei den Skagit-Indianern in Britisch-Columbien in der Lungenschwindsucht ist das Herumbinden eines Strickes fest um den Brustkorb, um auf diese Weise das Zwerchfell zu zwingen, dass es tiefe Respirations-Bewegungen macht, ohne die Hülfe der Brustmuskeln in Anspruch zu nehmen.

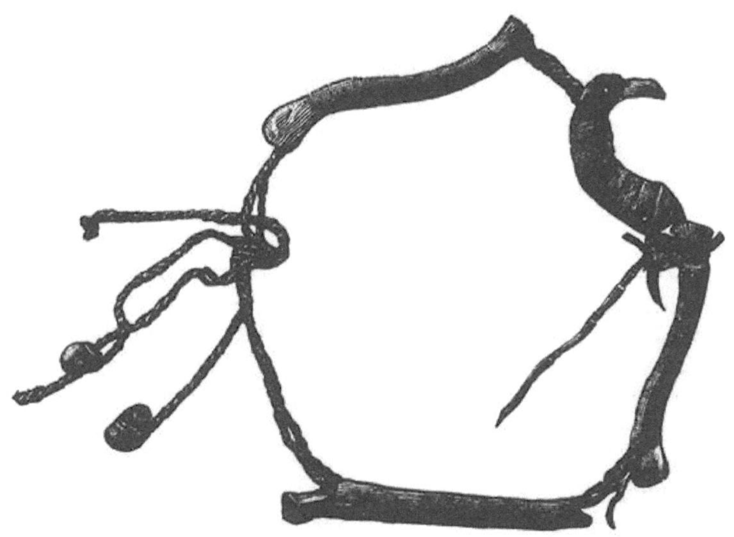

Fig. 62. Tschon-ga-tah, zauberkräftiges Halsband aus Menschenknochen. Mincopies (Andamanen). Mus. f. Völkerkunde, Berlin. – Nach Photographie.

Die Mincopies auf den Andamanen haben mehrere Methoden, bei denen die circuläre Umschliessung des leidenden Theiles zur Geltung kommt: „Gegen Husten kauen sie den dicken Theil der langen Blätter einer ji-ni genannten Pflanze (Alpinia spec.), und wenn sie den bitteren Saft ausgekaut und heruntergeschluckt haben, binden sie die ausgekauten Fasern rings um den Hals.“

Bei allerlei schmerzhaften Krankheiten aber umgeben sie den kranken Körpertheil mit einer besonderen Art ihrer Halsbänder, welche den Namen Tschon-ga-tah führen (Fig. 62). Diese Halsbänder sind überwiegend aus Menschenknochen, bisweilen auch aus denen der Schildkröte gefertigt und ausserdem mit Dentalium octogonum oder Helix-Arten verziert. Die Knochen sind mit rother Farbe dick überstrichen, so dass sie nur mit ihren Enden frei aus dieser aufgetragenen farbigen Masse hervorsehen. Sie sind auf ebenfalls rothgefärbte Bindfäden mit Hülfe von Durchbohrungen in ihrer Längsaxe aufgereiht. Einzelne Knochen sind auch ausserdem noch in rothe Lappen gewickelt. Es wird bei diesen Menschenknochen, wie *Man* berichtet, nicht für nothwendig erachtet, dass sie einem Erwachsenen angehört haben; auch diejenigen von Kindern werden als wirksam betrachtet und das in Fig. 62 abgebildete Tschon-ga-tah enthält unter anderen ein Wadenbein und zwei Schlüsselbeine von Kindern. Ausgefallene Zähne und Kieferstücke, sowie auch die Knochen schon vor langer Zeit Verstorbener werden ebenfalls bisweilen zu solch einem Halsschmucke verarbeitet. Der Glaube ist, dass durch die Wirksamkeit des entkörperten Geistes, dem einstmals diese Knochen angehörten, dem Träger vor den Dämonen der Krankheit Schutz gewährt wird aus Dankbarkeit für die Achtung und das Gedenken, was man dem Geiste dadurch erweist, dass man seine Knochen als Halsschmuck trägt.

Nicht selten borgen auch mehrere Freunde gleichzeitig dem Kranken ihren Halsschmuck, damit er sein krankes Glied damit umschlingen könne.

Dass die Medicin-Männer bei ihren massirenden Handgriffen für gewöhnlich nicht gerade sehr zart vorgehen, das haben wir schon von den Oster-Insulanern erfahren. Es wird uns allerdings mehrmals nur von einem Reiben berichtet, so aus Kroë und Mittel-Sumatra, von den Yamamadi-Indianern und aus Victoria; aber hier wurde wenigstens in einem Falle das Reiben mit heisser Asche so gewaltsam vorgenommen, „als wenn der Schlächter Fleisch einsalzen wolle". Sonst wird vom Pressen, Kneten und Drücken gesprochen, was mehrmals noch besonders als stark bezeichnet wird. Nicht nur die Finger, sondern auch die Fäuste, ja selbst die Kniee werden hierzu benutzt und bei den Narrinyeri in Süd-Australien wird dieses fortgesetzt, bis der Kranke stöhnt. Der Bauch und die Herzgrube sind für diese Maassnahmen besonders beliebt. Vielfach wird auch vom Stossen und Schlagen des Körpers gesprochen, und wenn man sich klar macht, wie der Medicin-Mann bei seinen Beschwörungsversuchen tanzt und umherspringt und immer wieder über den Patienten herfällt, so kann man es sich ja auch deutlich vorstellen, wie selbst jene Handgriffe, die er als zarte beabsichtigt, doch einen gewissen Grad von Gewalt und Heftigkeit erhalten müssen. Es wird uns kaum befremden, dass bei solch rohem Vorgehen der tödtliche Ausgang öfter beschleunigt wird.

Bei den Australnegern und den Annamiten werden auch die Füsse zum Massiren gebraucht. Die Eingeborenen von Victoria treten den Bauch und den Rücken des Kranken, der zu diesem Zwecke bisweilen von vier Schwarzen gehalten wird. Manchmal geht es sehr roh hierbei zu: der Medicin-Mann „setzt seinen Fuss an das Ohr des Patienten und presst dasselbe, bis dem Kranken buchstäblich das Wasser aus den Augen strömt." Dem Berichterstatter sind aber Fälle bekannt, wo durch diese Gewaltmaassregel die völlige Heilung herbeigeführt wurde. Auf einer Handzeichnung von *George Catlin* sehen wir, wie der Medicin-Mann der Schwarzfuss-Indianer dem Kranken seinen Fuss auf den Bauch gesetzt hat (Fig. 63).

Von den Australneger-Stämmen am Port Lincoln wird der Unterleib des Kranken getreten, es wird aber ganz besonders hervorgehoben, dass dieses Treten ein sanftes ist. Sanft tritt auch die Hebamme bei den Annamiten den Leib der soeben entbundenen Frau, um so die Nachgeburt zu entfernen. Sie hält sich dabei an einem Dachbalken des Hauses schwebend fest und steigert dann allmählich den Druck, so dass die Procedur für die Frau doch schliesslich eine ganz empfindliche wird.

Aber das Kneten, Reiben und Streichen kann auch ganz sanft ausgeführt werden, namentlich wenn weibliche Hände die Massage vollführen: *Samuel Ella* sah oft in den Hütten der Südsee-Insulaner den Ehegatten oder den Sohn mit dem Kopfe auf dem Schoosse des

Weibes liegen, das langsam und bedächtig mit ihren Händen, oder besser noch mit ihren Fingerspitzen die Stirn, die Schläfen und den Scheitel in ihrem Schoosse knetete, und dabei leise ein Lied vor sich hin sang. Das wirkte besser, wie ein Narcoticum. Der Kranke schlief ein und wenn er erwachte war die Neuralgie und der Kopfschmerz verschwunden.

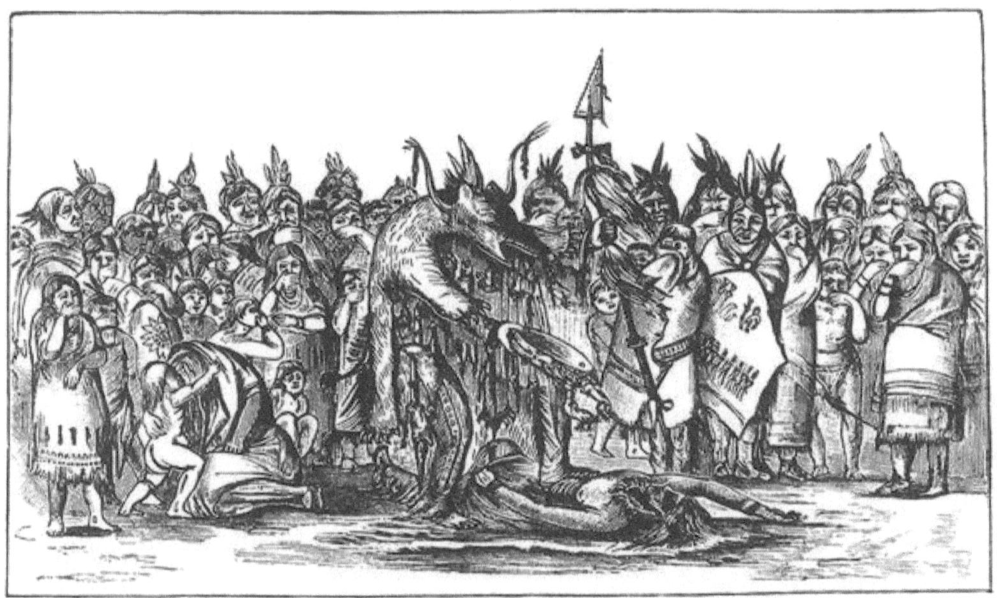

Fig. 63. Medicin-Mann der Schwarzfuss-Indianer, einen Kranken behandelnd. Nach einer Zeichnung von Catlin im Mus. f. Völkerkunde, Berlin.

Wenigstens im Anfange sanft ist auch eine Art der Massage, welche die Eingeborenen von Victoria bei Rheumatismus und ähnlichen Beschwerden anwenden. Der Arzt setzt sich dem Kranken gegenüber, stimmt einen eintönigen Gesang an und streicht in Zwischenräumen abwärts über den befallenen Theil. Allerdings schliesst sich dann diesem Verfahren auch das Reiben mit heisser Asche und das Schlagen gegen den Körper an.

Im westlichen Borneo haben die Medicin-Männer die Gewohnheit, ihre Patienten stundenlang mit einer Art von Steinen zu bestreichen, welche sie behaupten von den Geistern bekommen zu haben. Es ist wohl hier nicht zu bezweifeln, dass solch ein Bestreichen, welches mehrere Stunden ohne Unterbrechung anhält, nicht ohne eine hypnotische Einwirkung auf den Kranken abgehen kann.

IX. Verhaltungsvorschriften für den Kranken.

71. Die Diät.

An manchen Anzeichen konnten wir bereits erkennen, dass den Naturvölkern ein gewisses Verständniss für hygieinische und prophylactische Maassregeln nicht vollständig unbekannt ist. Und so finden wir auch bei ihrer Krankenbehandlung einiges, was wir der grossen Gruppe der diätetischen Vorschriften einzureihen vermögen. Nicht Alles erscheint uns hier zweckmässig und nachahmungswerth, und vielfachen Aberglauben sehen wir hiermit verquickt. Manches aber mag für gewisse körperliche Leiden ganz rationell und zweckmässig sein, z. B. ihre Brechmittel und Purganzen. Bei der Besprechung dieser im Allgemeinen als diätetisch zu bezeichnenden Verordnungen beginnen wir zuerst mit der Diät. Prophylactisch spielt dieselbe eine grosse Rolle während der gesammten Schwangerschaft. Allerlei Speisen sind sorgfältig zu meiden, weil sie dem im Mutterleibe keimenden Leben Schaden und Krankheit zu bringen vermögen. Ja selbst auf den Vater werden diese Speiseverbote ausgedehnt, und eine Uebertretung derselben von seiner Seite vermag ebenfalls den Embryo schwer zu schädigen und dessen Seele zu beunruhigen. Auch nach einem Traume darf man nicht zu frühzeitig Nahrung zu sich nehmen, weil man sonst den Seinigen Krankheiten zu bringen vermag. Wir ersehen das aus dem Beschwörungsgesange eines Medicin-Mannes der Klamath-Indianer, welcher lautet:

> „Deshalb war dieser (der Patient) beschädigt, weil die Mutter
> nach dem Träumen in der Frühe gegessen hatte. Nun kehrt er
> gegen das Geisterland sein Gesicht."

Den Ipurina-Indianern ist das Harpuniren der Flussrochen verboten, weil der Genuss ihres Fettes Blindheit verursachen soll.

Aber nicht nur als vorbeugende Maassregel, sondern auch in den Fällen von wirklicher Erkrankung treten uns diätetische Vorschriften mehrfach entgegen. Bei einer antisyphilitischen Cur ist es den Marokkanern vorgeschrieben, das Wasser nur in abgekochtem Zustande zu geniessen. Auch die Dacota-Indianer halten bei Krankheiten das Wassertrinken für schädlich, weil es Galle erzeuge. Ihre Patienten dürfen nur bestimmte medicamentöse Tränke, die schleimig, bitter oder adstringirend sind, zu sich nehmen, um ihren Durst zu stillen. Die Chippeway verbieten das Wasser, wenn eine Wolfsmilchart (Euphorbia corollata) als Abführmittel verordnet ist. Eine Reihe von Todesfällen werden auf die Uebertretung dieses Verbotes geschoben. Den Australnegern in Victoria verbieten ihre Medicin-Männer, wenn sie an Fieber leiden, animalische Kost. Die Indianer von Honduras setzen ihre Kranken auf eine strenge Diät, welche hauptsächlich aus Iguana-Brühe bestehen soll. Die Neu-Mexicaner unterziehen sich bei Hautkrankheiten einer Hungercur. Die Dacota-Indianer stopfen ihre Patienten mit Fleisch und starken Suppen.

> „Nach der Ansicht der chinesischen Aerzte, schreibt *Bastian*,
> rühren fast alle Krankheiten, mehr oder weniger direct, von

> Flatulenz her, weshalb die Ja-Lom genannten Medicinen vielfach gebraucht werden, um als Carminative die Winde (Lom) abzutreiben. Hühner und Orangen werden von den Siamesen unter diejenigen Dinge gerechnet, die Salong sind, d. h. dem Kranken schädlich und deshalb von ihm zu vermeiden. Andere Esssachen müssen dagegen bis zum letzten Augenblick eingestopft werden, um Leib und Seele zusammenzuhalten."

Die Eingeborenen der Inseln Leti, Moa und Lakor haben bei der Kolik Fleisch, Fische, Zucker und spanischen Pfeffer zu meiden. Den Watubela-Insulanern ist bei dem Aussatz den Octopus (Tintenfisch) zu essen verboten. Die Pockenkranken in Mittel-Sumatra dürfen nichts Saures und keinen Pfeffer gemessen, und bei den Annamiten dürfen sie zur Zeit der Abschuppung keine schuppentragenden Fische essen. Dafür isst man, um die zurückbleibenden rothen Flecke schnell zu vertreiben, Krebse und Krabben. Auch Nudeln dürfen pockenkranke Annamiten nicht essen, wegen der Aehnlichkeit derselben mit Würmern. Sie fürchten, dass diese in die durch die Krankheit erweichten inneren Organe in die Leber und die Lungen eindringen und so den Tod verursachen könnten.

Ein wichtiger Gesprächsstoff bei gemeinsamen Mahlzeiten, sowie ein Hauptgegenstand der Erörterung bei ärztlichen Consultationen bildet auch in Persien die Diät. Namentlich sind es Reissuppen mit den verschiedenartigsten Zusätzen, welche an dem Abführtage oder in der Reconvalescenz dem Patienten zu verordnen sind. „Auf die passende Wahl dieser Ingredienzien, sagt *Polak*, Granatäpfelkörner, Pflaumen, Oxymel, Orangen-, Limonen- und saurer Traubensaft, Essig, Dill, Linsen, Wicken, saure Milch, Knoblauch, Tamarinden, Chamillen, Kürbis u. s. w. wird grosses Gewicht gelegt, da man jedem einzelnen sowohl, als den verschiedenen Mischungen eine specielle Wirkung zuschreibt."

72. Sonstiges Verhalten.

Es sind aber auch noch fernere Vorschriften, welche, abgesehen von der leiblichen Ernährung, den Kranken von ihren Medicin-Männern gemacht werden. Eine solche treffen wir z. B. bei den Annamiten und wiederum während der Pocken an. Der Reconvalescent darf nicht barfuss gehen, aus Furcht, auf Hühnermist zu treten; denn das würde unfehlbar einen Rückfall zur Folge haben. Diese und die vorher erwähnte Vorsicht, d. h. die Vermeidung des Nudelessens, müssen möglichst lange beobachtet werden, mindestens aber während dreier Monate und zehn Tage.

Die Walla-Walla-Indianer in Nord-Amerika weisen ihre Reconvalescenten an, täglich mehrere Stunden zu singen. Ob hier die Absicht vorliegt, die Lunge und die Brustmuskeln zu üben, oder ob es sich allein um Beschwörungsgesänge oder Dankeslieder handelt, darüber ist uns nichts Näheres bekannt. Wenn die Samoaner glauben, dass die *Le Sa* (das heilige Wesen) genannte Gottheit in einem Krankheitsfalle versöhnt werden müsse, so rodet der Kranke als Sühne ein Stück Waldland aus, was sicherlich für mancherlei Verdauungsbeschwerden eine unfehlbare Hülfe schaffen muss.

Das Schlafen des Kranken wird unter Umständen für schadenbringend angesehen. So liess eine Indianer-Frau vom Leech Lake, um ihren schwer erkrankten zehnjährigen Sohn wiederherstellen zu lassen, zehn Medicin-Männer herbeirufen, damit sie den Medicin-Gesang sängen. Jeder musste vier Gesänge anstimmen, und während dieser ganzen Zeit durfte das arme, kranke Kind nicht schlafen. Die Nieder-Californier wiederholen bei ihren Schwerkranken zu Haus die Manipulationen, welche sie den Medicin-Mann haben verrichten sehen. Versucht der Patient aber einzuschlummern, so halten sie das für den herannahenden Tod, und sie wecken ihn dann durch Stösse und Püffe, die sie gegen seinen Kopf und seinen Körper ausführen, in der Absicht, ihm das Leben nicht entfliehen zu lassen.

Ganz besonders vorsichtig muss sich nach einem in Marokko herrschenden Glauben derjenige halten, welchem die Syphilis vertrieben werden soll. Er muss allein in seinem Zimmer bleiben und darf durch Nichts belästigt und von keinem Gläubiger behelligt und bedrängt werden. In letzterer Beziehung schützen ihn die Gerichte. Aber auch in geschlechtlicher Beziehung muss er jegliche Aufregung meiden; nur eine alte Frau oder ein männlicher Verwandter darf, um ihn zu bedienen, sein Zimmer betreten. Ist dem Kranken dennoch eine Aufregung nicht erspart geblieben, so muss man ihn mit Rosmarin durchräuchern, um den Schaden wieder gut zu machen.

Einer besonderen Maassnahme haben wir noch zu gedenken, welcher wir auf den Watubela-Inseln begegnen. Wenn hier ein Säugling von Krankheit befallen wird, so ist die Mutter verpflichtet, die ihm verordneten Medicamente einzunehmen, damit sie dem Kinde durch die Muttermilch zugeführt werden.

X. Die übernatürliche Diagnose.

73. Laien diagnosticiren die Krankheit.

Phantastisch, wie ihre Auffassung der Krankheit, sind bei den Naturvölkern auch vielfach die ärztlichen Behandlungsmethoden. Ist die Gottheit erzürnt, oder ein Gebot übertreten, so ist es die Sache des Medicin-Mannes, zu bestimmen, durch welche Opfer man ihren Zorn zu besänftigen und die begangene Sünde zu sühnen vermag. Hat ein Dämon sich des Kranken bemächtigt, so muss er verjagt und vertrieben, oder gütlichst überredet oder durch Ueberlistung veranlasst werden, die neubezogene Wohnung wieder zu verlassen. Die entflohene Seele, den entführten Schatten, das geraubte Nierenfett u. s. w. muss man dem Räuber abjagen und in den Körper des Kranken wiederum zurückbringen, eine böswillige Bezauberung muss man durch kräftigen Gegenzauber brechen. Ist die Krankheit ein Fremdkörper oder ein in den Leib des Patienten hineingezaubertes Thier, so ist es die Aufgabe des Arztes, diese Dinge wieder herauszubefördern. Hiermit wird bisweilen gleichzeitig auch der Versuch zu verbinden sein, die Letzteren irgendwo festzubannen, sie zu vernichten und auf immer unschädlich zu machen.

In manchen Fällen ist bei diesen Maassnahmen der Medicin-Mann mit dem Kranken allein; in der Regel aber sind die Verwandten und Freunde zugegen, und zuweilen sogar wird die Krankenbehandlung zu einer grossen öffentlichen Schaustellung, zu einer rituellen

Ceremonie, zu einem „Medicin-Tanze“, wozu nicht nur die Gaugenossen sich einfinden, sondern von weit und breit viel Volks zusammenströmt.

Wir können es der Vollständigkeit wegen nicht unterlassen, hier einige Beispiele solcher übernatürlicher Heilversuche folgen zu lassen; denn hier und da sind ihnen Manipulationen beigemischt, welche auch in dem Heilmittelschatze der Culturvölker allmählich sich eine vollberechtigte Stellung erworben haben. Dahin gehört die kräftige Massage, nebst der Hypnose und der Suggestion.

Soll die ärztliche Behandlung von einem günstigen Erfolge gekrönt sein, so kommt es natürlicher Weise vor Allem darauf an, zuvor die richtige Diagnose zu stellen, sich über die Aetiologie der Krankheit, über ihre Entstehungsursache ein klares Bild zu machen, denn hiervon hängt ja doch ganz wesentlich die Wahl der richtigen Methode der Behandlung ab. Um diesen Zweck nun sicher zu erreichen, werden von den Naturvölkern verschiedenartige Wege eingeschlagen.

Fast müsste es als überflüssig erscheinen, wenn wir hier noch zuvor auf die Erörterung der Frage eingehen, wer denn nun eigentlich diese Diagnose stellt und ihr entsprechend die Behandlungsmethode auswählt. Man sollte meinen, dass dieses stets das Amt und Vorrecht des Medicin-Mannes sei. Für die Mehrzahl der Fälle trifft das nun allerdings auch zu, wir begegnen aber auch einigen interessanten Ausnahmen von dieser Regel.

Wenn bei den Indianern in Central-Mexico Jemand erkrankt, so kommen seine Freunde und Verwandten bei ihm zusammen, um über die Natur seines Leidens und über die dagegen einzuschlagende Curmethode eine Berathung abzuhalten. Auch bei den Navajo von Arizona finden wir etwas ganz Aehnliches. Wenn hier ein Kranker es für wünschenswerth hält, dass zu seiner Wiederherstellung ein grosser Medicin-Tanz abgehalten werde, so ist es auch nicht der Medicin-Mann, der die für diesen Krankheitsfall geeignete Art des Medicin-Tanzes bestimmt, sondern die Freunde und Verwandten des Erkrankten stellen fest, welcher von den verschiedenen Medicin-Tänzen für diese Krankheit von dem Medicin-Manne inscenirt werden soll. Das klingt nun sehr absonderlich, und dennoch müssen wir uns fragen, kommt denn bei uns in Europa gar nichts Derartiges vor? Sehen wir denn nicht bei unserem Landvolke im Grunde genommen ganz das Gleiche? Ist es denn nicht auch hier der hohe Familienrath und zwar vorzugsweise der weibliche Theil desselben, welcher sich um das Krankenbett versammelt und auf das Eingehendste deliberirt und erörtert, wo der Patient die Krankheit her hat, „wovon es sich angesponnen hat“ und wen von dem grossen Heilpersonale man nun herbeiholen müsse, den Kräutermann, den Besprecher, den Gliedersetzer oder die Streichfrau, oder vielleicht gar den Pater Kapuziner, um „das böse Wesen“ zu vertreiben?

Bei den Samoanern hatten wir schon gesehen, dass es der Priester ist, welcher den Grund der Krankheit angiebt. Er bestimmt aber zugleich auch die Opfergaben, welche dem Patienten die Heilung verschaffen werden.

Aber auch wenn bei den Naturvölkern sofort der Medicin-Mann herbeigerufen wird, bedarf er doch bisweilen noch einer besonderen Mittelsperson behufs Entscheidung der Diagnose. Bei den von *Serpa Pinto* besuchten Ganguella-Negern am Zambesi wendet man sich zu diesem Zweck zuvor erst an den Wahrsager, und nach dessen Ausspruch richtet dann der Medicin-Mann seinen Heilplan ein. In Buru muss der Arzt ein Weib erst in einen hypnotischen Zustand versetzen, in welchem sie dann die wahre Ursache der Erkrankung zu erkennen vermag. Auch der Medicin-Mann der Annamiten bedarf für die Stellung der Diagnose einer besonderen Mittelsperson. Es ist das der sogenannte Ngôí kinh, sein ständiger Gehülfe. Auch diesem scheint ein hypnotischer Zustand die Fähigkeit des Hellsehens zu verleihen. Man setzt ihn hinter einen Bambusschirm, welcher dann dicht mit Decken umhüllt wird. Ein Opfer wird für den Ngôí kinh dargebracht und darauf zeigt man ihm ausserhalb der Umhüllung irgend einen Gegenstand, welchen er nun erkennen muss, um dadurch zu prüfen, ob er nun hellsehend geworden ist. Er spricht in seinem Käfig ein Gebet und er sieht dann eine leuchtende Klarheit vor seinen Augen niedersteigen, welche ihn den vorgehaltenen Gegenstand deutlich erkennen lässt. Nun schreitet der Tháy pháp zur Ceremonie. Unter körperlichen Verrenkungen lässt er seine Anrufungen erschallen, und nach einiger Zeit erblickt dann, wenn die Beschwörungen erfolgreich sind, das Medium einen Schatten, welcher von dem Opfer isst, Dieses theilt er nun dem Medicin-Manne und den anwesenden Zuschauern mit, denn dieser Schatten ist der Dämon, welcher die Krankheit verursacht hat. Nun ist der Tháy pháp orientirt und seine Sache ist es jetzt, mit diesem Dämon fertig zu werden.

Bei den Loango-Negern lässt man nach *Bastian* in Krankheitsfällen einen im Prophezeien geschickten Ganga rufen, der sich bei Anbruch der Dunkelheit vor einem Feuer in Extase versetzt und dann gegen Mitternacht bewusstlos niederfällt. Bei der Rückkehr zum Leben bestimmt er dann, ob es ein Endoxe (Zauberer) gewesen, der die Krankheit verursacht, ob ein Bruch der Quixilles (der Speiseverbote) oder ob ein Fetisch der Urheber sei. Im letzteren Falle müsste dann der Ganga, der für diesen Fall Specialarzt ist und den die Krankheit heilenden Fetisch besitzt, aufgesucht werden, „damit er durch entsprechende Ceremonien den beleidigten Dämon wieder besänftigt“. Dazu muss dieser letztere Ganga dann erst „von seinem Fetische in Besessenheit ergriffen werden; und ist dann der Geist zur Begeisterung in sein Haupt eingetreten, so spricht dieser aus ihm und verkündet die Heilmittel für den Kranken, die von den Umstehenden aufnotirt und vor dem zum Bewusstsein zurückgekehrten Ganga, der sich nach dem Verlassen des Fetischs an Nichts von dem vorher Gesprochenen erinnert, wiederholt werden“.

In einem Theile von Samoa wendet sich, wie *Turner* berichtet, der Kranke selber direct an die Gottheit:

> „*Le Sa* war an einem Platze eine Hausgottheit und war als ein Tausendfuss incarnirt. Wenn irgend Jemand von solchem Thiere gebissen wird oder anderweitig krank ist, so wird ein Opfer, bestehend aus einer feinen Matte und einem Fächer dargebracht und der Gott mit folgenden Worten angeredet:
>
> Herr! Wenn Du erzürnt bist,
> Sag' uns den Grund
> Und sende Heilung.“

Leider wird uns keine Andeutung gegeben, in welcher Weise die Gottheit antwortet.

74. Der Medicin-Mann stellt die Diagnose.

Wenn der Medicin-Mann die Diagnose der Erkrankung zu stellen hat, so bedarf er zu diesem Zwecke bisweilen gewisser zauberkräftiger Maassnahmen. Er muss eine Art von Orakel befragen, was in verschiedener Weise ausgeführt wird. Bevor er die Diagnose stellt, unterwirft der Medicin-Mann den Patienten bei manchen Stämmen einem Krankenexamen; so bei den Australnegern in Victoria, bei den alten Maya-Völkern und bei den Indianern des nordwestlichen Canada. Bei diesen amerikanischen Völkern handelt es sich aber im Wesentlichen bloss um ein Sündenbekenntniss, welches der Medicin-Mann aus dem armen Kranken herausexaminirt.

Bei den Maya warf darauf der Medicin-Mann Loose, um daraus zu ersehen, welche Opfer für die Wiederherstellung des Erkrankten dargebracht werden müssten. Solch einen Looszauber, um die Ursache der Krankheit ausfindig zu machen, wenden auch die Medicin-Männer im Seranglao- und im Gorong-Archipel an. Sie benutzen dazu bestimmte Körner, deren gerade oder ungerade Anzahl nach dem Wurfe die betreffende Entscheidung fällt. Auch sonst sind gerade die östlichen Inselgruppen des malayischen Archipels das bevorzugte Gebiet für dieses Diagnosen-Orakel. Genauere Beschreibungen desselben liegen nicht vor. Wir erfahren nur, dass man auf Keisar, auf Romang, Dama, Teun, Nila und Serua für diesen Zweck ein Ei benutzt; auf Eetar und im Seranglao- und im Gorong-Archipel wird eine entzwei gespaltene Kalapa-Nuss um Rath gefragt. Auf Ambon und den Uliase-Inseln herrscht eine gewisse Auswahl in diesen Orakeln. Entweder wird die Diagnose mit Hülfe der Durchschneidung einer Zwiebel oder einer Gemberwurzel gestellt, oder es wird geraspelte Kalapa-Nuss in bestimmter Weise ausgestreut oder eine Art von Wasserzauber in Anwendung gezogen. Auf der Insel Flores nimmt man einen besonderen Bambuszweig mit daran befindlichen Opfergaben (Fig. 64), den man in's Feuer hält, um zu sehen, ob ein Geist die Krankheit verursacht hat. Letzteres wird als erwiesen betrachtet, wenn der Bambuszweig im Feuer einen krachenden Ton hören lässt.

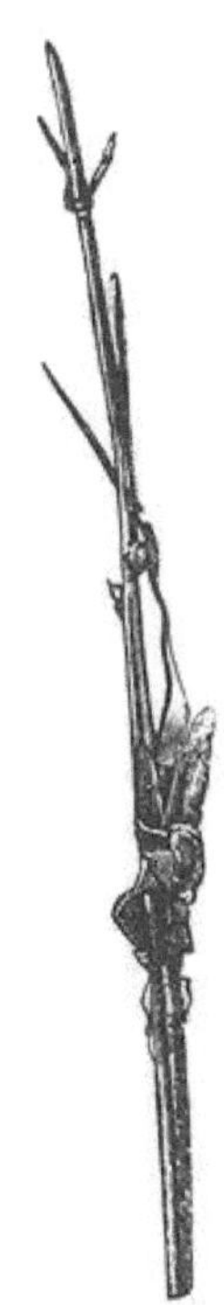

Fig. 64. Bambuszweig mit Opfergaben; zur Diagnose der Krankheiten. Flores. Mus. f. Völkerk., Berlin. Nach Photographie.

Die alten Mexicaner benutzten einen Krystall oder einen durchsichtigen Stein, um mit seiner Hülfe die Ursache der Erkrankung zu erforschen.

Der Tháy ngâi der Annamiten, auch eine Art ihrer Medicin-Männer, stellt die Diagnose nach den Bewegungen eines weissen Holzstückes, das er unter Beschwörungen in ein Gefäss mit Wasser geworfen hat, oder er betrachtet ein Licht durch die Zwischenräume seiner Finger. Er hat aber auch noch eine andere Methode der Diagnosenstellung, welche darin besteht, dass er dem Patienten mehrere Tage hinter einander ein Brechmittel verordnet. Tritt nach diesem Erbrechen ein, dann ist es eine gewöhnliche Krankheit, welche mit Medicamenten behandelt werden muss. Aber wenn das Brechmittel seine Wirkung verfehlt, so ist die Krankheit durch Zauberkraft bedingt und es muss zu Beschwörungen geschritten werden.

75. Die Diagnose wird von Geistern gestellt.

Aber auch noch schwierigeren Aufgaben müssen die Medicin-Männer sich unterziehen, um die Diagnose der Krankheit sicher zu stellen. Sie bedürfen dazu der Hülfe der Geisterwelt, mit welcher sie sich zu diesem Zweck in Verbindung setzen müssen. In Nias begiebt sich dann der Medicin-Mann allein in den Wald. Hier sucht er mit lautem Geschrei den Bèla, den ihn beschützenden Geist, und lässt sich von ihm einen anderen Geist nennen, welcher in der betreffenden Krankheit als Helfer aufzutreten geeignet ist. Wenn der Bèla ihm nicht behülflich ist, den richtigen Hülfsgeist auszuspüren, dann kann seine ärztliche Behandlung auch nicht von Erfolg begleitet sein. Auf den Luang- und Sermata-Inseln sammelt der Medicin-Mann die bösen Geister vor seinem Hause und fordert sie auf, ihm bekannt zu machen, was die Ursache der Krankheit ist. Hat einer der Dämonen ihm dieses verkündet, so werden ihm Rinder, Ziegen oder Schweine geopfert, Die übrigen bösen Geister aber jagt der Medicin-Mann durch das Aussprechen von Beschwörungsformeln von dannen. Solche Berathungen mit den Dämonen finden aber manchmal auch im Beisein der Kranken oder ihrer für sie um Hülfe bittenden Angehörigen statt. Der Medicin-Mann der Minangkabauer in Sumatra tritt zu diesem Zwecke bisweilen hinter einen Vorhang und gebietet dem Kranken und seiner Umgebung, das allerstrengste Stillschweigen zu beobachten. Nach einigen Minuten erscheinen dem Arzte hinter dem Vorhange ein oder mehrere ihm befreundete Geister und man hört ihn nun, wie er diese über das Wesen der Krankheit um Rath befragt und über die Heilmittel, welche er anwenden soll. Bald darauf kommt er hervor, erzählt dem Kranken die Ursache seiner Erkrankung und überreicht ihm die nöthigen Medicamente, nachdem er dieselben bespieen und einen Zaubersegen über sie gesprochen hat.

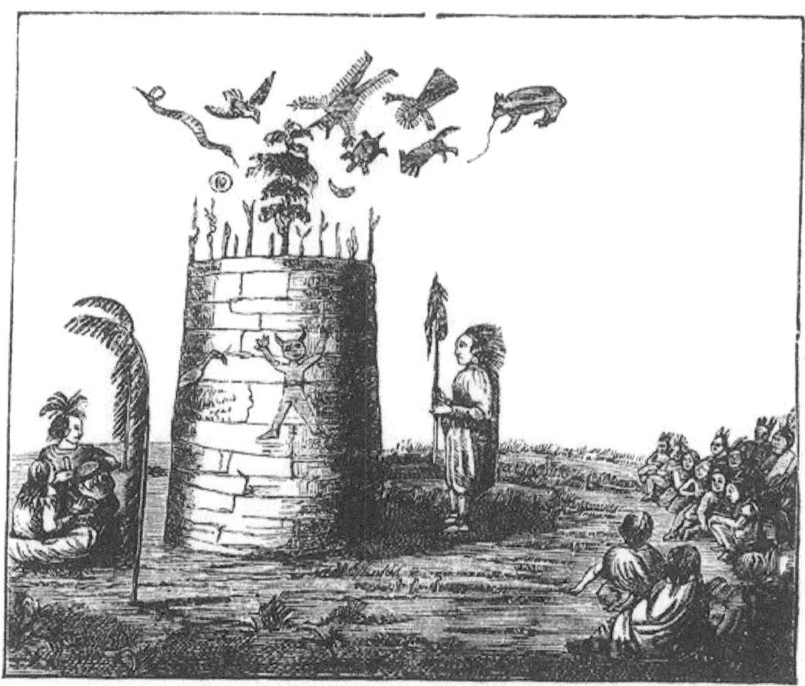

Fig. 65. Consultation des Medicin-Mannes der Sioux-Indianer, in dessen Medicin-Hütte die Manidos fliegen. Nach Schoolcraft.

Das Aufsuchen der Krankheit durch die Vermittelung von Hülfsgeistern hat aber wohl unstreitig seine bedeutungsvollste Ausbildung bei den Indianern Nord-Amerikas gefunden, bei den Sioux, den Creek, den Chippeway, den Winnebagos und den Klamath. Der Vorgang ist psychologisch nicht vollkommen zu verstehen, aber wir dürfen bei den Naturvölkern auch nicht bei allen ihren Begriffen eine gar zu scharfe Logik erwarten. Der Patient ist krank, und doch ist ihm die Krankheit fern. Denn die helfenden Geister, meistens in Thiergestalt, die sogenannten Manidos, müssen sie suchen in aller Welt, im Feld, im Walde, in den Lüften, im Wasser und selbst unter der Erde und über den Wolken. Und dennoch wird die Krankheit direct aus dem Körper des Leidenden ausgetrieben, verjagt, oder in anderer Weise entfernt und fortgenommen.

Uns liegt die Beschreibung solch einer Aufsuchung der Krankheit von den Sioux-Indianern am Leech Lake vor (Fig. 65).

Acht oben noch belaubte Pfosten, 12-20 Fuss hoch, wurden senkrecht in die Erde gepflanzt und mit Häuten dicht umkleidet, so dass eine enge, an einen Schanzkorb erinnernde Hütte entstand. An das Laub oben hing man die Opfergaben. An Händen und Füssen gebunden wurde der Medicin-Mann, der Jis'akkid, hier hineingeschoben. Neben dem Bau nehmen die Musikanten Platz, d. h. die Trommler und die Rassler. Ihnen und der Hütte gegenüber sitzen die um Rath fragenden Angehörigen des Kranken und die Zuschauer. Der Patient selber ist ruhig zu Hause geblieben, häufig in einem ganz anderen Lager. Der Medicin-Mann fordert aus seiner Hütte von seinem Gehülfen die Pfeife und ruft ihm zu:

„Lade ein!"

Dieser ruft dann gegen Norden:

„Eule, Du bist eingeladen, zu rauchen!"

Der Chorus des Volkes bestätigt dieses. So wird in gleicher Weise von Osten der Menabazh (die Schildkröte?), von Westen der Donner, von Süden der Schmetterling eingeladen. Nach diesen Einladungen herrscht Schweigen im Volke. „Sie blicken in die Luft, um zu sehen, ob die Geister kommen. Der Medicin-Mann singt, die Musikanten stimmen mit ein, die Hütte erzittert; ein Getöse entsteht. Es sind die Geister, welche aus den vier Richtungen des Horizontes kommen; ihrer sind acht, eine heilige Zahl." Voran ist die Schildkröte, welche auch gleichsam den Sprecher für die anderen Geister abgiebt. Jedesmal wenn ein Manido anlangt, wird ein schwerer Schlag gehört, als wenn ein schwerer Gegenstand zur Erde fiele, und die Hütte wird dadurch heftig erschüttert (Fig. 66). Hat der Medicin-Mann alle Manidos versammelt, über welche er zu gebieten vermag, so kann er sie aussenden in die entferntesten Theile der Erde und im Augenblick sind sie zurück und müssen ihm Rede und Antwort stehen. Er tritt mit seinen Manidos in eine Berathung ein; man hört in der Hütte sprechen. Es herrscht eine grosse Ordnung in der Discussion, die

Geister sprechen nur Einer nach dem Anderen, aber ein Jeder mit anderer Stimme. Der Indianer, welcher sich Raths erholen wollte, wendete sich mit seiner Frage an die Schildkröte direct. Diese antwortete aber nicht, und als der Medicin-Mann nach der Ursache hiervon gefragt wurde, gab er an, dass die Opfergabe zu gering sei. Darauf erbot sich der Fragesteller, noch einigen Tabak und Cattun zu geben. Aber noch immer blieb die Schildkröte stumm. Auf erneutes Befragen, warum sie nicht sprechen wolle, rief sie endlich:

> „Gut denn, alter Knauser, Du musst noch etwas Zucker hinzufügen; nur dann spreche ich!"

Diese Vorschrift wird erfüllt, man hört die Geister unterhandeln und endlich, nachdem die Geister hin und her geflogen, giebt die Schildkröte Bescheid, was die Ursache der Krankheit sei, und wie man ihr begegnen müsse.

Bei den Klamath-Indianern in Oregon werden für ähnliche Zwecke eine grosse Anzahl von Beschwörungsgesängen gebraucht, welche der Medicin-Mann mit tiefer Stimme vorträgt und manche derselben endlos wiederholt. Bisweilen singen auch die Anwesenden den einen oder den anderen Beschwörungsgesang mit. Der Text des Gesanges ist immer so abgefasst, als wenn der Manido selber ihn sänge, und er drückt im Allgemeinen aus, was der Manido verrichtet, um die Krankheit aufzusuchen. Das ist nun fast immer dem Wesen und den Lebensgewohnheiten desjenigen Thieres angepasst, dessen übernatürliches Abbild durch den betreffenden Manido dargestellt wird.

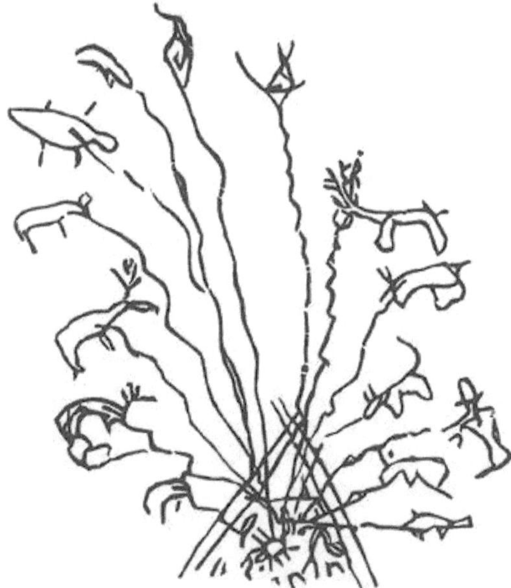

Fig. 66. Die Manidos, in die Medicin-Hütte fliegend, nach der Zeichnung auf einem Musikbrett der Midç der Chippeway-Indianer. Nach Hoffman.

Es mögen aus *Gatchet's* Zusammenstellung hier einige wenige Beispiele folgen.

Die schwarze Maus singt:

„Ueber was gehe ich mit meinen Pfoten?
Meine Pfoten schleichen über das Haar von der Krankheit."

Der Fischfalke singt:

„Hoch oben in den Wolken fliege ich und ziehe meine Kreise.
Durch die hellen Wolken trage ich meine Beute."

Der Gesang des Stinkthiers lautet:

„Im Nordwinde tanze ich umher, den Schwanz ausgebreitet, festlich und fröhlich."

Der Holzspecht lässt sich folgendermaassen hören:

„Der Holzspecht bin ich, haftend fest,
Aufwärts blickend hafte ich am Baumstumpf;
Der Holzspecht bin ich, haftend fest,
Abwärts blicke ich und halte mich selbst."

Der Otter, einer der wichtigsten Manidos, wird folgender Gesang in den Mund gelegt:

„Der Otter Sprössling, ich tauche in's Wasser,
Wenn ich verschlungen werde von ihm, leuchtet der Grund auf,
Die Erde wird gerüttelt in ihren Grundfesten."

Der Sinn des Gesanges ist nach *Gatchet* folgender:

> „Das Thier hat die Krankheit im Wasser aufgefunden und verfolgt sie von dort aus bis auf das Ufer. Hier setzt sie das Ufer in Brand und der Boden wankt unter ihren verheerenden Tritten."

Es ist ja eben die Krankheit, wie bereits oben gesagt, welche die Manidos ausstöbern und verfolgen, und dass dieselbe fern vom Patienten ihren Aufenthalt hat, das zeigt ausser dem zuletzt citirten auch der Beschwörungsgesang, welcher der Krankheit selber in den Mund gelegt wird. Er lautet:

„Von Krankheit bin ich hingestreckt,
Ich bin oben in den lichten Wolken."

Jedoch singt die Lerche:

„Die von mir gebrachte, der Lerche, gebrachte Krankheit
Breitet sich überall aus."

Und die körperlichen Schmerzen singen:

„Ich, die Schmerzhaftigkeit, bin über sie gekommen."

So hat doch also wiederum die Krankheit sich zu dem Menschen hinbegeben. Wie wir schon oben gesagt haben, die Logik ist nicht bis in die Einzelheiten durchgeführt.

In Annam wird zuweilen dem Kranken unter Beschwörungen und gewissen feierlichen Maassnahmen an jeden Finger der linken Hand ein Papierstreifen angebunden, auf welchem je eine der fünf Dämonengruppen aufgeschrieben ist. Der Finger, welcher während der Beschwörung zuerst sich beugt, zeigt die Dämonengruppe an, welcher der krankmachende böse Geist angehört.

Bisweilen muss der böse Geist sich selber aus dem Körper des Patienten heraus zu erkennen geben, z. B. in Laos und bei den Annamiten. Um ihn hierzu zu zwingen, umbindet der Zauberarzt mit sieben Baumwollenfäden die Daumen und die grossen Zehen des Patienten, spricht seine Beschwörungsformeln und tastet mit seinen Fingern drückend den Körper des Kranken ab, um den Sitz des bösen Geistes ausfindig zu machen. Hat er die richtige Stelle gefunden, dann bringt er den Dämon zum Schreien, der nun durch des Patienten Mund auf des Medicin-Mannes Befragen den Namen desjenigen Zauberers entdeckt, der die Krankheit veranlasst hat, sowie die näheren Umstände der Bezauberung. Nach gegebener Auskunft fliegt der Dämon von dannen. Auch in Annam wird der Dämon nicht selten vom Tháy-pháp veranlasst, durch den Mund des Kranken Rede zu stehen, und einer dieser Tháy-pháp in Cholon lässt, anstatt den Körper des Patienten abzutasten, auf ihm zwei Holzkugeln rollen; wenn die den Sitz des Dämons berühren, so muss der Letztere sich zu erkennen geben.

76. Prognose und Semiotik.

Wenn nun die Ursache und die Diagnose der Erkrankung glücklich herausgefunden ist, und wenn der Medicin-Mann den geeigneten Curplan festgestellt hat, so muss es natürlicher Weise auch noch ein ganz berechtigtes Interesse darbieten, über den voraussichtlichen Verlauf der Krankheit und über den Erfolg der angeordneten Behandlung etwas Genaueres zu erfahren. Dass hier nicht minder abergläubische Maassnahmen im Spiele sind, als bei dem Stellen der Diagnose, das wird uns kaum überraschen können. Aber bisweilen stossen wir auch auf eine prognostische Angabe oder auf ein Signum pathognomonicum, denen schon unzweifelhaft ganz richtige klinische Beobachtungen zu Grunde liegen. Zu diesen Letzteren haben wir wohl gewisse Angaben der Eingeborenen von der Insel Nias zu rechnen, welche sich über die Prognose der sie plötzlich befallenden Fieber die folgenden Ansichten gebildet haben. „Sie glauben, dass sie mehr den Anfällen ausgesetzt sind, wenn sie allein in der Pflanzung arbeiten, oder wenn sie einen langen Weg zu machen haben, oder wenn es regnet und zu gleicher Zeit die Sonne scheint, oder wenn der Regenbogen erscheint, welchen sie für ein grosses Netz halten, das von den mächtigsten Geistern ausgespannt wird, um sich der Menschen zu bemächtigen." Danach richtet sich nun auch die Therapie: „Wenn die Anfälle, welche sie packen, leichte sind, so kann es nützlich sein, den Kranken mit Speichel von denen, die Sirih gekaut haben, einzureiben, während man gleichzeitig dem *Adú Tabagósa* ein Opfer von Hühnern und Ferkeln darbringt. Wenn sich aber zu dem Fieber Delirien gesellen, dann binden sie die vier Füsse eines Schweines fest zusammen, hängen es an einen zwischen den Pfoten durchgeführten Stock auf, und nachdem sie es verschiedene Male geschaukelt haben, opfern sie es dem *Adú Fangóla mbéchu*."

Wenn in Siam Jemand am Fieber erkrankt ist, so wird nach *Bastian* der *Chao*, der oberste der Teufel, beschworen „und gefragt, welchen Verlauf die Krankheit nehmen werde. Zuweilen wird geantwortet, die Krankheit hat Heilung zu erwarten; zu anderen Zeiten heisst es, die Krankheit wird zum Theil geheilt werden, aber nicht ganz vorbeigehen."

Auf Samoa wird an einer Stelle der *Leatualoa* verehrt, der lange Gott oder der Tausendfuss. „Ein Baum bei dem Hause war die Residenz dieses Geschöpfes. Wenn irgend Jemand von der Familie krank war, so ging er mit einer feinen Matte zu dem Baume und breitete sie unter demselben aus, und hier wartete er bis der Tausendfuss hervorkam. Kommt dieser hervor und kriecht unter die Matte, so ist das ein Zeichen, dass der Kranke mit Matten bedeckt und begraben werden wird; wenn er aber oben auf die Matte kriecht, so bedeutet das die Wiederherstellung des Patienten."

Von den Papua der Geelvinkbai in Neu-Guinea erzählt uns *v. Hasselt*, dass sie ihre Ahnenfiguren benutzen, um die Prognose der Krankheit zu stellen: „Jede Familie hat ihren besonderen Korwar (Ahnenfigur), eine nach dem Muster des Mon (des Götterbildes) geschnitzte, aber wesentlich kleinere Figur, bei welcher gewöhnlich Schamlosigkeiten vermieden werden. Ein solcher Korwar bildet das Medium, durch welches der Geist eines Abgeschiedenen mit seinen Hinterbliebenen in Verbindung steht. Der Papua nennt daher ein solches Bild auch „Vater" oder „Mutter" und identificirt es mit dem betreffenden Todten. Die Figur wird mit bunten Lappen geschmückt; man bietet ihr Tabak an und verrichtet vor ihr den Sembak, eine Grussform, bei welcher der Papua sich zur Erde neigt und die festgeschlossenen Hände an die Stirn presst."

> „Der Hausvater oder irgend ein Zauberer nimmt nach der eben erwähnten Ehrenbezeigung die Figur in die Hand, redet sie an und erkundigt sich, ob man bei dem, was man vor hat, z. B. bei einer Reise oder einem Trepang- und Schildkrötenfang, Glück oder Unglück haben wird, ob ein krankes Familienglied genesen wird u. s. w. Antwortet der Korwar nicht, dann ist Alles in Ordnung; spricht er dagegen, d. h. kommt es dem Fragenden vor, als ob die Figur sich bewege, so sieht die Sache bedenklich aus."

> „Besonders in Krankheitsfällen wird derselbe fleissig zu Rathe gezogen. Einst fand ich beim Besuche einer schwerkranken Frau am Kopfende ihres Lagers vier oder fünf Korwars befestigt. Auf meine Fragen, ob diese Alle ihr gehörten, lautete die Antwort: „Nein, meine Verwandten und Freunde sind so gut gewesen, mir einige zu borgen.“ Ausgediente Korwars aus früheren Zeiten haben ihre Kraft eingebüsst und können verkauft werden.“

Finsch sah bei den Gilbert-Insulanern eine Wahrsagerin bei einem kranken Kinde thätig. Sie legte vier Steinchen in verschiedenen Figuren um das Lager des Kindes, um danach den Ausgang der Krankheit vorauszusagen.

Auf den Babar-Inseln herrscht, um die Prognose der Krankheit zu stellen, eine ganz regelrechte Opferschau, welche von dem Medicin-Manne oder dem Familienvater vorgenommen wird. Eine ganze Reihe einzelner Opfergaben wird unter Gebeten auf dem Opferplatze niedergelegt. Ein Opferthier, gewöhnlich ein Huhn oder ein Ferkel, wird in ganz besonderer Weise getödtet und auf eine bestimmte Art zerstückelt, und man ersieht nun aus der Lage der Eingeweide, aus dem Verhalten gewisser Blutgefässe am Herzen, wie der Verlauf der Krankheit sich gestalten wird. Wenn z. B. ein Kind am Fieber erkrankt ist, so wird dasselbe gerettet werden, wenn das Herz des geopferten Ferkels glatt erscheint; findet man aber Knoten am Herzen, dann besteht für das Kind grosse Lebensgefahr.

Die Indianer in Michoacan in dem centralen Mexico haben den Glauben, dass, wenn sie das Blatt einer bestimmten Pflanze auf eine geschwürige Stelle des Körpers bringen und dieses an derselben haften bleibt, dann wird der Kranke sicher genesen; wenn aber das Blatt herunterfällt, so ist es um sein Leben geschehen. Die alten Maya-Völker sollen mit Hülfe des Krystalles die Prognose gestellt haben, der ihnen auch schon für das Herausfinden der Diagnose dienstlich war. Wenn am Congo das Feuer, an welchem der Medicin-Mann seine Heilceremonien vornimmt, Funken sprüht, so wird das als ein günstiges Zeichen angesehen.

Die Eingeborenen von Mittel-Sumatra erfahren zur Zeit einer Pockenepidemie durch einen Traum, ob sie der Krankheit verfallen werden. Wenn sie im Traume den bösen Geist *Niniëq* erblicken, der zu ihnen kommt und ihnen Früchte bietet, so wird die Krankheit sie ergreifen, und an der Art der Früchte erkennen sie, ob diese Krankheit eine schwere sein wird.

Eine sehr üble Prognose giebt es bei der Pockenerkrankung eines Kindes in Annam, wenn man ein unbekanntes Kind erblickt, das in das Haus zu gelangen sucht. Man muss das zu verhindern suchen und nie den Kranken unbeobachtet lassen, auch muss man ihn durch Amulete u. s. w, vor dem Eindringen dieses Dämons schützen.

Bei allen Lungenaffectionen ist den Australnegern von Victoria die semiotische Wichtigkeit des Speichels wohlbekannt. Sie beobachten den Auswurf der Patienten auf das Genaueste und sie widmen dem Letzteren eine ganz besondere Aufmerksamkeit, wenn sich Blut in dem Auswurfe zu zeigen beginnt.

Auch hierin haben wir wiederum einen Beweis, wie immer wieder aus dem Wust phantastischer Begriffe vereinzelte gute Naturbeobachtungen sich Bahn zu brechen vermögen.

XI. Die übernatürliche Krankenbehandlung.

77. Opfer und Gebet.

Wenn diese Vorbereitungen getroffen sind und die eigentliche ärztliche Behandlung nun beginnen soll, so sehen wir, dass dieselbe in einer grossen Anzahl von Fällen durch Opfer und Gebete eingeleitet werden muss.

Entweder betet der Medicin-Mann für die erkrankte Person, wie z. B. in dem Seranglao- und Gorong-Archipel, oder diese betet selber, oder sie spricht dem Medicin-Manne die von diesem vorgesprochene Gebetsformel nach. Der Wortlaut eines solchen Gebetes liegt uns von den Navajó-Indianern vor. Die Patientin musste folgendes Gebet an den Berggeist *Dsilyi Neyáni* richten:

„Ragender in den Bergen!
Herr der Berge!
Junger Mann!
Oberhaupt!
Ich habe Dir ein Opfer gebracht!
Ich habe ein Rauchen für Dich bereitet!
Stelle mir meine Beine wieder her!
Stelle mir meinen Körper wieder her!
Stelle mir meinen Geist wieder her!
Stelle mir meine Stimme wieder her!
Stelle all meine Schönheit wieder her!
Mache alles schönheitsvoll vor mir!
Mache alles schönheitsvoll hinter mir!
Mache schönheitsvoll meine Worte!
Es ist vollendet in Schönheit!
Es ist vollendet in Schönheit!
Es ist vollendet in Schönheit!
Es ist vollendet in Schönheit!“

Auch gemeinsame Gebete der ganzen Bevölkerung müssen unter Umständen gesprochen werden, wenn der Zorn der Gottheit besänftigt werden soll. Dieses hatte *Jacobs* einmal auf Bali zu beobachten Gelegenheit.

Es kommt aber auch vor, dass nicht nur in dem Augenblicke der Gefahr die Zuflucht zu den Gebeten genommen wird, sondern dass dieselben auch vorbeugend im Gebrauche sind, um sich und die Seinen vor Krankheit zu bewahren. So haben die Samoaner die Gewohnheit, vor jeglicher Mahlzeit ein Feuer zu entzünden. Der Aelteste der Familie ruft dann Irgendeinen auf, dass er das Feuer anblase, damit es aufflamme; dann bittet er Alle, stillzuschweigen und spricht darauf laut das folgende Gebet:

> „Dieses Licht ist für Euch, o König, und Ihr höheren und niederen Götter! Wenn einer von Euch vergessen ist, so möge er nicht zürnen; dieses Licht ist für Euch Alle! Seid dieser Familie gnädig! Gebt Allen Leben und möge Eure Gegenwart günstig sein. Lasst unsere Kinder gesegnet sein und sich mehren. Haltet ferne von uns Geldbussen und Krankheiten. Seht auf unsere Armuth und sendet uns Nahrung zum Essen und Kleider, um uns warm zu halten. Treibt fort von uns umherschiffende Götter, damit sie nicht kommen und Krankheit und Tod verursachen. Schützt die Familie durch Eure Gegenwart und möge Gesundheit und langes Leben uns Allen beschieden sein!"

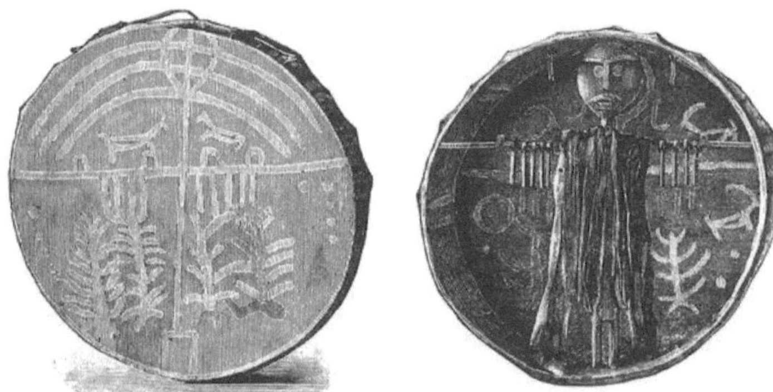

Fig. 67. u. 68. Schamanentrommel der Burjäten. Museum für Völkerkunde, Berlin. – Nach Photographie.

Bisweilen ist das Opfer allein schon ausreichend, um die glückliche Wiederherstellung des Kranken zu bewirken. Denn durch das Opfer wird die Sünde gesühnt. Doch muss das Opfer ausreichend sein. Die Gottheit *Nafuana* auf Samoa z. B. heilt nur diejenigen, welche feine Matten opfern. Wer jedoch armselige Opfer bringt, die nur aus geringen Matten bestehen, dessen Krankheit verlängert sie.

In anderen Fällen aber dient das Opfer nur dazu, dem Krankheitsdämon für den befallenen Menschen einen anderen Ersatz zu bieten, welchen er freiwillig als Tauschartikel annimmt, oder der ihn immerhin doch einigermaassen zu entschädigen vermag, wenn ihn der Medicin-Mann aus diesem vertreibt.

Wenn wir die uns zugänglichen Berichte über diese Opfer näher betrachten, so finden wir, was uns wohl kaum verwunderlich erscheinen wird, eine ganze Reihe complicirter Förmlichkeiten. Die Opfergaben müssen aus besonderen Stoffen zusammengestellt, bisweilen auch noch künstlich gefärbt, vor Allem aber zu bestimmter Zeit und nach bestimmten Vorschriften dargebracht werden. Es haben aber diese Ritualien im Ganzen doch nur ein sehr untergeordnetes Interesse für uns und wir können sie daher an dieser Stelle übergehen. Für uns sind die übernatürlichen Manipulationen bei Weitem von grösserer Wichtigkeit, welche die Medicin-Männer auszuführen pflegen, um ihre Patienten von der Krankheit zu befreien.

Ein Gebet, welches die Akkader und die Assyrer an die Sonne richteten, um Heilung zu erflehen, möge hier noch seine Stelle finden:

„Du leitest in Deinem Lauf das Menschengeschlecht (wörtlich: die Schwarzköpfigen),
Lass über ihm leuchten einen heilsamen Strahl, der ihn befreie von seinen Leiden!
Der Mensch, Sohn seines Gottes, hat seine Sünde und Missethat vor Dir bekannt,
Seine Hände und Füsse leiden grausamen Schmerz, er wird von der Krankheit schrecklich verunreinigt.
Sonne! Lass meine erhobenen Hände nicht unbeachtet!
Geniesse seine Speisen, weise sein Opfer nicht von Dir, führe ihm seinen Gott wieder zu, (auf dass er eine Stütze gewähre)
seiner Hand! Mögen, auf Deinen Befehl, seine Sünde vergeben, seine Missethat vergessen sein!“

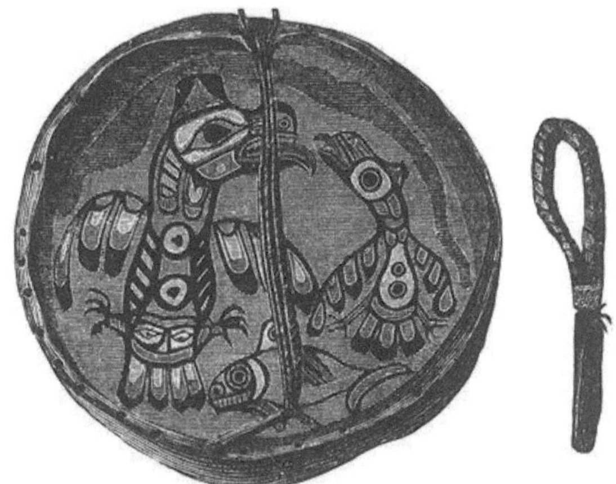

Fig. 69. Trommel und Trommelstock eines Medicin-Mannes der Indianer von Portland in Oregon. Museum f. Völkerkunde, Berlin. Nach einem Aquarell.

Ein Beispiel, dass der blosse Anblick der Gottheit die Kranken heilt, wird uns von der zu den Neu-Hebriden gehörenden Insel Aneiteum berichtet. *Turner* erzählt: „Mit anderen Dingen wurde mir 1859 ein alter, glatter Stock von Eisenholz gebracht, etwas länger und dicker als ein gewöhnlicher Spazierstock. Er hatte seit Alters her in der Familie Eines aus der Krankheitsmacherzunft gedient, er wurde als die Repräsentation des Gottes betrachtet und wurde jedesmal von dem Priester mitgenommen, wenn er einen Krankheitsfall besuchte. Die Augen des armen Patienten glänzten bei dem Anblick des Stockes. Alles was der Priester that, war meistens, dass er vor dem Kranken sass, sich auf diesen heiligen Stock stützend, ihm eine kurze Rede hielt und ihm sagte, er habe nichts mehr zu fürchten, und dass er die Wiederherstellung erwarten könne."

78. Die Trommel als Handwerkszeug des Medicin-Mannes.

Bevor wir aber diese Heilmanipulationen einer genaueren Musterung unterziehen, müssen wir zuvor noch das hauptsächlichste Handwerkszeug der Medicin-Männer kennen lernen, welches sie im Allgemeinen bei diesen Proceduren nicht entbehren können. Da steht die Trommel obenan, oder besser gesagt, das Tambourin; denn fast alle die Medicin-Manns-Trommeln, welche wir in Sibirien, in Hinterindien und in Amerika finden, sind Halbtrommeln, nur auf einer Seite mit dem gespannten Leder überzogen. Ihre Grösse schwankt von der eines Dessert-Tellers bis zu derjenigen eines kleinen Wagenrades. Wir finden sie mit Federn geschmückt bei den nordamerikanischen Indianern, namentlich mit denjenigen des Truthahnes (Fig. 70), welche sich einer ganz besonderen Heiligkeit erfreuen. Auch allerlei Klapperwerk ist daran gehängt, besonders bei den Völkern Sibiriens, um den Schall und das Getöse noch zu verstärken. Der Steg, an dem sie gehalten wird, nimmt in einzelnen Fällen die rohe Gestalt eines Menschen an. Das ist dann natürlicher Weise das Bild von irgend einem mächtigen Geist. Das Fell der Trommel wird öfter bemalt. Eine Burjäten-Trommel (Fig. 67) trägt innen und aussen Figuren, unter denen man zweigartige Ornamente, sowie Pferde und Steinböcke erkennt, aber ausserdem ist eine primitive Menschengestalt über die ganze Trommelfellfläche gemalt. Dieselbe erscheint wie ein schwaches Abbild der Dämonenfigur, welche den Griff der Trommel bildet (Fig. 68).

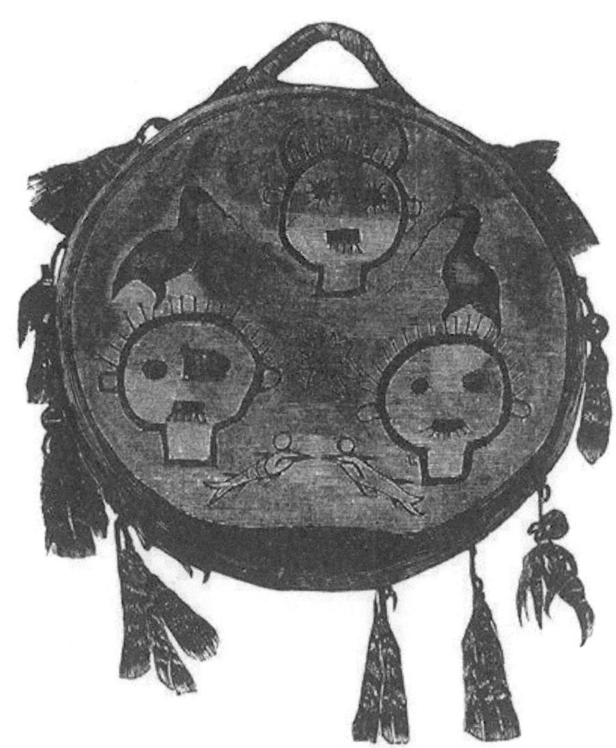

Fig. 70. Flache Trommel eines Medicin-Mannes der Indianer von Missouri. Vorderansicht. Museum f. Völkerkunde, Berlin. – Nach einem Aquarell.

Aus Portland in Oregon stammt die Trommel eines Medicin-Mannes (Fig. 69), deren Innenfläche in dem für jene Gegenden gebräuchlichen Kunststiele einen Walfisch, einen Adler und den Donnervogel und darüber den Bogen des Firmamentes zeigt. Eine Medicin-Manns-Trommel aus Missouri ist tambourinartig flach, aber ausnahmsweise auf beiden Seiten mit Haut überzogen, und mit Schellen und Truthahnfedern geschmückt, Die eine Seite (Fig. 70) trägt, in rother Farbe aufgemalt, einen Kreis mit Strahlen und um ihn herum zahlreiche Punkte. Wahrscheinlich soll es die Sonne mit den Sternen sein. Auf der anderen Seite (Fig. 71) sind zwei kleine Fische und zwei Vögel, wahrscheinlich Manidos, d. h. dienstbare Thiergeister, zwischen drei roh gezeichneten Menschenköpfen. Die Fische sind gehörnt; aus dem Schnabel der Vögel geht eine Wellenlinie aus. Beides soll voraussichtlich ihre übernatürliche Kraft bezeichnen. Von den Menschenköpfen ist der eine gehörnt, mit aufrecht stehenden, kurzen Strahlen zwischen den Hörnern, während die beiden anderen Köpfe nur diese Strahlenglorie tragen. Wir haben darin, wie wir aus den uns ihrer Bedeutung nach bekannten Bildern der Musikbretter entnehmen können, drei Medicin-Männer im Zustande der Inspiration zu erkennen.

Diese Trommeln sind nicht Musikinstrumente in dem gewöhnlichen Sinne des Wortes. Sie stellen vielmehr ein wichtiges Heilwerkzeug dar, denn sie dienen den mächtigen Geistern zum Sitz. Das kommt bei dem Schamanen der sibirischen Völker zum deutlichen Ausdruck. Mit jedem Beschwörungsgesange ladet er einen seiner hülfreichen Geister ein, in seine Trommel herniederzusteigen. Ein deutlicher Ruck derselben liefert den Beweis, dass der Geist diesem Rufe willig gefolgt ist. Auch ruft der Geist bei den Altai-Tartaren durch des Schamanen Mund, bevor er in die Trommel eintritt:

„He, Schamane, da bin ich!“

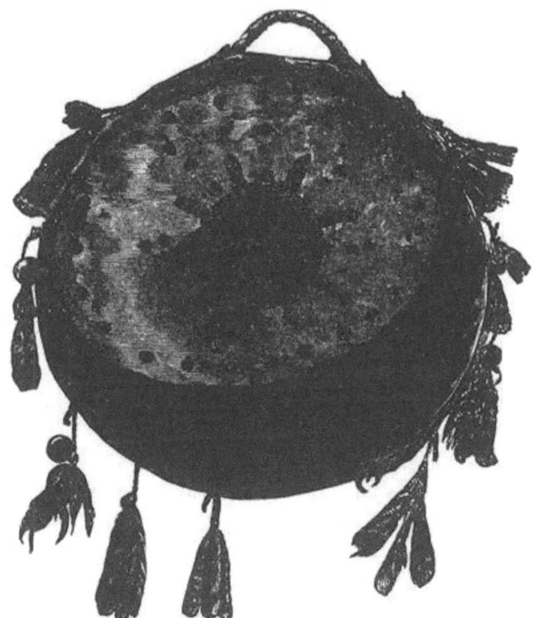

Fig. 71. Flache Trommel eines Medicin-Mannes der Indianer von Missouri. Hinteransicht. Museum f. Völkerkunde, Berlin. – Nach einem Aquarell.

Mit jedem neu eintretenden Dämon wird die Trommel schwerer und sinkt zur Seite, und endlich vermag der Medicin-Mann sie nur noch mit dem Schenkel gestützt zu halten. Nun ist die Trommel der Götter voll, und bei seinem

Heilswerk hat der Medicin-Mann jetzt die Dämonen in der Trommel als seine speciellen Gehülfen zur Seite. Und darum ist auch der Medicin-Mann um so mächtiger, und um so sicherer ist der Erfolg seiner Behandlung, je grösser die Zahl der Geister ist, welcher er zu gebieten vermag. *Radloff* hat uns mehrere solche Beschwörungsgesänge zugänglich gemacht, durch welche der Schamane der Altai-Tartaren die Geister in seine Trommel ruft. Einer derselben lautet:

„Komme her, o junge Wolke,
Drückend dies mein Schulterblatt!
Volk und Leute, meine Schulter
Drückend, kommet her zu mir!
Täng-Sary, Du Sohn des Himmels,
Uelgöns Sohn, o *Kergidäi*!
Du, mein Auge mir zum Schauen,
Meine Hand zum Greifen mir,
Du, mein Fuss, mir zum Enteilen,
Du, mein Huf, sobald ich stolpre,
Meine Rechte führt den Orbu (Trommelstock)
Tönend, komm zu meiner Rechten!"

Ein anderer Geist wird gerufen:

„Mit dem Stock aus gelbem Rohre,
Mit dem gelben Falben Du!
Mit dem gelben, seid'nen Zügel,
Mit dem Pelz aus gelber Seide,
Kan Kartysch, des *Uelgön* Sohn!
Spielend komm zu meiner Rechten,
Die den Orbu schlagend schwingt."

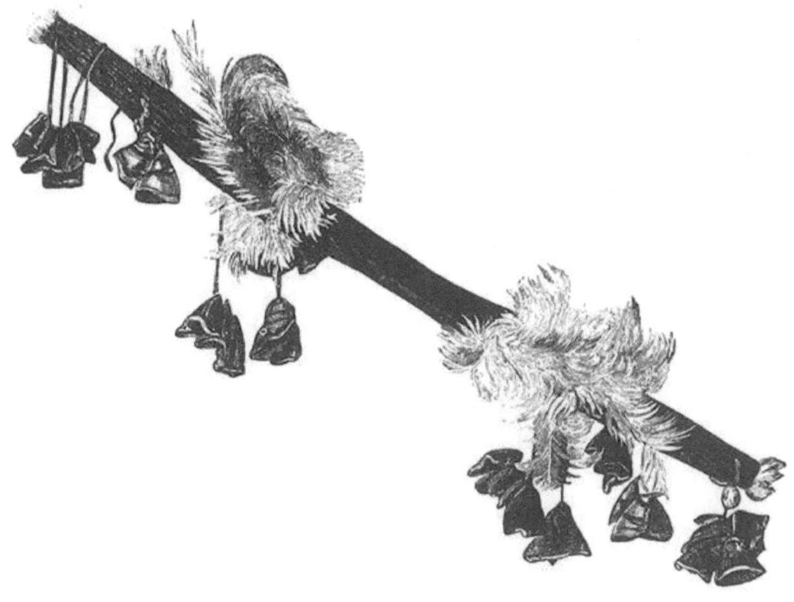

Fig. 72. Rassel des Medicin-Mannes der Indianer in Portland, Oregon. Museum f. Völkerkunde, Berlin. – Nach einem Aquarell.

Natürlicher Weise sind diese Gesänge für das Studium der Mythologie und der Dämonologie der betreffenden Völker von einer ausserordentlich hohen Bedeutung.

79. Die Rassel und andere musikalische Instrumente als Handwerkszeug des Medicin-Mannes.

Ein zweites wichtiges Handwerkszeug des Medicin-Mannes, dessen Besprechung wir am geeignetsten hier gleich folgen lassen, ist die Rassel. Sie tritt uns in den verschiedensten Formen entgegen. Gewöhnlich ist sie durch irgend einen hohlen Gegenstand dargestellt, in welchen Steinchen, Körner oder dergleichen hineingethan sind, um bei einem Schütteln des Apparates den rasselnden Ton zu verursachen. Bei den Medicin-Männern der Huna von Portland in Oregon jedoch ist die Rassel (Fig. 72) ein kurzer, mit Federn geschmückter Stab, an welchem angehängte Hirschhufe und Seepapageienschnäbel das Rasselgeräusch erzeugen.

Wahrscheinlich bezieht sich hierauf ein Beschwörungsgesang der Klamath-Indianer in Oregon:

„Die Füsse eines jungen Hirsches sind mein Medicin-Werkzeug."

Er wird als „Der Frau Gesang" bezeichnet.

Auch der Bacsa der Kirgisen hat einen Stab, an dessen oberem Ende ein Brettchen mit daran hängenden Glöckchen angebracht ist. Aehnliche stabartige Rasseln besitzen auch andere sibirische Völker.

Bei den Dacota, den Chippeway und den benachbarten Indianern ist die Medicin- Manns-Rassel ein Kürbis. Bei allen heiligen und ärztlichen Handlungen (Fig. 73), sowie auch beim Bereiten der Medicin spielt sie eine wichtige Rolle. Gewöhnlich werden mit dem Klange der Rassel alle Beschwörungsgesänge begleitet. Sie ist daher ohne allen Zweifel nach dem Glauben der Indianer ebenfalls mit übernatürlicher Kraft beseelt.

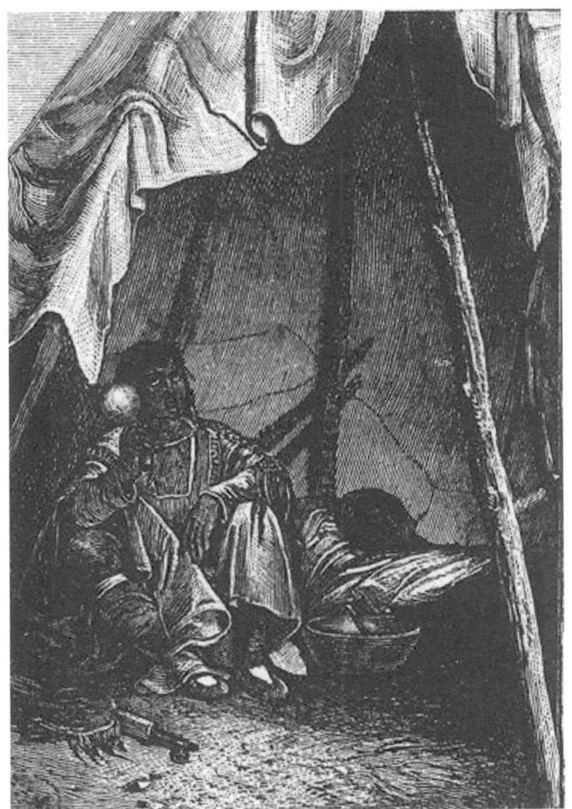

Fig. 73. Medicin-Mann der Dacota-Indianer, zur Heilung eines Kranken rasselnd. Nach Schoolcraft.

Einen Uebergang zu etwas vollkommeneren Formen bildet aus Holamux in Oregon eine Kürbis-Rassel, welche an einem langen Handgriffe befestigt und mit einem roh eingeschnittenen Menschenantlitz, das ein Strahlenkranz umgiebt, verziert ist (Fig. 74). Die allerreichste Entwickelung in der Form hat aber unstreitig die Rassel bei den so bewunderungswürdig kunstgewandten Nordwest-Stämmen Nord-Amerikas erlangt. Das Berliner Museum für Völkerkunde besitzt eine sehr reichhaltige Sammlung derselben. Sie sind sämmtlich kunstvoll in Holz geschnitzt, und stellen Menschen- oder Vogelköpfe oder auch ganz complicirte und dann immer geschmackvoll bemalte Gruppen dar. Jegliches religiöse Fest dieser Indianer erfordert eine bestimmte Art der Rasseln. Diejenige für den Medicin-Mann der Haidah-Indianer (Fig. 75) stellt einen grossschnäbligen Vogel dar, den mythischen Raben, den Bringer des Lichts, den Urheber des Lebens, der in dem Schnabel die Kohle hält. Ein grosses Antlitz, das seine Brust einnimmt, soll die Sonne bedeuten. Auf seinem Rücken liegt ein kleiner Mann, sich auf seine Ellenbogen stützend und einen Frosch zwischen den Zähnen haltend. Das soll der Wolf sein, der den Tod und das Feuer symbolisirt. Ein phantastischer Vogelkopf, entstanden aus dem Gesichte der Eule und dem Schwänze des

Raben, der auf dem hinteren Theile des Rabenrückens sitzt, beisst in die Zunge des Frosches. Dieses Letztere soll „Medicin" bezeichnen, d. h. es soll erkennen lassen, dass die Rassel voll übernatürlicher Kräfte ist. Die Medicin-Männer der Nutka in Britisch-Columbien benutzen zum Curiren der Krankheiten sackförmige Rasseln von Kupfer, welche mit Cedernbast verziert sind (Fig. 76).

Von anderen musikalischen Instrumenten sind noch Pfeifen, Becken und Stöcke zu nennen, und ganz vereinzelt kommt in Buru die Tuba, in Loango die Guitarro und bei den Kirgisen eine mit Klapperblechen geschmückte violoncellartige Geige vor. Alle diese Dinge finden wir meist in den Händen der Gehülfen des Medicin-Mannes. Ihre Verbreitung scheint aber eine nur beschränkte zu sein. Das Aneinanderschlagen von Stöcken finden wir bei einigen Indianer-Stämmen Nord-Amerikas und bei den Katschinzen; die Becken sind in Nias, Buru und an der Loango-Küste gebräuchlich, und die Pfeifen finden wir bei den Winnebago-Indianern, den Navajó in Arizona, bei den Niassern und bei den Loango-Negern. Die vorher erwähnte Geige wird von dem Medicin-Manne selber gespielt.

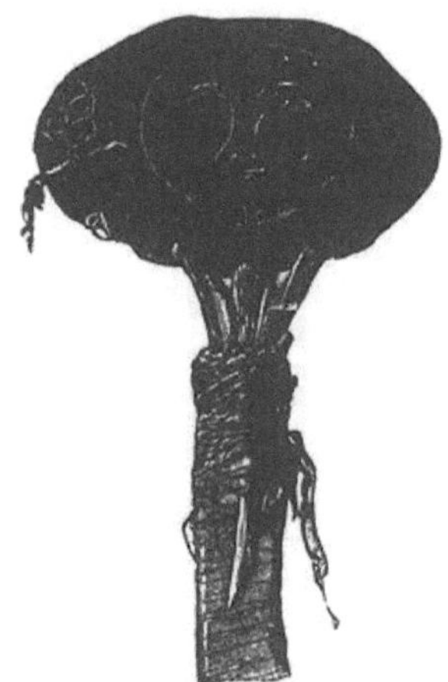

Fig. 74. Rassel eines Medicin-Mannes der Indianer von Holamux. Museum f. Völkerkunde, Berlin. Nach einem Aquarell.

80. Medicin-Sack und Medicin-Steine.

Ein wichtiges Werkzeug des Medicin-Mannes, das den Schwerpunkt seiner Verbreitung bei den Indianer-Stämmen von Nord-Amerika hat, ist der sogenannte Medicin-Sack. Wir dürfen hierbei nicht vergessen, dass jeder Indianer seinen Medicin-Beutel besitzt, der ihn wie ein Talisman durch das ganze Leben begleitet. Wenn er als Jüngling auszieht, um seinen Totem zu suchen, so wird das erste Exemplar seines Totemthieres, dessen er habhaft wird, abgehäutet, der Medicin-Sack daraus gefertigt und dieser mit Gras oder Moos gefüllt. Niemals wieder darf er geöffnet werden. Das ist nun mit dem Medicin-Sacke der Medicin-Männer etwas Anderes. Sie verbergen darin eine Menge von absonderlichen Dingen, denen sie eine übernatürliche Kraft beilegen. Ihnen ist auch gestattet, den Beutel zu öffnen, wenn auch nur nach vorhergegangenem feierlichen Schwitzen. Bei gewissen grösseren Medicin-Tänzen sind die Medicin-Männer sogar verpflichtet, sich gegenseitig die Schätze ihres Medicin-Beutels zu zeigen (Fig. 77) und deren Kräfte aus einander zu setzen. Wie ein Gewehr wird er bei den Einführungen von Novizen benutzt, und der aus ihm scheinbar gefeuerte magische Schuss streckt den Candidaten bewusstlos zu Boden. Aber auch ihre wirklichen Medicamente heben sie in dem Medicin-Beutel auf. Stets sind die Haare des Felles nach aussen gekehrt, oder die Federn, wenn es ein Vogelbalg ist. Stinkthier und Otter (Fig. 51) sind erheblich bevorzugt.

Medicin-Beutel, wenn auch nur kleine, sind auch bei den Aerzten der Kaffern und Basutho (Fig. 20) im Gebrauch. Sie sind aus gegerbtem Leder gefertigt, werden gewöhnlich am Halse getragen und enthalten allerlei absonderliche Dinge, Krallen von Raubthieren, Hufe von Antilopen; Fusswurzelknochen von verschiedenem Wild u. s. w. Diese dienen ihnen als Würfel bei ihren geschätzten Wahrsagerkünsten.

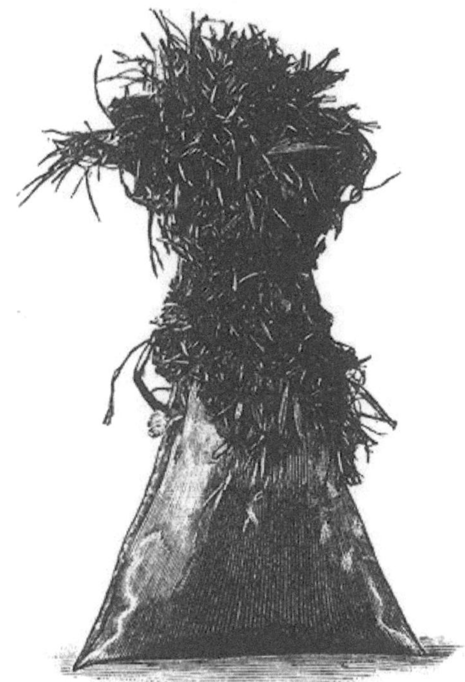

Fig. 75. Rassel eines Medicin-Mannes der Haidah-Indianer. Museum f. Völkerkunde, Berlin. – Nach einem Aquarell.

In ähnlicher Weise trägt der Medicin-Mann bei den Australnegern in Victoria seine Zauberknochen und Steine in einem besonderen Beutel mit herum. Diesen darf er niemals aus den Augen lassen, wie wir oben bereits berichtet haben.

Wir haben die Medicin-Steine schon erwähnt, welche die Medicin-Männer in ihrem Medicin-Beutel tragen. Diese sind ebenfalls mit übernatürlicher Kraft begabt, und werden bei feierlichen Gelegenheiten von den Medicin-Männern scheinbar verschluckt und bald darauf wieder ausgebrochen. Auch thun die Medicin-Männer häufig so, als wenn sie diese Steine aus dem Körper des Kranken heraussaugten. Auch kleine Schneckenhäuser und fossile Conchylien können zu dem gleichen Zwecke benutzt werden.

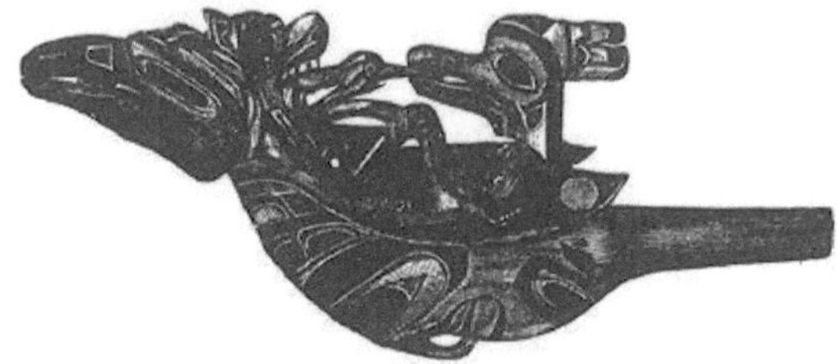

Fig. 76. Kupferne Rassel eines Medicin-Mannes der Nutka-Indianer. Museum f. Völkerkunde, Berlin. Nach Photographie.

Bei den Chippeways werden sie Mî'gis (Fig. 78) genannt, und die vier verschiedenen Grade der Midç-Brüderschaft unterscheiden sich unter Anderem auch durch die Form ihrer Mî'gis von einander. Hier sind es Perlen und die Schalen von Schnecken, welche sich in ihrem Lande nicht vorfinden; dieselben müssen also auf dem Wege des Handels in ihren Besitz gekommen sein.

Bei den Ipurina-Indianern in Brasilien giebt der Medicin-Mann dem Candidaten, der in seine Lehre tritt, einen oder mehrere kleine Steinchen zu verschlucken, „die er unter heftigem, durch Tabak erregtem Erbrechen zum Vorschein gebracht hat. Es sind Quarzkörner, offenbar von weit her importiert, dieselben die bei der Krankenbehandlung scheinbar aus dem Körper des Kranken ausgesaugt werden.“

Der ärztliche Candidat der Chippeway hat bei der feierlichen Ceremonie seiner Aufnahme in den Midç-Orden eine Perle herunterzuschlucken. Dann schreitet er rings um die Medicin-Hütte, welche zu diesem Feste besonders errichtet ist, wobei er dauernd einen bestimmten Ruf ausstösst, bis er plötzlich hinsinkt, zu husten beginnt und in Convulsionen verfällt. Die Perle, die er schluckte, ist die Krankheit; diese erstickt ihn. Mit letzter Kraftanstrengung schleppt er sich bis zu der Gruppe der ihn einführenden Midçs. Hier bringt er unter mühevollen Würgebewegungen das Kügelchen wieder aus dem Halse heraus. Die Midçs haben ihn dabei unterstützt und gemeinsam gerufen: yâ aaa! yâ aaa! yâ aaa! Nun nimmt er das Kügelchen aus dem Mund und legt es als seinen Medicinstein in den oberen Theil seines Medicin-Sackes hinein, um bei geeigneter Gelegenheit davon Gebrauch machen zu können.

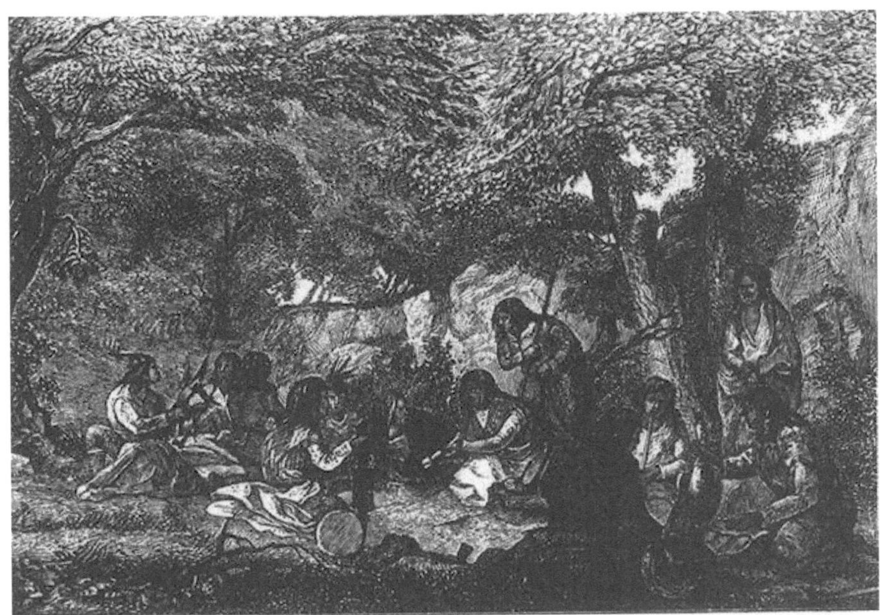

Fig. 77. Midç der nordamerikanischen Indianer zeigen sich den Inhalt ihrer Medicin-Säcke. Nach Schoolcraft.

Bei einem Einführungsfeste, das die Midç der Winnebago-Indianer feierten, mussten nach der Erledigung einiger anderer Ceremonien die Candidaten sich auf eine Decke knien. Acht Medicin-Männer marschirten dann in einer Reihe rings um die Medicin-Hütte mit ihren Medicin-Säcken in der Hand. Als sie den Umgang vollendet hatten, machten sie Halt und einer von ihnen hielt eine Rede. Das wird wiederholt, bis alle gesprochen haben. „Sie schliessen dann einen Kreis und legen die Medicinsäcke vor sich auf den Teppich. Dann beginnen sie zu würgen und Brechanstrengungen zu machen, sich überbeugend, bis ihr Kopf beinahe in Berührung mit ihrem Medicinsack kommt, in welchen sie vomiren, oder aus ihrem Munde eine kleine weisse Seemuschel von der Grösse ungefähr einer Bohne niederlegen. Diese nennen sie den Medicin-Stein, und sie behaupten, dass sie ihn in ihrem Magen tragen und dass er bei diesen Gelegenheiten ausgebrochen wird. Diese Steine stecken sie in ihre Medicinsäcke und dann nehmen sie Platz am Ende der Laube, entgegengesetzt und mit dem Gesicht nach den Candidaten."

Bei den nordwestlichen Stämmen von Nord-Amerika treffen wir aber auch ziemlich grosse Steine an, welche als Medicin-Manns-Steine bezeichnet werden. Sie haben die Grösse einer Handfläche und darüber; im Munde können sie also nicht beherbergt werden. Auch sind sie mit rohen Skulpturen bedeckt. Es sind grosse flach abgerollte Steine, deren einer aus West-Vancouver den Kopf eines Fisches und vielleicht eines Frosches eingeschnitten trägt (Fig. 81); ein Anderer (Fig. 79), ebendaher, zeigt einen Schwertwal und ein nach abwärts gekehrtes Menschengesicht, und ein Dritter (Fig. 80) mit zwei Gesichtern soll angeblich eine Seeotter zur Darstellung bringen. Alle drei gehören zu der Sammlung des Capitän *Jacobsen* im Museum für Völkerkunde in Berlin.

Etwas Aehnliches findet sich übrigens auch in dem malayischen Archipel. In dem westlichen Borneo besitzen die Medicin-Männer eine Art von Steinen, welche sie, wie sie behaupten, von den Geistern erhalten haben. Durch eine besondere Kunstfertigkeit lassen sie diese Steine scheinbar von dem Dache ihrer Wohnung herunterfallen. Sie gebrauchen sie für ihre Heilmanipulationen und bestreichen damit stundenlang den Körper ihrer Patienten.

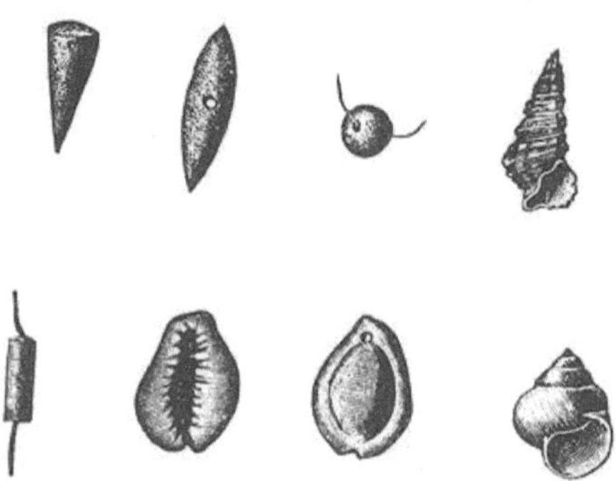

Fig. 78. Mi'gis, Medicin-Steine der Midç von Leech Lake. Nach Hoffman.

Wir wollen im Anschlusse hieran noch eine Art der Hülfsinstrumente erwähnen, welche für den Medicin-Mann der Giljaken zu den unentbehrlichen Requisiten gehört. Es sind das aus Holzklötzen gefertigte Menschenfiguren (Fig. 82), welche von unglaublich roher Ausführung sind. Sie stellen den Schutzgeist des Schamanen vor und haben während seiner Zauberceremonien ihren Platz am Feuer. Bisweilen haben sie auch noch eine Anzahl von Untergeistern in ihrer Gewalt. So sehen wir einen solchen hölzernen Geist, auf dessen Kopfe sich sieben plumpe Zacken befinden. Das sollen die sieben Hülfsgeister sein, über deren Kraft und Fähigkeiten der Schamane nun ebenfalls verfügen kann.

81. Das Heraussaugen der Krankheit.

Die übernatürliche, ärztliche Behandlung der Medicin-Männer scheint nach dem Principe des „Doppelt reisst nicht" eingerichtet zu sein; wenigstens sehen wir, dass sie gar nicht selten mehrere Methoden der magischen Therapie zu gleicher Zeit in Wirksamkeit treten lassen. Bei manchen Stämmen schreiten sie erst dazu, wenn die medicamentöse Behandlung nicht zu dem gewünschten Resultate geführt hat. Andere Völkerschaften aber fangen gleich mit der magischen Behandlung an und erst, wenn diese im Stiche gelassen hat, nehmen sie zu den Medicamenten ihre Zuflucht. Unter den mechanischen, magischen Behandlungsmethoden ist das Aussaugen der Krankheit ganz besonders weit verbreitet. Der Medicin-Mann setzt den Mund oder sein besonderes Instrument auf den leidenden Körpertheil und saugt mit grosser Anstrengung und Ausdauer, nicht selten stundenlang und bis es blutet. Dann bringt er unter besonderen Förmlichkeiten dasjenige aus dem Munde hervor, was die Krankheit verursacht hatte, Holzstückchen, Dornen, Muschelschalen, Krallen, kleine Knochen, u. s. w. (Fig. 8). Selbst Würmer, einen Frosch oder eine Schlange saugt er so aus dem Körper heraus. Ein Beschwörungsgesang des Medicin-Mannes der Klamath-Indianer lautet:

„Was entferne ich aus meinem Munde?
Die Krankheit ziehe ich aus meinem Munde.
Was ist das Ding, das ich herausnehme?
Es ist die Krankheit, die ich herausnehme!"

Nachdem der Medicin-Mann der Chorotegan-Indianer die leidenden Theile des Kranken geknetet und gesogen hat, bringt er unter absonderlichen Sprüngen eine schwarze Substanz aus seinem Munde hervor, die er als die Ursache der Krankheit ausgiebt. Die Freunde des Patienten nehmen diesen Stoff und zertrampeln ihn unter betäubendem Lärm. Hierauf bezieht sich zweifellos auch ein Medicin-Manns-Gesang der Klamath-Indianer:

„Was kommt aus meinem Munde?
Eine schwarze Masse hängt von meinem Munde hernieder."

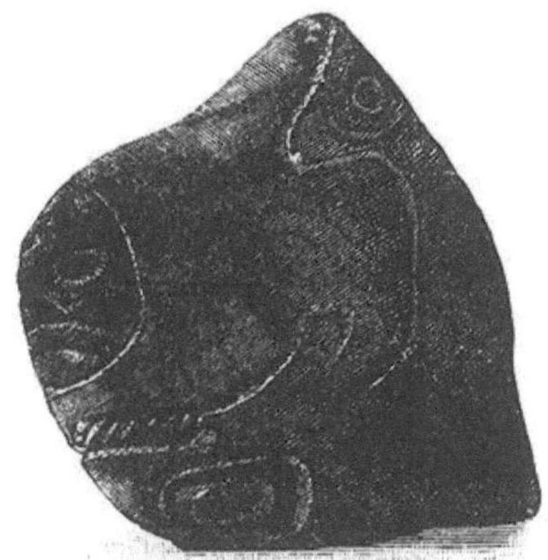

Fig. 79. Medicin-Manns-Stein, Vancouver. Museum f Völkerkunde, Berlin. Nach Photographie.

Bei den Dacota wirft sich der Medicin-Mann neben dem Patienten auf die Knie nieder und saugt mit „einer Energie, welche übermenschlich erscheint, wobei er die Kürbisrassel heftig schüttelt. Auf diese Weise pumpt der Gott, welcher in dem Arzte wohnt, die Krankheit aus dem Leidenden. Nachdem er so eine beträchtliche Zeit hindurch gesogen hat, richtet er sich auf seinen Füssen auf in sichtlicher Erschöpfung, derartig heulend, dass man es, wenn das Wetter still ist, eine Meile weit hört, seine Seiten schlagend, die Erde mit den Füssen stampfend und schlagend so, als wollte er sie erzittern machen, und eine Schale mit Wasser an seinen Mund haltend, bringt er unter einem singenden Blubbern dasjenige hervor und speit es in die Schüssel, was er aus der kranken Person herausgesogen hat. Diese anstrengende und ekelhafte Operation wird in kurzen Zwischenräumen auf Stunden wiederholt." In vielen Fällen ist es aber immer wieder der „Medicin-Stein", welchen der Arzt aus dem erkrankten Körper saugt. Es wurde oben schon erwähnt, dass wir diesen dann wahrscheinlich gleichsam als die coagulirte Krankheit ansehen müssen.

Auch in unsichtbarem Zustande wird, wie ebenfalls oben erwähnt, die Krankheit in manchen Fällen ausgesogen.

Hierüber verdanken wir *Ehrenreich* eine Notiz, welche die Ipurina-Indianer in Brasilien betrifft: „Bei der Krankenbehandlung, der ich am Acinam beiwohnte, saugte der Medicin-Mann zunächst an der Körperstelle des Patienten, die der Sitz des Leidens zu sein schien, und zwar mit solcher Intensität, dass ein weithin hörbarer klatschender Ton erzeugt wurde und grosse blaue Flecke, wie nach Application eines trockenen Schröpfkopfes, sichtbar blieben. Dann brachte er unter lautem Rülpsen ein Steinchen aus dem Munde hervor, bepustete und beleckte es mehrere Male, rieb es sich selbst an verschiedenen Körpertheilen, Unterarmen, Unterschenkel und Achsel, ein und liess es dann sehr geschickt wieder verschwinden."

„Ehe er das Saugen wieder begann, schlug er rechts und links mit Händen und Füssen aus. Nunmehr kamen andere Körperstellen des Patienten an die Reihe, wobei immer ein Stein, wahrscheinlich immer derselbe, aus dem Munde hervorgeholt und wegpracticirt wurde. Zum Schluss ging er in einen Winkel, um kräftig auszuspeien, und wiederholte dasselbe unter einem Baum vor der Hütte, trat das Sputum mit dem Fusse aus, und machte, sich plötzlich umdrehend, mit Händen und Füssen abwehrende Bewegungen."

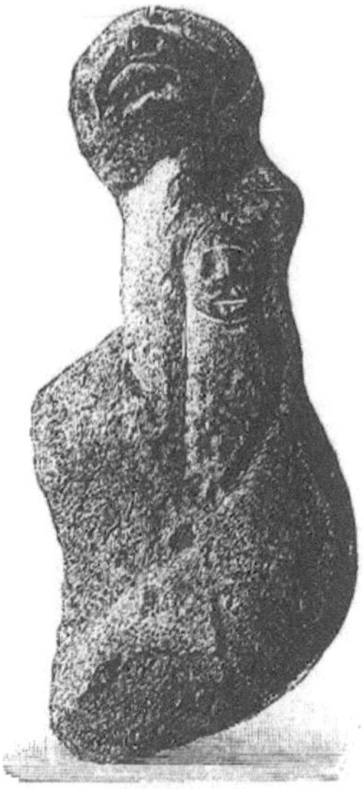

Fig. 80. Medicin-Manns-Stein, Vancouver. Mus. f. Völkerkunde, Berlin. Nach Photographie.

Die Isthmus-Indianer nehmen vor dem Saugen bestimmte Medicamente in den Mund, die Creek, Winnebago und Chippeway u. s. w. kauen bisweilen eine gelbe Wurzel aus, deren Saft sie ausspeien, um zu beweisen, dass sie dem Patienten die versetzte Galle ausgesogen haben. Auf den Aaru-Inseln wird die zu saugende Stelle erst mit kleingekautem Gember bedeckt. Da in dem malayischen Archipel der Gember, wie wir sahen, auch zum Bespeien des Kranken benutzt wird, um den Krankheitsdämon aus seinem Körper herauszutreiben, so müssen wir hier wahrscheinlich auch wohl einen ähnlichen Gedankengang vermuthen.

In unsichtbarer Form wird die Krankheit bei den Isthmus-Indianern ausgesogen. Der Medicin-Mann stürzt dann plötzlich mit aufgeblasenen Hacken davon und thut, als wenn er etwas ausspuckte. Dann stösst er Flüche und Verwünschungen aus gegen die Krankheit, die er soeben entfernt hat. Bei den Klallams kommt der Medicin-Mann so in Erregung, dass er den kranken Theil auch mit den Zähnen packt. Um ein Mädchen von einer Erkrankung der Seite zu heilen, zog er dieselbe nackend aus, warf darauf selber sein Blanket ab und begann zu singen und heftig zu gesticuliren. Die Assistenten schlugen den Takt mit kleinen Stöcken an hölzernen Gelassen und Trommeln, wobei sie fortwährend sangen. „Nachdem sich der Medicin-Mann in dieser Weise ungefähr eine halbe Stunde hindurch angestrengt hatte, bis der Schweiss von seinem Körper rann, warf er sich plötzlich auf das junge Weib, hielt ihre Seite mit den Zähnen gepackt und schüttelte sie für einige Minuten, während die Patientin an grosser Erschöpfung zu leiden schien. Er verliess dann seinen Platz und schrie, dass er es bekommen habe, zur selben Zeit seine Hände vor seinen Mund haltend; danach tauchte er in's Wasser und behauptete, mit grosser Schwierigkeit die Krankheit, welche er herausgezogen habe, nieder zu halten.“

Die Saugekraft der Medicin-Männer gilt, wie man begreifen wird, als eine übernatürliche. Es sind die Geister, die sie beseelen, welche durch ihren Mund diese Wirkung ausüben. Die Dacota glauben, dass es Thiergeister sind, die Manidos, welche für die Medicin-Männer das Aussaugen besorgen, und darauf bezieht sich auch bei den Klamath-Indianern ein Beschwörungsgesang:

„Ich, der Käfer, ich beisse und sauge.“

82. Das Aufsuchen des Locus affectus.

Für die Saugecur bleibt es sich nun nicht gleich, auf welcher Stelle der Mund aufgesetzt wird. Wenn eine örtliche Schmerzhaftigkeit nicht den Locus affectus zu erkennen giebt, so muss derselbe sorgfältig aufgesucht werden. Die Aerzte der Schastas in Nord-Californien werden hierin von einer Collegin unterstützt, welche bei dem Kranken wie ein Hund solange bellt, bis sich der Geist hierdurch bewegen lässt, ihr die richtige Stelle anzuzeigen. Bei den Dieyerie in Süd-Australien betastet der Medicin-Mann sorgfältig den Körper des Kranken, bis er vorgiebt, etwas zu fühlen. Dann saugt er einige Minuten an dieser Stelle und entfernt sich danach eine kleine Strecke von dem Lager. Dabei bricht er ein kleines Stück Holz ab, das er verbirgt, und kehrt zum Lagerplatze zurück, macht sich mit einer rothglühenden Kohle die Hände heiss und knetet dann an dem Körper des Kranken herum, bis er dann plötzlich zu Aller Erstaunen das kleine Holzstückchen zum Vorschein bringt.

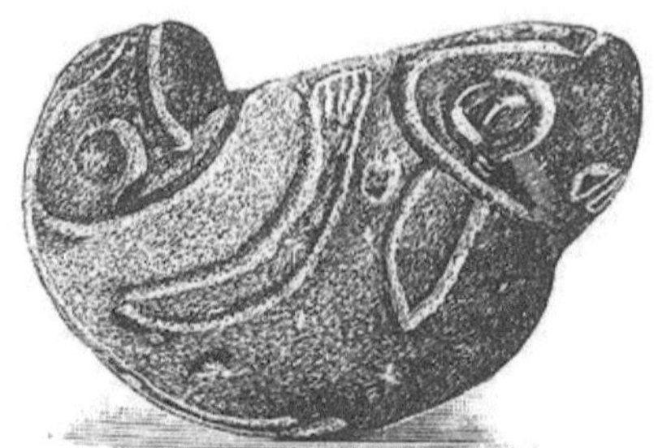

Fig. 81. Medicin-Manns-Stein, Vancouver. Mus. F. Völkerkunde, Berlin. Nach Photographie.

Die in Figur 83 wiedergegebene Zeichnung auf einem Musikbrett der Chippeway-Indianer zeigt uns einen Medicin-Mann, der einen vor ihm auf der Erde liegenden Kranken behandelt. In der linken Hand hält er ein Instrument, entweder die Rassel oder die Trommel. Von seinem Auge verläuft eine Linie gerade zur Herzgrube des Patienten. Diese bedeutet, dass er nun den Locus affectus aufgefunden hat. Hier hat der Krankheits-Dämon seinen Sitz aufgeschlagen und von hier muss er auch vertrieben oder vielmehr herausgesogen werden.

Bei einer allgemeinen Erkrankung wählen die Medicin-Männer der Eingeborenen von Süd-Australien und Victoria die Magengrube zum Heraussaugen der Krankheit aus, und bei den Indianern von Vancouver konnte *Jacobsen* das Gleiche beobachten.

Der Locus affectus wird aber auch bei anderen Gelegenheiten aufgesucht. Die Laoten z. B. wünschen zu wissen, an welcher Körperstelle sich der Krankheitsdämon verborgen hat, da er nur von dieser Stelle aus zu bewegen ist, durch den Mund des Kranken Auskunft zu geben. Zu diesem Behufe bindet der Medicin-Mann sieben Baumwollenfäden um die Daumen und um die grossen Zehen des Kranken, spricht seine Beschwörungsformeln und drückt mit seinen Fingern ganz allmählich alle Theile des Körpers, einen nach dem anderen, bis er die richtige Stelle gefunden hat. Die Ostjaken suchen für das Ansetzen ihrer Birkenschwamm-Moxen dadurch die geeignetste Stelle herauszufinden, dass sie an dem erkrankten Theile eine glühende Kohle auf verschiedene Hautstellen bringen. Dort, wo der Schmerz nicht gleich empfunden wird, ist für die Moxe der geeignete Punkt.

83. Das Herausnehmen der Krankheit.

Das Kneten, Pressen, Drücken und Streichen, wie wir es in der Massage kennen gelernt haben, hatte zweifellos ursprünglich auch nur den Zweck, die Krankheit oder den Krankheitsdämon aus dem Patienten herauszunehmen. Hierhin haben wir es zu rechnen, wenn uns von den Eingeborenen der Inseln Leti, Moa und Lakor berichtet wird, dass dem Patienten zuerst der Körper mit Kalapa-Oel eingerieben und dann ein aus sieben Sirih- und sieben Pinang-Stücken zusammengekauter Brei auf die kranke Stelle gelegt wird. Darüber deckt man dann ein bezaubertes Tuch und nach einer Viertelstunde findet man nun in dem gekauten Brei den Fremdkörper, welcher die Krankheit verursacht hat. Auf der Insel Eetar und auf den Kêi-Inseln schmiert man den kranken Körpertheil ebenfalls, bevor man den magischen Fremdkörper aus ihm entfernt, mit kleingekauten Medicamenten ein; auf der erstgenannten Insel wird die Stelle vorher gekniffen.

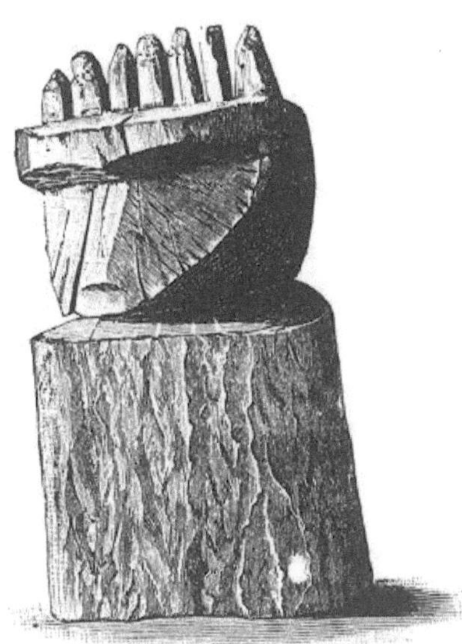

Fig. 82. Hülfsgeist des Schamanen der Giljaken mit sieben dienstbaren Geistern auf dem Kopfe. Mus. f. Völkerkunde. Berlin. Nach Photographie.

Die Indianer Britisch Columbiens vorbinden mit dem mechanischen Fortnehmen der Krankheit gleichzeitig auch das Aussaugen und die gewaltsame Massage. So heisst es bei *Bancroft*: „Der Hexenmeister, häufig grotesk bemalt, tritt in den Kreis, singt einen Gesang, und geht daran den bösen Geist von dem kranken Manne zu zwingen, indem er beide geballten Fäuste mit aller Macht in seine Magengrube presst, und ebenso andere Theile des Körpers knetet und schlägt, ihn gelegentlich mit seinen eigenen Fingern stossend, und indem er Blut aus demjenigen Theile heraussaugt, der als der befallene betrachtet wird. Die Zuschauer schlagen mit ihren Stöcken, und alle mit Einschluss des Arztes, und oft auch der Patient gegen seinen Willen, unterhalten einen unaufhörlichen Gesang oder Geheul. Hier ist übrigens eine gewisse Methode in der Tollheit, und wenn die Routine vollendet ist, wird sie von Neuem begonnen, und dies wird mehrere Stunden hindurch alle Tage wiederholt, bis der Fall entschieden ist. Bei einigen Stämmen extrahirt der Arzt schliesslich den Geist, in der Form eines kleinen Knochens oder eines anderen Gegenstandes, aus dem Körper, oder dem Munde des Patienten durch irgend ein Taschenspielerkunststück."

Eine besondere Methode, das die Krankheit erzeugende Thier, den sogenannten Fresser (Wurm, Schlange, Eidechse u. s. w.), aus dem Körper des Kranken herauszuholen, haben die Medicin-Männer, die Amagqira wokupata der Xosa-Kaffern. Es wird zuvor ein Opferthier geschlachtet, oft in besonders grausamer Weise. Im Jahre 1888 wurde in Mtata ein Ochse bei solcher Gelegenheit lebendig geschunden und ihm ein Vorderbein mit dem Schulterblatt abgelöst, „sodass er auf drei Beinen umhertaumelte". Darauf formt der Medicin-Mann aus Lehm und frischem Kuhdünger einige Kugeln, an Grösse einer gewöhnlichen Kegelkugel gleich. Diese legt er auf die schmerzhafte Stelle und drückt sie unter Aechzen und Stöhnen, damit sie die giftigen Fresser aus dem Körper saugen sollen. Dann nimmt er die Kugel vor den Mund, bläst daran herum, als wenn er jene Dinge herausziehen wollte, und verdreht dabei ganz schrecklich die Augen. Im Munde verborgen hat er sich schon mit solchen Dingen versehen, die er auffinden will. Merken die Umstehenden, die sich ja in grosser Furcht und Aufregung befinden, nicht genau darauf, so practicirt er jene Dinge in die Kugeln; sein Aechzen und Stöhnen lässt nach und er behauptet, dass nun der Kranke genesen sei.

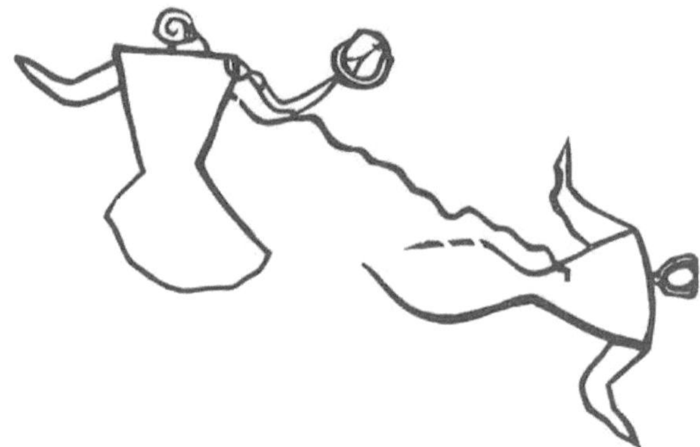

Fig. 83. Medicin-Mann der Chippeway-Indianer, den Locus affectus eines Kranken findend. Von einem Musikbrett. Nach Hoffman.

Die Süd-Australier nehmen in unsichtbarer Form die Krankheit von dem Patienten fort und werfen sie scheinbar in das Wasser oder sie verbrennen sie. Die Nieder-Californier versuchen in verzweifelten Fällen, die Krankheit mit den Fingern aus dem Munde des Patienten herauszuziehen. In gleicher Absicht stecken die Yakis dem Kranken einen Stock in den Mund, um so die Krankheit aus seinem Magen zu ziehen. Bei *Ehrenreich* lesen wir über die Yamamadi:

„Eine Krankenbehandlung, der ich beiwohnte, unterschied sich dadurch von der gewöhnlichen indianischen Curmethode, dass sie vollkommen lautlos, ohne Saugen oder Anblasen des Patienten vor sich ging. Die Umgebung der leidenden Stelle – es handelte sich um eine linksseitige Supraorbitalneuralgie – wurde mit der linken Hand gekniffen und gezupft, während die rechte den Kranken fest im Genick packte. Nach einigen solchen Griffen blies der Zauberer in die hohle Faust und that, als ob er einen Gegenstand zwischen den Fingern aufmerksam betrachte. Diesen imaginären Krankheitsstoff rieb er sich sodann in die Brustgegend oder die Achselhöhle ein. Nachdem sich dieses Spiel sechs bis acht Mal wiederholt hatte, wandte sich der Arzt um, strich sich die Hände an einem Balken ab und verliess die Hütte. Draussen grub er ein Loch, in welches er Wasser, das er aus seinem Munde über die Hände spülte, abfliessen liess, rieb nochmals sorgfältig seine Hand ab und schüttete das Loch wieder zu."

Durch Beschwörungen und Verfluchungen wird der Fremdkörper, beziehungsweise die Krankheit, auf der Insel Serang und bei den Topantunuasu auf Selebes aus dem Kranken herausgeholt.

Auch die Klamath-Indianer haben für diesen Zweck ihre Beschwörung, den sogenannten Spinnen-Gesang. Derselbe ist nicht gerade sehr geistreich; er lautet:

„Ich, die Spinne, gehe hinauf.
Aufwärts wandere ich.“

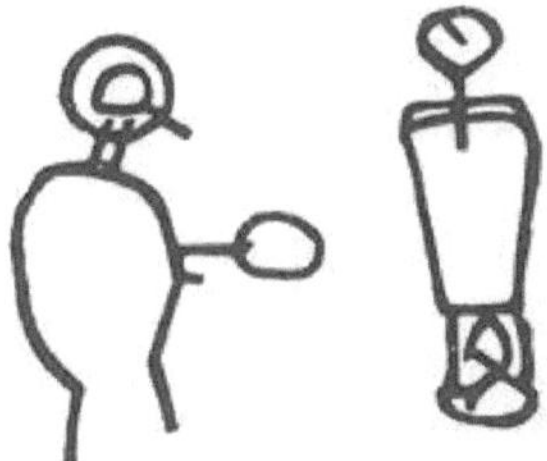

Fig. 84. Medicin-Mann der Chippeway-Indianer, eine Frau heilend. Von einem Musikbrett der Midç. Nach Hoffman.

Dabei wird ein ovales Stückchen Hirschleder dem Patienten auf die kranke Stelle gelegt, ein Blanket wird darüber gebreitet und hier hinein zieht sich nun die Krankheit.

84. Der Exorcismus durch den Medicin-Mann.

Von den ältesten Zeiten bis zum heutigen Tage und über die ganze Erde hin hat eine Art der Krankenbehandlung ihre Ausbreitung gefunden, das ist der Exorcismus, das Bannen und Beschwören und die Austreibung der Krankheitsdämonen. Wir haben ja bereits die musikalischen Instrumente kennen gelernt, welcher der Medicin-Mann hierzu bedarf; es wurden auch schon manche der Beschwörungsgesänge an geeigneter Stelle angeführt. Wir finden aber in der Technik sowohl als auch in der Auffassung dieser Exorcismen noch mancherlei kleine Verschiedenheiten. Wir geben hier zwei Darstellungen von dem Exorcismus des Medicin-Mannes bei den Indianern. Die Figuren 83 und 84 sind den Zeichnungen auf einem Musikbrette entnommen, das sich in dem Besitze eines Midç der Chippeway-Indianer befand. Figur 84 zeigt die Behandlung einer Frau und Figur 83 diejenige eines Mannes. Beide Medicin-Männer schwingen die Rassel.

Figur 85 giebt eine Krankenbehandlung bei den Mandan-Indianern nach einer Handzeichnung von *George Catlin.*

Der Medicin-Mann umtanzt den Patienten, welcher schwach und elend am Boden liegt. Ganz ebenso, wie auf Figur 63, welche von der Feder desselben Malers eine Krankenbehandlung bei den Schwarzfuss-Indianern zur Darstellung bringt, halten Männer, Frauen und fast alle Kinder die rechte Hand vor ihren Mund. Wollen sie sich vielleicht dadurch schützen, dass der Dämon, der die Krankheit verursachte, wenn er nun aus dem Kranken verjagt wird, nicht in ihren Körper hineinfahre?

Oft reicht die Macht des Medicin-Mannes aus, den Dämon, welcher die Krankheit macht, und damit diese selber aus dem Körper des Patienten herauszutreiben. In manchen Fällen muss aber ein hülfreicher Geist für ihn diese mühevolle Arbeit übernehmen. Nicht selten wird durch mechanische Eingriffe das Entweichen des Dämons unterstützt und erleichtert. Meistens geschieht es mit Lärm und Geschrei, um den Dämon zu erschrecken und ihm Furcht einzujagen. Auch mit Beleidigungen wird es versucht, die manchmal den bösen Geist bewegen, sein Opfer fahren zu lassen. Von grosser Wirkung hält man bei einigen Völkern das Ausräuchern des bösen Geistes, und manchmal gelingt auch die Befreiung des Kranken auf dem Wege der Ueberlistung, oder der gütlichen Ueberredung. Wenn es nun nicht nur gelingt, den bösen Geist zu vertreiben, sondern auch noch ihn festzubannen oder gar zu vernichten, so ist die Aufgabe des Medicin-Mannes in der allervollkommensten Weise gelöst.

Wenn bei den Koniagas eine Person krank wird, so wird angenommen, dass irgend ein böser Geist von ihr Besitz genommen hat, und es ist das Geschäft des Schamanen, den Geist zu beschwören, zu bekämpfen und aus dem Manne auszutreiben. Zu diesem Zwecke setzt er sich mit dem magischen Tambourin bewaffnet zu dem Patienten und murmelt seine Incantationen. Ein weiblicher Assistent begleitet ihn mit Aechzen und Brummen. Sollte dies erfolglos sein, so nähert sich der Schamane dem Bette und wirft sich auf den Körper des Leidenden; dann den Dämon fassend, ringt er mit ihm, überwindet ihn und wirft ihn hinaus, während die Assistenten schreien:

„Er ist gegangen! Er ist gegangen!"

Auf den Luang- und Sermata-Inseln und bei den Topantunuasu in Selebes schlägt man bei gewissen Krankheiten auf den armen Patienten ein, um auf diese Weise den bösen Geist aus ihm herauszuprügeln.

Auf Samoa giebt es bestimmte eingeborene Aerzte, welche in dem Rufe stehen, dass sie die Schwindsucht, *Mumu* genannt, oder besser gesagt, den Dämon, der sie verursacht, mit dem Speere durchbohren können. Wenn solch ein Arzt gerufen wird, so setzt er sich vor den Kranken nieder und singt:

„O *Mumu*! O *Mumu*!
Ich bin im Begriff, Dich zu spiessen!"

„Dann springt er auf und schwingt den Speer über dem Haupte des Kranken und verlässt darauf das Haus. Niemand darf während dieser Ceremonie sprechen oder lächeln."

Auch auf den Nicobaren erscheinen die Medicin-Männer häufig mit dem Speere in der Hand bei dem Patienten, um den bösen Geist, den Iwi, zu durchbohren, der die Krankheit verursacht hat.

Dieses Herausschrecken und Verjagen der Krankheitsdämonen findet in grossem Stile bei Epidemien Statt. Wir wollen diese Maassnahmen hier übergehen, weil wir sie später noch im Zusammenhange ganz ausführlich zu besprechen haben.

Dass der von dem Medicin-Manne und seinen Gehülfen hervorgebrachte betäubende Lärm zum Zweck hat, den Krankheitsdämon zu erschrecken, das liegt wohl deutlich auf der Hand. In einigen Schilderungen wird diese Absicht aber auch noch besonders hervorgehoben.

Den Wunsch, den bösen Geist, der die Krankheit gebracht hat, zu beschimpfen und zu beleidigen, finden wir bei den Australnegern von Victoria und bei den Eingeborenen des Seranglao- und Gorong-Archipeles.

85. Das Ausräuchern der Krankheitsdämonen.

Das Ausräuchern, namentlich bei bestimmten Erkrankungen, hat ebenfalls eine räumlich sehr weite Verbreitung. Meist sind es wohl stark schwälende Pflanzen, die gleichzeitig einen intensiven Geruch verbreiten, welche man zu diesen Ausräucherungen in Anwendung zieht. Auch Horn und Haare sind hierfür beliebt.

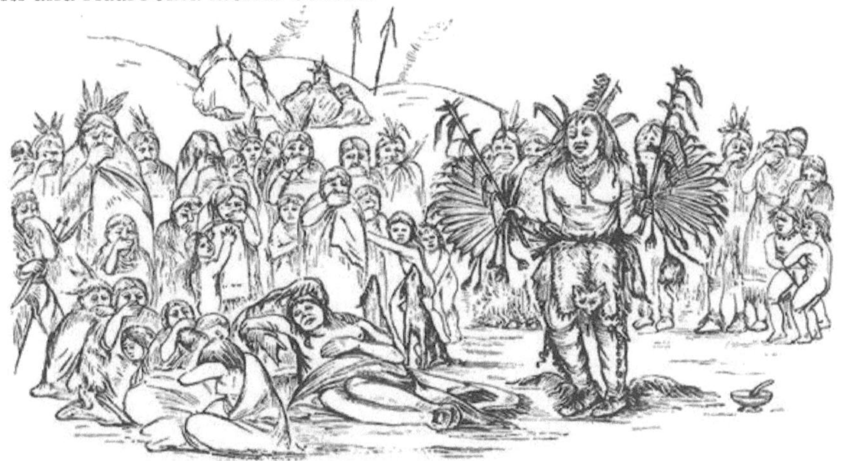

Fig. 85. Medicin-Mann der Mandan-Indianer, einen Kranken heilend. Nach einer Handzeichnung von Catlin. Im Besitz des Mus. f. Völkerkunde, Berlin.

Die Midç der Chippeway-Indianer benutzen zum Ausräuchern der Dämonen eine Cypressenart, weil sie glauben, dass die Nadeln der Zweige die bösen Geister stechen und dass die Wirksamkeit der Ausräucherung hierdurch bedeutend erhöht werden würde. Auch bei den Central-Amerikanern sind Ausräucherungen der Dämonen im Gebrauch, sowie auch bei den Harrarî in Afrika, bei sibirischen Völkern, in Laos und auf verschiedenen Inselgruppen des malayischen Archipels. Die Samojeden und Ostjaken verbrennen zu diesem Zwecke Rennthierhaare, wonach der Besessene in einen stundenlangen Schlaf verfällt. Auf den Kêi-Inseln werden Büffelhaare und abgeschnittene Haare der Papua-Sklaven in Anwendung gezogen, und mit Büffelhaaren räuchert man auch auf dem Seranglao- und Gorong-Archipel den Schatten des Dämon aus dem Kranken heraus. Bei den Indianern des centralen Mexico spielt für diese Räucherungen der Salpeter eine hervorragende Rolle. Aus seinen Rückständen in der Asche sucht dann der Medicin-Mann irgend eine grosse Ameise oder einen Wurm hervor, um sie als die ausgetriebenen Krankheits-Dämonen dem Patienten und seinen Angehörigen zu deren grosser Genugtuung vorzustellen. Auf Keisar werden die zum Räuchern bestimmten Holzarten unter der Lagerstätte des Kranken verbrannt.

Bei den Mosquito-Indianern entzündet man das Feuer neben dem Kopfe des Patienten und der Medicin-Mann bläst ihm dann den Rauch über sein Gesicht.

Am complicirtesten scheinen diese Maassnahmen bei den Laoten sich zu gestalten. *Aymonier* berichtet darüber: „Wenn in Sourèn ein Mensch von bösen Geistern besessen ist, so bringt man ihn an einen Kreuzweg und umgiebt ihn mit einer Art von

Pallisade, welche durch Pfosten gebildet wird, die man in die Erde steckt. Darüber gelegte Stäbe bilden das Dach, so dass der Patient nun wie in einem Käfig sitzt, und zwar auf einem kleinen Gestell, unter welches eine Schaale mit Tabak und spanischem Pfeffer gestellt wird. Neben dem Käfig errichtet man eine kleine Pyramide aus Holzscheiten in dreissig Schichten. Wenn alles dieses vorbereitet ist, werden glühende Kohlen in die Schaale geworfen, um den Patienten tüchtig durchzuräuchern und ihm die Geister auszutreiben. Fast erstickend ruft der Kranke: „Aber ich bin ja nur ein Mensch!" Die Medicin-Männer lassen ihn schreien und wimmern bis Alles in der Schaale verbrannt ist, denn sie meinen, dass dieser Ausruf nur ein Kniff der bösen Geister ist."

Eine hervorragende Rolle spielen die Räucherungen der Patientinnen in der Wochenbettpflege der uncivilisirten Völker (Fig. 60). Auch hier liegt zweifellos ursprünglich der Gedanke zu Grunde, dass ein böser Geist, der Geist der Krankheit, der Unreinigkeit auf diese Weise verjagt werden muss. Ich habe über diese Verhältnisse an anderer Stelle ausführlich gehandelt.

86. Der Exorcismus durch übernatürliche Gehülfen.

Dem Medicin-Mann wird sein Werk der Teufelsaustreibung um so besser gelingen, wenn ihm übernatürliche Hülfskräfte zur Verfügung stehen. Darauf zielt ja auch das Gebet und das Opfer ab in vielen Fällen, wodurch man die Gottheit veranlassen will, die Vertreibung der Krankheitsdämonen zu übernehmen. Und darum müssen auch, wie auf Sumatra, in Annam und auf Keisar nach glücklich erfolgter Heilung Dankopfer dargebracht werden. Bei den Topantunuasu sind es die Schutzgeister des Stammes, denen geopfert wird, um die bösen Geister zu vertreiben, welche die Krankheit verursacht haben.

Dem Medicin-Manne der Annamiten hilft sein grosses Kriegsheer von Geistern, dem Medicin-Manne der Indianer stehen seine Manidos zu Gebote, der Schamane der sibirischen Volksstämme ruft seine Hülfsgeister in die Trommel herab.

Der australische Medicin-Mann in Victoria beschwört den ihn schützenden Geist eines verstorbenen Medicin-Mannes, in den Körper des Kranken hineinzufahren und die Krankheit herauszuholen. Auf Nias sucht der Medicin-Mann einen Hülfsgenius, der ihm dann behülflich ist, einen *Adù*, einen Geist, aufzufinden, der die Rolle eines Vermittlers übernimmt. Dieser letztere überredet nun den Dämon, welcher als Krankheit in den Patienten gefahren ist, diesen wiederum freizulassen und dafür die Schweine zu nehmen, die ihm geopfert worden sind. Aber auch noch eine andere Methode giebt es auf Nias, welche *Modigliani* bei der Behandlung einer alten, an Erbrechen und Hustenanfällen leidenden Frau mit ansah. Die vorher geschilderte Heilungsart hatte keinen Erfolg gehabt, weil ein dem Medicin-Manne feindlicher böser Geist ihn den richtigen *Adù* nicht hatte finden lassen. Er rief sich nun einen Collegen zu Hülfe und mit vereinten Kräften hatten sie bald den geeigneten *Adù* gefunden, „der dieses Mal durch eine rohe Holzfigur mit nur einem ausgearbeiteten Arme dargestellt war. Sie hatten ihn zuerst unter das Haus gebracht, dann hinein und schliesslich auf das Dach in verschiedenen Pausen, vielleicht damit er gut sehen könne, welche und wie viele böse Geister hineingingen, und zuletzt wurde er auf das Bett gelegt und mit einer aus Ringen von Cocosblättern gefertigten Kette von 6 Meter Länge daselbst angebunden, welche auf die Erde herabhing. Im Inneren der Hütte waren andere gleiche Ringe an dem Bilde des *Adù Núbo* und an der Matte, auf welcher die Kranke lag, befestigt.“

> „Um einen anderen, mächtigeren *Sumánge* zu erhalten, wurde noch ein Huhn geopfert, in der Sorge, dass der böse Geist nicht befriedigt sei (Habgier begleitet die Niasser in allen Lebenslagen); aber da die Absicht nicht sofort erreicht wurde, so rief der Erè seinen Béla, seinen Beschützer, indem er magische Worte wiederholte und grosse Schläge auf seine heilige Trommel führte. Er tödtete darauf ein altes und sehr mageres Schwein, indem er ihm ein langes Messer in die linke Schulter stiess und mit grosser Geschicklichkeit bis in das Herz drang, und ihm einige Borsten ausreissend, tauchte er dieselben in das Blut und bestrich dem *Adù* das Gesicht. Dann sengte er die anderen ab und zertheilte das Thier, ohne es abgehäutet zu haben. Das Opferthier wurde darauf vertheilt, und was von dem Schweine übrig blieb, wurde vor der Hütte gelassen unter der Kette, die vom Dache herunterhing.“
>
> „Jetzt kam der letzte Theil der Ceremonie: alle Ausgänge des Hauses wurden geschlossen, mit Ausnahme eines im Dache angebrachten Klappfensters, durch welches ein Theil der Kette ging, um sich mit derjenigen zu vereinigen, welche an dem *Adù* vor dem Hause hing; und alle Familienglieder fingen an zu heulen und zu toben, während der mit Lanze und Messer bewaffnete Medicin-Mann einen Geist zu verwunden und in die Flucht zu schlagen suchte, der in den Körper der Kranken gefahren war und von ihm allein gesehen wurde.“

Man nimmt nun an, dass „der in Schrecken gesetzte böse Geist durch alle diese Zwangsmaassregeln immer durch den *Adú*, der von der Höhe des Hauses her den Kranken beschützt, getrieben, auf irgend eine Weise zu fliehen sucht, und keine andere Oeffnung als die Dachluke findet, an der Kette in die Höhe klimmt und dann von dem Hause herabläuft, die Ueberreste des kurz vorher geopferten Schweines entdeckt und sich auf Letztere fallen lässt. Wenn er das Haus verlassen und das Schwein als Gegenstand seines bösen Einflusses erwählt hat, so wird der *Adù* ihn daran verhindern, zurückzukehren.“

Eine ganz ähnliche Heilmethode wird von *von Rosenberg* ebenfalls aus Nias beschrieben. Wir können sie hier mit Stillschweigen übergehen.

87. Das Fangen, Festbannen und Vernichten der Krankheitsdämonen.

In Victoria wohnte *Thomas* einer Krankenbehandlung bei, welche drei junge Männer betraf. Sie hatten im Freien übernachtet und behaupteten nun, von der Krankheit Turrun befallen zu sein, welche darin besteht, dass Zauberer ihnen dünne Baumzweige in die

Augen gestossen hätten. „Sie waren in Verzweiflung, und Muthlosigkeit breitete sich im Volke aus und es herrschte grosse Verwirrung im Lager. Aber sogleich erschienen neun weibliche Aerzte. Sie legten die jungen Männer an ein ganz von Baumrinde entzündetes grosses Feuer, das sie speciell für sie bereitet hatten, und an einem angemessenen Platze abseits vom Hauptlager. Jede der neun Frauen hielt in der einen Hand ein Stück brennender Rinde und in der anderen ein Bündel Zweige, die vom Pallee gepflückt waren. Jede Frau berührte die Kranken mit den Zweigen am Kopfe. Die weiblichen Aerzte gingen dann rings um das Feuer, wobei sie die Blätter der Zweige an der Flamme gut erwärmten, und die heissen Blätter wurden dann gegen die Brust der Kranken gerieben, und gegen die Stelle, wo der Marm-bu-la (das Nierenfett) sitzt, und gegen den Nabel. Und sie beschleunigten ihre Schritte und erhitzten die Blätter mehr und mehr, und sie rieben die Blätter gewaltsam, gegen die Augenbrauen, den Kopf und die Hände der Kranken, wobei sie die ganze Zeit fremdartige Gesänge und schreckliche Anzeichen von Betrübniss und Trotz wiederholten. Als das gemacht war, warf jede der Frauen ihren Zweig in das Feuer. Sie nahmen nächstdem Kun-nun-der (Kohlenpulver) und jeder weibliche Arzt machte jedem Patienten einen schwarzen Strich vom Nabel bis zu der Brust, und dann einen schwarzen Strich von jedem Mundwinkel bis zum Ohre. Als das alles geschehen war, wurden die sichtlich sehr erschöpften Kranken nach ihrer Hütte (Miam) zurückgebracht. Aber so gross war das Zutrauen der Kranken zu dieser Behandlungsmethode, dass sie geheilt waren und kurz darauf ihren gewohnten Beschäftigungen nachgingen. Während des Experimentes, als die weiblichen Aerzte besonders beschäftigt waren, wurde der Stärkste der drei Schwarzen ohnmächtig und wurde von der einen der weiblichen Aerzte unterstützt und gehalten."

Der Sinn dieser Ceremonie ist vermuthlich der, dass die Krankheit in die Zweige und Blätter gebannt wird, und wenn man sie nun in diesen gefangen hält, dann wird sie mit den Zweigen in das Feuer geworfen und sie muss dann natürlicher Weise verbrennen.

Hieran erinnert eine Procedur, welche *von den Steinen* mit einem kranken Weibe der Yuruma-Indianer vornehmen sah. „Die Frau lag in der Hängematte; mit einem grünen Zweige rieb ihr der College Gesicht, Hals, Brust und Bauch, mit beiden Fäusten aus Leibeskräften zudrückend, und pustete, als wollte er sich bei der Anstrengung die Seele auspressen. Dann nahm er den Zweig in die hohlen Hände, vorsichtig, als ob er von einer Flüssigkeit zu verschütten fürchte, und trabte hinaus, ihn fortzuwerfen, immer aus dem tiefsten Inneren ächzend. Wiederkehrend unterwarf er den Rücken der Frau derselben Procedur; er wedelte den Zweig, auf dem sie gelegen, zuerst wie abstäubend und begann zu kneten; mit derselben wichtigen Aengstlichkeit brachte er die gefangene Materie in's Freie."

Aehnlich ist auch die Methode der Papua von der Geelvinkbai in Neu-Guinea. *v. Hasselt* schreibt: „Manchmal kneipt der Konorr (d. h. der Zauberer) Daumen und Zeigefinger der rechten Hand so zusammen, als ob er ein Stück von dem Leibe des Kranken festhielte, bringt die geschlossenen Finger an seinen Mund, pfeift und öffnet die Finger wieder, um den vermeintlichen Swangie oder Manoïn (Dämonen) fortfliegen zu lassen."

Auf den Aaru-Inseln und im Babar-Archipel schlägt man Epileptische mit gewissen Blättern, damit der böse Geist in dieselben fahre. Ist das glücklich gelungen, dann werden sie fortgeworfen.

Von der Behandlung eines Kindes in Koetei in Borneo mit einer Wunde am Beine berichtet *Tromp*. Der Medicin-Mann holte ein Blatt hervor „und legte es, Beschwörungen murmelnd, mit allerlei fremdartigen Geberden auf die eiternde Stelle. Als dann ein Fleck auf das Blatt kam, so war dieses der böse Geist, der die Qual verursacht hatte; der Medicin-Mann guckte es einige Zeit an, und entfernte sich dann mit ein Paar Riesensprüngen plötzlich aus der Gesellschaft. Das musste bedeuten, dass der böse Geist plötzlich in ihn gefahren war, und als er entfliehen wollte, ihn mitgeführt hatte. Der Medicin-Mann wurde dann von einigen anderen nicht Dienst thuenden Medicin-Männern wieder zurückgeholt und kam hinkend mit einem traurigen Gesichtsausdruck wieder, sehr passend, um anzuzeigen, dass der böse Geist noch in ihm sei. Aengstlich blicken die Umstehenden umher, aus Furcht, dass der böse Geist, der den Bìhabei sicherlich zu verlassen sucht, in sie fahre, bis endlich das Gesicht des Letzteren sich aufklärt und er wieder begann gut zu laufen zum Zeichen, dass der gefährliche Geist gewichen sei. Wie diese Entweichung stattgefunden hatte, wodurch sie verursacht war, wohin der Böse gegangen war, ohne Jemanden aus der zahlreichen Gesellschaft zu verletzen, das konnte ich nicht in Erfahrung bringen; vermuthlich wusste man es selber nicht."

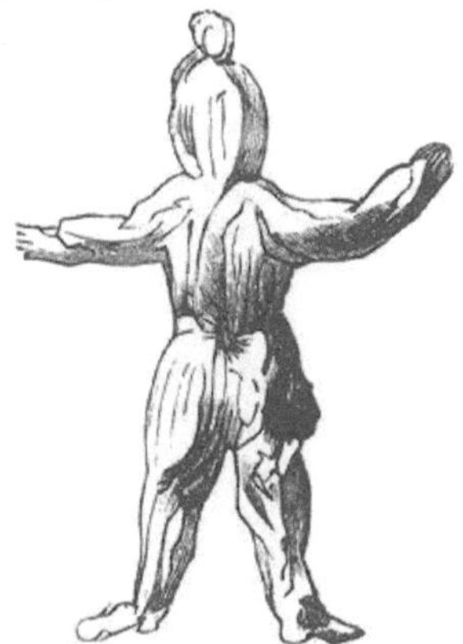

Fig. 86. Menschliche Figur aus einem Koliblatt, in welche der Krankheitsdämon gelockt wird. Dama. Nach Riedel.

Auf Ambon und den Uliase-Inseln nimmt der Medicin-Mann ein Pfefferkorn und drückt mit diesem den Patienten an verschiedenen Stellen, bis es schmerzt. So zwingt er unter Beschwörungen den Krankheitsdämon in das Pfefferkorn und dieses wird dann in einen Korb gelegt und an einem bestimmten Orte fortgeworfen.

Bei den Annamiten bannt der Medicin-Mann den Krankheitsdämon in einen seiner Gehülfen oder auch in besondere kleine Puppen. Auf den Inseln Romang, Dama, Teun, Nila und Serua fertigen die Medicin-Männer ein Figürchen aus einem Palmblatte (Fig. 80) und stellen es über den Kopf des Kranken. Davor legt man „als Opfer oder als Lockmittel Sirih-Pinang und etwas Reis mit einer halben leeren Eierschale, wovon ein Bischen von dem Inhalt auf die Stirn des Kranken gelegt wird. Der böse Geist verlässt, durch das Stückchen auf der Stirn angereizt, den Körper des Kranken, isst dasjenige, was auf der Stirn des Kranken liegt, und begiebt sich darauf in das Bild, um den dargebotenen Sirih-Pinang und Reis ungestört zu geniessen. Indessen betet und pfeift der Medicin-Mann und ruft den Dämon. Dann presst er in einem bestimmten Augenblicke wüthend das Bild und schlägt ihm den Kopf ab, damit der böse Geist, der in dem Bilde ist, nicht mehr im Stande sei, zurückzukehren."

Während hier der Krankheitsdämon in die Figur eines Menschen gebannt wird, so findet es sich auch bisweilen, dass eine Thierfigur für diesen Zweck hergestellt wird. Das ist besonders dann der Fall, wenn man auch den bösen Geist, der die Krankheit verursacht, sich in der Gestalt eines Thieres vorstellt. Auf Tanembar und den Timorlao-Inseln suchen alte Weiber die Epilepsie, welche man sich auf jenen Inselgruppen bisweilen durch einen in dem Patienten sitzenden Vogel entstanden denkt, dadurch zu heilen, dass sie eine Vogelfigur anfertigen. Dieser opfern sie dann am Abend Reis und ein Huhn und schiessen nach ihr mit Pfeil und Bogen.

Auch bei den Dacota-Indianern wird, wie wir sahen, sehr häufig die Krankheit dadurch zu erklären gesucht, dass sie annehmen, der Geist eines Thieres oder besser ein Geist in Thiergestalt, sei in den Körper des Patienten gedrungen. Dann fertigt der Medicin-Mann aus Baumrinde das Bild dieses Thieres und stellt es vor der Hütte des Kranken in eine Schüssel, in welcher sich rothe Erde mit Wasser gemischt befindet. Mit wilden Bewegungen und mit Rasseln macht er sich um den Kranken zu thun. Indessen stellt sich eine Frau mit gespreizten Beinen über die Schüssel und hebt ihre Kleider bis zu den Knien in die Höhe, während zwei bis drei Indianer mit geladenen Gewehren bereitstehen. Es ist jedoch nur Pulver und ein Baumwollenpfropf, aber keine Kugel in dem Gewehr. Die Thür der Hütte ist geöffnet, damit die Indianer den Medicin-Mann sehen können. Sowie dieser ihnen das Zeichen giebt, feuern sie auf das Rindenthier, um es in Stücke zu zertrümmern. Dann tritt die Frau bei Seite und der Medicin-Mann macht einen „Satz zu der Schüssel auf seinen Händen und Knien und beginnt in dem Wasser zu blubbern, zu singen und allerlei Lärm zu machen. Während dessen macht die Frau einen Sprung auf den Bücken des Arztes und steht hier einen Augenblick. Dann steigt sie herunter, und sowie er seine Beschwörungsgesänge beendet hat, packt ihn die Frau bei seinen Kopfhaaren und zerrt ihn in die Hütte zurück, aus der er hervorgesprungen war. Werden noch irgendwelche Trümmer des Thieres gefunden, auf das geschossen wurde, so werden sie sorgfältig verbrannt, und dann ist für diesmal die Ceremonie zu Ende. Wenn dieses den Kranken nicht heilt, so wird eine ähnliche Ceremonie vorgenommen, aber es wird eine andere Thierart geschnitzt und nach derselben geschossen."

88. Das Bemalen und das Ummalen des Kranken.

Als weiter oben von der Behandlung der Australneger die Rede war, durch welche die Turrun-Krankheit vertrieben wurde, da haben wir es bereits erwähnt, dass die weiblichen Aerzte zum Schlusse ihrer Heilceremonie den drei Patienten mit Kohlenpulver einen schwarzen Strich vom Nabel aufwärts bis zur Brust und einen von jedem Mundwinkel bis zum Ohre malten. Dass dieses Bemalen in den Augen jener Leute eine besondere Bedeutung besitzen muss, das liegt wohl auf der Hand; aber es ist nicht leicht, sich eine klare Vorstellung davon zu machen, was sie nun eigentlich damit bezwecken. Um so wichtiger ist es daher, dass wir uns auf dem Erdkreise umblicken, ob diese Vornahme ganz vereinzelt dasteht ohne Analogie, oder ob wir auch sonst noch irgendwo ähnliche Erscheinungen anzutreffen vermögen.

Da ist zuerst wieder ein Beschwörungsgesang der Klamath-Indianer zu erwähnen, der als „der Frau Gesang“ bezeichnet ist. Er hat den Wortlaut:

„Bemalt bin ich am Körper,
Ich, eine Trau, bin schwarz bemalt.“

Wir können allerdings nicht ersehen, ob sie eine kranke Frau vorstellen soll.

Den Australnegern von Gippsland wird von den Medicin-Männern häufig vorgeschrieben, dass, wenn sie krank sind, sie ihr Gesicht weiss bemalen sollen. Die Mincopies auf den Andamanen fertigen eine ockerrothe Farbe, Koi'ob genannt, aus Eisenoxyd, das sie mit dem Fett vom Schwein, von der Schildkröte, bisweilen auch von einem Iguana oder von einem Dugong mischen. Diese Farbe hat nicht nur kosmetische Bedeutung, sondern sie wird auch zu Heilzwecken benutzt. Denn sie bemalen damit den Fieberkranken die Oberlippe und, wenn dieselben verheirathet sind, auch den Hals.

An der Loango-Küste sah *Soyaux* eine Patientin, welche an Schlaflosigkeit und an heftigen Schmerzen im rechten Arm und Beine litt. „Der Zustand währte schon beinahe eine Woche, und verschiedene aus rothen und schwarzen und gelben Tupfen gebildete Figuren auf der Haut der leidenden Körpertheile verrathen, dass ein N'ganga seine Zauberkünste gegen die Krankheit versucht hat.“ Von der Insel Saleijer heisst es, dass für die Behandlung von Fieberanfällen den Kranken das Gesicht mit allerlei Schminken bestrichen wird.

Haben wir nun in diesen Bemalungen eine Art der Weihung und Heiligung zu erkennen, oder sollen sie den Dämon der Krankheit erschrecken, oder sind sie dazu bestimmt, ihm die Wege vorzuzeichnen, auf welchen er den Kranken verlassen soll? – ich weiss es nicht zu sagen. Verständlicher werden uns aber diese Bemalungen schon, wenn sie mit Opferblut ausgeführt werden. Dieses stammt in Nieder-Californien von einer der nächsten weiblichen Verwandten; dieselbe muss sich in den kleinen Finger schneiden und das Blut auf den kranken Theil des Patienten träufeln lassen.

Bei den Betschuanen lässt der Medicin-Mann das Blut des Opferthieres auf den Erkrankten fliessen. Die Mosquito-Indianer liegen auf Anordnung ihrer Medicin-Männer Tage lang mit Blut beschmiert, allen Wettern ausgesetzt, am Ufer, um ihre Wiederherstellung zu erwarten. Die Ostjaken nehmen zwar nicht das Blut, aber das Fett des Opferthieres, um damit des Patienten Stirn und seine kranken Glieder zu bestreichen.

Einer höchst interessanten Ceremonie hat *Matthews* in Arizona beigewohnt. Man könnte diese Art der Heilungsmethode als das Sitzen auf dem Gemälde bezeichnen. Es war ein grosser, schon einige Male erwähnter, Medicin-Tanz der Navajó, deren diese Indianer siebzehn besitzen sollen. Er führt den Namen „der Gesang gegen die Berge“ und schildert die Wanderungen eines ihrer Propheten durch die überirdischen Gefilde der Welt. Neun volle Tage nimmt dieser Medicin-Tanz in Anspruch; die vier ersten hatte man schon vor Monaten gefeiert; fünf Feiertage standen noch aus.

Eine Medicin-Hütte (Fig. 87) wurde errichtet, von weit und breit strömten die Stammesgenossen zusammen und ein reiches Rituale kam zur Entwickelung. Einzelnes daraus wurde früher schon erwähnt; es ausführlich zu schildern fehlt hier der Raum. Uns interessiren an dieser Stelle die an vier Tagen ausgeführten Trockengemälde (dry paintings). Sie werden durchaus nicht ohne Kunst und mit grosser Sorgfalt gefertigt.

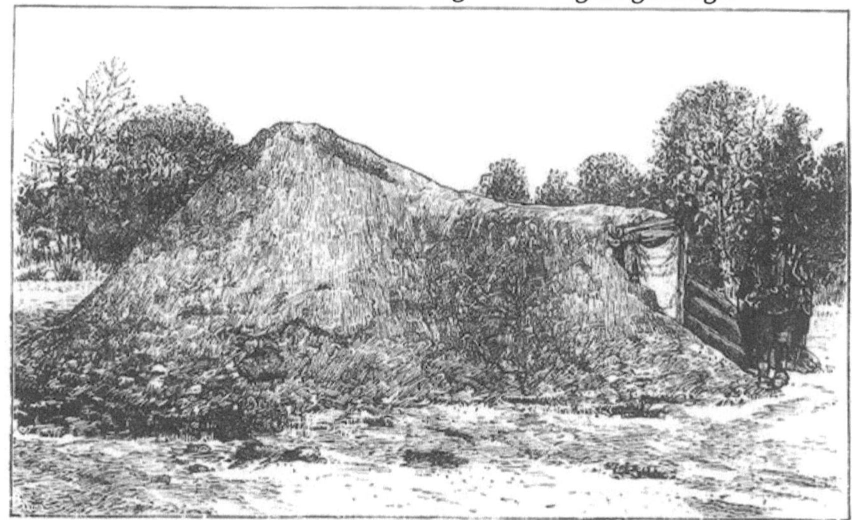

Fig. 87. Medicin-Hütte der Navajó-Indianer. Nach Matthews.

Feierlich werden die Farben bereitet; rother, gelber und weisser Sandstein und Kohle werden zu feinem Pulver zerrieben. Sie bilden die Grundfarben und sie sind gleichzeitig auch von einer heiligen Bedeutung. Schwarz ist der Norden, weiss der Osten, gelb der Westen und der Süden blau. Letzteres, sowie auch die anderen Mischfarben werden durch Vermengung der Pulver erzeugt. Die Schüler des Medicin-Mannes haben die Bilder zu fertigen, je eines an einem Tag, vier an der Zahl. Da zu jedem der siebzehn Medicin-Tänze vier Bilder gehören, müssen sie 68 verschiedene Zeichnungen auswendig kennen.

In den geebneten Boden wird die Zeichnung furchenartig eingekratzt und in diese Furchen dann das färbende Pulver hineingestreut. Sorgfältig überwacht der Medicin-Mann die Arbeit; ohne jedoch selber mit Hand anzulegen; aber hier und da, wo es ihm nöthig erscheint, ordnet er die Verbesserung von Zeichenfehlern an. Denn die Zeichnung muss nach streng ritueller Vorschrift gefertigt werden und jede willkürliche Abweichung davon würde ein Sacrilegium sein. Menschliche Figuren werden zuerst nackt ausgeführt und danach erst die ihnen bestimmte Kleidung darüber gemalt. Zwölf Männer hatten an einem der Bilder (Fig. 88) volle sieben Stunden arbeiten müssen.

Auf einer bestimmten Stelle dieser Bilder muss der Patient sich niedersetzen (in diesem Falle war es eine Frau), und zu dem Rituale gehörte es unter anderem, dass der Medicin-Mann seine Hände mit Speichel befeuchtete, sie gegen geeignete Punkte der Zeichnung andrückte und dann die Patientin damit bestrich. Das ist also auch eine Art der Bemalung des Kranken. Zuerst nahm der Medicin-Mann auf die geschilderte Weise Staub von den Füssen der gemalten Gottheiten und brachte ihn auf die Füsse der Patientin. Dann nahm er nach der Reihe Staub von den Knien, vom Leibe, von der Brust, von den Schultern und dem Kopfe der Figuren und applicirte sie den betreffenden Theilen der Kranken, womit er jedesmal eine kräftige Massage verband. Hier liegt das Heiligende der Bemalung deutlich zu Tage, denn die Körpertheile der Gottheiten werden hier allmählich in den menschlichen Körper gebracht und das muss natürlicher Weise dann die Krankheit zur schleunigsten Flucht veranlassen.

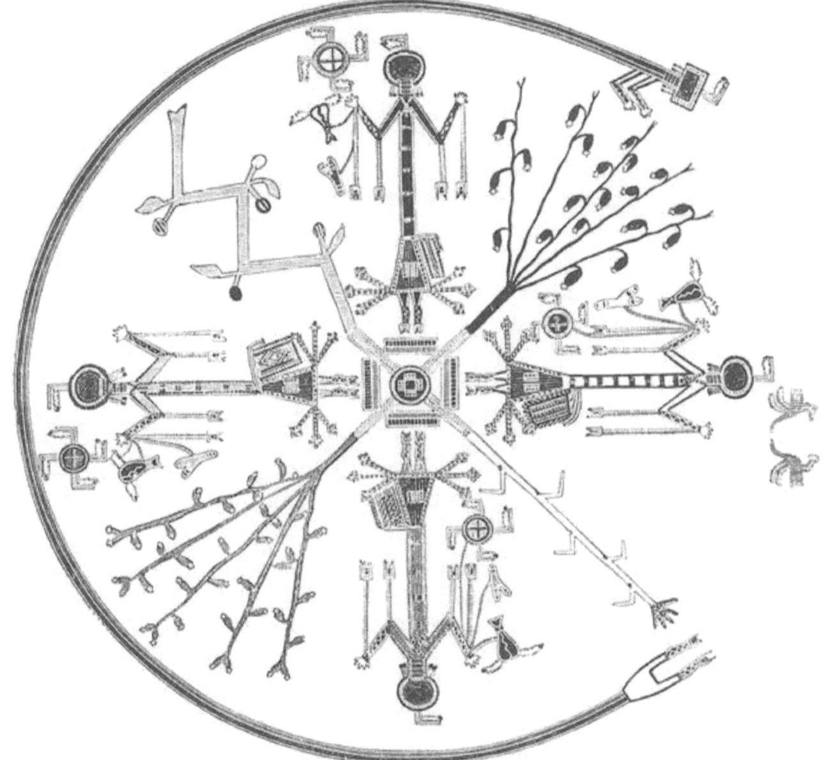

Fig. 88. Trockengemälde der Navajó-Indianer. Nach Matthews.

Von dieser Heilwirkung waren auch die Anderen überzeugt, denn als die Patientin fortgegangen war, nahten sich mehrere Zuschauer dem Gemälde und nahmen etwas von dem Farbenstaub der Figuren, um damit die schmerzhaften Stellen ihres Körpers zu betupfen. Wer ein Leiden an seinen Beinen hatte, der nahm Staub von den Beinen des Götterbildes, und wer an dem Kopfe litt, nahm Staub vom Kopfe u. s. w. Unter Rasseln und Gesang wurden am Schlusse der Ceremonie jedesmal die Bilder von dem Medicin-Manne verwischt, wobei er eine ganz besondere Reihenfolge einhielt.

An einem der Tage vorher hatte schon der Medicin-Mann eine Ummalung der Patientin vorgenommen. Er hatte mit der Rassel die Zeichnung des Tages ausgelöscht; die kranke Frau wurde von zwei sie unterstützenden Weibern aufgerichtet und „da, wo die Zeichnung gewesen war, auf die Seite gelegt mit dem Gesicht nach Osten. Während sie hier lag, ging der Medicin-Mann singend um sie herum, schrieb bei ihren Füssen mit dem Finger eine gerade

Linie in den Sand und kratzte sie mit dem Fusse aus, schrieb bei ihrem Kopfe ein Kreuz und wischte es in gleicherweise aus, zog strahlenförmige Linien in allen Richtungen von ihrem Körper aus und verwischte sie, gab ihr eine leichte Massage, pfiff über sie vom Kopfe bis zu den Füssen und rund um sie her und pfiff gegen das Rauchloch, als wenn er etwas fortpfiffe. Die letzte Operation war eine kräftige Massage, bei welcher er ihr jeden Theil ihres Körpers gewaltsam knetete und ihre Gelenke heftig zog, wobei sie stöhnte und Zeichen von Schmerz äusserte. Als dieses beendet war, stand sie auf. Ein Blanket wurde nördlich vom Feuer auf die Erde gebreitet, in dessen Nähe der Mann in Immergrün (einer der Tänzer) verborgen war. Beim letzten Erscheinen desselben fiel die Frau um, sichtlich paralysirt und an Athembeschwerden leidend; was alles vielleicht erheuchelt war, aber als ein Zeichen betrachtet wurde, dass die richtige Ceremonie oder das Heilmittel für ihre Leiden gefunden war und dass kein anderes versucht zu werden brauche. Der Medicin-Mann rief sie zum Bewusstsein zurück, indem er Zickzacklinien von ihrem Körper nach Osten und Westen und gerade Linien nach Norden und Süden zog, gleich ihren Symbolen, den Ketten und Blitzstrahlen, wobei er in verschiedenen Richtungen über sie hinwegschritt und rasselte."

Als sie nun gänzlich aufgewacht war, drückte er mit Truthahnfedern geschmückte Zauberstäbe gegen verschiedene Stellen ihres Körpers, und danach trat eine Pause ein, welche die versammelten Zuschauer und Assistenten mit Singen, Rasseln, Spielen und Rauchen ausfüllten.

89. Das Zurückholen der Seele oder des Schattens.

Die Methoden der ärztlichen Behandlung, welche wir bisher betrachteten, haben uns sämmtlich den Beweis geliefert, dass sie auf das Engste zu den Anschauungen in Beziehung stehen, welche die uncivilisirten Nationen sich von der Natur und dem Wesen der Krankheiten gebildet haben. Wir hatten nun früher bereits gesehen, dass die Krankheit auch dadurch entstehen kann, dass ein Dämon dem Menschen die Seele entführt oder ihm seinen Schatten raubt, und wenn der Kranke genesen soll, so muss der Medicin-Mann ihm das Entführte wieder verschaffen. Diese Aufgabe ist natürlich nicht leicht, denn erst muss gesucht werden, wer die Seele raubte, oder wie sie sonst verloren ging; dann muss der Medicin-Mann den Platz entdecken, wo der Dämon sie gefangen hält, oder wo sie sich verbirgt, und endlich muss er den bösen Geist zwingen oder auf gütliche Weise veranlassen, dass er ihm die Seele zum Zurückbringen überlässt.

Eine solche Entführung der Seele ist auf Sumatra und auf Nias, auf Ambon und den Uliase-Inseln bekannt, aber auch die Indianer Nord-Amerikas glauben an dieselbe. Auf Ambon kann auch der Schatten entführt werden. Bei den Twana-, Chemakum- und Klallam-Indianern kann die Seele auf einem Lagerplatz zurückgelassen werden. Sehr verbreitet ist aber der Glaube bei den Indianern, dass die Seele in das Geisterland auswandern könne. Dann verfällt der Kranke sichtlich in seinen Kräften und sein Tod ist ganz unvermeidlich, wenn die Seele ihm nicht zurückgebracht wird.

Bei den Topantunuasu auf Selebes vermag auch ein Schreck die Seele aus dem Körper des Menschen zu verscheuchen. Sie sind der Meinung, dass dieses bei den Epileptikern der Fall ist. Die Kranken werden dann mit Ruthen geschlagen, um das Mitleid der entflohenen Seele zu erregen. Um ihrem Körper die Misshandlungen zu ersparen, kehrt sie dann willig in denselben zurück.

Auf Ambon und den Uliase-Inseln bringen die bösen Geister die von ihnen entführten Schatten und Seelen der Menschen in die Wälder und an einsame Plätze. Hier sucht sie Nachts der Medicin-Mann auf, bewaffnet mit „einem Feuerbrand, um dem Bösen Furcht einzujagen, nimmt an der Stelle einen Zweig, gleichgültig von welchem Baume, schlägt damit links und rechts, als ob er ihn fangen wollte, während er den Namen des Kranken ruft, und kehrt damit nach Hause zurück. Wenn er dann zu dem Kranken kommt, so schlägt er diesen mit dem Zweig, in welchen, wie man sich vorstellt, der Schatten gefahren ist, auf den Kopf und den Körper und bringt auf diese Weise den Schatten wieder in den Körper des Kranken zurück."

Wenn auf Nias der Medicin-Mann von dem *Adú* entsprechend unterstützt wird, dann sieht er, aber er nur allein, eine leuchtende Fliege. Diese sucht er mit einem Tuche zu fangen, denn es ist der Schatten, welcher zurückkehrt. Hat er ihn erwischt, dann reibt er ihn in die Stirn und die Brust des Patienten hinein und auf diese Weise wird jener gerettet.

Eine grosse Ceremonie bildet das Zurückholen der Seele bei den Minangkabauer auf Sumatra. Der weibliche Arzt, welchem dieses obliegt, lässt acht nach besonderer Vorschrift bereitete Opferingredienzien auf eine erhöhte Stelle legen, und unter dem Verbrennen von Benzoë-Harz in einer Kohlenpfanne ladet sie dann ihre Hülfsgeister ein, sie in dieser Arbeit zu unterstützen. Sie legt sich nieder und wird dicht mit Decken zugedeckt. Ungefähr eine Viertelstunde später spürt man am Zittern ihrer Beine, dass ihre Seele ihren Körper verlässt und sich auf der Reise nach dem Dorfe der Djihins, der Geister befindet. Dort angelangt, erzählt sie ihren Freunden und Freundinnen, was der Zweck ihres Besuches ist (dieses hört man aber nicht), worauf die Aelteste der weiblichen Djihins, *Mandé Roebiàh*, mit einigem Gefolge, worunter auch männliche, um dem Räuber der Seele Respect einzuflössen, die Gefangene suchen geht.

Manchmal, d. h. bei einem ernstlichen Krankheitsfall, verlangt der böse Geist für die Herausgabe ein Opfer, und, als Unterpfand für die Erfüllung eines diesbezüglich abgelegten Gelübdes, ein Armband, einen Kris oder eine andere Kostbarkeit. Diese Gegenstände werden dann auch öfters zu diesem Zwecke an die Doekoen (die Medicin-Frau) abgegeben. Glückt es der *Mandé Roebiàh* nicht, die Seele zurückzubekommen, dann ist kein Zweifel, dass der Patient sterben wird. Wird sie ihr jedoch überlassen, dann bringt sie sie unter dem Geleite von einem grossen Gefolge, das sie gegen die Angriffe von neuen Räubern sicherstellen muss, zurück, und die Herstellung des Patienten kann danach erwartet werden.

Die Ankunft der Djihins, welche den Lebensgeist zurückführen, wird angekündigt durch neues Zittern in den Beinen der Aerztin, die selber jedoch, d. h. ihre Seele, noch in der Geisteransiedelung zurückgeblieben ist. Von dem Stimmengetöse, das sich unter der Decke hören lässt, wird angenommen, dass es von den in die Aerztin gefahrenen Geistern herrühre. Die Geister werden dann zu dem Speiseopfer eingeladen und der älteste weibliche Geist befiehlt darauf seinen Genossinnen, die mitgeführte Seele nun wieder in den Körper des Kranken zu bringen. Sie thun das unter folgendem Gesang:

„Die Lakoep (eine wilde Mangga) trägt Früchte;
Sie trägt deren sieben und zwanzig.
Den Lebensgeist haben wir geholt,
Er hat seinen Sitz in dem Körper.
Die Lakoep trägt Früchte;
Sie trägt deren ein Körbchen voll.
Den Lebensgeist haben wir geholt,
Er hat seinen Sitz in dem Ringfinger.
Die Lakoep trägt Früchte;
Sie trägt deren ein Körbchen voll.
Den Lebensgeist haben wir geholt,
Er hat seinen Sitz im Daumen.
Die Lakoep trägt Früchte;
Sie trägt deren ein Körbchen voll.
Den Lebensgeist haben wir geholt,
Er hat seinen Sitz in der grossen Zehe.
Die Lakoep trägt Früchte;
Sie trägt deren ein und zwanzig.
Den Lebensgeist haben wir geholt,
Er hat seinen Sitz in der Pupille des Auges."

Dann wird an die Führerin der Geister noch die Frage gerichtet, was nun noch für den Kranken gethan werden soll. Sie bestimmt dann ein Bad, ein Opfer oder dergleichen; in Bezug auf die Medicamente schreibt sie aber vor, dass hierüber die Aerztin befragt werden müsse.

Wir hatten gesehen, dass bei den Indianern die Seele in das Geisterland entführt wird oder entflieht, und die Medicin-Männer der Haidah-Indianer besitzen, wie schon früher gesagt wurde, besondere knöcherne Instrumente, um die fliehende Seele des Patienten festzuhalten (Fig. 89). In einem Beschwörungsgesange der Modoc-Indianer singt der Kranke:

„Als ich ankam in dem Geisterland,
Klagte die Erde und schrie."

Bei den Canadiern versetzt der Medicin-Mann den Patienten in magischen Schlaf. Dann bringt sein Hülfsgeist die Seele zurück, und nun erweckt er den Kranken mit einem Schrei, dessen Heilung dann glücklich vollendet ist. Die Twana-Indianer im Washington-Territorium führen die Ceremonie, um die verlorene Seele zurückzuholen, des Nachts aus, weil diese der Tageszeit in dem Geisterlande entspricht. Um die Rückkehr aus dem Geisterlande möglichst zu erleichtern, muss die Erde verschiedentlich aufgegraben werden. Pantomimisch führt der Medicin-Mann seine Reise auf, das Uebersetzen über Flüsse u. s. w., bis er die Wohnung der Geister erreicht. Er überrumpelt sie und entreisst die Gefangene, was die Zuschauer mit einem allgemeinen Lärme begleiten. So drückt auch der Schamane der sibirischen Völker pantomimisch aus, wie er in die höheren Himmel eindringt, und deutlich hören die Zuschauer das Geräusch, wenn er die Scheidewände zwischen je zwei Himmeln durchbricht.

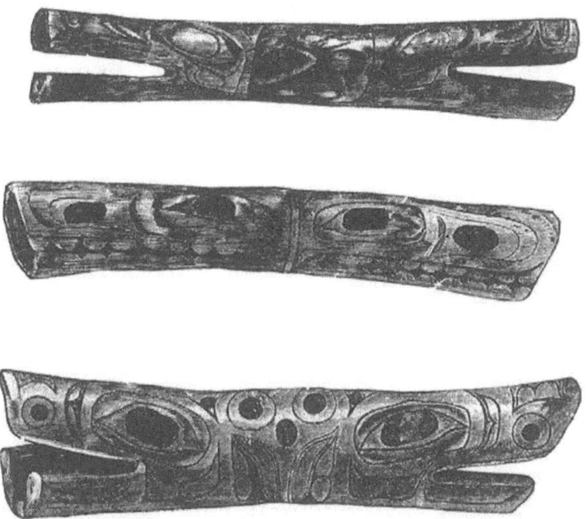

Fig. 89. Knochenwerkzeuge der Medicin-Männer der Haidah-Indianer, um die fliehende Seele des Patienten festzuhalten. Mus. f. Völkerkunde, Berlin. – Nach einem Aquarell.

Eine Wiederherstellung des Patienten kann hier, wie schon gesagt, nur dann eintreten, wenn es die Seele zurückzubringen gelingt. Ist dieses nicht ausführbar, dann stirbt der Kranke. Auf Ambon und den Uliase-Inseln weiss der Medicin-Mann aber hier auch noch Rath.

Zu diesem Zwecke geht er des Nachts aus, und wenn er vor die Wohnung eines Dorf-Genossen kommt, so fragt er, wer ist da? Ist man unvorsichtig genug, darauf zu antworten, so nimmt er einen Kloss Erde vor der Thür dieser Wohnung auf. Hierin hat er dann die Seele des Antwortgebers gefangen und nun legt er den Kloss unter das Kissen des Kranken und bringt die Seele in seinen Körper. Darauf giebt er zwei Schüsse ab, um der Seele Furcht einzujagen, damit sie nicht wieder zu ihrem vorigen Besitzer zurückzukehren wagt.

90. Das Zurückbringen geraubter Körpertheile.

Eine Ursache der Erkrankung hatten wir endlich auch in dem Umstande zu erkennen, dass ein normaler Körperbestandtheil des Menschen seinen ihm zukommenden Platz verlässt, oder dem rechtmässigen Besitzer böswillig geraubt und entwendet wird. Von der in eine andere Region des Körpers gewanderten Galle bei den Chippeway-Indianern ist schon oben die Bede gewesen. Dieselbe soll aber nicht an ihre normale Stelle zurückkehren, sondern sie wird, wie wir gesehen haben, von dem Medicin-Manne aus den Körpertheilen, in die sie gewandert ist, herausgesogen. Bei den Indianern glaubt man aber auch an die Möglichkeit, dass das Herz aus dem Körper herauswandere. Das können wir aus einem Beschwörungsgesange der Modocs entnehmen, in welchem der Kranke singen muss:

„Jetzt ist mein Herz zurückgekehrt."

Etwas Aehnliches kennt unsere Volksmedicin. Man glaubt besonders in unseren Alpenländern, dass die Gebärmutter in der Gestalt einer Kröte der schlafenden Frau zum Munde herauskriechen könne. Auf demselben Wege kriecht sie zurück. Aber auch in wachem Zustande des weiblichen Wesens kann sie innerhalb des Körpers nach aufwärts wandern, sich heben, wie der Volksausdruck lautet. Das macht dann die erheblichsten Beschwerden, die bis zu Krämpfen ausarten können. Eine kräftige Beschwörung bannt dann wieder die „Hebmutter" an ihren ursprünglichen Platz.

Eine hervorragende Rolle aber spielt das Verlorengehen eines Körpertheiles in der Pathologie der Eingeborenen von Australien. Es ist der Verlust des Marm-bu-la, des Nierenfettes, der in Victoria schwere Krankheiten erzeugt. Wenn ein Schwarzer allein, und fern von dem Lagerplatze ist, dann kommt es sehr häufig vor, dass der Geist eines wilden Schwarzen ihm das Nierenfett raubt. Seine Kraft ist dann gebrochen, sein Tod ist gewiss, wenn das Nierenfett ihm nicht zurückgebracht wird. Mühsam nur ist er noch im Stande, zu dem Lager zurückzukriechen. *Thomas* sah einen solchen Kranken, ein Freund und sein Bruder stützten ihn in ihren Armen und hielten ihm den Kopf aufrecht, da eine plötzliche Schwäche ihn übermannte. Rings um sie her nahmen die Männer Platz in drei Kreisen, deren innersten die ältesten, deren äussersten die jungen Leute einnahmen. Die Weiber hielten die Hunde in Ruhe; Todtenstille herrschte im Lager. Ein kleines Feuer von qualmender Rinde, an dem aber keine Flamme hervorbrechen durfte, war zur Rechten und ungefähr 3 Yards von dem kranken, sterbenden Mann bereitet; und in einer Entfernung von ungefähr 200 Yards in der Richtung der Stelle, wo ihm das Fett genommen wurde, waren in kurzen Abständen besondere schwälende Rindenstücke hingelegt, welche auf dem Boden wie ungeheure Feuerfliegen aussahen. Ein Mann wartete die Rindenstücke ab und unterhielt ihr Glimmen, liess aber keine Flamme aufkommen. Ein besonders geschickter Medicin-Mann, *Malcolm* mit Namen, war gerufen und begann seine Arbeit. „Er verschwand in der Dunkelheit; Zweige knackten, als er seinen vermeintlichen Flug durch die Bäume gen Himmel begann. *Malcolms* Stimme wurde gehört. „Goo-goo-goo" war der Ton, den man durch die stille Nacht hörte, und der Mann, der den Körper hielt, antwortete „Goo-goo-goo". *Malcolm* konnte nicht sogleich den wilden Schwarzen finden, der das Nierenfett geraubt hatte, und er war daher, wie die Schwarzen glaubten, gezwungen, einen langen Flug zu machen. Er war ungefähr dreiviertel Stunde abwesend. Als durch das Rascheln der Zweige *Malcolms* Rückkehr angezeigt wurde, schrie der alte Mann, der neben dem Kranken sass:

„Komm, bringe zurück das Nierenfett, mach' hurtig!"

Jede Silbe wurde betont und langsam und feierlich ausgerufen.

„*Malcolm* erschien, und ohne ein Wort zu sprechen packte er den sterbenden Mann und rieb ihn heftig, sein Augenmerk hauptsächlich auf die Seiten des armen Menschen richtend, welche er unbarmherzig stiess und schlug."

Dann erklärte er die Heilung für glücklich vollendet und hell aufjauchzte das ganze Volk. Der Kranke erhob sich, zündete seine Pfeife an und rauchte vergnügt in der Mitte seiner Freunde.

Kein einziger Schwarzer zweifelt daran, dass ihr Arzt wirklich durch die Luft geflogen ist; ja Viele wollen sogar gesehen haben, dass, wenn er von solchem Fluge zurückkehrt, sein Körper dicht mit Federn bedeckt ist.

91. Die sympathetische Krankenbehandlung.

Wir haben zum Schluss nun noch einen Blick auf die sympathetischen Heilmethoden zu werfen. Im Ganzen ist ihre Zahl sehr gering, verschwindend gegen die übrigen Behandlungsarten. Als eine sympathetische Heilmethode müssen wir es aber betrachten, wenn die alten Central-Amerikaner, um sich von eigener Krankheit zu befreien, ihre Sklaven und selbst ihre Kinder für sich in den Tod gehen liessen. Eine sympathetische Heilmethode ist es auch und im Grunde genommen nichts Anderes, als ein symbolisches Menschenopfer, wenn bei den Indianern Nieder-Californiens ein Kind oder eine Schwester des Kranken sich in den kleinen Finger schneiden muss, um das daraus hervorrinnende Blut auf den Patienten tropfen zu lassen.

Hierher gehört auch die oben besprochene Sitte der Australneger, wo die Frau des Kranken ihr Zahnfleisch reiben muss, bis es blutet, und wo der Patient dann dieses Blut als Medicin heruntertrinkt.

Auch das Unschädlichmachen einer Bezauberung durch die Anwendung eines Gegenzaubers, der die Krankheit dem böswilligen Anstifter in den eigenen Körper zwingt, ist unzweifelhaft auch eine sympathetische Behandlungsmethode. Sicherlich gehört aber eine Art der Heilung hierher, wie sie die Dieyerie in Süd-Australien üben.

> „Stösst hier einem Kinde irgend ein Unfall zu, so erhalten alle Verwandten sofort Schläge mit Stöcken oder Bumerangs gegen den Kopf, bis das Blut über die Gesichter fliesst. Von dieser chirurgischen Operation nehmen sie an, dass sie die Schmerzen des Kindes lindere.“

Taplin erzählt von den Narrinyeri, welche ebenfalls in Süd-Australien wohnen, dass er wiederholentlich graubärtige Leute fast nackend vor ihrem erkrankten Sohn einen langen, feierlichen Tanz habe aufführen sehen und dass sie hinterher fest davon durchdrungen waren, dass sie für die Wiederherstellung des Patienten etwas Erkleckliches geleistet hätten.

Dieser Tanz lässt nun allerdings wohl auch noch eine andere Deutung zu. Vielleicht hatten die alten Leute die Absicht, auf diese Weise einen Krankheitsdämon zu vertreiben.

Sympathetische Krankenbehandlung ist ohne allen Zweifel auch bei den Akkadern und Assyrern im Schwange gewesen. Dies lehren uns gewisse Stellen ihrer Beschwörungs-Gesänge. Denn sicherlich sind die in denselben geschilderten Vorgänge neben dem Hersagen der Beschwörung in Wirklichkeit auch zur Ausführung gekommen. So wird in einer Zauberformel, deren lateinische Uebersetzung wir *Jensen* verdanken, eine Dattel, eine Blüthenhülle, eine Wollflocke von dem Schaf und eine von der Ziege nebst Knoblauchschalen in das Feuer geworfen. Jeder Act ist von einer Beschwörung begleitet. Die für den Knoblauch bestimmte lautet:

„Wie dieser Knoblauch abgeschält und in das Feuer geworfen wird,
Die verbrennende Flamme hat ihn verbrannt,
In den Gemüsegarten wird er nicht gepflanzt werden,
An dem See oder Graben wird er nicht gesetzt werden,
Seine Wurzel wird den Boden nicht fassen,
Sein Stengel wird nicht hervorsprossen und die Sonne wird ihn nicht sehen,
Zur Speise der Gottheit oder des Königs wird er nicht genommen werden, –
So möge er diese Beschreiung herausreissen.
Und verjagen das Joch
Der Krankheit, der Pein, des Verbrechens, des Fehls, des Unrechts, des Frevels.
Die Krankheit, die in meinem Körper, in meinem Fleisch, in meinem Lager ist,
O dass wie dieser Knoblauch sie abgeschält werde!
Die zu dieser Zeit verbrennende Flamme, o dass sie doch sie verbrenne!
Die Beschreiung, o dass sie herausgehe und ich, o dass ich das Licht sehen möge!“

Aehnlich, nur um mehrere Verse kürzer, sind die Formeln, welche sich auf die anderen Gegenstände beziehen. Jedesmals ist dann der Wortlaut für den Gegenstand passend abgeändert:

„Wie diese Schafswollflocke genommen und in das Feuer geworfen wird,
Die verbrennende Flamme hat sie verbrannt,
Auf ihr Schaf wird sie nicht wieder zurückkehren,
Für die Kleider der Gottheit oder des Königs wird sie nicht genommen werden,
u. s. w.“

Unwillkürlich wird man hierbei an die sympathetischen Vornahmen der europäischen Volksmedicin erinnert. Auf dieselben näher einzugehen, muss ich mir hier aber versagen.

XII. Einzelne Capitel der speciellen Pathologie und Therapie.

92. Die Augenkrankheiten.

Es ist in den vorhergehenden Seiten wiederholentlich von allerlei Krankheiten die Rede gewesen, mit denen die Aerzte der uncivilisirten Völker sich mehr oder weniger häufig beschäftigen müssen. Vielleicht ist es uns aber nicht uninteressant, wenn wir hier noch ein Paar Krankheitsgruppen herausgreifen, um sie ein Wenig eingehender zu besprechen. Mit den Augenkrankheiten und den Ohrenleiden wollen wir den Anfang machen.

Der vielfache Aufenthalt am offenen Feuer und in rauchigen Hütten muss bei vielen uncivilisirten Völkern eine häufige Gelegenheitsursache für allerlei entzündliche Processe an den Augen abgeben.

Auch die Fliegen verursachen in Australien und in Indien vielfach Augenentzündungen und es wird besonders darauf aufmerksam gemacht, wie ungemein lässig die Eingeborenen im Verjagen dieser Thiere sind.

Unter den 55 Medicinalpflanzen der Chippeway-Indianer finden wir nicht weniger als 4, welche zu Waschungen erkrankter Augen gebraucht werden; unter den 65 Medicinaldroguen von Harrâr sind 5, welche für Augenleiden berechnet sind. *Paulitschke* führt aber besonders an, dass die Harrarî neunerlei Methoden besitzen, um gegen die bei ihnen sehr häufigen Augenleiden anzukämpfen. Die gebräuchlichste derselben ist, dass man Gold- und Silbertheilchen, sowie Kampfer, Moschus und Perlen pulverisirt und das Gemenge in das kranke Auge einstäubt. Entschieden billiger war das Vorgehen eines Medicin-Mannes am unteren Murray in Victoria. Demselben hatte sich ein Colonist anvertraut, bei welchem eine hartnäckige Augenentzündung den europäischen Mitteln nicht weichen wollte. Der Schwarze riss einige Haare von seinem Kopfe, steckte sie in den Mund und kaute sie nach und nach ganz klein. Dann stellte er den Kranken an die Wand der Hütte, öffnete mit dem Zeigefinger und Daumen jeder Hand dessen Augen und spie ihm die Haare aus seinem Munde hinein. Der Kranke wälzte sich vor Schmerzen, aber seine Augen wurden schnell geheilt.

Die Klamath-Indianer in Oregon haben ebenfalls die Sitte, Augenpulver in Anwendung' zu ziehen. Einer derselben erzählte *Gatschet* von der Thätigkeit ihrer Medicin-Männer. In dieser Erzählung sagte er auch:

> „Die Augen aber, wenn sie geschwürig sind, in Blut Kohle mischend, er schüttet es in die Augen, eine Laus noch dazu führt er ein in das Auge, das Weisse von dem Auge hervorkehrend, um auszuessen."

Die Twana-, die Chemakum- und die Klallam-Indianer, sowie die Mittel-Sumatraner bedienen sich bei Augenentzündungen bestimmter Pflanzenaufgüsse zum Waschen der Augen. Das Gleiche gilt, wie schon gesagt, von den Chippeway, und auch bei den Aschanti und den Harrarî werden einige Pflanzen wahrscheinlich in ähnlicher Weise angewendet. Die Aschanti träufeln auch den Saft bestimmter Blätter in die Augen ein; ebenso ist es auf dem Seranglao- und dem Gorong-Archipele gebräuchlich. Hier wird die betreffende Pflanze aber erst mit Milch gekocht und durch ein feines Tuch geseiht, bevor man den Saft in's Auge träufelt.

Die Eingeborenen von Mittel-Sumatra haben besondere Namen für die Augenentzündung, für die Kurzsichtigkeit und für die Blindheit. Die Letztere macht wohl überall einen grossen Eindruck, und bei den Klamath-Indianern wird sie auch in den Beschwörungsgesängen der Medicin-Männer erwähnt. Hier tritt „das blinde Medicin-Mädchen" auf und singt:

> „Ich suche am Boden mit meinen Händen, finde hier die Federn des Goldammers und verschlinge sie."

Und ferner:

„Schnell, macht Augen für mich!“

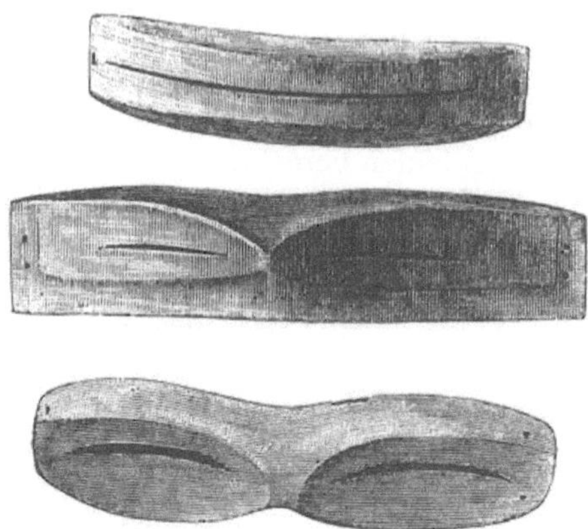

Fig. 90. Schneebrillen. Alaska. Mus. f. Völkerkunde, Berlin. – Nach Photographie.

Zum Schutze der Augen treffen wir auch, wenn auch nur vereinzelte Maassnahmen an. Hier ist in allererster Linie der Schneebrille (Fig. 90) Erwähnung zu thun, wie sie bei den Polarvölkern gebräuchlich ist. Zwei durch einen Nasensteg verbundene, convex ausgearbeitete Holzdecken werden zum Schutze gegen das blendende Reflexlicht der endlosen Schneeflächen vor die Augen gebunden. In jeder Holzdecke befindet sich ein sehr schmaler, quergestellter Schlitz, welcher gerade soviel Licht eindringen lässt, wie zum deutlichen Sehen erforderlich ist. Bisweilen wird die Schneebrille ersetzt durch einen anderen Augenschutz, der gewöhnlich als Jagdhut (Fig. 91) bezeichnet wird. Er ist ebenfalls von Holz gefertigt; ein Hut ist das Ding aber nicht wohl zu nennen, obgleich es auf dem Kopfe getragen wird. Es gleicht einer Mütze mit grossem Schirm, der aber der ganze Deckel fehlt. Ein hölzerner Reif umgiebt den Kopf und an ihm hängt eine weit über die Augen vortretende mützenschirmähnliche Holzplatte, welche für gewöhnlich mit geschnitzten Knochenstücken vom Walross geziert ist. *Pallas* fand eine dritte Schutzvorrichtung bei den Kalmücken. Dieselben banden sich, wenn sie am Feuer sassen, einen schmalen Florstreifen über die Augen.

An eine besondere Art von Augenerkrankung glauben die Australneger von Victoria. Sie entsteht durch Fremdkörper, welche durch Zauberkraft dem armen Opfer hinter die Augen gebracht sind. Die Krankheit führt einen besonderen Namen und befällt bisweilen mehrere zugleich. Ein Mann war wegen einer Ophthalmie mehrere Wochen im Hospital, und als er entlassen wurde, konnte er nichts sehen. Ein berühmter Werraap (Medicin-Mann) des Goulburn-Stammes zog ihm aus dem Kopfe hinter den Augen mehrere verfaulte Strohhalme hervor, und am zweiten Morgen danach konnte er die Schiffe in der Bucht und am dritten die Bergspitzen sehen. Drei junge Männer hatten im Freien geschlafen, und als sie erwachten, erklärten sie plötzlich, dass sie von dieser Tur-run genannten Krankheit befallen seien. Gewisse Zauberer hätten dünne Zweige einer weiblichen Eiche ihnen in die Augen gestossen. Tiefe Verzweiflung hatte sie befallen und grosse Verwirrung entstand im Lager. Neun weibliche Aerzte wurden herbeigerufen und diesen gelang es, die Kranken zu heilen. Die Einzelheiten dieser Behandlung wurden weiter oben schon erwähnt.

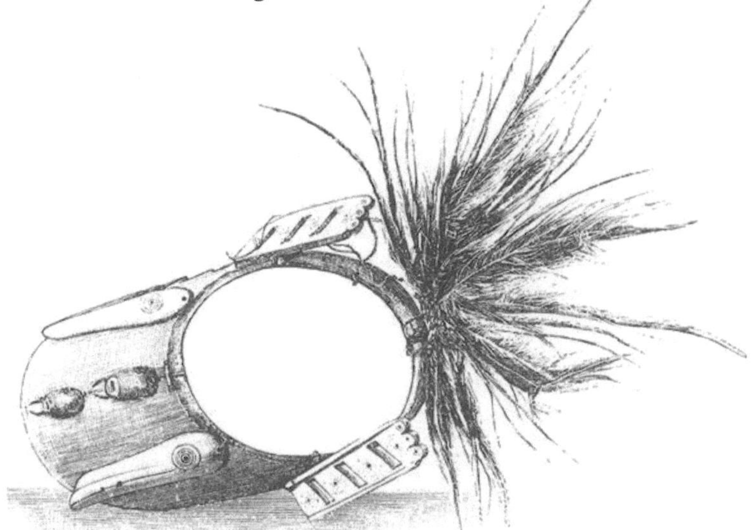

Fig. 91. Jagdhut der Eskimo von Alaska. Museum für Völkerkunde, Berlin. – Nach Photographie.

In Marokko sind allerlei Augenkrankheiten ein weitverbreitetes Vorkommniss und Erblindete trifft man gar nicht selten. Man tröstet sich bei einer Erkrankung der Augen, dass man sich in Gottes Hand befindet; bisweilen aber wird etwas in Wasser verriebener Alaun in die Augen eingeträufelt. Im Atlas-Gebirge und im Besonderen in der Gegend von Dâdess giebt es besondere Staaroperateure, deren Kunst in den Familien erblich ist. Sie führen diese Operation entweder „mit einem Spatel oder mit einer Nadel" aus. *Dobbert* (*Quedenfeldt's* Gewährsmann) hatte Gelegenheit, einen derartig Operirten zu sehen. Die Linse war seitwärts umgelegt und der Patient war völlig erblindet. Augenkranke und Erblindete trifft man auch häufig in Persien an, obgleich die dortigen Kehâls oder Augenärzte sich eines besonderen Rufes erfreuen und bis nach Arabien, der Türkei und Indien und sogar bis nach Aegypten und China ihre Praxis ausgebreitet haben. Auch sie lassen sich, wie *Polak* berichtet, auf allerlei Operationen an den Augen ein.

93. Die Ohrenkrankheiten.

Um nun zu den Ohrenkrankheiten überzugehen, so möge zuerst ein eigenthümlicher Glaube der Annamiten hier seine Stelle finden. Ein kleines Thier, Con ráy genannt, hat das Ohr zu beschützen und wohnt in demselben; das Ohrenschmalz sind seine Excremente. Wenn es mit anderen Thieren oder mit Fremdkörpern kämpft, um ihnen das Eindringen in das Ohr zu verwehren, so entsteht dadurch das Ohrenklingen. Der Verlust des Con ráy ist eine der Ursachen für die Taubheit.

Die Annamiten glauben auch, dass beide Ohren mit einander in einer directen Verbindung stehen. Wenn eine Ameise in ein Ohr eindringt, so verschliesst man schnell das andere, weil man annimmt, dass sie nun keine Luft zum Athmen habe und in Folge dessen eiligst wieder herauskriechen müsse. Gegen Erkrankungen der Ohren nehmen sie Räucherungen mit der Haut einer nicht giftigen Schlange vor. Die Harrarî besitzen eine Pflanze, die sie gegen Ohrenschmerzen und Taubheit auf das kranke Ohr legen.

Die Aschanti pressen einen Saft aus und träufeln ihn gegen Ohrenschmerzen in das Ohr. Auch die Mittel-Sumatraner bedienen sich der Einträufelungen in die Ohren und zwar bei dem Ohrenlaufen ihrer Kinder. Sie benutzten dazu den mit Klapperöl gekochten Milchsaft einer Cactuspflanze, welche, wie wir schon erwähnten, zu diesem Zwecke besonders angepflanzt wird. Es spricht dieses wohl unzweifelhaft dafür, dass die zum Ohrenfluss führenden Mittelohrentzündungen der Kinder bei ihnen eine sehr gewöhnliche Erscheinung sind. Gegen die Taubheit, welche sie mit einem eigenen Namen bezeichnen, ist ihnen aber kein Mittel bekannt.

Bei den Marokkanern wird der Ohrenfluss in der Weise behandelt, „dass der Arzt oder ein Bekannter des Kranken sich den Mund mit Oel füllt und Letzteres dem Patienten geschickt in das kranke Ohr hineinspritzt.“

94. Geisteskrankheiten und die Epilepsie.

Wenn wir aus der grossen Zahl der Erkrankungen, denen die Naturvölker unterworfen sein können, hier auch nur wenige herausgreifen wollen, so können wir doch unmöglich die Geisteskrankheiten übergehen. Ihnen gebührt unstreitig eine besondere Betrachtung. Denn der Geistesgestörte vor Allem muss für seine Umgebung den Eindruck erwecken, als ob ein Anderer aus ihm spräche, als ob ein Anderer die unsinnigen und unzweckmässigen Handlungen mit seinen Gliedmaassen verrichtete, und dieser Andere kann doch nur ein böser Geist, ein Dämon sein. Er hat die Seele des Kranken verjagt oder sie in die Gefangenschaft abgeführt, er hat sich an ihre Stelle gesetzt und er zwingt nun den armen Patienten, nach seinem Willen zu handeln und zu reden. Das entspricht ja nun so ganz und gar dem Bilde, das das Naturkind sich von einer grossen Zahl von Krankheiten zu machen pflegt. Die vorigen Seiten haben dafür die mannigfachsten Beweise geliefert. Es ist aber wohl nur zu wahrscheinlich, dass gerade die Geisteskrankheiten es waren, die den Menschen ganz plötzlich und scheinbar unvermittelt, als einen ganz Anderen wie bisher, und als für die nächsten Freunde und Angehörigen nicht selten schädlich und gefährlich erscheinen lassen, dass, wie gesagt, die Geisteskrankheiten es gerade gewesen sind, welche für sich selber sowohl, als für eine ganze Reihe von anderen Erkrankungen zu der Annahme einer Besessenheit die Ursache wurden.

Mit den Geisteskrankheiten gemeinsam müssen wir auch die Epilepsie betrachten. Denn wenn der unglückliche Epileptiker, soeben noch gesund und frisch, plötzlich besinnungslos zu Boden stürzt, scheinbar „entseelt“, dann ist der Glaube wohl begreiflich, dass seine Seele ihm entfloh oder aus seinem Körper vertrieben wurde. Und wenn nun die krampfhaften

Zuckungen folgen, wenn der Schaum dem Patienten auf die Lippen tritt, dann ist es der Dämon, welcher ihn schüttelt und seinen Mund zum Schäumen veranlasst.

Die Auffassung der Geisteskrankheiten und der Epilepsie als eine Besessenheit ist nun, wie gesagt, die am meisten verbreitete. Wir finden sie in allen Erdtheilen, und selbst bei uns ist bekanntermaassen diese Anschauung noch nicht gänzlich ausgestorben. Je nach der Dämonologie der betreffenden Völker ist die Art und Eigenschaft des bösen Geistes, der von dem Kranken Besitz ergreift, natürlicher Weise eine verschiedene. Bei Nationen, welche dem Monotheismus huldigen, muss selbstverständlich der Teufel diese Function übernehmen. Bei anderen Völkern sind es die Geister, welche den Luftraum unsicher machen. Die bösen Seegeister sind es auf dem Seranglao- und Gorong-Archipele, welche die Epilepsie verursachen. Auch dämonische Thiere werden genannt, so der Geist eines Bockes auf den Luang- und Sermata-Inseln, einer Ziege auf den Inseln Leti, Moa und Lakor, beidemal bei Epilepsie. Auf Tanembar und den Timorlao-Inseln macht die Besessenheit durch Geister, die sonst in Vögeln wohnen, sowohl epileptisch, als auch geisteskrank. Auf der Insel Eetar sendet der böse Geist den Vogel Perliku in den Kopf des Kranken, um ihn epileptisch zu machen. Würmer im Kopfe veranlassen in Harrâr eine Art der Geistesgestörtheit.

Die alleinige Ursache dieser Erkrankungen ist die Besessenheit aber nicht. Bei den Topantunuasu auf Selebes ist es das Fliehen der Seele allein, welches die Epilepsie bedingt. Ein Erschrecken der Seele ist die Ursache hierfür.

Noch einer anderen Anschauung haben wir zu gedenken, welche bei mohammedanischen Völkern namentlich vielfach verbreitet ist. Nicht ein Dämon steckt in dem Kranken, sondern seine Seele weilt bei der Gottheit. Still verloren in ihren Anblick, grübelnd über den Wahrheiten göttlicher Offenbarung und Lehre, abgekehrt von den irdischen Dingen, erscheint er dem profanen, kurzsichtigen Volk wie ein Mensch mit umnachtetem Geiste. Aber wie ein Heiliger wird er geachtet. Jegliches ist ihm zu thun erlaubt und schon die blosse Berührung durch ihn bringt dem Beglückten Heil und Segen.

Wirksamer Zauber von böswilliger Hand oder einem Verbotszeichen einverleibt, kann den Irrsinn gleichfalls erzeugen. Letzteres glaubt man auf Ambon und den Uliase-Inseln, ersteres ebenfalls und ausserdem noch auf Serang. Der Name des auserkorenen Opfers aufgeschrieben oder eine Figur, die es vorstellen soll, in einen hohen Baum geschleudert oder mit einem Kleiderfetzen des Betreffenden begraben, ist für diesen Zauber ausreichend. Der Genuss von verbotenen Speisen verursacht auf der Insel Eetar die Geisteskrankheiten.

Manchen Naturvölkern ist es aber auch nicht entgangen, dass die Erblichkeit bei diesen Krankheiten eine nicht unwichtige Rolle spielt. Neben der Besessenheit machen sie daher für eine Reihe dieser Krankheitsfälle auch die Vererbung verantwortlich. Dieses gilt für die Epilepsie auf Leti, Moa und Lakor, auf Tanembar und den Timorlao-Inseln, während man auf den letzteren, sowie auf Buru und den Kêi-Inseln an die Erblichkeit der Geisteskrankheiten glaubt,

Dass man die Geisteskranken unter Umständen verehrt, haben wir soeben bereits berichtet. Auf Buru, auf den Kei-Inseln und dem Seranglao- und Gorong-Archipel wird ihnen aber keine Verehrung gezollt, und auf den Watubela-Inseln werden sie sogar mit Misstrauen behandelt.

Weit entfernt sind auch viele Naturvölker, das No-restraint-System zu befolgen. Auf Buru, auf Eetar und auf Selebes bindet man die Geisteskranken an, wenn sie Schaden thun; auch auf Samoa werden sie, wenn sie toben, an Händen und Füssen gebunden. Auf Sumatra wurde eine tobsüchtige Frau von vier anderen Weibern festgehalten, bei den Annamiten werden sie sogar unter solchen Umständen an Ketten gelegt. Verschiedene Arten der Geistesstörungen sind es, deren unsere Berichterstatter Erwähnung thun. Ein Heilmittel gegen Trübsinn und Abgeschlagenheit der Glieder wird bei den Harrarî erwähnt. Melancholischen Zuständen unterliegen auch die Australneger von Victoria. „Sie träumen, sitzen stumpfsinnig am Feuer, und mit der Zeit werden die Lungen oder andere innere Theile befallen und sie sterben." Tödtliche Melancholie ist es ja auch, wenn wir diese armen Naturkinder aus Furcht vor einer heimtückischen Bezauberung oder vor dem bösen Blick, der sie traf, elendiglich zu Grunde gehen sehen.

Von den Unruhigen sprachen wir schon, aber auch wahre Anfälle von Tobsucht werden erwähnt. *Thomas* sah einen alten Australneger in Victoria, der aus behaglichem Schlafe heraus plötzlich gegen Mitternacht in einen Tobsuchtsanfall verfiel. Grosse Erregung herrschte im Lager, Fackeln wurden angezündet, alle Männer strömten zusammen. „Der Alte tanzte, hatte Schaum vor dem Munde und bot jegliches Symptom gefährlichen Wahnsinns." *Thomas* wollte ihn beruhigen, die Leute aber litten es nicht und behaupteten, der böse Geist *Krum-ku-dart-Buneit* wäre in ihn gefahren. Dreiviertel Stunden währte dieses wilde Umherspringen des armen Besessenen; dann fiel er matt und erschöpft zur Erde und wurde darauf von seinen Freunden in seine Wohnung gebracht. Nun trat Ruhe im Lager ein; bald lag alles im tiefen Schlafe; auch der Kranke war eingeschlummert und man hat von dem Dämon nichts mehr gehört.

In Mittel-Sumatra kennt man eine Krankheit, welche von den Eingeborenen als Sâki si-djoendai bezeichnet wird. Sie ist eine ausschliessliche Erkrankung des weiblichen Geschlechts. Die Weiber reissen sich dann die Kleider vom Leibe, raufen sich die Haare aus und sie glauben in den Flaggen eine Person zu sehen, gewöhnlich einen Mann, der ihnen die Krankheit zugefügt habe. Diesem wollen sie dann zu Leibe und sie laufen dabei kreischend und scheltend und in den meisten Fällen gänzlich nackend umher. Bemerkenswerth ist es, dass diese Psychose epidemisch vorkommen soll. Ganz ähnliche Erscheinungen macht aber auch die als Sâki si-mabou-boengô bezeichnete Krankheit, jedoch ist ihr Auftreten nicht epidemisch. Der Name Sâki giloe bezeichnet daselbst ebenfalls eine Geisteskrankheit, nähere Symptome werden aber nicht erwähnt.

An die Sâki-si-djoendai erinnert eine Psychose bei den Katschinzen, welche von *Pallas* beschrieben wurde. Auch sie befällt nur das weibliche Geschlecht und ist unter den jungen Mädchen „sehr gemein geworden. Sie beginnt hauptsächlich um die Zeit, wenn die Menstruation sich einstellen will, und soll oft einige Jahre dauern. Sie laufen, wenn sie ihre Anfälle bekommen, oft aus den Jurten weg, schreyen und stellen sich ungebärdig, raufen sich die Haare aus und wollen sich erhänken oder sonst das Leben nehmen. Die Anfälle dauern nur einige Stunden und stellen sich ohne gewisse Ordnung bald wöchentlich ein, bald bleiben sie einen ganzen Monath aus. Ich habe dergleichen Mädchen gesehen, die in den Zwischenzeiten ganz vernünftig und ordentlich waren."

Eine krankhafte Schreckhaftigkeit, welche bis zu Wuthanfällen sich steigert, kommt bei vielen sibirischen Völkern vor, so bei den Samojeden, den Ostjaken und Tungusen, bei den Kamtschadalen, den Jakuten und Buräten, und bei den Jenesseischen Tataren. „Jede unvermuthete Berührung z. Ex. in den Seiten oder an anderen reizbaren Stellen, unversehenes Zurufen und Pfeifen, oder andere fürchterliche und schleunige Erscheinungen bringen diese Leute ausser sich und fast in eine Art von Wuth.“ Bei den Samojeden und Jakuten “geht diese Wuth so weit, dass sie, ohne zu wissen was sie thun, das erste Beil, Messer oder andere schädliche Werkzeuge erhaschen und die Person, welche der Grund ihres Entsetzens ist, oder jeden andern, der ihnen alsdann in den Wurf kömmt, zu verwunden oder gar zu tödten suchen, wenn sie nicht mit Gewalt abgehalten und alle schädlichen Werkzeuge vor ihnen weggenommen werden. Wenn sie alsdann ihre Wuth auf keine Art auslassen können, so schlagen sie um sich, schreyen, wälzen sich und sind vollkommen wie Rasende.“

Ein ähnlicher Irrsinn ist in Indonesien unter dem Namen des Amok-Laufens bekannt.

Exorcismus in irgend einer Form ist natürlicher Weise das Hauptmittel gegen diese Geisteskrankheiten. Unter den 65 Medicinaldroguen von Harrâr finden wir nicht weniger als sieben gegen Geisteskrankheiten und eine unter diesen auch gegen Epilepsie. Sind dieses auch nur Medicamente, so ersieht man doch aus der Art ihrer Anwendung, dass sie die Dämonen austreiben sollen. Eins nur wird in Wahnsinnszuständen als eine Abkochung getrunken. Die anderen werden in die Nase eingesogen, gepulvert und als Riechmittel gebraucht, oder zum Ausräuchern genommen.

Um den Exorcismus bequem und wiederholt ausüben zu können und den geeigneten Augenblick nicht zu verpassen, bringt man bei den Annamiten die Geisteskranken gleich bei dem Medicin-Manne unter. Hier bei dem Tháy pháp trifft man sie dann sehr häufig mit einer Kette am Fuss, damit man sie rasch anschliessen kann, wenn ihre Wuthanfälle zum Ausbruch kommen. Ihre Familie aber sorgt dabei für ihren Unterhalt und für ihre Ernährung.

Bei der oben beschriebenen Tobsucht der Frauen in Sumatra giebt der Arzt der Kranken „einen Trank“ von Wasser, gemischt mit der Asche von verbranntem Papier, worauf Koransprüche geschrieben waren. Ausserdem werden ihre Nägel mit dem Namen *Allah* beschrieben, wozu als Feder eine zerbrochene Nadel und als Tinte der Saft von einem Dasoen gebraucht wird.

Van Hasselt sah eine an dieser Krankheit leidende Frau, die so rasend war, dass sie von vier Anderen gehalten werden musste. Während dessen machte der Arzt seine medicamentösen Bespeiungen und sprach mit unstörbarer Ruhe seine Beschwörungsformeln her. Neben ihm stand ein Räucherbecken, und anhaltend drehte er ein schnurrendes Instrument, dessen eintöniges Gebrumme von dem Kreischen der Kranken übertönt wurde.

Die übrigen Geisteskrankheiten behandeln die Sumatraner in folgender Weise. Dreimal täglich werden die Kranken vom Medicin-Manne mit dem Ausgekauten von bestimmten Medicamenten bespieen.

> „Danach werden sie in den Fluss unter Wasser getaucht, solange sie es nur eben, ohne zu sticken, aushalten können, und darauf beräuchert dadurch, dass man sie über brennende

> Federn oder anderen thierischen Abfall hält, so dass sie heftig zu husten beginnen, wonach dicht an ihrem Ohre ein Gewehr abgeschossen wird.“

Die Räucherungen als Heilmittel gegen die Psychosen haben wir schon von den Harrarî erwähnt. Auch auf den Kêi-Inseln räuchert man die Kranken, oder besser gesagt, die in ihnen hausenden Dämonen mit Büffelhorn und Papuahaaren. Bei den oben geschilderten Wuthanfällen der Samojeden und der Ostjaken haben dieselben nach *Pallas* ein unfehlbares Mittel:

> „Sie zünden nur ein Stück Rennthierfell oder einen Büschel Rennthierhaare an und lassen dem Behafteten den Rauch davon in die Nase gehn; davon verfällt derselbe sogleich in eine Mattigkeit und Schlummer, der oft vier und zwanzig Stunden dauert und den Kranken bey völligen Sinnen verlässt.“

Als eine Art des Exorcismus müssen wir auch die folgende Methode betrachten, welche auf dem Seranglao- und Gorong-Archipele bei der Epilepsie gebräuchlich ist. Um den Kranken zu heilen, „kämmt man das Haar oder man drückt bis es blutet mit einem Cent, am liebsten aber mit einer chinesischen Münze unter den Ohren, dem Kinn und den Achseln, um den bösen Geist zu vertreiben.“

Von der Art der Behandlung Epileptischer auf Tanembar und den Timorlao-Inseln haben wir früher bereits berichtet. Entsprechend der Auffassung, dass ein Geist in Vogelgestalt in dem Kranken sitzt, wird eine Vogelfigur gemacht und mit Pfeilen nach derselben geschossen.

Dass man in Selebes den Epileptiker schlägt, damit seine Seele, von Mitleid ergriffen, in seinen Körper wieder zurückkehren soll, das haben wir oben bereits gesagt. Das Schlagen der Epileptiker und der Geisteskranken spielt überhaupt in Indonesien eine hervorragende Rolle. Abgesehen von Selebes finden wir es auf den Babar- und Aaru-Inseln, auf Tanembar und den Timorlao- und auf den Luang- und Sermata-Inseln. Zum Schlagen werden Baumzweige benutzt, und auf den Luang- und Sermata- und den Aaru-Inseln müssen sie von bestimmten Baumarten sein. Die Vorstellung, den bösen Geist im wahren Sinne des Wortes aus dem armen Kranken herauszuprügeln, finden wir nur auf Selebes vor und auf den Luang- und Sermata-Inseln. Auf Tanembar und den Timorlao-Inseln, sowie auf den Babar- und Aaru-Inseln stellt man sich vor, dass durch dieses Schlagen der böse Dämon veranlasst würde, in die Zweige hineinzufahren. Hat man ihn hierin glücklich gefangen, dann werden die Zweige behutsam und vorsichtig bei Seite gebracht und in geeigneter Weise vernichtet.

Die Mincopies auf den Andamanen behandeln ihre Epileptischen mit Besprengungen von kaltem Wasser, und darauf scarificiren sie ihnen die Stirn.

Einer besonderen Nervenkrankheit müssen wir hier noch Erwähnung thun, welche in Java unter dem Namen Lata, in Malacca als Lattah bezeichnet wird. Es ist, wie *Virchow* sich ausdrückt: „eine Neurose, welche dem Hypnotismus mit Neigung zur Suggestion nahe verwandt ist.“

Vaughan Stevens macht von dieser Krankheit, wie er sie bei den Orang utan in Malacca beobachtet hat, folgende Beschreibung:

„Wenn ich ein Lattah-Weib ansehe und plötzlich eine sprungweise Bewegung, einen Schrei, oder eine Handlung vornehme, so wird sie das wiederholen und nur eine wirkliche Ruhepause wird ihr wieder die Herrschaft über ihre Nerven zurückgeben. Als ich eines Tages mit einem Weibe über diesen Gegenstand sprach, fragte ich sie, wenn ich sie aufforderte, ihre Hand in das Feuer zu stecken, würde sie es thun? Sie war bis dahin ganz ruhig, aber nun begann sie zu schreien, und der alte *Penglima*, der bei mir sass, ergriff sofort eine Cocosnussschale mit Wasser und schüttete es in das Feuer. Das Weib ergriff unmittelbar darauf mein Gefäss mit Curry und Reis, welches zu meiner Mittagsmahlzeit bereit stand, und schüttete es über das Feuer, in Nachahmung der gesehenen Handlung. Jetzt sprang die Frau des *Penglima* auf und lief in das Jungle, indem sie die Arme über den Kopf schwenkte. Das Weib ahmte ihr nach und rannte hinter ihr her. Der *Penglima* erklärte mir nun den Vorgang. Das Weib hätte sicherlich ihre Hand in das Feuer gesteckt, wenn er dasselbe nicht ausgelöscht hätte, und seine Frau habe das Weib in das Jungle gelockt, wo sie wieder ruhig werden würde."

„Der Mann zeigte mir an seinem Ellbogen drei lange Narben, welche von einer Verletzung in seiner Kindheit herrührten. Damals kam ein Mann zu seiner Mutter, setzte sich ihr gegenüber, plauderte mit ihr und nahm fast gedankenlos ein Stück Zuckerrohr, das er mit seinem Parang spaltete, um davon zu essen. Im nächsten Augenblick ergriff die Mutter gleichfalls einen Parang und verwundete damit das Kind, das sie hielt, einigemal, bevor der Mann es befreien konnte."

„Wegen der Lattah verbergen sich die Weiber, die ein Kind an der Brust haben, in der Hütte, sobald ein Fremder, namentlich ein Malaie, die Niederlassung betritt oder seinen Weg durch dieselbe nimmt. Oft genug sieht man auch eine Gesellschaft von Blendas von einem Ort zu einem anderen ziehen, wobei einzelne Männer Kinder tragen. Das geschieht, wenn die Frau Lattah ist und in Besorgniss geräth, dass irgend ein ungewöhnlicher Gegenstand dem Kinde Schaden zufügen würde. Fremden wird die Existenz einer Lattah verheimlicht."

XIII. Die Gesundheitspflege und die Epidemien.

95. Die private Gesundheitspflege.

Tief in das sociale Leben der Naturvölker einschneidend sind, wie man sich wohl denken kann, die ansteckenden Krankheiten, die Epidemien, und bei dem Ausbruche derselben sehen wir sie nicht selten vollkommen den Kopf verlieren, wie das ja in ähnlicher Weise auch bei civilisirten Nationen vorkommt. Aber auch manchem mehr oder weniger geschickten Versuche, mit der Epidemie den Kampf aufzunehmen, begegnen wir bereits, und wir haben hierin mit gutem Rechte die Anlange einer öffentlichen Gesundheitspflege zu erkennen. Wollen wir daher einen Einblick gewinnen, was die Naturvölker sich über die epidemischen Erkrankungen für Vorstellungen machen, und in welcher Weise sie dieselben zu behandeln und zu heilen und ihre Weiterverbreitung zu verhindern bestrebt sind, so können wir dabei die Besprechung ihrer Hygieine nicht gut umgehen. Es lässt sich das Eine nicht ohne das Andere abhandeln.

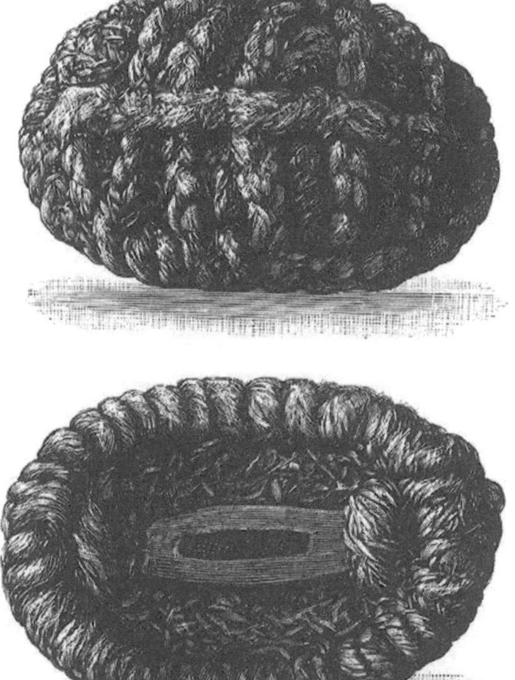

Fig. 92 u. 93. Respirator der Kwixpagmut in Alaska. Mus. f. Völkerkunde, Berlin. – Nach Photographie.

In dem Verlaufe der vorliegenden Untersuchungen sind wir auf hygieinische Maassregeln hier und da wohl schon gestossen. Allerdings gehörten dieselben meist der privaten

Gesundheitspflege an. Absichtlich hervorgerufenes Erbrechen, um den überladenen Magen zu entlasten, Purganzen um die Verdauung zu regeln, die Massage zur Bekämpfung der Uebermüdung, der Gebrauch von See- und Flussbädern und das Transpiriren in der Schwitzhütte haben wir in dieses Gebiet zu rechnen. Ferner sind hierher zu zählen die Schutzvorrichtungen arktischer Völker, um ihre Augen vor zu greller Beleuchtung zu beschützen, d. h. ihre oben bereits erwähnten Augenschirme (Jagdhüte) und Schneebrillen. Auch den bei den Kalmücken gebräuchlichen Augenflor, um den Rauch des Herdfeuers von den Augen abzuhalten, dürfen wir nicht mit Stillschweigen übergehen.

In dieses Gebiet gehört aber auch eine Vorrichtung der Kwixpagmut, eines Indianer- oder Eskimo-Stammes, über welche uns *Jacobsen* berichtet. „Dieselbe besteht aus einer Art von Respirator (Fig. 92 u. 93), welchen diese Leute bei ihren Schwitzbädern in den Mund nehmen, damit der Rauch des Feuers nicht in ihre Lungen eindringen könne. Dieser Respirator wird aus einem Geflecht von feinem Grase hergestellt, welches durch einen kleinen hölzernen Pflock, der in den Mund gesteckt wird, festen Halt gewinnt.“

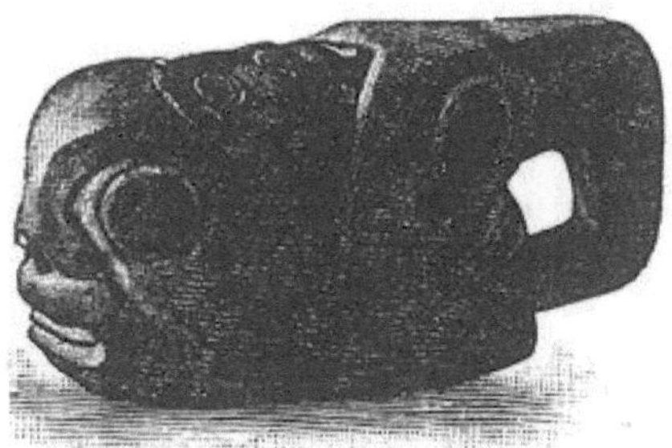

Fig. 94. Steinernes Amulet eines Medicin-Mannes der Tschimsian-Indianer. Mus. f. Völkerkunde, Berlin. Nach Photographie.

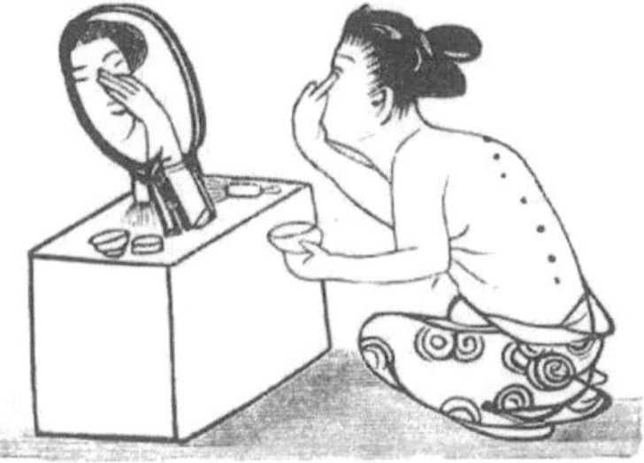

Fig. 95. Japanerin, deren Rücken mit Moxen-Narben bedeckt ist. Nach einem japanischen Holzschnitt.

Auch die Kauterisation und das Scarificiren werden bei einzelnen Völkerschaften aus hygieinischen Rücksichten ausgeführt. Beides benutzen wiederholentlich die Fullah in West-Afrika bei ihren Kindern, um sie vor Krankheiten zu bewahren, wenn sie dereinst erwachsen sein werden.

Die Indianer im nördlichen Mexico pflegen, wenn durch anstrengende Märsche ihre Beine und Füsse ermüdet sind, durch Scarificationen mit scharfen Feuerstein-Splittern ihre Extremitäten wieder leistungsfähig zu machen. „In den äussersten Fällen reiben sie dieselben auch noch mit dem beissenden Blatte der Maguey ein, welches auf ihren abgehärteten Körper wie ein Emolliens wirkt und ihre Leiden prompt erleichtert."

Die Eingeborenen der Oster-Insel bedienen sich gewisser Blätter als Prophylaxe gegen bestimmte Krankheiten.

Eines besonderen vorbeugenden Heilmittels der japanischen Volksmedicin haben wir noch zu gedenken. Das sind die Moxen, deren Anwendung, wie *Wernich* sagt, wahrscheinlich japanesisches Eigenthum ist und nicht von den Chinesen überkommen wurde. „Auch die Chinesen kennen zwar das Brennen am Körper zu verschiedenen Zwecken: einmal gehört bei den Bonzen dasselbe zu den Merkzeichen der abgelegten Gelübde; es wird zu diesem Zweck gewöhnlich auf dem Schädel vorgenommen; dann wenden sie es jetzt in ziemlich energischer Weise als Heilmittel gegen Krankheiten an – vielleicht auch erst nachdem sie das geeignete Mittel aus Japan überkommen haben. Denn es steht fest, dass die Artemisia vulgaris s. Moxa, welche auf dem Ibuki-Berge in der japanischen Landschaft Omi wächst, in Massen nach China exportirt wird."

Die Moxa spielt nach *Wernich* in Japan nicht die Rolle eines Heilmittels, sondern überwiegend die eines Präservativs, und er fährt fort: „Einen Japaner zu sehen, der nicht an den Waden und an der Wirbelsäule Narben von Moxen hatte, gehörte mir in der Poliklinik zu den seltensten Erfahrungen. An der ersteren Stelle bilden sie angeblich den besten Schutz gegen Kak-ke, auf dem Rücken angebracht, gewöhnlich zu beiden Seiten der Processus spinosi in Zahl von einigen dreissig hinlaufend, verhindern sie, dass Lepra und Gehirnkrankheiten das Individuum befallen."

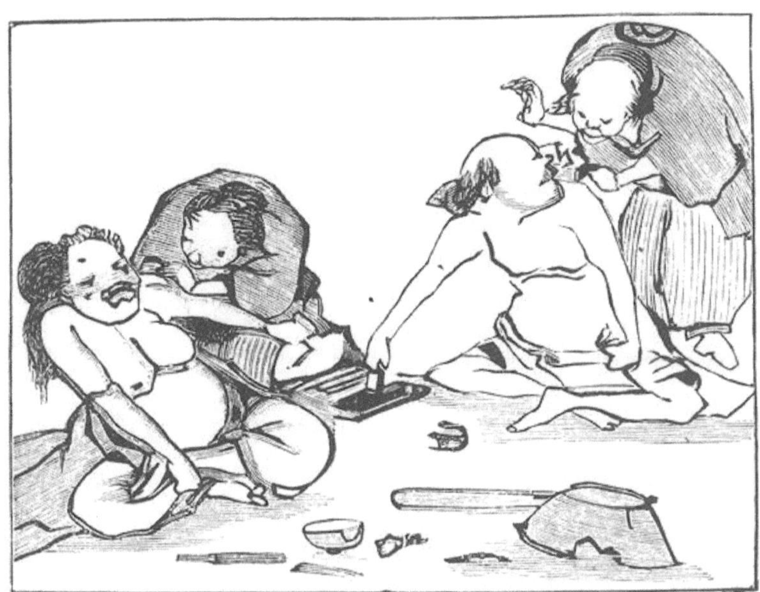

Fig. 96 Japaner und Japanerin, denen Moxen gesetzt werden. Nach einem japanischen Holzschnitt.

Unsere Figur 95 zeigt nach einem japanischen Holzschnitt eine Japanerin bei den Geheimnissen ihrer Toilette. Ihr Oberkörper ist völlig entblösst, und längs ihrer Wirbelsäule erkennt man deutlich eine Anzahl von Moxen-Narben.

„Noch andere Schutzpunkte sind: die Fusssohle gegen Krämpfe, der Ellbogen bei Schulterrheumatismus, Brustbein und Schlüsselbeine gegen Ausbruch von Brustkrankheiten u. s. w. Man muss dabei, vielleicht angeregt durch die Empfindlichkeit einiger dieser Stellen, nicht an die Schmerzhaftigkeit unserer Moxen denken. Die Blätter der Artemisia, welche sich im Mai mit einem sammetartigen Foment bedecken, werden getrocknet, zu einer wolligen zunderähnlichen Masse zerstampft und aus dieser dann kleine cylindrische Stäbchen gerollt, diese mit Speichel auf die Haut geklebt und angezündet. Bis auf die Haut abgebrannt üben sie eine sehr schwache cauterisirende Wirkung aus. Diese aber wird auch nur verlangt, denn nicht Ableitung, noch weniger eine Entzündung an der gebrannten Stelle ist der Zweck des Heilverfahrens, sondern es muss die Stelle für vielfache Wiederholungen, die am segensreichsten wirken, frei gehalten werden, und der unmittelbare Effect soll nicht sein, schädliche Potenzen abzulenken, sondern die cauterisirte Stelle aus der Moxe frische Lebenskraft einsaugen zu lassen, damit der Körper dadurch zu grösserem Widerstande gegen die Krankheit gestärkt werde.“

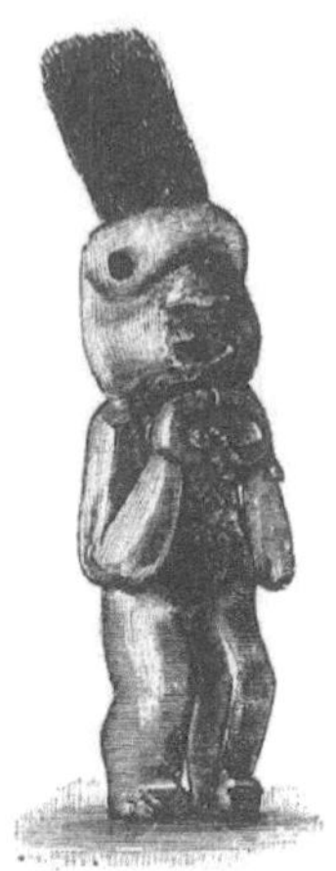
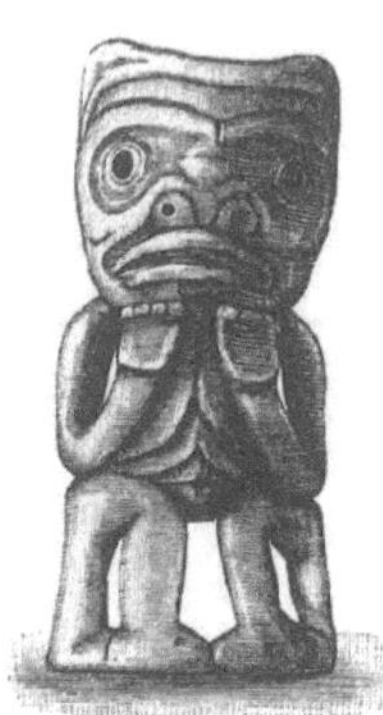

Fig. 97 u. 98. Amulete eines Medicin-Mannes der Tschimsian-Indianer. Mus. f. Völkerkunde, Berlin. – Nach Photographie.

Ein solches Ansetzen der Moxen bei einem Manne und einem Weibe, welche ihrer ganzen Erscheinung nach sicherlich dem niederen Volke angehören, sehen wir auf der nach einem japanischen Holzschnitte gefertigten Figur 96. Das Geschäft des Moxen-Setzens ist nicht eine Obliegenheit der Aerzte, „sondern von Alters her niedriger Leute, bestimmter armer Weiber oder der Familienmütter; die Aerzte; werden nur um Bezeichnung der günstigen Punkte angegangen, für die meisten prophylactischen Zwecke stehen jedoch auch diese durch Tradition fest."

Führen wir nun noch die oben bereits ausführlich geschilderten Impfungen an, sowie die Vorschriften der Diät und die unter bestimmten Verhältnissen den Naturvölkern auferlegten Speiseverbote, so würde wohl so ziemlich Alles besprochen sein, was der privaten Gesundheitspflege zuzuzählen wäre.

96. Die Amulete.

Einer in Bezug auf ihre weite Verbreitung hervorragenden Maassnahme der privaten Gesundheitspflege müssen wir aber allerdings noch gedenken. Das ist das Tragen von Amuleten und Talismanen. Bekanntermaassen ist dieses keinesweges allein auf die uncivilisirten Nationen beschränkt; auch bei den Kulturvölkern treffen wir es vielfach in einer oder der anderen Weise an. Die Begriffe des Talismans und des Amulets haben sich allmählich derartig verschoben, dass sie jetzt gemeinhin beide für dieselbe Sache angewendet werden, und dass eine strenge Trennung ihrer ursprünglichen Bedeutung nur noch ein historisches Interesse beanspruchen könnte. Beide Bezeichnungen werden aus dem Arabischen abgeleitet und zwar Amulet von dem Worte Hamalet, Anhängsel, und Talisman von dem Worte Tilsam, im Pluralis Talâsim, Zauberbild. Für gewöhnlich werden die Amulete an dem blossen Körper des Menschen angebracht. In manchen Fällen sind sie aber auch an seinem Anzuge befestigt, oder an seinen Waffen, an seiner Lagerstätte oder inwendig oder aussen am Hause.

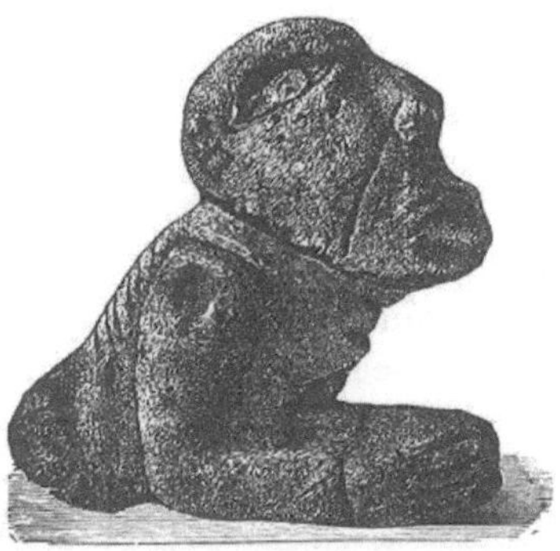

Fig. 99. Amulet eines Medicin-Mannes der Tschimsian-Indianer. Mus. f. Völkerkunde, Berlin. Nach Photographie.

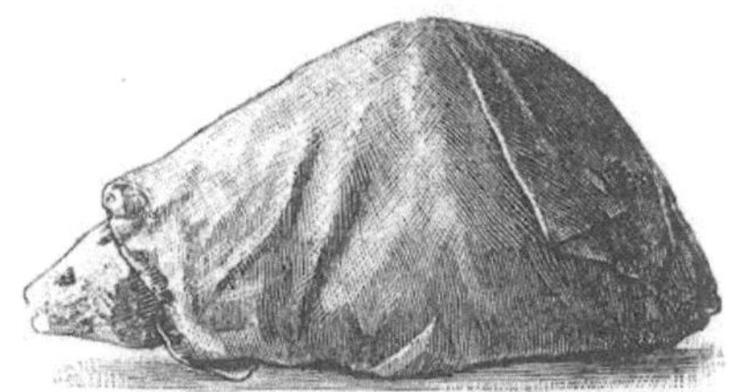

Fig. 100. Igel aus Holz, Amulet der Giljaken gegen Krankheit. Mus. f. Völkerkunde. Berlin. Nach Photographie.

Der Sinn und die Bedeutung, welche diesen Amuleten zu Grunde liegen, sind nicht in allen Fällen die Gleichen. Oft genügt der Name der Gottheit allein, der in passlicher Form am Körper angebracht wird; bald auch ist es ein angehängter Spruch, oder auch ein besonderes Gebet. Für gewöhnlich aber ist das Amulet ein symbolisches Zeichen, dem an und für sich übernatürliche Kraft innewohnt (wie z. B. dem Symbolum der Gottheit), oder dem durch besondere Weihe die erwünschte Wirksamkeit erst verliehen werden muss.

Von unserem Standpunkte aus haben wir zwei Hauptgruppen der Amulete zu unterscheiden, nämlich solche, welche vor dem Ausbruche der Krankheit schützen, und solche, die nach ausgebrochener Krankheit noch einen wirksamen Schutz zu gewähren vermögen. Auch sie schieben sich aber vielfach durch einander, so dass die absolute Trennung nicht immer mit Genauigkeit durchgeführt werden kann.

Wollen wir uns nun den Sinn der Amulete zu vergegenwärtigen suchen, so müssen wir die Form derselben in etwas nähere Betrachtung ziehen.

Wir finden bei den Tschimsian im nordwestlichen Amerika kleine, gewöhnlich menschliche Figürchen in Knochen oder Stein, welche als Amulet der Medicin-Männer bezeichnet werden (Fig. 99). Das Museum für Völkerkunde in Berlin besitzt zwei solche knöcherne Menschenfigürchen (Fig. 97 u. 98), von denen die eine einen grossen Schopf aus wirklichen Haaren trägt. Ein in derselben Sammlung befindliches steinernes Amulet besteht aus einem Vogelkopf und zwei Menschengesichtern (Fig. 94). Wie haben wir diese Amulete zu deuten? Wahrscheinlich ist es die Gottheit selbst, die sich in diesen Figuren verkörpert hat; und somit wäre dieses Amulet gleichsam als ein Fetisch zu betrachten.

Als von den Medicin-Steinen die Rede war, erwähnten wir auch einige grössere, mit figürlichen Darstellungen versehene und zum Verschlucken viel zu umfangreiche Steine der Medicin-Männer von Vancouver. Auch diese werden wir, wie ich glaube, in die gleiche Kategorie einzuordnen haben.

In manchen Fällen ist das Amulet nur ein Zeichen für die Gottheit oder für deren Boten, dass der Träger oder Besitzer zu den Auserwählten gehört; daher darf ihm die Krankheit nicht gebracht werden. Es ist das Amulet oder Abzeichen also eine Art von Freibrief, welchen er führt. So muss der Süd-Slave, der die Pestfrau in das Dorf getragen oder gefahren hat, dieser zuerst seine Wohnung bekannt geben, damit sie dieselbe verschonen kann. So mussten die Juden in Aegypten ihre Häuser mit dem Blute des Passah-Lammes bezeichnen, als das Sterben der Erstgeburt drohte. Es heisst *II. Mosis 12:*

> „Und sollt seines Blutes nehmen und beide Pfosten an der Thür und die oberste Schwelle damit bestreichen an den Häusern, da sie es innen essen. Denn ich will in derselben Nacht durch Aegyptenland gehen und alle Erstgeburt schlagen u. s. w. Und das Blut soll Euer Zeichen sein an den Häusern, darin Ihr seid, dass wenn ich das Blut sehe, für Euch über gehe, und Euch nicht die Plage widerfahre, die Euch verderbe, wenn ich Aegyptenland schlage."

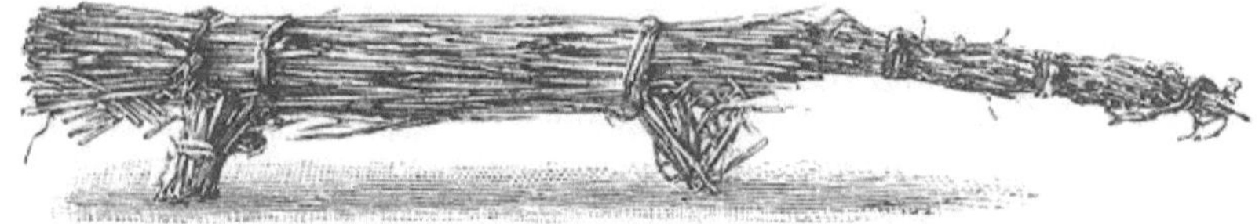

Fig. 101. Tiger aus Stroh, in welchen die Krankheit gebannt wird. Golden Mus. f. Völkerkunde, Berlin. – Nach Photographie.

Ist nun dieser Freibrief im Allgemeinen nur für ganz besondere Verhältnisse nothwendig, da die Gottheit nicht immer zürnt und nicht immer zu strafen beabsichtigt, so schwärmen dagegen die bösen Geister dauernd umher, auf Unheil bedacht. Ihnen gefeit gegenüber zu stehen, ist nun in dem Leben aller Naturkinder ein unumgängliches Erforderniss. Aber auch hier gewährt ihnen den Schutz das Zeichen, das ein Stärkerer über sie wacht, dass sie die Kinder Gottes sind. Das Symbol der Gottheit ist genügend, um die Dämonen in Schranken zu halten. Denn in diesem Symbolum steckt ein Theil von der Kraft und der Stärke der Gottheit selber, vor der die Krankheits-Dämonen fliehen müssen.

Diese Kraft, die Teufel zu verscheuchen, wohnt bekanntlich dem Kreuzeszeichen inne. Das Gleiche erreichen die muhammedanischen Völker dadurch, dass sie einen wirksamen Spruch des Koran in einer Kapsel oder in einem kleinen Täschchen an sich tragen. Bei den Assyrern und Babyloniern waren es kleine Cylinder von Thon oder Stein mit

Götterfiguren und heiligen Inschriften. Auch der Fleck, den der fromme Brahmine sich täglich auf die Stirn malen lässt, hat eine ganz analoge Bedeutung.

Durch besondere Zaubermanipulationen oder durch die kraftvolle Weihe des Dieners der Gottheit kann aber auch jeglichem anderen Dinge, sei es ein Kunstproduct oder etwas Natürliches, solche Zauberkraft einverleibt werden. Das ist dann nun recht eigentlich das Amulet. und dieser Gruppe sind auch die meisten der Amulete hinzuzurechnen, welcher sich die Naturvölker bedienen. Vielfach sind sie höchst unansehnlich, ein Stein, eine Wurzel, ein Stück Holz, ein Knochen, eine Kralle u. s. w. Oft aber zeichnen sie sich auch durch ihre phantastische Form, oder wenn es Naturproducte sind, durch die Seltenheit ihres Vorkommens aus. Ihre Herstellung ist ein lucratives Geschäft der Medicin-Männer, Priester und Zauberer. Wie diese Dinge wirken und angewendet werden, lehrt uns sehr gut die Vorschrift einer akkadischen Beschwörungsformel:

„Von weissem Zeuge zwei doppelte lange Streifen
An das Bett und den Tritt
Als Talisman zur rechten Hand er heftet;
Von schwarzem Zeuge zwei doppelte lange Streifen
Zur linken Hand er heftet.
Der böse Dämon, der böse *Alal*, der böse *Gigim*,
Der böse *Telal*, der böse Gott, der böse *Maskim*,
Der Schreckgeist, das Gespenst, der Vampyr,
Die böse Zauberei, der Zaubertrank, das flüssige Gift,
Was Schmerzen verursacht, was heftig erregt, was bösartig einwirkt,
Ihr Haupt,
Auf sein Haupt,
Ihre Hand auf seine Hand,
Ihren Fuss auf seinen Fuss
Werden sie nimmer legen;
Sie werden nimmer zurückkehren!
Geist des Himmels, beschwöre sie!
Geist der Erde, beschwöre sie!“

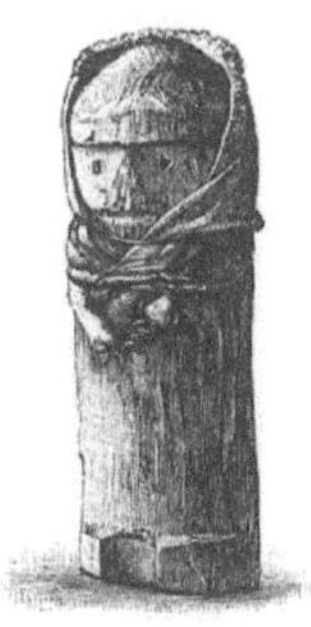

Fig. 102. Menschenkopf aus Holz; Amulet der Giljaken gegen alle Krankheiten. Mus. f. Völkerkunde, Berlin. Nach Photographie.

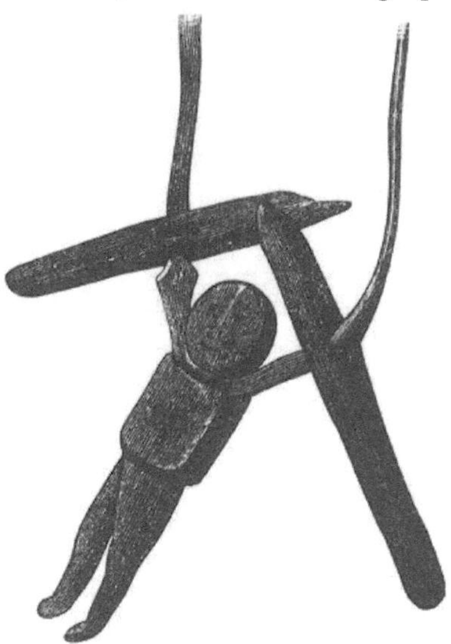

Fig. 103. Menschenfigürchen zwischen zwei Holzstücken eingeklemmt; Amulet der Golden gegen Brust- und Achselschmerzen. Sammlung Umlauff, Hamburg. Nach Photographie.

Nun wird uns noch von eigenthümlichen Amuleten einiger sibirischer Völker berichtet, welche wir eingehender besprechen müssen. Wir finden sie besonders zahlreich und von sehr grosser Formverschiedenheit bei den Golden in Sibirien. Aber auch bei den Giljaken kommen sie in mannigfachen Variationen vor. Eine reiche Sammlung dieser Dinge hat Capitän Jacobsen für das Berliner Museum für Völkerkunde erworben. Eine zweite Sammlung, welche vielfache Ergänzungen zu der ersten bietet, wurde von dem Hamburger Naturalienhändler Herrn *Umlauff* im Jahre 1892 in Berlin ausgestellt. Diese Amulete gehören der Mehrzahl nach zu denjenigen, welche einem besonderen Vorkommniss angepasst sind. Ein Theil derselben wird als Amulet gegen Krankheit im Allgemeinen bezeichnet. Bei den Giljaken ist es z. B. ein rohgeschnitzter Igel (Mepit) aus Holz (Fig. 100), in einen Lappen eingewickelt, der „gegen Krankheiten in der Jurte bewahrt wird"; oder eine rohe hölzerne Menschenfigur (Fig. 102) mit einer Kapuze aus Zeug. „als Amulet gegen alle Krankheiten dienend", und ein kleiner, hölzerner Bär (Fig. 105). „vom Schamanen gefertigt, wenn ein Krankheitsfall eintritt und im Walde versteckt, bis die Krankheit vorüber ist".

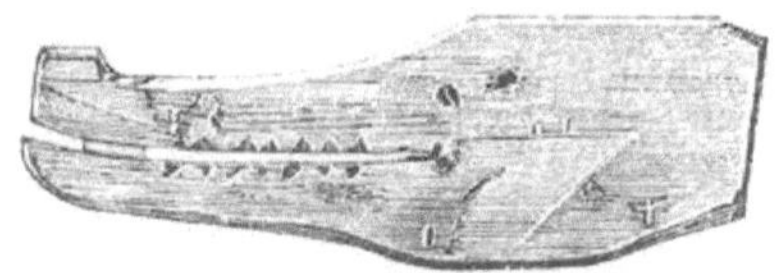

Fig. 104. Amulet der Golden gegen Rückenschmerzen. Mus. f. Völkerkunde, Berlin. Nach Photographie.

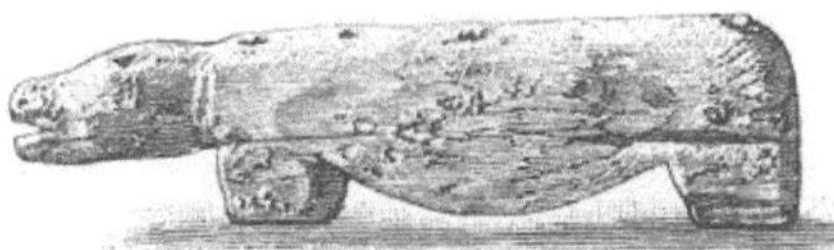

Fig. 105. Hölzerner Bär; Amulet der Giljaken gegen Krankheiten. Mus. f. Völkerkunde, Berlin. Nach Photographie.

Bei den Golden ist es ein Tiger aus Stroh (Fig. 101), oder etwas besser ausgeführte Menschenfiguren aus Holz (Fig. 106), „in welche die Krankheit gebannt wird".

Hierin haben wir nun wohl den Schlüssel zur Erklärung dieser Art der „Amulete" gefunden. Die Krankheit soll in sie hineinfahren, oder sie soll mit anderen Worten den Patienten verlassen und statt seiner diese Thier- oder Menschenbilder in Besitz nehmen, als Ersatz für den nun freigelassenen Menschen. Wir treffen somit also hier auf die weitverbreitete Anschauung, dass man sich von einer Krankheit zu befreien vermöge dadurch, dass man einen Ersatzmann stellt. In dem deutschen Epos hat dieser Glaube in der Geschichte des armen *Heinrich* seine Verherrlichung gefunden und auch bei den alten Central-Amerikanern haben ähnliche Ansichten geherrscht.

Nun verstehen wir auch eine Gruppe höchst primitiver Menschenfigürchen von der Insel Nias (Fig. 107), welchen bei Krankheiten geopfert wird und die dabei mit Palmblättern geschmückt werden. Wahrscheinlich sind dieses ebenfalls nur Ersatzmänner für die erkrankten Personen. Bei dem Kampfe gegen die Epidemien treffen wir auf ganz Aehnliches.

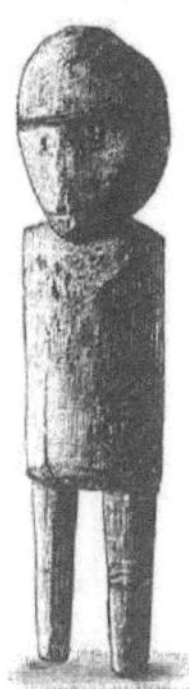

Fig. 106. Hölzerne Menschenfigur der Golden, in welche die Krankheit gebannt wird. Mus. f. Völkerkunde, Berlin. Nach Photographie.

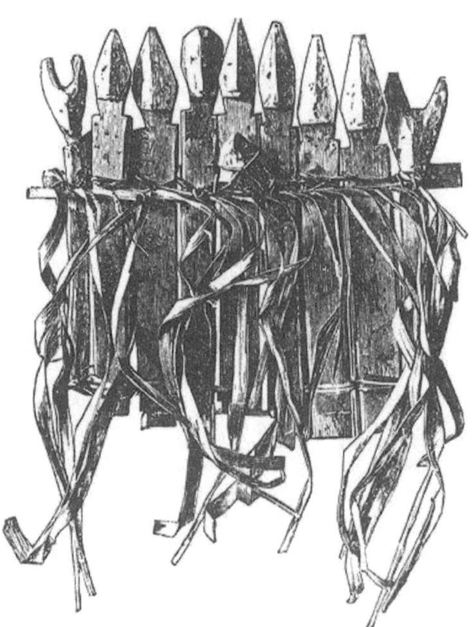

Fig. 107. Holzfiguren, denen in Krankheiten geopfert wird. Nias. Mus. f. Völkerkunde, Berlin. – Nach Photographie.

Ein Theil dieser Amulete der Golden und der Giljaken lässt durch ihre äussere Erscheinung schon erkennen, in welchen Körpertheilen die Erkrankung sitzt, gegen die sie Hülfe bringen sollen. Bei den Golden hilft ein kurzes Stück Holz mit grossem nasenähnlichen Vorsprung (Fig. 108) gegen Nasenübel, eine kleine männliche Gestalt mit dicken Genitalien gegen Geschlechtskrankheiten, ein hölzernes Herz (Fig. 109) gegen Herzleiden und Brustschmerzen. Auch die Giljaken fertigen solch ein hölzernes Herz (Fig. 110), das aber unten gespalten ist, und tragen es gegen Brustschmerzen am Halse. Ein Bär, dem ein anderer auf dem Rücken sitzt (Fig. 125), ein Mensch, auf dessen Rücken ein fliegender Vogel geschnitzt ist (Fig. 130), heilen Rücken- und Kreuzschmerzen; eine Menschenfigur mit einer Kröte auf der Brust (Fig. 113) hilft gegen Krankheiten der Brust und des Leibes. Ein Bär (Fig. 111), der sich in seine Brust beisst, soll Brustschmerzen vertreiben; eine rohe Menschenfigur (Fig. 119) ohne Arme und Beine, deren Leib von oben nach unten durchbohrt ist (die also einen immer „offenen" Leib hat), beseitigt den Durchfall. Gegen Brust- und Achselschmerzen haben die Golden auch eine kleine Menschenfigur (Fig. 103) so an einem Riemen aufgehängt, dass sich jederseits ein daneben hängender kleiner Balken fest an ihre Seiten presst.

Schmerzen im Kreuz und in den Gelenken scheinen eine weitverbreitete Beschwerde zu sein. Wenigstens finden wir gegen diese Leiden bei den Golden und Giljaken mehrere Amulete im Gebrauch. Von den ersteren war ja schon die Rede; die Letzteren haben das Uebereinstimmende, dass sie, als wenn sie ganze Menschen wären, oben in ein Menschengesicht auslaufen, wie die hölzerne Hand (Fig. 132), welche Reissen im Handgelenk heilt. Auch die Figur mit durchbohrtem Bauche ist ja eigentlich nur ein Bauch mit menschlichem Antlitz. Meistens ist in diesen Amuleten aber auch noch eine Gelenkverbindung in der Weise ausgeschnitzt, dass die Theile, wie zwei vereinigte Kettenglieder in einander greifen (Fig. 112, 133, 134). Es soll dieses wohl den Grad der Gelenkigkeit ausdrücken, welchen das erkrankte Glied wieder zurückerhalten soll.

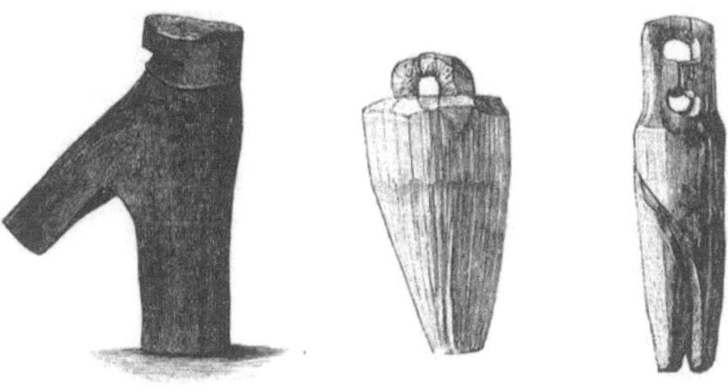

Fig. 108. Fig. 109. Fig. 110.

Fig. 108. Amulet der Golden gegen Nasenübel. Sammlung Umlauff, Hamburg. Nach Photographie.

Fig. 109. Hölzernes Herz; Amulet der Golden gegen Herzleiden u. Brustschmerzen. Mus. f. Völkerkunde, Berlin. Nach Photographie.

Fig. 110. Hölzernes gespalt. Herz; Amulet der Giljaken gegen Brustschmerzen. Mus. f. Völkerkunde, Berlin. Nach Photographie.

Für diese Anschauung sprechen auch die hölzernen Arme (Fig. 127), welche als Amulete gegen Steifigkeit im Bereiche der oberen Extremitäten benutzt werden. Auch sie haben oben Menschengesichter, und mit ihnen sind wir nun schon ganz nahe an der Opferung des erkrankten Theiles in effigie, wie sie seit Jahrhunderten in Europa gebräuchlich ist. Es sei hier an die Votivgaben erinnert, welche wir. meist aus Wachs gefertigt, an den Altären unserer Alpenländer u. s. w. finden.

„Die kranken Leute bringen
Ihr dar als Opferspend'
Aus Wachs gebildete Glieder,
Viel wächserne Füss' und Händ'.
Und wer eine Wachshand opfert,
Dem heilt an der Hand die Wund',
Und wer einen Wachsfuss opfert,
Dem wird der Fuss gesund.“

Bei den Römern waren diese Exvoto-Körpertheile meist aus gebranntem Thon hergestellt. Sie sind in grosser Menge gefunden, und namentlich haben die Regulirungsarbeiten am Tiber in Rom an der Stelle, wo die Cella des einstigen Tempels des *Aesculap* in den Strom hinuntergestürzt war, bei der Baggerung eine reiche Ausbeute ergeben.

Die Ideenassociation ist bei einigen der uns beschäftigenden Amulete nicht sehr deutlich ausgeprägt. Warum ein eidechsenartiges Wesen mit tief eingeschnittenen Querfurchen gegen Geschlechtskrankheiten (Fig. 128), ein Tiger gegen Brustschmerzen kleiner Kinder, ein Panther (Fig. 129) gegen Schmerzen im Unterleibe, ein im Stalle aufgehängter Bogen mit zwei kleinen Menschenfigürchen darunter (Fig. 131) gegen Augenkrankheiten helfen soll, das ist nicht recht zu verstehen. Allenfalls kann man noch folgen bei einem Menschenkopf mit umwickeltem Untergesicht (Fig. 120), als Mittel gegen Zahnschmerzen, bei einem Thierkopf, der auf einen Fischwirbel beisst (Fig. 104), (oder zwei solcher Köpfe), als Mittel gegen Rückenschmerzen.

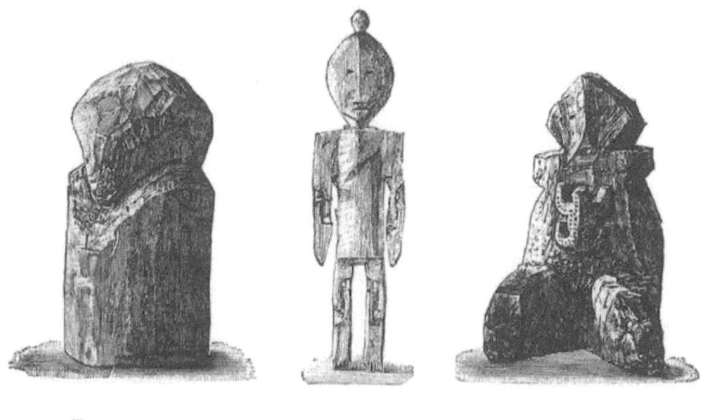

Fig. 111. Fig. 112. Fig. 113.

Fig. 111. Hölzerner Bär, sich in die Brust beissend; Amulet der Giljaken gegen Brustschmerzen.
Fig. 112. Hölzerne Menschenfigur mit Gelenke in den Extremitäten; Amulet der Golden gegen Rheumatismus.
Fig. 113. Rohe Menschenfigur mit einer Kröte auf der Brust; Amulet der Giljaken gegen Krankh. der Brust und des Leibes. Museum für Völkerkunde, Berlin. – Nach Photographie.

Eine reiche Sammlung interessanter Amulete ist von *Vaughan Stevens* unter den Orang Semang in Malacca für das Museum für Völkerkunde in Berlin erworben worden. In ihrer allgemeinen äusseren Erscheinung sind sie sämmtlich ganz übereinstimmend. Sie bestehen Alle aus einem annähernd Zweimarkstück-dicken Bambuscylinder, ungefähr von einem Fuss Länge. Dieselben sind ganz überdeckt mit eingeschnittenen, geometrischen Ornamenten. Keines stimmt mit dem Anderen überein und jedes schützt vor einer bestimmten Erkrankung. Sie werden ausschliesslich von Männern benutzt und dienen als Ansatzstücke für die Pustrohre dieser Leute. Je nach Bedürfniss werden sie gewechselt.

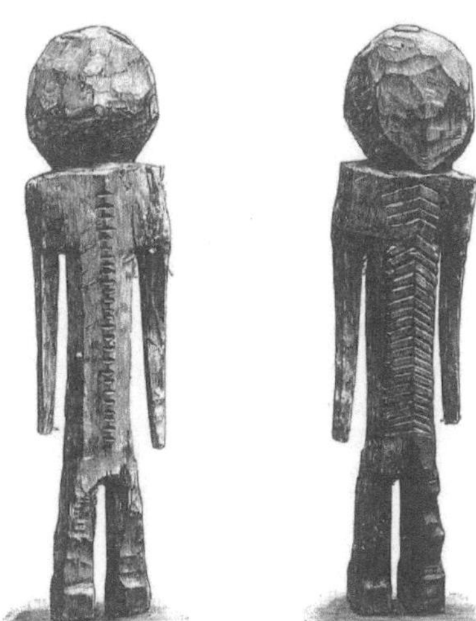

Fig. 114 u. 115. Hölzerne, abgezehrte Menschenfigur; Amulet der Golden gegen die Auszehrung. Mus. f. Völkerkunde, Berlin. – Nach Photographie.

Durch die gleichen Ornamente werden aber auch die Weiber vor den betreffenden Krankheiten bewahrt. Aber für diese ist das Ornament in die viereckige Platte eines grossen Bambuskammes eingeschnitten, der dann mit seinen langen Zähnen in die Haare der Frau hineingesteckt wird. Die Deutung und Erklärung dieser Ornamente ist ohne Schlüssel gar nicht möglich. Denn dieselben sind in der Weise gebildet, dass man aus der Figur, die man eigentlich meint, immer einzelne Strichgruppen besonders zeichnet und diese Gruppen in regelmässigen Reihen unter einander setzt. So kann natürlich kein Mensch ergründen, wie die Gruppen ursprünglich in einander gehören. Figur 124 stellt einen solchen Frauenkamm dar. Es wird über diese höchst merkwürdigen Dinge aus der Feder des Professor *Albert Grünwedel* in allernächster Zeit eine ausführliche Abhandlung erscheinen.

Ein Amulet der Golden verdient noch unser ganz besonderes Interesse, da der Schamane sich sichtlich bemüht hat, in ihm die äussere Erscheinung des Kranken zum deutlichen Ausdruck zu bringen. Es ist eine ganze menschliche Figur (Fig. 114), wie fast alle diese Amulete in Holz geschnitten; eine Anzahl querer Einkerbungen am Rücken soll zweifellos das starke Hervortreten der Dornfortsätze der Wirbel bezeichnen. Auch die Rippen (Fig. 115) treten stark hervor, und da ein solches Amulet hergestellt wird, wenn Jemand an der Schwindsucht erkrankt ist, so müssen wir in der ganzen Figur das Jammerbild eines Schwindsüchtigen erkennen. Wir haben daher in dieser Holzschnitzerei das höchst merkwürdige Beispiel einer pathologisch-anatomischen Darstellung vor uns. Aehnlich ist ein Amulet der Giljaken gegen das Blutspeien. Es stellt eine rohe Menschenfigur dar, bei welcher oberflächlich eingeschnittene Linien am Brustkorbe die in Folge der Abmagerung hervortretenden Rippen andeuten sollen. Man sieht, dass auch diesem Stück der gleiche Gedanke zu Grunde liegt. Diese Figuren verdienen um so mehr unsere Beachtung, als sie fast völlig vereinzelt dastehen. Denn trotz der so sehr grossen Zahl der Bilder, Figuren, Amulete

u. s. w., welche wir als auf das Kranksein bezüglich besitzen, sind charakteristische Darstellungen von Kranken doch die allergrössten Seltenheiten.

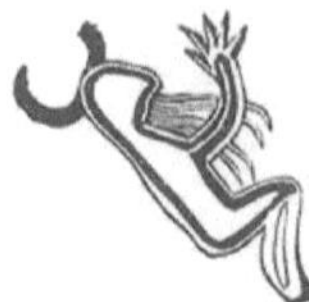

Fig. 116. Ein Kranker, Blut brechend, nach der Zeichnung auf einem Musikbrett der Wabeno der nordamerikanischen Indianer. Nach Schoolcraft.

Ausser unserem Tuberkulösen wüsste ich nur noch der von einem Musikbrett der Indianer (Fig. 32) das Bild eines Mannes (Fig. 116) anzuführen, welcher Bluterbrechen hat, und drei Masken der Singhalesen. Zu dem Indianer-Bilde gehört der Gesang:

„Ich ringe um das Leben! – Wabeno! tödte es."

Von den Singhalesen-Masken stellen zwei die Dämonen Korasannijâ (Fig. 117) und *Ammukkusannijâ*, die Teufel der einseitigen Lähmung vor und zeigen das charakteristische schiefe Gesicht einer Facialisparalyse. Eine dritte Maske, ebenfalls von den Singhalesen, zeigt einen Verwundeten mit abgehauener Nase und gespaltener Lippe, den Helden *Lascorin* (Fig. 118), welcher singt:

> „Ich bin der Mann, der auszog zur Schlacht mit den Malabaren. Ich focht brav; ich war gefangen. Obwohl ich meine Nase verlor und die Lippen zerhauen sind, bin ich Dein Gatte, Dein Sclave."

Hier schliesst sich noch eine Vase an, welche einem altperuanischen Gräberfelde entstammt. Sie zeigt einen Mann (Fig. 121), dessen Körper über und über mit dicken Beulen überdeckt ist. Sie müssen ihn erheblich quälen; denn er ist eifrig bemüht, sich durch Kratzen Linderung zu verschaffen. Damit ist aber nun auch der Vorrath derartiger Gegenstände zu Ende und es hat beinahe den Anschein, als ob die Naturvölker es absichtlich vermieden, bildliche Darstellungen von den Kranken herzustellen.

Noch eine andere Merkwürdigkeit auf medicinischem Gebiete haben wir bei den Golden zu verzeichnen. Es ist das der Umstand, dass sich ihre Medicin-Männer für ihre Verordnungen besonderer Recepte bedienen. Was die Grösse der Letzteren anbetrifft, so gebührt ihnen vor den europäischen der Vorrang, denn sie messen ungefähr einen halben Meter im Geviert. Sie bestehen aus grobem chinesischen Papier, und auf dieses zeichnet der Schamane mit Farbe diejenigen Gegenstände auf, welche für die Herstellung des Kranken als Amulete geschnitzt werden müssen.

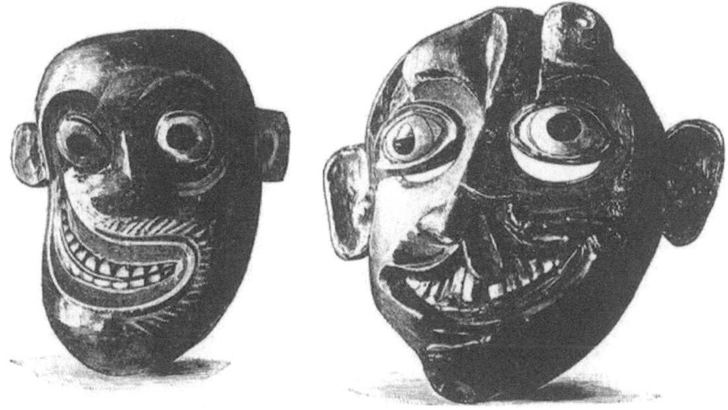

Fig. 117. Fig. 118.

Fig. 117. Holzmaske der singhalesischen Teufelstänzer, den Teufel der einseitigen Lähmung darstellend. Mus. f. Völkerkunde, Berlin. Nach Photographie.

Fig. 118. Singhalesische Maske, einen Verwundeten darstellend. Mus. f. Völkerkunde, Berlin. Nach Photographie.

Ein solches Golden-Recept (Fig. 122), das das Museum für Völkerkunde in Berlin besitzt, zeigt unten zwei Tiger neben einer Pflanze und oben eine rohe Menschenfigur, welche neben sich auf der einen Seite vier, auf der anderen Seite fünf langgestreckte Gegenstände hat, die an schmale Lanzenspitzen erinnern, aber oben eine kleine Raute tragen. Vielleicht sollen das auch Menschen sein. Dieses Recept hilft gegen Kinderkrankheiten und das Museum besitzt auch die Stücke, welche nach demselben geschnitzt worden sind. Sie sind in Figur 123 dargestellt; es sind dabei noch zwei kleine Holzmenschen mehr. Einen Tiger, wie das Recept ihn fordert, haben wir schon in Figur 101 kennen gelernt.

In der Ausstellung des Herrn *Umlauff* (in Berlin (1892) hatte Herr Capitän *Jacobsen* die Güte, mich auf ein Bild aufmerksam zu machen, das aus einem Tempel in Korea stammt. Es zeigt fast die gleichen Figuren, wie unser Recept der Golden, so dass man sich nur schwer des Gedankens erwehren kann, dass hier nicht gemeinsame Beeinflussungen zu Grunde liegen sollten. Es ist das eine Sache, die noch ihrer genaueren Aufklärung harrt.

97. Die öffentliche Gesundheitspflege.

Wir müssen es als einen Uebergang betrachten von der privaten zu der öffentlichen Gesundheitspflege, wenn wir, um dem Ausbruch von Epidemien vorzubeugen, der Aufführung allgemeiner Tänze begegnen. Es ist das von den Klamath-Indianern in Oregon weiter oben bereits berichtet worden. Auch eine Ceremonie der Nez-Percéz-Indianer gehört hierher, denn auch sie steht nicht in dem Belieben des Einzelnen, sondern sie muss zu bestimmter Zeit von sämmtlichen Männern des Stammes ausgeführt werden, welche sich zwischen dem 18. und dem 40. Lebensjahre befinden. Diese Feierlichkeit findet Statt, um den *Mawisch*, den Geist der Ermüdung zu überwinden. Jedes Jahr wird sie wiederholt und ihre Dauer beträgt 3 bis 7 Tage. „Sie besteht darin, dass Weidenstöcke durch den Schlund in den Magen gestossen werden, gefolgt von heissen und kalten Bädern und der Enthaltung von Nahrung.“ Die Indianer sind fest davon überzeugt, dass sie hierdurch ganz erhebliche Körperkräfte und eine ungewöhnliche Ausdauer in Strapazen erwerben.

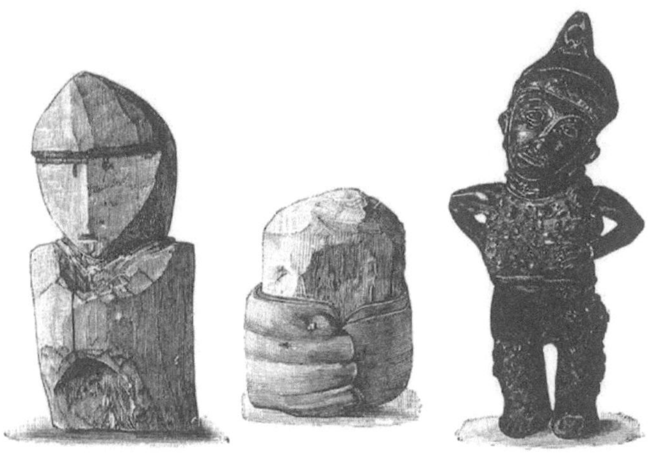

Fig. 119. Fig. 120. Fig. 121.

Fig. 119. Hölzerne Menschenfigur mit durchbohrtem Leib; Amulet der Giljaken gegen Durchfall. Museum für Völkerkunde, Berlin. – Nach Photographie.
Fig. 120. Hölzerner Menschenkopf mit umhüllter Wange; Amulet der Giljaken gegen Zahnschmerzen. Museum für Völkerkunde, Berlin. – Nach Photographie.
Fig. 121. Altperuanisches Thongefäss, einen mit Beulen überdeckten Mann darstellend, der sich juckt. Museum für Völkerkunde, Berlin. – Nach Photographie.

Wenn wir uns nun mit der öffentlichen Gesundheitspflege der uncivilisirten Völker beschäftigen wollen, so sind es wohl namentlich folgende Punkte, denen wir unsere besondere Aufmerksamkeit widmen müssen. Zuvörderst haben wir darauf zu achten, wie man sich vor der Berührung mit dem Inficirten schützt. Darauf wären ihre Maassregeln zu besprechen, die von der ansteckenden Krankheit Ergriffenen in geeigneter Weise unterzubringen, um eine Weiterverschleppung der Seuche soviel wie möglich zu verhindern. Es muss aber wohl als practisch erscheinen, dass wir an dieser Stelle zugleich diejenigen Nachrichten zusammenstellen, welche uns über ihre Unterbringung der Kranken im Allgemeinen Auskunft geben. Auch wie man für den Kranken sorgt, in leiblicher wie in therapeutischer Weise, müsste im Anschluss hieran besprochen werden.

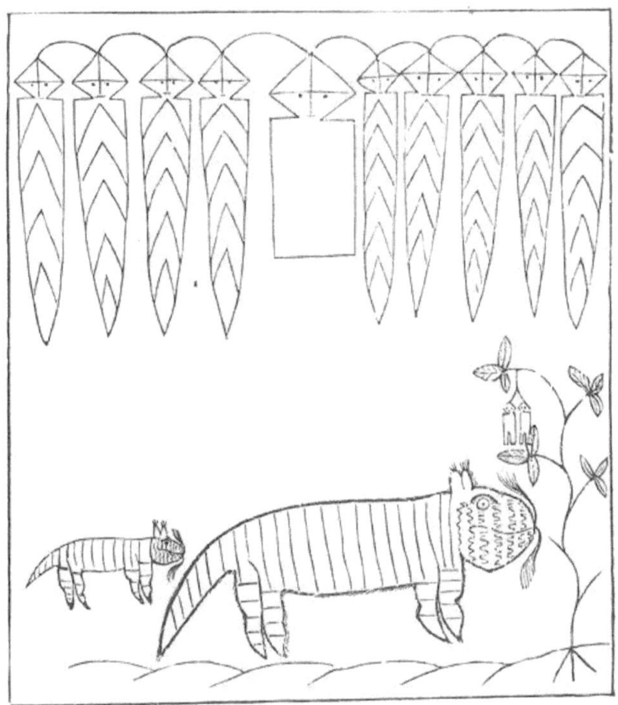

Fig. 122. Recept eines Schamanen der Golden. Mus. f. Völkerkunde, Berlin. – Nach Photographie.

Ferner müssen wir ihre Versuche berücksichtigen, vor der Epidemie zu entfliehen. Auch die Maassregeln sind zu beachten, welche sie ergreifen, um der Seuche den Eintritt in die Ortschaft zu verwehren, oder wenn sie bereits eingedrungen ist, sie aus der Ansiedelung wieder zu vertreiben. Endlich müssen wir darauf achten, wie man mit der Beseitigung solcher Leichen verfährt, welche an ansteckenden Krankheiten oder sonst unter unnatürlichen Verhältnissen gestorben waren. Den Beschluss würde die Untersuchung bilden, wie es die Naturvölker unternehmen, nach dem Erlöschen der Epidemie oder nach der Evacuirung des Kranken ihre Ortschaften sowohl, als auch die einzelnen Wohnstätten wiederum zu assaniren und von Neuem bewohnbar zu machen.

Dass uns bei allen diesen Manipulationen ebenfalls vielerlei Aberglaube und manches Uebernatürliche entgegentritt, das kann uns nach dem bisher Gesehenen nicht überraschen. Aber der Grund ist doch immerhin gelegt für die Anfänge einer öffentlichen Gesundheitspflege.

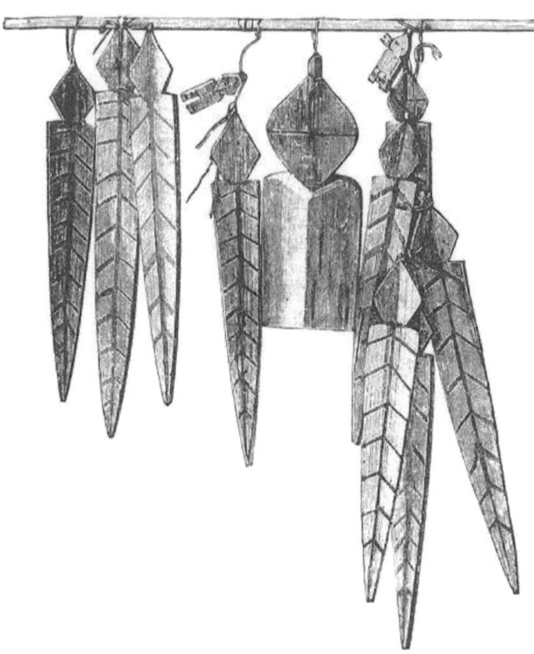

Fig. 123. Hölzerne Gegenstände, welche nach dem Schamanen-Recepte geschnitzt sind. Mus. f. Völkerkunde, Berlin. Nach Photographie.

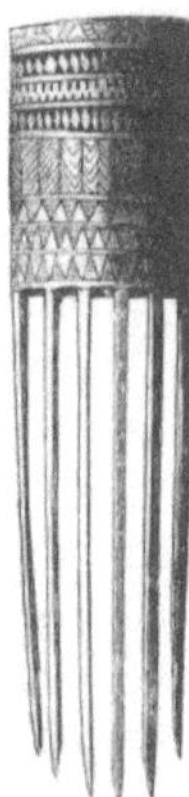

Fig. 124 Weiberkamm der Orang Semang; Amulet geg. Krankheit. Mus. f. Völkerkunde, Berlin. Nach Photographie.

98. Der Schutz vor der Berührung mit den Inficirten.

Eine der wichtigsten Gesundheitsregeln bei ansteckenden Krankheiten bleibt es natürlich, dass man die Berührung und den näheren Verkehr mit solchen Personen sorgfältig vermeidet, welche die Seuche bereits ergriffen hat. Solch eine Vorsichtsmaassregel setzt aber doch immer schon ein Verständniss für die Thatsache voraus, dass es gewisse Erkrankungen giebt, welchen die Eigenschaft innewohnt, dass, wenn sie einen Menschen befallen haben, sie auch auf andere Personen übergehen, wenn diese in irgend einer Weise mit dem Erkrankten in Berührung kommen. Diese Uebertragbarkeit der Krankheit von dem einen Menschen auf Andere bildet ja eben das Wesen der Infection. Und wenn nun diese Einsicht gewonnen ist, so liegt der zweite Schritt in dem Denken nicht fern, dass man, um sich vor der Ansteckung zu schützen, die Gemeinschaft mit dem Kranken vermeiden müsse. Entweder geht man dann nicht zu ihm; man entfernt sich von ihm und überlässt ihn seinem Schicksal, oder man bringt ihn aus dem Hause und man untersagt ihm den Zutritt zur eigenen Wohnung.

Ehrenreich berichtet von den Karayá in Brasilien, dass bei ihnen die Lungentuberkulose in steter Zunahme begriffen sei, und dass die Eingeborenen von der Infectiosität derselben vollkommen durchdrungen sind. Naht sich ein fremder Besucher ihrer Hütte, so richten sie zuvor die Frage an ihn: „Giebt es auch keinen Catarrh?" Und erst wenn dieses verneint worden ist, wird ihm das Betreten der Hütte gestattet.

Etwas energischer ist die Abwehr, welche die Kirgisen ihren Inficirten entgegensetzen. Wenn zu der Zeit einer Pockenepidemie ein Kranker sich ihren Wohnungen naht, so machen sie, wie *Pallas* schreibt, sich kein Gewissen daraus, mit ihren Pfeilen auf ihn zu schiessen.

Harmand, welcher eine Expedition nach dem Mé-Không in Hinterindien unternommen hatte, fand in den Territorien der Khâs, wohin die Laoten nur selten vordringen, vor allen Dörfern, welche die Cholera einmal heimgesucht hatte, ein Holzstück aufgehängt (Fig. 126), das rechts und links mit Einkerbungen von verschiedener Grösse versehen war. Das ist eine Art der Zeichenschrift, welche Folgendes zu bedeuten hat: „Wer in den nächsten zwölf Tagen sich untersteht, in unsere Pallisade einzudringen, wird gefangen genommen und muss an uns vier Büffel und zwölf Tical an Lösegeld bezahlen."

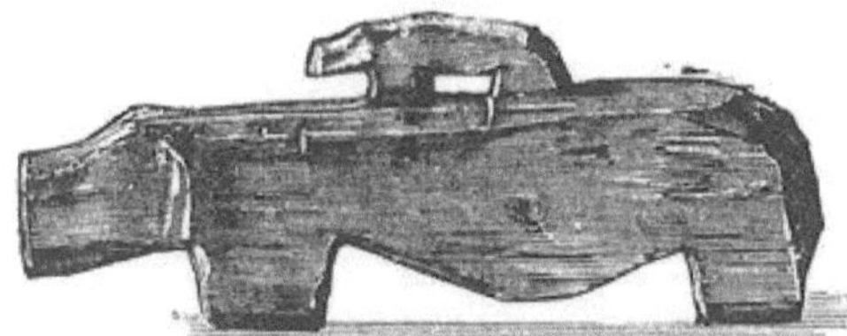

Fig. 125. Ein Bär auf dem Rücken eines Anderen sitzend, holzgeschnitzt; Amulet der Giljaken gegen Rückenschmerzen. Mus. f. Völkerkunde, Berlin. Nach Photographie.

Die andere Seite der Einkerbungen soll die Anzahl der Männer, Frauen und Kinder im Dorfe bezeichnen.

Vielfach begegnen wir der Gewohnheit, dass man den ansteckenden Kranken entflieht, oder dass man sie aus der Ortschaft entfernt; beide Maassregeln haben wir später noch zu besprechen.

Einen grossen Schritt vorwärts in der Rücksicht auf die Gesundheit des Nebenmenschen wurde von Harmand ebenfalls auf seiner Reise am Mé-Không gesehen, und zwar an Dörfern von Attapeu, welche denen der Laoten benachbart waren. Hier waren bisweilen über den Fusswegen und an dem Thore des Dorfes Bambusstücke in Sternform mit Blätterbüscheln daran aufgehängt, um die Aufmerksamkeit der Wanderer auf sich zu lenken. Die Bedeutung dieser sonderbaren Zeichen ist die, dass in dem Dorfe irgend eine Seuche entweder unter dem Vieh oder unter den Menschen grassirt.

99. Die Unterbringung der ansteckenden Kranken.

Das Fortschaffen inficirter Patienten ist nicht bei allen Naturvölkern in Gebrauch, wie wir oben bereits angedeutet haben. Aber auch diejenigen Volksstämme, bei welchen solche Evacuationen stattzufinden pflegen, nehmen dieselben, wie es den Anschein hat, nicht gleich bei dem ersten Erkrankungsfalle vor. Erst wenn die Anzahl der von der Seuche Ergriffenen in raschem Ansteigen begriffen ist, nehmen sie zu dieser Maassregel ihre Zuflucht. Das bestätigt uns *Modigliani* von der Insel Nias, dass bei vereinzelten Krankheitsfällen die Patienten ruhig in ihren Häusern verbleiben; nimmt aber die Zahl der Erkrankungen zu, so bringt man sie aus der Ortschaft heraus.

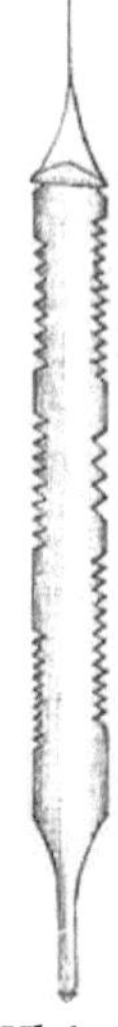

Fig. 126. Bambusstück, vor den Dörfern der Khâs in Hinterindien aufgehängt; um das Betreten zu verbieten. Nach Harmand.

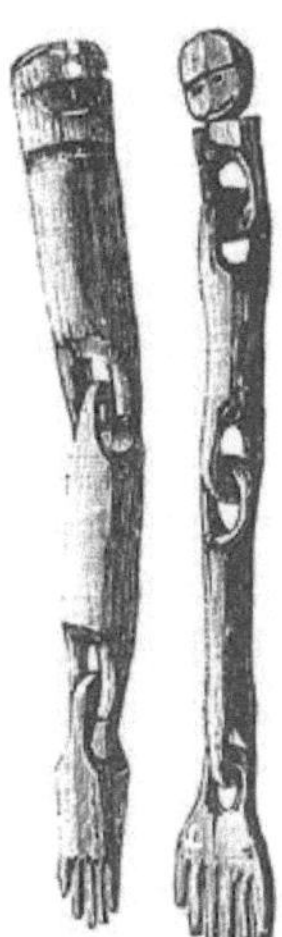

Fig. 127. Hölzerne Arme mit Gelenken; Amulete der Golden gegen Steifigkeit im Bereiche der oberen Extremitäten. Mus. f. Völkerkunde, Berlin. Nach Photographie.

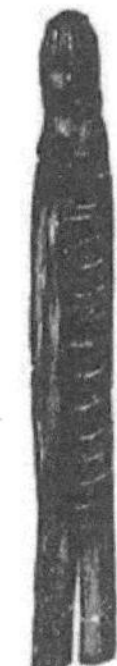

Fig. 128. Holzthier (Eidechse? Tiger?) mit eingekerbtem Rücken; Amulet der Golden gegen Geschlechtskrankheiten. Sammlung Umlauff, Hamburg. Nach Photographie.

Es ist bereits manchen der Naturvölker zum Bewusstsein gekommen, dass der Aussatz zu den ansteckenden Krankheiten gehört und dass man also aus diesem Grunde den Verkehr mit den Aussätzigen zu meiden habe. Auf der Insel Keisar begnügt man sich damit, den Aussätzigen das Heirathen zu verbieten. Denn wunderbarer Weise ist man hier der Ansicht, dass der Aussatz zwar auf dem Wege der Vererbung übertragen werden könne, dass er aber nicht ansteckend sei. Umgekehrt ist es auf den Watubela-Inseln. Hier glaubt man, dass eine Vererbung nur in den allerseltensten Fällen vorkomme, dass aber die Ansteckung möglich sei; und aus diesem Grunde schickt man die Erkrankten nach Gorong, damit sie dort medicamentös behandelt würden.

In Mittel-Sumatra werden die Aussätzigen aus dem Dorfe verbannt und ziehen in den Wald. Hier hoffen sie, dass die Geister der *Goenoeëngpadang* ihnen gnädig sind und ihnen die Gesundheit wiedergeben. Bevor man sie dazu verurtheilt, sich in die Wildniss zu begeben, hält man eine Berathung mit den Häuptern des Dorfes, sowie mit den Familiengliedern der Kranken ab. Wird dann von diesen die Verbannung beschlossen, so müssen sich die Patienten dem Urtheilsspruch fügen. Diese Art der Verbannung führt den Namen Pai taraq, das heisst soviel, als „von den Wald- und Berggeistern Heilung erbitten."

In der Landschaft Kroë in Sumatra werden Aussätzige mit nur leichten Affectionen ruhig in der Ortschaft geduldet. Nimmt ihr Leiden aber grössere Dimensionen an, dann zwingt man sie, das Dorf zu verlassen und ihren Aufenthalt im Walde zu nehmen. Für diesen Zweck errichtet man ihnen aber eine besondere kleine Hütte. Auch auf Bali herrscht der Gebrauch, die am Aussatz Erkrankten aus dem Dorfe zu verweisen und zwar ohne Ansehung der Kaste, welcher sie angehören. Für gewöhnlich werden sie nach dem Seestrande geschickt. *Jacobs*, welcher dieses berichtet, ist der Ansicht, dass es sich hier nicht eigentlich um eine hygieinische Maassregel handelt; denn manchmal sendet man die Kranken auch einfach nach einem anderen Dorfe. Hier liegt wahrscheinlich der Gedanke zu Grunde, den Leidenden, dessen Krankheit eine langdauernde ist und den man natürlicher Weise für bezaubert hält, dem Einfluss der bösen Zauberer zu entrücken.

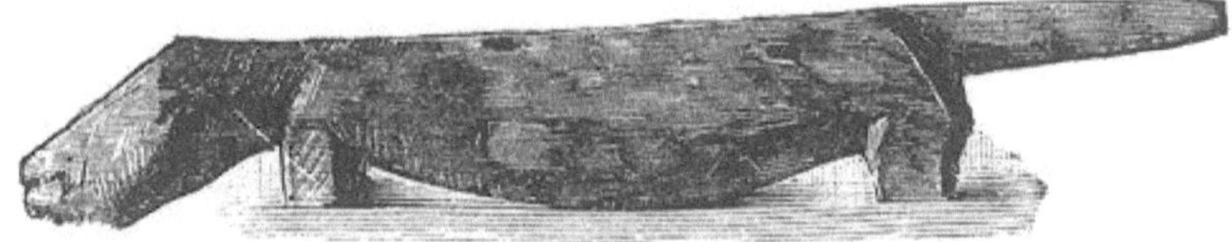

Fig. 129. Hölzerner Panther; Amulet der Golden gegen Schmerzen im Unterleibe. Mus. f. Völkerkunde, Berlin. – Nach Photographie.

Eine besondere Art der Unterbringung von Pockenkranken finden wir nur auf der Insel Nias. Es wurde schon erwähnt, dass hier das Fortschaffen der Patienten erst dann vorgenommen wird, wenn es sich nicht mehr um vereinzelte Erkrankungen handelt, sondern wenn die Seuche bereits erheblich an Ausdehnung gewonnen hat. Dann werden die Kranken aus dem Dorfe vertrieben und sie müssen auf dem freien Felde bleiben. Es wird dann aber hier für sie ein besonderes Schutzdach errichtet. Wir müssen hierin, wie man sieht, die primitiven Anfänge einer Unterbringung der ansteckenden Kranken in einer für diesen Zweck besonders errichteten und von den bewohnten Plätzen abgelegenen Seuchenbaracke erkennen. Diese wohlgemeinte Schutzmaassregel verliert aber dadurch sehr an Werth, dass keine Spur einer Vorsicht herrscht in dem Gebrauche der inficirten Kleider. Auch wohnen die Leute ohne Scheu in den Häusern, in denen die Kranken bis zu ihrer Fortschaffung gelegen hatten. Und so wird es wohl verständlich, dass trotz der Evacuation der Inficirten dennoch die Pocken auf der Insel eine recht erhebliche Zahl von Opfern fordern.

100. Die Versorgung der ansteckenden Kranken.

Die Versorgung dieser armen Ausgestossenen wird auf sehr verschiedene Weise gehandhabt. Wenn die Niasser ihre Pockenkranken unter das im Felde für sie errichtete Schutzdach transportiren, so lassen sie ihnen zur Ueberwachung und Pflege einen Stammesgenossen zurück, welcher früher bereits die Pocken glücklich überstanden hatte. Derselbe sorgt dafür, dass die Kranken täglich mehrmals in frischem Wasser baden, und er holt ihnen auch die Speisen herbei, welche die Leute im Dorfe übrig gelassen haben.

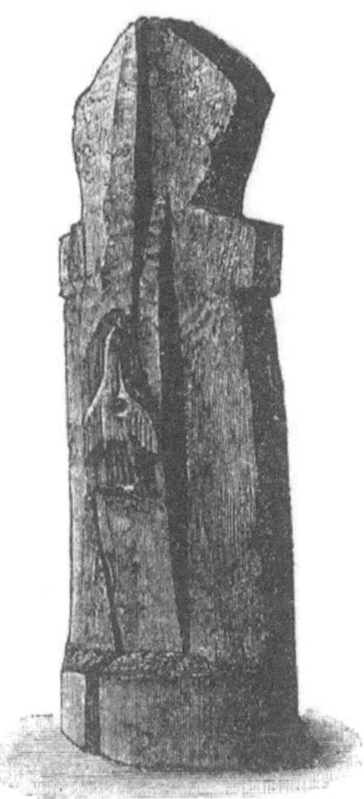

Fig. 130. Hölzerne Menschenfigur mit fliegendem Vogel auf dein Rücken; Amulet der Golden gegen Kreuzschmerzen. Mus. f. Völkerkunde, Berlin. Nach Photographie.

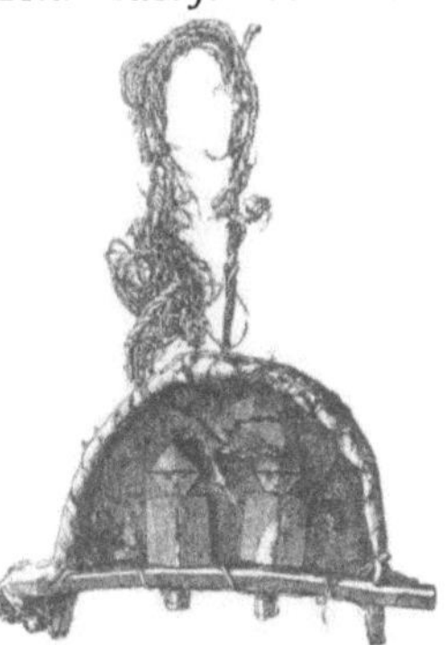

Fig. 131. Amulet der Golden gegen Augenkrankheiten. Mus. f. Völkerkunde, Berlin. Nach Photographie.

Auch auf dem Seranglao- und Gorong-Archipele lässt man die an den Pocken Erkrankten fleissig baden und die Efflorescenzen mit Kalapa-Milch befeuchten. Ausserdem verordnet man Abführmittel, unter denen das Kalapa-Wasser und die Wurzel der Curcuma longa ganz besonderes Vertrauen geniessen.

Die Traos in Cochinchina verlassen ihre Pockenkranken, aber sie setzen ihnen Wasser und gekochten Reis an das Lager. Ganz ähnlich verhalten sich die Tungusen und die Buräten, indem sie ebenfalls den Patienten, bevor sie dieselben verlassen, die nothwendigsten Nahrungsmittel zurechtstellen. Auch die Indianer im nördlichen Mexico verlassen die Ihrigen, wenn diese von ansteckenden Krankheiten befallen werden. Aber sie stellen den Patienten Wasser und wilde Früchte hin, so dass sie dieselben bequem erreichen können.

Die Annamiten pflegen die Betten ihrer an den Pocken erkrankten Kinder mit Netzen zu umstellen und die Patienten niemals allein zu lassen, weil sonst die grosse Gefahr besteht, dass ein Dämon in der Gestalt eines fremden Kindes sich zu ihnen schleicht und sich ihrer bemächtigt. Unter dem Bette der Pockenkranken muss man einen grünen Fisch ohne Schuppen, mit Namen Cá tré, liegen haben, weil derselbe die Eigenschaft besitzen soll, das Gift der Krankheit an sich zu ziehen.

Den an dem Aussatze Leidenden auf Bali, welche, wie bereits erwähnt, zum Meeresstrande verbannt werden, sendet man dorthin regelmässig ihre Nahrung. Wenn man in Mittel-Sumatra einen Aussätzigen in die Wildniss treibt, so giebt man ihm zehn Maass gestossenen Reis, Sirih, Tabak u. s. w., ausserdem aber ein Beil und ein Kappmesser mit. Wenn seine Nahrung aufgezehrt ist, so ist es ihm gestattet, wieder zu kommen und sich neue Vorräthe zu holen; aber er darf sich dann nicht länger, als durchaus nöthig ist, im Dorfe aufhalten. In der Landschaft Lebang in Sumatra müssen die Aussätzigen auch im Walde ihren Aufenthalt nehmen. Sie werden daselbst mit Lebensmitteln versehen, und ein einheimischer Arzt besucht sie von Zeit zu Zeit und unterzieht sie seiner Behandlung. Diese soll bisweilen die Heilung herbeiführen.

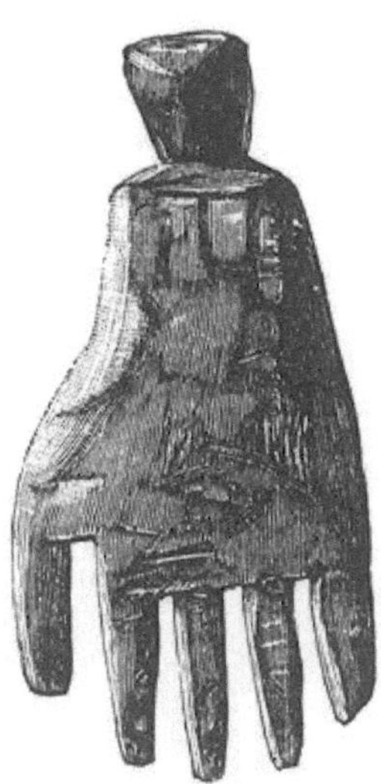

Fig. 132. Hölzerne Hand mit Menschengesicht; Amulet der Giljaken gegen Reissen im Handgelenk. Mus. f. Völkerkunde, Berlin. Nach Photographie.

101. Die Unterbringung der nicht ansteckenden Kranken.

An die Erörterungen in den beiden letzten Abschnitten werden wir am geeignetsten gleich die Besprechung anschliessen können, wie die Naturvölker ihre Patienten, die nicht an ansteckenden Krankheiten leiden, unterbringen und wie sie für dieselben sorgen. Da finden wir als eine ganz besonders häufige Maassregel erwähnt, dass man den Kranken, besonders dann, wenn er im Fieberfrost sich befindet, möglichst nahe bei dem Herdfeuer lagert, oder in manchen Fällen sogar direct unter seiner Lagerstätte ein Feuer entzündet. Wir sprachen weiter oben bereits hiervon.

Die Weddah auf Ceylon suchen für ihren Kranken einen schattigen Ort aus und sie legen ein Paar grosse Blätter über den Patienten. Die Mincopies auf den Andamanen richten ein Lager her aus den Blättern des Gû'gma (Trigonostemon longifolius).

Auf Mansinam in Neu-Guinea lebt nach *van Hasselt* "ein Papua-Doctor, welcher um sein Haus herum eine Anzahl Hütten für die zu ihm gebrachten Patienten aufgerichtet hat. Während sein Haus sehr solid ist, lassen diese Hütten, was Dauerhaftigkeit anlangt, sehr zu wünschen übrig." Trotz dieser Mangelhaftigkeit der Construction verdient diese Anlage dennoch in höchstem Maasse unsere Beachtung. Denn wir haben hier ganz zweifellos die primitiven Anfänge einer *Krankenhausanlage* vor uns, eine Thatsache, welche, soweit meine Kenntnisse reichen, bisher ganz vereinzelt bei den Naturvölkern dasteht.

Die nordamerikanischen Indianer werden, wenigstens für den wichtigsten Theil der ärztlichen Behandlung, wie wir gesehen haben, gewöhnlich in ein besonderes Bauwerk gebracht, in die Medicin-Hütte, welche entweder ständig in der Ansiedelung sich befindet, oder welche eigens für den besonderen Krankheitsfall errichtet wird. Bisweilen, wenn das

Letztere stattfindet, dürfen dann bestimmte Bäume nicht die Pfosten liefern, weil ihr Holz dem Patienten Schaden bringen würde. Vermag der Kranke nicht allein, oder von den Seinigen gestützt, zu der Medicin-Hütte zu kommen, so trägt man ihn mit seinem Bett oder auf einer besonderen Tragbahre hinein. Er wird, wenn er zu gehen vermochte, auf einer Matte oder auf einem Mantel, einem sogenannten Blanket, gelagert.

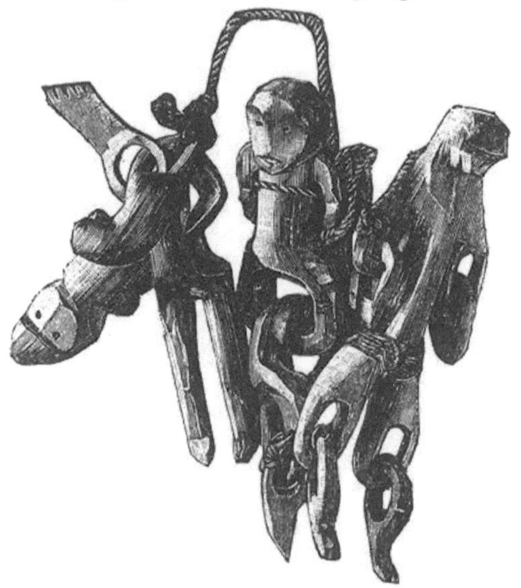

Fig. 133. Hölzerne Menschenfigürchen mit Gelenken im Mittelkörper oder in den Extremitäten; Amulet der Giljaken gegen Fuss- und Beinschmerzen. Mus. f. Völkerkunde, Berlin. – Nach Photographie.

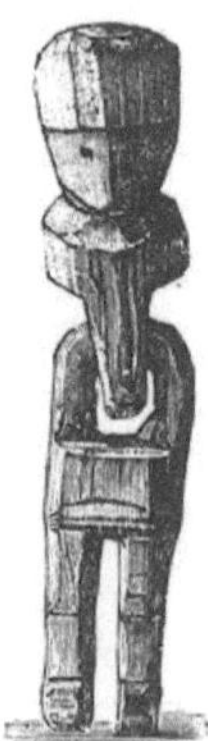

Fig. 134. Hölzernes Menschenfigürchen mit Gelenken im Mittelkörper; Amulet der Golden gegen Fusskrankheiten. Mus. f. Völkerkunde, Berlin. Nach Photographie.

Gatschet erzählt von den Klamath-Indianern in Oregon, dass solche Krankenbehandlung im Winterhause vorgenommen wird. Die Oeffnung an der Spitze der Hütte wird dabei geschlossen, und die ganze Versammlung, sowie der Medicin-Mann und der Patient, sitzen dann in tiefster Finsterniss.

Auf den Patienten, welcher in der Medicin-Hütte auf dem Blanket gelagert ist, bezieht sich ein Beschwörungsgesang des Medicin-Mannes bei den Dacota-Indianern, welchen sich das Volk als von einem ihrer Götter gesungen zu denken hat:

„Fliegend, gottgleich umkreise ich die Himmel;
Ich erleuchte die Erde bis zu ihrem Mittelpunkt.
Der kleine Ochse liegt, sich windend, auf der Erde:
Ich lege meinen Pfeil auf die Sehne.“

Der kleine Ochse ist der Patient: der Pfeil soll wahrscheinlich den Krankheitsdämon vernichten. Bei länger dauernder Erkrankung werden die Indianer in ihrer Wohnung behandelt, und in einigen Fällen werden dabei ganz besondere Maassnahmen getroffen.

So wird uns von den Mosquito-Indianern berichtet, dass sie ihre Patienten, wenn die gewöhnlichen Heilmethoden nicht sogleich die gewünschte Besserung bringen, mit bemalten Stöcken einzuzäunen pflegen. Dabei wird ein strenges Gebot ertheilt, dass Niemand dem Kranken sich nahen darf. Der Medicin-Mann bringt ihm selber die Nahrung, wobei er „mit kläglicher Anstrengung flüstert und über den Patienten Beschwörungsformeln murmelt, um den bösen Geist zu vertreiben.“ Selbst auch nur in die Nähe der Hütte darf weder eine Schwangere kommen, noch auch ein Mann, der kürzlich erst einen Freund oder Verwandten begraben hat. Auch muss man es sorgfältig vermeiden, an der Windseite der Hütte vorüber zu gehen, weil das dem Patienten den Athem benimmt. „Ein etwaiges Brechen dieser Verbote lässt dem Medicin-Manne einen glücklichen Ausschlupf, im Falle seine Heilmittel keinen Erfolg gehabt haben.“

Von den Winnebago-Indianern wird eine ähnliche Sitte berichtet. Dieselben umstellen bisweilen das Krankenlager mit Stöcken, auf denen Schildkröten, Schlangen, Kröten und Eidechsen aufgesteckt sind, um den bösen Geist zu vertreiben.

Eine Absperrung der Patienten findet auch bei den Laoten Statt. Dieselben sind dann kelam, d. h. „im Zustande der Zurückgezogenheit.“ Das Haus wird dabei mit einem dreifachen Strick, der aus Gras geflochten ist, umgeben. An jeder Ecke des Gebäudes wird ein Pfosten aufgestellt mit einem scheibenähnlichen, runden Geflecht von Bambusspähnen. Fremden ist es streng verboten, in diese Umzäunung einzutreten. Sollten sie sich an dieses Verbot nicht kehren, so müssen sie eine Strafe bezahlen, weil sonst der Tod des Patienten in Folge der Störung seiner Zurückgezogenheit unvermeidlich sein würde.

Hieran erinnert das Umstellen mit Netzen des Bettes von den pockenkranken Kindern, wie wir es bei den Annamiten kennen gelernt haben. Auch von Nias wird berichtet, dass ein Kranker, dessen Zahnschmerz den Bananen-Umschlägen nicht weichen will, einem bestimmten Geiste opfern muss. Dabei lässt man ihn mehrere Tage eingeschlossen in seiner Hütte, ohne dass es ihm gestattet ist, einen Besuch zu empfangen.

Bei den Laoten fanden wir in Surén den Gebrauch, die Besessenen auf einem Kreuzwege auszuräuchern, nachdem man einen Bambuskäfig um sie gebaut hat. Auch die Annamiten schliessen den Kranken bisweilen in solchem Käfig ein, wenn der böse Geist sich geäussert hat, welches Opfer er verlangt. Innerhalb dieses Käfigs wird darauf ein kleiner Altar errichtet, der zur Darbringung des geforderten Opfers benutzt wird.

Eine merkwürdige Art, den Patienten unterzubringen, hat *Ehrenreich* bei den Yamamadi-Indianern in Brasilien beobachtet, Es handelte sich nicht um eine ansteckende Krankheit, sondern der betreffende Mann war vier Tage zuvor von einer giftigen Schlange gebissen worden und befand sich schon auf dem Wege der Besserung. Von seiner Hütte hatte man einen langen Zaun aus horizontalen Stangen weit in den Wald hinausgebaut, „Nach Angabe des uns begleitenden Ipurins sollte diese Einrichtung dem Kranken ermöglichen, behufs Defäcation vor das Dorf zu gelangen. Ob diese Erklärung richtig ist, steht dahin. Jedenfalls liegt eine abergläubische Vorstellung vor. Entweder darf ein derartiger Kranker von Niemand zur Hülfeleistung berührt werden, oder wir haben einen analogen Gebrauch wie bei gewissen Stämmen am Orinoco, die nach alten Berichten vom Hause eines Schwerkranken oder Moribunden aus eine Schnur in den Wald hinausziehen, um der Seele den Weg zu weisen."

Bei den Siamesen herrscht der Glaube, dass die verschiedenen Constellationen auf das Wohl und Wehe des Patienten einen wesentlichen Einfluss ausüben. Darum muss an kritischen Tagen der Krankheit das Bett des Patienten von einem Striche des Compass zu einem anderen umgestellt werden, je nach dem Thiere der Constellation (Katze, Wiesel, Maus, Elefant, Löwe u. s. w.), welches über den betreffenden Tag die Herrschaft besitzt.

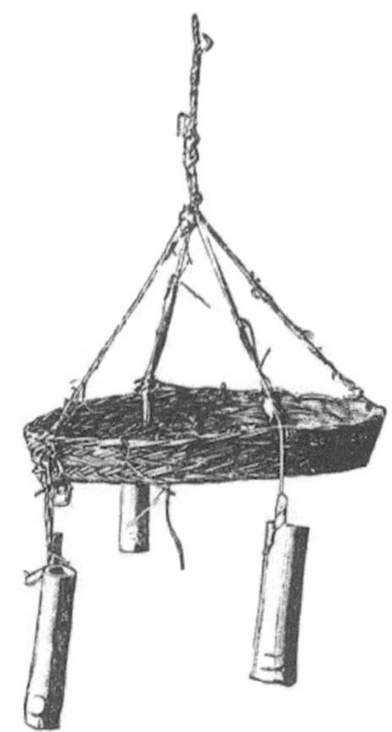

Fig. 135. Korb mit daranhängenden Bambuscylindern, zum Speise- und Trankopfer für den Krankheits-Dämon. Bonerate Mus. f. Völkerkunde, Berlin. Nach Photographie.

Auf vielen Inselgruppen des malayischen Archipels begegnen wir einer merkwürdigen Sitte. Wenn hier eine Krankheit sich lange hinschleppt oder einen bedrohlichen Charakter annimmt, so muss der Patient seine Wohnung verlassen und in das Haus anderer Leute ziehen. Bisweilen thut er das aus eigenem Antrieb oder von seinen Verwandten veranlasst; an anderen Orten aber wird dieser Umzug vom Medicin-Manne angeordnet. Die Leute sind fest davon überzeugt, dass diese Maassregel die bisher vergeblich angestrebte Heilung herbeizuführen vermöge. Als der Beweggrund für dieses Verhalten wird nicht immer das Gleiche angegeben. Auf den Inseln Leti, Moa und Lakor geschieht es, weil bei der Erbauung desjenigen Hauses, in welchem der Kranke bisher seine Wohnung hatte, die durch den Ritus vorgeschriebenen Vorsichtsmaassregeln nicht genommen worden sind. Auf den Watubela-Inseln wird das Haus des Kranken als „zu warm“ erklärt und er muss es deshalb verlassen. Wir begegnen dieser Bezeichnung später noch wieder. Die Annamiten bringen die sterbenden Pockenkranken, deren Bruder gleichzeitig an der Krankheit darniederliegt, heimlich in eine andere Behausung, damit, wenn bei Ersterem das Ende eintritt, er nicht seinen Bruder mit sich nehme.

Der gewöhnlichste Grund dieses Wohnungswechsels und, wie mir scheinen will, der ursprüngliche, liegt aber in einem anderen Gedanken. Der Kranke ist in der Dämonen Gewalt und darum kann er nicht wieder genesen. Gelingt es nun, ihn den Dämonen zu stehlen, ihn heimlich aus ihrem Bereich zu entführen und ihn vor ihnen verborgen zu halten, so muss der Schaden, den sie ihm brachten, nicht ferner mehr auf ihn einwirken können. So muss dann die Krankheit von ihm weichen und die Gesundheit kehrt ihm zurück.

Die weite Verbreitung dieser Auffassung in den genannten Inselgebieten spricht allein wohl schon dafür, dass wir hier den ursprünglichen Gedanken vor uns haben. Denn die Eingeborenen von Buru, von Serang und von Seranglao, von den Kêi- und den Luang- und Sermata- Inseln, von Eetar, von den Babar- und Aaru-Inseln und theilweise auch von den Watubela-Inseln geben als Grund für diese Maassregel übereinstimmend an, dass sie die bösen Geister irreführen wollen. Auf den Aaru-Inseln wird der Kranke dann auf Schleichwegen in die neue Wohnung gebracht, und auf den Babar-Inseln nimmt man diesen Umzug erst vor, nachdem man zuvor gewisse Zauberceremonien ausgeführt hat.

Bei den Mincopies auf den Andamanen und bei den Samoanern suchen die Freunde und Verwandten den armen Kranken möglichst ihre Leiden erträglicher zu machen. „Jegliche Berücksichtigung wird den Bedürfnissen und Wünschen des Kranken zu Theil und die Freunde thun alles, um die Heilung herbeizuführen,“ berichtet *Man* von den Mincopies, und *Turner* schreibt von den Samoanern: „Die Behandlung des Kranken war unwandelbar menschlich. Es fehlte ihm an keiner Nahrung, die er zu haben wünschte, bei Tage oder bei Nacht, wenn es nur in der Macht seiner Freunde stand, sie zu besorgen. Nahm die Krankheit eine gefährliche Wendung, so wurden Boten zu den entfernten Freunden geschickt, dass sie kommen möchten, um ihrem scheidenden Verwandten Lebewohl zu sagen. (Je vornehmer, um so mehr Freunde.) Jeder brachte eine feine Matte oder sonst ein werthvolles Geschenk als Abschiedsgabe für den Freund mit, als Beisteuer für die Bezahlung der einheimischen Aerzte und Beschwörer und zum Unterhalt für die versammelten Freunde.“

102. Das Schicksal der Schwerkranken, Siechen und Krüppel.

In diesem Verlegen der Patienten, sowie in ihrer Lagerung am Feuerplatz u. s. w. haben wir schon eine ganz unzweifelhafte Fürsorge für die Kranken zu erkennen, und wiederholentlich wird uns auch bestätigt, dass die Patienten von Seiten ihrer Angehörigen die nöthige Versorgung und Verpflegung erhalten. Das berichtet *Veth* und *van Hasselt* von Mittel-Sumatra, *Riedel* von den Watubela-, den Kêi- und den Babar-Inseln, sowie von Eetar und Selebes. Auch die Dacota-Indianer verpflegen ihre Schwerkranken gut, besonders allerdings die Männer und die Knaben. Auf den Aaru-Inseln überwachen die Frauen den Kranken im Hause, während die Männer draussen verweilen und durch Schüsse den bösen Geist, der die Krankheit bedingt, zu vertreiben suchen. Die Australneger vom Port Lincoln bezeigen ein grosses Mitleid mit kranken Personen, namentlich die Frauen, welche ihr Mitgefühl durch reichliche Thränen zu erkennen geben. Auch bei den Loango-Negern gehört es zum guten Tone, dass eine grosse Zahl befreundeter Weiber den Patienten umlagert und ein lautes Klagegeheul erschallen lässt.

Wir müssen uns aber die Frage vorlegen, ob wir denn nun bei allen Naturvölkern diese aufmerksame Fürsorge für die Kranken antreffen. Leider können wir es ja nicht leugnen, dass auch bei den civilisirten Nationen ein schwer Erkrankter, dessen Leiden sich lange hinziehen, vielfach als eine recht beschwerliche Last empfunden wird. Wenn das nun schon bei den Trägern der Civilisation vorkommt, was soll man dann von den niederen Volksstämmen erwarten, zumal wenn sie nicht feste Wohnplätze besitzen, sondern wenn sie als Nomaden- oder Jägervolk mit kurzen Unterbrechungen, ja selbst von Tag zu Tage, neue Lagerplätze aufzusuchen gezwungen sind. Man muss es sich nur vorstellen, wie ein solcher Auszug des ganzen Stammes mit nicht unerheblichen Mühseligkeiten und häufig auch mit grossen Entbehrungen und Gefahren verbunden ist. Man male es sich aus, was es heisst, unter solchen Verhältnissen einen Schwerkranken, einen Siechen oder einen unbehülflichen Krüppel mit sich führen zu müssen, und es wird dann manche barbarische Maassregel der Naturvölker, wenn auch vom Standpunkte der Menschlichkeit aus nicht natürlich und entschuldbar, so doch wenigstens begreiflich erscheinen.

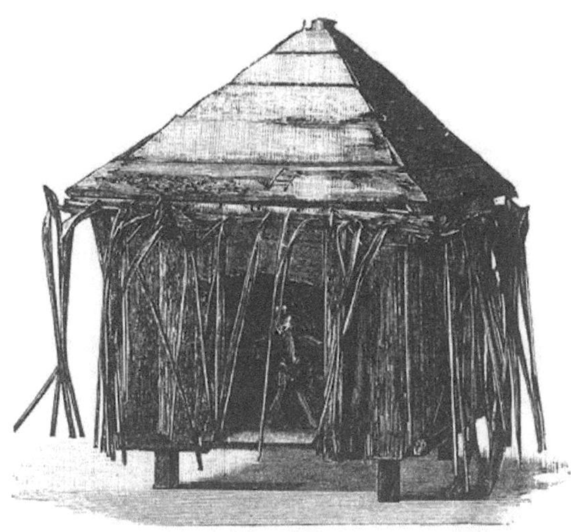

Fig. 136. Häuschen mit Opfergaben gefüllt, zur Besänftigung der Krankheits-Dämonen. Sûla Bêsi. Mus. f. Völkerkunde, Berlin. – Nach Photographie.

So heisst es von den Eingeborenen Süd-Australiens: „Wenn irgend Jemand seinem Stamm zur Last fällt durch Krankheit oder chronisches Siechthum, so wird er von seinen Genossen verlassen und dem Tode preisgegeben." Auch von den Queniult-Indianern in Nordwest-Amerika heisst es, dass sie die Alten, die Kranken und die Krüppel im Stiche lassen, damit sie den Tod finden. Noch grausamer gehen die Nieder-Californier vor: Sie vernachlässigen ihre alten Invaliden und verweigern ihnen die Abwartung, wenn ihre letzte Krankheit lange dauert und die Heilung unwahrscheinlich erscheint. In manchen Fällen wird aber auch der Patient durch Ersticken aus dem Leben befördert.

Ehrenreich erzählt von den Ipurina-Indianern:

> „Die bei Naturvölkern vielfach geübte Tödtung hoffnungsloser Kranker, bei denen sich alle Künste der Zauberer unwirksam erweisen, scheint auch bei den Ipurina im Schwange zu sein. Es sprechen hierfür folgende Ermittelungen, in denen der Einfluss der Suggestion seitens verschmitzter Schamanen auf das Gemüth des Naturmenschen sich in besonders charakteristischer Weise bekundet. Man vertraut solche Patienten der Obhut der *Inkisi*, „der grossen Wasserschlange" an, die in der Ipurina-Mythologie überhaupt eine wichtige Rolle spielt. Ihr Lieblingsaufenthalt soll bei den grossen Steinmassen im Flusse unterhalb Hyutanaham sein, wo sie gelegentlich Kanus in den Grund zieht."

„Sind Kranke da, die in ihrem verzweifelten Zustande nur noch von der Schlange Hülfe erwarten, so geht einer der Schamanen an den Fluss, um den „ Wassergeist“ zu rufen. Nachdem sich alle Begleiter entfernt, erscheint derselbe und fragt zunächst nach den mitgebrachten Geschenken. Ist er damit zufrieden, so erklärt er sich zur Aufnahme des Kranken bereit. Dieser wird nun mit Tabak betäubt und in den Fluss geworfen, auf dessen Grund er „mit dumpfem Knall“ niederfällt und erwacht. Der Wassergeist nimmt ihn in sein Haus auf und stellt ihn wieder her. Die Art der Cur wurde leider so unklar geschildert, dass sich die Erzählung nicht wiedergeben lässt, die Genesenen bleiben dann für immer im Reiche der Wasserschlange und leben dort herrlich und in Freuden, ohne das Verlangen, wieder an die Oberwelt zu kommen. Auch die zufällig Ertrunkenen finden daselbst Aufnahme, wogegen bereits auf der Erde Gestorbene zurückgewiesen werden. Moribunde Leute sollen nicht selten von den Zauberern durch Keulenschläge ins Jenseits befördert werden.“

103. Die Flucht vor der Seuche.

Wenn die Naturvölker in der vorher geschilderten Weise mit ihren Patienten verfahren nur aus dem Grunde, weil sie ihnen hinderlich und lästig sind, so kann es kaum verwunderlich erscheinen, dass sie sich nicht besonders theilnehmend um die Patienten kümmern, wenn zu dieser Unbequemlichkeit sich auch noch für ihr eigenes Leben die directe Gefahr hinzugesellt, oder mit anderen Worten, wenn der Kranke von einer ansteckenden Krankheit befallen wurde. Wenn sie es sehen, wie die Krankheit, oder ihren Anschauungen entsprechend, der Krankheitsdämon rasch hinter einander gleich eine grössere Zahl ihrer Stammesgenossen darniederwirft und dahinrafft, so leben sie in der gerechten Furcht, dass er es auch auf ihr Leben abgesehen hat und dass er nur einen günstigen Augenblick abwartet, um sie selber auch in seine Gewalt zu bekommen. Nur in einer schleunigen Flucht erblicken sie dann die wirksame Hülfe. Denn wenn es ihnen glücklich gelingt, aus dem Machtbereiche des bösen Geistes zu entrinnen, dann glauben sie natürlich fest, dass nun ihr Leben gerettet sei. Dass in einer grossen Reihe von Fällen sie den Krankheitskeim bereits mit sich nehmen, davon haben sie ebenso wenig einen Begriff, wie die unglücklichen Choleraflüchtlinge civilisirter Staaten, von denen wir erst in allerjüngster Zeit so viele traurige Beispiele zu sehen vermochten.

Die Flucht der Buräten und Tungusen vor den Pockenkranken haben wir oben bereits erwähnt, und ebenso auch diejenige der Kirgisen, sowie die der Traos in Cochinchina. Hier flieht die gesammte Einwohnerschaft; „eine Mutter lässt ihr Kind im Stich, eine Frau ihren Gatten; die Furcht entschuldigt Alles.“

Aehnlich klingt *van Hasselt's* Bericht aus Mittel-Sumatra, an den Grenzen des holländischen Gebietes. „Jeder flüchtet, um sein eigenes Leben zu retten; Kinder lassen ihre Eltern, Eltern ihre Kinder der Seuche zur Beute. Die Dörfer sind allein von den Kranken bewohnt; Jeder der noch zu gehen vermag, sucht ein Versteck in der Wildniss. Aber auch dort findet ihn der unerbittliche *Niniëq*."

Auch auf Ambon, den Uliase- und Watubela-Inseln, sowie auf Serang und Selebes ist bei dem Ausbruch einer Pockenepidemie diese Flucht in die Wälder gebräuchlich. Die Eingeborenen von Serang schwärmen dann Monate lang in den unzugänglichsten Walddistricten umher, um nicht mit dem Pockengeiste in Berührung zu kommen. Wenn die Watubela-Insulaner auf diese Weise in die Wälder geflohen sind, so wird die grösstmögliche Stille beobachtet, um den „Herrn Seuche" in den Glauben zu bringen, dass alle Menschen gestorben sind.

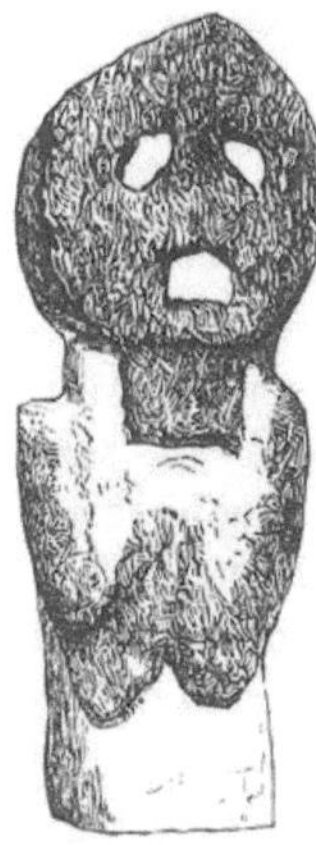

Fig. 137. Idol, das die Pocken vom Dorfe abhält. Nias. Nach Modigliani.

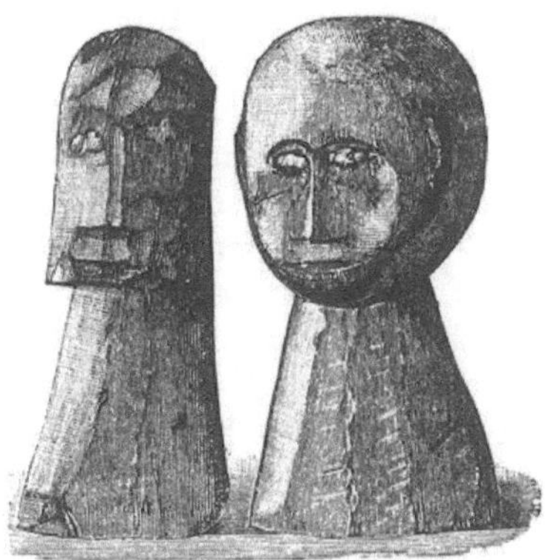

Fig. 138. Hölzerne Menschenköpfe, zur Abwehr von Epidemien dienend. Sûla-Bêsi. Mus. f. Völkerkunde, Berlin. – Nach Photographie.

In der Gegend von Atopeu am Mê-khong in Hinterindien hat *Harmand* wiederholentlich solche verlassene Dörfer angetroffen. In einem derselben fand er zwei Greise, eine elende Frau und einen armen Blinden, welche, von ihren nächsten Angehörigen verlassen und umringt von Choleraleichen, dem sicheren Hungertode preisgegeben waren. „Nichts vermag eine Vorstellung zu geben von der Ergebenheit dieser Unglücklichen, welche das Ende ihrer Leiden erwarteten und welche ihr Schicksal hinnahmen als eine Sache, die sich von selbst versteht."

104. Die Grenzsperre für die Seuche.

Unter den wilden Stämmen am Mê-khong haben wir bereits eine Maassregel kennen gelernt, um zu der Zeit epidemischer Krankheit Fremden den Zutritt zu der Ortschaft streng zu verwehren. Wenn es nun auch den Anschein hat, als wenn es hier, analog wie bei uns, der Mensch wäre, den man als vielleicht schon Inficirten fürchtet, so ist, wie ich wohl glauben möchte, die Auffassung dieser Naturvölker wahrscheinlich doch eine andere. Der herannahende Fremdling bringt ihnen Gefahr, weil er den Krankheits-Dämon mitbringen könnte. Derselbe kann ja bereits in den Wanderer hineingefahren sein, oder, auf ihm hockend, von ihm mitgebracht werden. Er könnte auf der Jagd nach dem Fremden, diesem unmittelbar auf dem Fusse folgend, gemeinsam mit ihm die Umzäunung des Dorfes passiren. So fassen die Süd-Slaven die Seuche auf. Es sind die Pestfrauen, welche heranziehen, Dämonenweiber, die aber nicht zu Fuss die auserwählte Ortschaft zu betreten pflegen. Sie lassen sich von einem Einwohner tragen, um vor den Hunden sicher zu sein, oder sie steigen auf seinen Wagen. Vor sein Haus geht es dann zuerst, damit sie dasselbe kennen lernen, und dieses verschonen sie aus Dankbarkeit für den geleisteten Liebesdienst.

Dass der hereindringende Dämon es ist, den man fürchtet, das zeigte schon das eben besprochene Fliehen zum Walde. Aber auch andere Maassnahmen noch liefern uns für diese Anschauung den Beweis. Auf Nias werden vorsorglich die Fusswege schlecht gemacht und Gräben im Dorfe aufgeworfen. Auf den Aaru-Inseln gräbt man Zaubermittel in die Erde und bringt den Schutzgeistern Opfer dar. Das ist die Aufgabe der Dorfältesten. Sühnopfer für begangenes Unrecht sind auch auf Nias, auf Eetar und den Watubela-Inseln gebräuchlich; es betheiligt sich bei denselben die gesammte Einwohnerschaft.

Auf den Luang- und Sermata-Inseln bringt man den Geistern Opfer dar, um sie zur Hülfeleistung zu zwingen. Bei den Topantunuasu auf Selebes schlachtet man in Epidemien einen weissen Büffel, dessen Kopf zuerst als Opfer für die Gottheit in den benachbarten Bach geworfen wird. Darauf wird das Thier geviertheilt und jeder Theil wird an einer Stange, entsprechend den vier Himmelsrichtungen, aufgehängt.

Aber man sucht sich auch wohl mit dem Opfer an die Krankheitsdämonen selber zu wenden. Die Lamponger in Kroë auf Sumatra bezeigen dem bösen Geiste *Roeban*, dem Bringer der Epidemien besondere Ehrfurcht. Auf Bonerate versorgen sie ihn mit Speise und Trank. Sie hängen dazu einen Korb (Fig. 135) vor dem Hause auf und legen in diesen die Opfer hinein. An demselben hängen mehrere Cylinder von Bambus, welche mit Wasser angefüllt werden. Dieses trinkt der Dämon dann aus. Die Tungusen und die Buräten setzen beim Ausbruch von Pockenepidemien Milch und Thee und auch Fleischspeisen vor ihre Jurten und bitten die Krankheit flehentlich und mit andächtigen Verbeugungen, an ihrer Wohnung vorüber zu gehen. Die Winnebago-Indianer hängen für die Krankheitsdämonen eine Menge werthvoller Opfergaben an Bäumen und Stangen in der Nähe ihrer Dörfer auf. Hier sind Hunde ein bevorzugtes Opferthier. Auf Sûla-Bêsi stellt man ein Häuschen (Fig. 136), das man mit Opfergaben füllt, vor das Dorf, um die Krankheits-Dämonen zu besänftigen.

Um gewaltsam den Dorfeingang zu sperren, stellen die Niasser an demselben ein Standbild des *Adú Fangúru* auf (Fig. 137). Dieses Idol, das *Modigliani* noch an einem Dorfeingang stehen sah, war roh aus einem Cocosstamm geschnitten, es zeigte schlecht ausgeführte menschliche Formen, und in die Augenhöhlen waren, um es monströser erscheinen zu lassen oder vielleicht, um das Weisse im Auge bei einem, der in krampfhaften Zusammenziehungen stirbt, darzustellen, zwei sehr weisse Steinchen eingesetzt. Zum Schutz vor Krankheiten stellen, wie Herold in der Berliner Gesellschaft für Erdkunde berichtete, die dem Ewe-Stamme angehörenden Buschneger im Togo-Lande kleine rohe Thonfiguren vor ihren Dörfern auf, welchen sie als Waffe gegen die Dämonen Stöcke in die Hände geben.

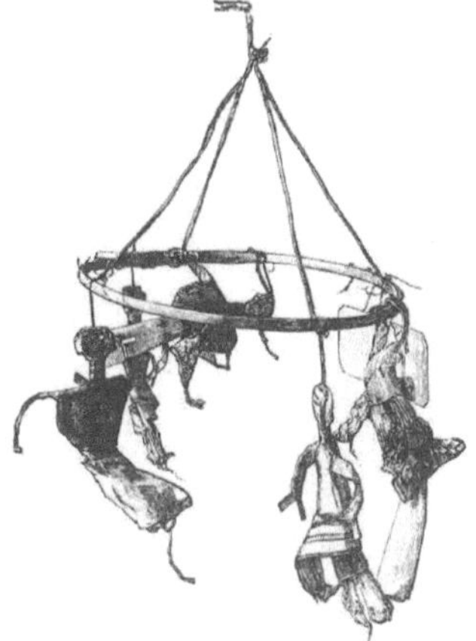

Fig. 139. Menschenfigürchen aus Palmblättern, an einem Ringe schwebend, zum Schutze gegen Epidemien gebraucht. Saleijer. Mus. f. Völkerkunde, Berlin. – Nach Photographie.

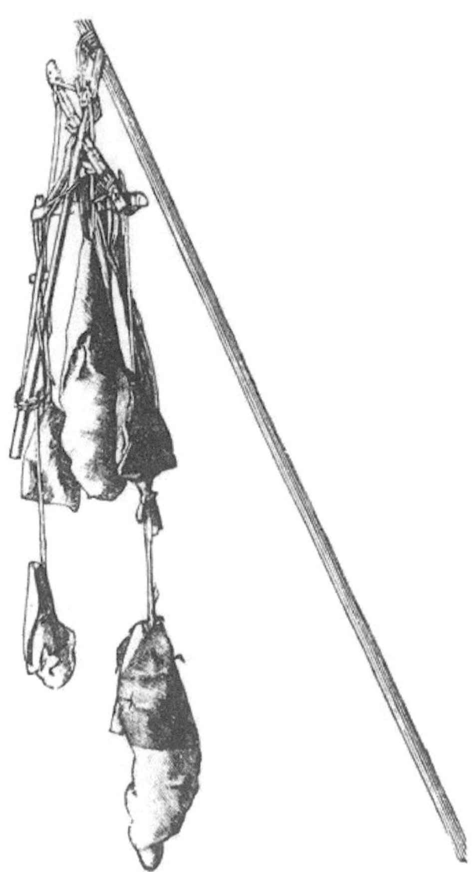

Fig. 140. „Talisman" zur Abwehr von Epidemien. Tschittagong. Mus. f. Völkerk., Berlin. Nach Photographie.

Wahrscheinlich haben auf Sûla-Besi in Niederländisch Indien die *Fa-nap* genannten hölzernen Menschenköpfe (Fig. 138) eine ganz ähnliche Bedeutung. Sie werden bei grassirenden Krankheiten von der gesammten Einwohnerschaft in ein kleines Häuschen ausserhalb des Dorfes gebracht, um die Seuche abzuwehren.

Wenn auf den Andamanen eine Epidemie ausbricht, so schwingt der Medicin-Mann der Mincopies "ein brennendes Holzscheit und bittet den bösen Geist, dass er sich in der Entfernung halte; bisweilen pflanzt er als eine fernere Vorsichtsmaassregel wenige Fuss hohe Pfähle vor jeder Hütte auf, welche in Streifen mit schwarzem Bienenwachs (tô.bul-pîd) bemalt sind. Der Geruch des Letzteren ist dem Dämon (Namens *E'rem-chàu. gala*) besonders unangenehm und veranlasst schleunigst seine Entfernung aus ihrer Mitte.

Auf der Insel Klein Kêi fand *Jacobsen* als Schutz gegen epidemische Krankheiten einen eigenthümlich geschnitzten Pfahl mit angesetzten Seitensparren, an denen eine reichliche

Anzahl grösserer Schneckenhäuser angebracht war. Eine kleine holzgeschnitzte Ahnenfigur, der Schutzgeist des Dorfes, ist ebenfalls sitzend daran angebracht. Diese Pfosten werden auf der das Dorf umschliessenden Steinmauer, und zwar beim Eingangsthore, aufgestellt, und bei dem Ausbruch von Epidemien werden dem Schutzgeiste hier Opfer dargebracht.

Ebenfalls zur Abwehr von Epidemien dienen die Tau-Tau-likoballa auf der Insel Saleijer, die „tanzenden Puppen“ (Fig. 139). Es sind das fünf kleine Menschenfigürchen aus Palmblättern, welche an einem horizontalen Bambusringe an feinen Fäden aufgehängt sind und schon bei dem allerleisesten Luftzuge sich tanzend bewegen. Ob sie nach Art der Vogelscheuchen wirken sollen, oder ob sie mit übernatürlicher, abwehrender Macht begabt sind, oder ob sie den dummen Teufeln als Ersatzmänner untergeschoben werden, das ist zur Zeit noch nicht zu entscheiden.

Es möge hier ein allerdings etwas verstümmelter Zauberspruch der Akkader seine Stelle finden, welcher uns die Bestätigung liefert, dass schon in uralter Zeit ganz analoge Anschauungen gangbar waren:

> „Zur Erhebung Euerer Hände habe ich mich in einen dunkelblauen Schleier gehüllt;
> Ich habe ein vielfarbiges Kleid angelegt; – – –
> Ich habe die Zauberbinde vervollkommnet, ich habe sie gereinigt, ich habe mich mit Glanz umhüllt!
>
> — — — — —
>
> Stelle zwei an einander gebundene Bilder, untadelhafte Bilder, welche die bösen Dämonen verjagen,
> Neben den Kopf des Kranken, zur Rechten und Linken.
> Stelle das Bild des Gottes *Ungal-nirra* (*Nergal*), der nicht seines Gleichen hat, an die Umzäunung des Hauses.
> Stelle das Bild des Gottes, der im Glanze der Tapferkeit strahlt, der nicht seines Gleichen hat. –
> Und das Bild des Gottes *Narudi* des Gebieters der mächtigen Götter,
> Auf den Boden unter das Bett.
> Zur Abhaltung alles nahenden Ungemachs stelle den Gott – – – und den Gott *Latarak* an die Thür.
> Zur Abweisung alles Uebels stelle als Scheuche an die Thür – – –
> Unter den Thorweg stelle den streitbaren Helden, der von Kriegsruhm strahlt.
> Auf die Schwelle der Thür stelle den streitbaren Helden, der seine Hand dem Feinde entgegenstreckt.
> Stelle ihn zur Rechten und Linken.
> Stelle die wachsamen Bilder des *Êa* und *Silik-mulu-khi's* unter den Thorweg;
> Stelle sie zur Rechten und Linken!
> – – – Die Zauberkraft *Silik-mulu-khi's*, die dem Bilde innewohnt.

— — — — —

O, die Ihr dem Ocean entsprossen, ihr Glänzenden, Kinder des *Êa*,
Esset, was mundet, trinket, was süss schmeckt,
Dank Euerem Schutz, kein Ungemach eindringe!“

Bei den Hügelstämmen von Tschittagong hat *Riebeck* Folgendes gefunden. Sie stellen, um sich vor Krankheiten zu schützen, eigenthümliche Gegenstände in ihrem Dorfe auf. Das Eine (Fig. 140) ist ein schräg aufgestellter Stab, an welchem, in besonderer Weise aufgehängt, fünf dütenartig zusammengerollte Blätter hängen, aus denen je ein Bausch von roher Baumwolle heraussieht. Der andere Gegenstand (Fig. 141) ist scheinbar eine nach unten zugespitzte Palmenblattrippe, an der man noch die Spuren von den Ansätzen der Seitenblätter bemerkt. Ein peitschenartig auslaufender Stab kreuzt diesen in schräger Richtung, und an dem Ende der Peitschenschnur hängt ein aus weissen und rothen Baumwollenfäden über zwei sich kreuzende Stäbe geflochtenes Quadrat.

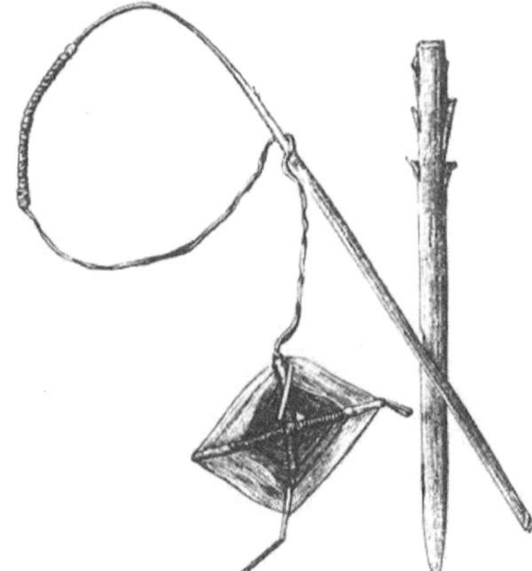

Fig. 141. „Talisman“ zur Abwehr von Epidemien. Tschittagong. Mus. f. Völkerkunde, Berlin. – Nach Photographie.

Was haben wir uns unter diesen Dingen vorzustellen? Ist das eine Art von Talisman? Ich glaube nicht, dass man es so deuten darf. Mir will es scheinen, als hätten wir an eine andere Erklärung zu denken. Es schweben mir dabei die Verbotszeichen vor, mit denen die Insulaner des malayischen Archipels ihre Anpflanzungen zu schützen pflegen. Sollten diese zur Zeit einer Seuche errichteten Apparate nicht vielleicht auch derartige Verbotszeichen sein? Das Verbot gilt natürlich den Krankheits-Dämonen, und durch die kräftigen Beschwörungsformeln ist, wie die Eingeborenen wahrscheinlich glauben, den ungehorsamen Uebertretern des Verbots, auch wenn sie Geister sind, die dem Verbotszeichen anhaftende Schädigung unausbleiblich.

Einen ganz ähnlichen Sinn haben wahrscheinlich auch die kleinen weissen Flaggen, welche *Jacobs* auf Bali an Bambusstangen befestigt, an dem Eingange von fast allen

Grundstücken sah, wenn Epidemien herrschen. Angeblich sollen sie ein Zeichen für den Vorübergehenden sein, dass hier eine böse Krankheit herrscht. Aber unsere obige Erklärung halte ich für viel wahrscheinlicher.

105. Das Vertreiben der Epidemien.

Ist es den Krankheitsdämonen nun dennoch gelungen, in eine Ortschaft den Eintritt zu erzwingen, so entspricht es vollkommen den herrschenden Anschauungen, dass man sie wieder vertreiben muss. Dieses geschieht zum Theil mit Gewalt, theils aber auch durch freundliche Ueberredung und durch das Darbieten einer Entschädigung. Niemals ist das ein privates Unternehmen, sondern es wird in allen Fällen als eine Angelegenheit der ganzen Gemeinde betrachtet. Bevor man zu diesen Maassnahmen schreitet, wird von den Aeltesten Rath gehalten. Auf Buru verfertigt man dann ein Boot, eine sogenannte Prauw, sechs Meter lang und einen halben Meter breit, und rüstet sie mit den nöthigen Rudern, mit Segeln und Ankern u. s. w. aus. Am Vorder- und am Hintersteven wird eine Flagge aufgehisst. Das ist gewöhnlich die holländische, und hierin liegt eine Anspielung, dass die Dämonen der Epidemie als von den Holländern ausgeschickt betrachtet werden. Der Bord der Prauw wird mit jungen Kalapablättern verziert und eine Matte und ein Stück weisser Kattun wird auf ihrem Boden ausgebreitet. Nun kommen allerlei Lebensmittel hinein, von bestimmter Art und in grosser Menge. „Wenn dieses alles am Strande bereit ist, so wird eine Nacht und einen Tag auf entsetzliche Weise auf der Tuba, Trommel, Gong und Buku musicirt, während die Bewohner der befallenen Dorfschaft allerlei Sprünge machen, welche unter den Namen Epkiki und Tjeval bekannt sind, um dem bösen Geiste Furcht einzujagen und ihn in das Boot zu treiben. Am folgenden Morgen werden zehn kräftige junge Männer ausgesucht, welche mit Rotan-, Kaiapa- und Areng-Zweigen, die in ein irdenes Gefäss voll Wasser getaucht werden, auf die Anwesenden schlagen. Darauf begeben sie sich springend an den Strand und legen die Zweige mit in die am vorigen Tage bereitgestellte Prauw.“ Sie haben nun also die Krankheits-Dämonen glücklich in den Zweigen gefangen. Jetzt binden sie noch einen lebendigen Hahn in dem Schiffe fest und sie bringen dann in aller Eile eine andere Prauw in das Wasser und bugsiren die mit Lebensmitteln beladene Prauw in das Meer hinaus. Wenn sie auf das Meer gekommen sind, so wird das Fahrzeug losgelassen. Einer der zehn Ruderer spricht dabei ein lautes Gebet. Der lebende Hahn muss Sorge tragen, dass die nun im Boote sitzenden Dämonen den Ruderern keinen Schaden zufügen. Sind sie zum Strande zurückgekehrt, so nehmen sie Alle, und mit ihnen auch die gesammte Bevölkerung, Männer, Frauen und Kinder gemeinsam, ein Bad in der See, damit sie die Krankheit nicht wieder befalle.

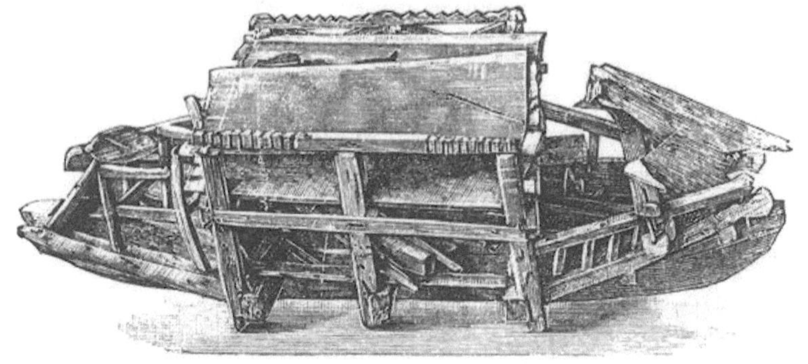

Fig. 142. Schiffsmodell von Sûla-Bêsi zum Vertreiben von Epidemien. Museum f. Völkerkunde, Berlin. – Nach Photographie.

Die ausführliche Schilderung dieses einen Beispiels genügt im Allgemeinen auch für die Uebrigen. In der Auswahl der Opfergaben kommen allerlei Verschiedenheiten vor; auch in den Grössenverhältnissen der Prauw finden sich mancherlei Unterschiede. Es sind dieselben aber doch für uns von untergeordneter Bedeutung. Wechselnd ist auch die Form des Schiffsmodells, das der See überantwortet wird. Unsere Figuren 142 und 143 zeigen sie von Sûla-Bêsi und Timorlao.

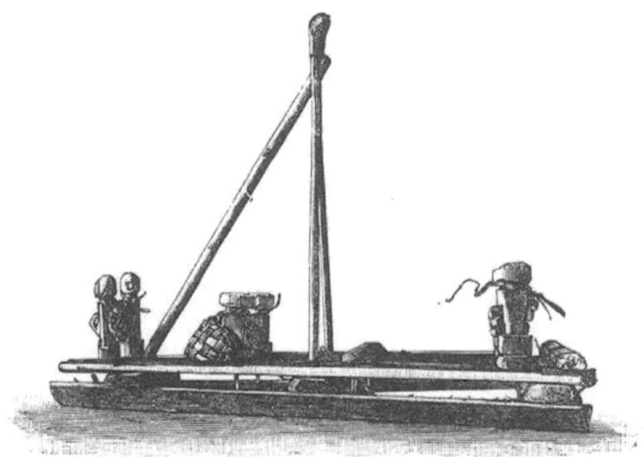

Fig. 143. Flossmodell von Timorlao, zum Vertreiben von Epidemien. Mus. f. Völkerkunde, Berlin. – Nach Photographie.

Auf den Luang- und Sermata-Inseln wird das Boot mit zwanzig bis dreissig in Holz geschnitzten menschlichen Figuren bemannt, „welche die Kranken darstellen sollen". Auch auf den Tanembar- und Timorlao-Inseln kommen dergleichen hölzerne Menschen in die Prauw, welche von denjenigen Familienhäuptern geschnitzt werden müssen, deren Angehörige erkrankt sind. Das sind natürlicher Weise Ersatzmänner, welche die Dämonen in ihrer Dummheit für wirkliche Menschen ansehen sollen.

Die den Figuren umgehängten Körbchen dienen dazu, die Opfer aufzunehmen.

Solche Schiffchen werden auch in Sumatra und in Siam den Flüssen übergeben. Von den Siamesen wird dann ebenfalls eine Menschenfigur in das Schiffchen gesetzt, *van Hasselt* schreibt von Mittel-Sumatra: „Auf den Nebenflüssen sieht man des Abends häufig kleine aus einem Blatt gemachte Prauwen (Boote), oder auch Häuschen, worin ein Licht brennt, auf einem Floss treiben. Auch das ist eins der vielen bei Krankheiten angewendeten Mittel, um die bösen Geister zu verjagen." Diese Dinge bleiben einen Tag und eine Nacht in der Wohnung des Erkrankten stehen und sind in dieser Zeit mit Heilmitteln gefüllt, die vor der Aussetzung herausgenommen und von dem Kranken dann nach Vorschrift angewendet werden. Dieses Stehen im Hause des Kranken hat, wie ich mir denke, den tieferen Sinn, dass die Krankheitsdämonen von ihm weichen und in die Häuschen oder die Schiffchen übersiedeln. Vielleicht hat es einen ähnlichen Zweck, wenn auf Eetar in das Boot ein Kalapatopf gesetzt wird, in welchen alle Erkrankten im Dorf hineingespieen haben müssen.

Die Gebete, welche der Dorfälteste spricht, oder der Priester oder einer der Ruderer, wenn das Zauberfahrzeug in die See bugsirt wird, haben im Prinzipe viel Aehnlichkeit unter einander. Man geht mit der Krankheit im Ganzen sehr höflich um; „Herr Seuche", sagt man auf den Watubela-Inseln, „Herr Grossvater Krankheit" auf der Insel Buru u. s. w. Man macht ihr auf Tanembar- und den Timorlao-Inseln freundliche Vorstellungen:

> „Oh (Krankheit)! ziehe von hier fort! kehre zurück! Was thust Du hier in diesem armen Lande!"

Man redet ihr auf den Watubela-Inseln zu, sich bessere Weideplätze zu suchen:

> „Herr Seuche! am Strande habt Ihr jetzt keine Wohnung mehr! Die Wohnung ist in Staub zerfallen! Zieht fort von hier nach einem günstigeren und besseren Orte!"

Auf der Insel Buru giebt man der Krankheit zu verstehen, dass die Mittel der Bevölkerung erschöpft sind:

> „Herr Grossvater Pocken! Geht weg! geht gutwillig weg! geht und besucht ein anderes Land! Wir haben Euch Speisen für die Reise zurecht gelegt! Wir haben jetzt nichts mehr zu geben!"

Aber man kann hier auch recht deutlich sehen, wie eine künstlich aufgepfropfte Cultur althergebrachte Gebräuche zwar nicht ohne Weiteres vernichten, aber wohl das Verständniss für die betreffende Maassnahme auszulöschen im Stande ist. Das Gerippe bleibt, doch der Geist geht verloren. Die zum Islam bekehrte Bevölkerung vom Seranglao- und Gorong-Archipel übt nach wie vor den alten Gebrauch bei dem Verjagen der Epidemien aus. Das Schiffchen wird gefertigt, die Opfer werden dargebracht und auch das Gebet muss gesprochen werden bei dem Ablassen des kleinen Fahrzeuges in die See. Aber wie anders klingt dieses Gebet:

> „*Allah* ist gross! *Allah* ist gross! Ich bezeuge, dass kein Gott ist, als *Allah*! Ich bezeuge, dass *Muhhamad* der Gesandte Gottes ist! Kommt zu dem Gebet! Kommt zu dem

Heil! *Allah* ist gross! *Allah* ist gross! Es giebt keinen Gott als *Allah*!"

Wo ist nun da das Verständniss geblieben? Was hat *Allah* mit dem Schiffchen zu thun, welchem die Seuche aufgepackt worden ist? Soll es ein Opfer für ihn darstellen? Das wird man doch wohl nicht annehmen wollen! Die ganze Sache ist eben Nichts, als ein Ueberlebsel aus heidnischer Zeit. Man erinnert sich noch sehr wohl des gesammten Rituale, und da ein Gebet noch dazu gehört, so kann es nur an *Allah* gerichtet sein. Das ist Nichts, was uns verwundern darf. Haben sich doch auch mancherlei Feste der christlichen Kirche in einer ganz analogen Weise als eigentlich für heidnische Gottheiten bestimmt erkennen lassen.

Noch ein zweites Ueberlebsel, das sich auf unseren Gegenstand bezieht, hat *Jacobsen* auf West-Allor gefunden (Fig. 144). Man fertigt auch hier eine kleine Prauw und stattet sie mit hölzernen Menschen aus. Diese sind aber nicht mehr die Ersatzmänner für die Krankheit, sondern sie sind mit Schild und Schwert bewaffnet und dienen dazu, Krankheit und Unglück abzuwehren. Das Boot wird auch nicht mehr ins Meer geschickt, sondern es hat im Hause seinen Platz. Nur ein Schatten der ursprünglichen Idee tritt uns also hier entgegen, und im Grunde genommen ist nichts mehr geblieben, als die allgemeine äussere Form.

Hieran können wir nun noch anschliessen, wie man auf den Kêi-Inseln verfährt. Um eine Epidemie zu vertreiben, begiebt sich die Bevölkerung an den Strand. Hier wird ein besonderes Gestell errichtet und Speisen und Getränke darauf niedergelegt. Dann spricht der Priester die Beschwörung aus, und sofort flüchtet Alles dann im schnellen Lauf in das Dorf und in die Wohnungen zurück.

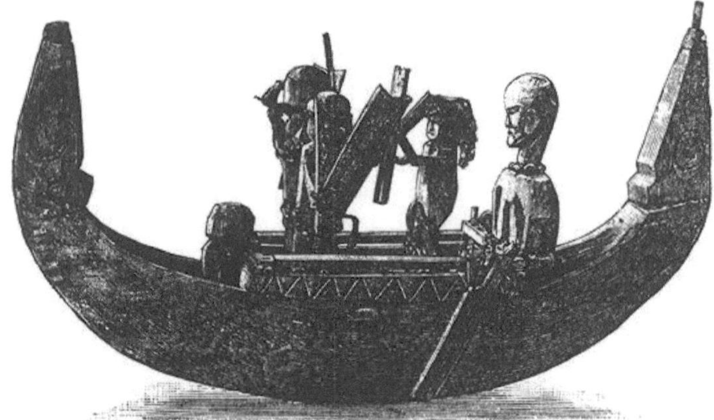

Fig. 144. Schiffsmodell zur Abwehr von Epidemien. West-Allor. Mus. f. Völkerkunde, Berlin. – Nach Photographie.

Jagt man in Nias die Seuche aus dem Dorf, so bewachen die Krieger ihre Häuser, damit die Dämonen nicht in diese hinein schlüpfen. Auch in den benachbarten Ortschaften sind die Medicin-Männer dann an der Arbeit, dass sie den flüchtenden Dämonen den Zugang zu ihren Dörfern sicher versperren.

106. Die Todten.

Bei den vielfachen Vorsichtsmaassregeln dem lebenden Inficirten gegenüber muss es interessant erscheinen, zu sehen, wie man sich gegen die Todten verhält. Ein Todter ist ein unheimlicher Kumpan und schon, wenn er eines gewöhnlichen Todes stirbt, müssen allerlei Ceremonien beobachtet werden, damit seine Seele kein Unheil anstiftet. Um so vorsichtiger muss man mit ihm verfahren, wenn er unter absonderlichen Verhältnissen stirbt. Die gewöhnliche Art der Beisetzung ist für ihn dann nicht angebracht. Allerlei wichtige Vorsichtsmaassregeln müssen sein Wiederkommen verhindern. Sie alle hier näher aufzuführen, müssen wir uns jedoch versagen. Aber von einigen Todten soll doch an dieser Stelle die Rede sein, nämlich von solchen, welche das Opfer einer Epidemie geworden sind.

In Boeleleng und Djembrana auf Bali darf man die Leiche eines an den Pocken Verstorbenen nicht verbrennen. Man legt sie in ein offenes Grab und lässt sie in dieser Weise liegen. Es dürfen daselbst übrigens auch am Aussatz Gestorbene nicht verbrannt werden, wenigstens nicht sofort. Man begräbt sie zuerst und nach einiger Zeit werden sie wieder ausgegraben und dann verbrannt.

Harmand fand in den früher schon erwähnten Dörfern am Mê-khong, welche die Einwohner wegen einer Seuche verlassen hatten, die Todten noch in ihren Häusern liegen. Die Thüren aber hatten die Leute vor ihrer Flucht noch verbarrikadirt und die Mauern und die Dächer mit einer Unzahl von Bambusspiessen besteckt, so dass sie an grosse Nadelkissen erinnerten. „Der Zweck dieses Gebrauches, sagt *Harmand*, ist ohne Zweifel, die Leichen vor den Angriffen der Raubthiere zu schützen.“ Wohl möglich ist es, dass er hierin Recht hat; ich halte es aber nicht für wahrscheinlich. Die Absicht ist, wie ich vermuthen möchte, eine vollkommen andere. Nicht der Gestorbene soll vor den Raubthieren geschützt werden, sondern die lebenden Flüchtlinge vor den Todten. Den Seelen der Todten und den in ihren Körpern noch sitzenden Krankheitsdämonen soll die Verfolgung ihrer Dorfgenossen unmöglich gemacht werden. Darum sind sie gefangen in ihrem Hause, und darum verrammelt man Thüren und Fenster. Und sollte es ihnen dennoch gelingen, die so ausgeführte Blockade zu brechen, so sollen die Stacheln auf dem Dach und den Mauern das weitere Entkommen unmöglich machen.

Einer höchst ekelhaften Sitte gedenkt *Engehard* von der Insel Saleijer. Wenn hier Jemand an den Pocken gestorben ist, dann nehmen die Leute unter dem Sterbehause ein Sturzbad mit dem Wasser, womit man die Leiche gewaschen hat. Das betrachten sie als ein untrügliches Mittel, um sich vor der Krankheit zu sichern.

Es muss uns in hohem Grade überraschen, sogar die primitiven Anfangsgründe einer pathologischen Anatomie zu entdecken. *Turner* berichtet von Samoa:

> „Wenn eine Person an einem Leiden starb, das auf einige andere Familienglieder überging, so öffneten sie die Leiche, „um die Krankheit zu suchen“. Traf es sich, dass sie irgend eine entzündete Substanz fanden, so nahmen sie sie heraus und verbrannten sie, in dem Glauben, dass dieses dem Uebergreifen der Krankheit auf andere Familienglieder

vorbeugen würde. Dies geschah, wenn der Leichnam im Grabe lag."

107. Die Assanirung der Wohnplätze.

Es bleibt uns nun noch zu betrachten übrig, was für Anstalten die Naturvölker treffen, wenn epidemische Erkrankungen in ihren Häusern gewüthet haben. Das ist ihnen ja sehr wohl bekannt, dass in dem Hause etwas stecken muss, was immer wieder die neuen Erkrankungen hervorgerufen hat. Dieses schadenbringende Agens muss man nun zu vernichten suchen. Wir haben weiter oben schon erwähnt, dass dann auf den Watubela-Inseln das Haus als ein „warmes" bezeichnet wird. Diesen Begriff des „warmen", oder des „zu warmen Hauses" rinden wir auch auf mehreren anderen Inselgruppen des malayischen Archipels. Eigentlich heisst das natürlich nichts Anderes, als dass in dem Gebäude irgend etwas steckt, das den Einwohnern Krankheiten bringt. Ist es in Annam ein magischer Nagel, den böswillige Menschen in den Hauspfosten schlugen, sind es auf Serang Zaubergeräthe, die der feindliche Nachbar unter die Hausschwelle grub, so wird für gewöhnlich das Haus doch „warm" sein, weil die Krankheitsdämonen Quartier darin nahmen. Und auch wenn man uns berichtet, das Haus ist „warm", weil bei seiner Erbauung die feststehenden Vorschriften vernachlässigt worden sind, so heisst das doch eigentlich nichts Anderes, als dass eine Schutzmaassregel unterblieben ist, welche, wenn man sie ausgeführt hätte, den bösen Geistern den Eintritt in das Haus verwehrt haben würde.

Dass ein warmes Haus zum Bewohnen nicht mehr als geeignet erscheint, das liegt unter diesen Umständen natürlicher Weise auf der Hand. Es muss von den Einwohnern verlassen werden und in erster Linie von den Patienten. Es war davon ja schon die Rede. Auf Ambon und den Uliase-Inseln wird dann das Haus mit geweihtem Wasser besprengt; auf der Insel Serang besprengt man in gleicher Weise innen das Haus; aussen aber schlägt man die Wände mit Kalapablättern, um so die Krankheitsdämonen zu fangen und sie aus dem Dorfe zu entfernen. Auf den Kêi-Inseln hält man es für ausreichend, vier verschiedene Wurzelarten, welche allein die Altbetagten kennen, an dem Mittelpfosten des Hauses zu befestigen, und auf Keisar schlachtet der Priester, ohne dass Jemand dabei sein darf, ein Schaf auf eine ganz besondere Weise. Das muss hinter dem Hause geschehen und zwar an der West- und Südseite desselben.

Svoboda berichtet von den Nicobaren, dass die für gewöhnlich im Walde hausenden und den das Jungle Durchwandernden Krankheiten bringenden Seelengeister, die Iwis, bisweilen auch in die Wohnungen gelangen. Man sucht sich ihrer dann daselbst „durch einen sehr complicirten Apparat zu entledigen. Solange sie Niemanden angreifen, ist man recht tolerant mit ihnen. Wenn aber Erkrankungen vorkommen, oder man sonst Ursache hat, über den unheilvollen Einfluss der bösen Geister zu klagen, so muss die Hütte davon befreit werden."

> „Man trifft also Vorbereitungen wie zu einem Feste, und ladet die Freunde dazu ein (zum Teufelsfeste). Während gegessen, getrunken und geraucht wird, beginnen die Weiber ein Klagegeheul, opfern ihre Geräthe, Lebensmittel, indem sie

> alles zerstören und vor die Hütte in den Fluthbereich werfen. Beim Gastmahle werden die besten „Stücke von einem Schweine aufgetragen. Allmählich gerathen die Manlôènì (die Zauberärzte) durch den genossenen Palmwein in Aufregung und beginnen die Beschwörung. Ihr Gesicht ist roth mit Schweineblut angestrichen, ihr Körper mit Oel eingerieben. Mit tiefen Tönen stimmen sie ein Klagelied an. laufen wild hin und her, denn sie wollen den Iwi fangen, um ihn auf ein bereitstehendes Boot zu bringen. Erst schmeicheln sie ihm, dann aber schelten und beschimpfen sie ihn ganz ordentlich, und während die Weiber immer mehr heulen, entwickelt sich ein fingirter Kampf. Man ringt mit ihm, bis er erwischt ist, sodann bringt man ihn in den Geisterkorb und darin in das Geisterschiff."
>
> „Einige junge Leute bemannen ein Canoe, nehmen das Geisterschiff ins Schlepptau und rudern im Triumph recht weit hinaus; dann, sobald sie annehmen, dass Wind und Strömung es nicht mehr zurückbringen, überlassen sie es mit dem Iwi seinem Schicksale, auf dass er baldigst umkomme."

Es kommt also schliesslich auf etwas Aehnliches heraus, wie bei dem oben geschilderten Vertreiben der ansteckenden Krankheiten aus den Ortschaften.

Wenn nun aber alle diese Maassregeln den erhofften Erfolg nicht bieten wollen, dann geht man auch noch energischer vor. Auf Serang wird unter solchen Umständen das Haus einfach verlassen und eine neue Wohnung muss errichtet werden, da sie gehen hier auch noch einen Schritt weiter; sie verlassen das warme Haus und reissen es vollständig nieder. Wenn die Mosquito-Indianer von einer Epidemie heimgesucht werden, dann brennen sie bisweilen eine ganze Ortschaft ab. Jedenfalls ist das Mittel probat, und eine wirksamere Desinfektion vermag wohl kaum gedacht zu werden.

Das Verbrennen der gesammten Habe des Todten wird auch bisweilen angeordnet, und dem Verstorbenen seinen Besitz an Geräthen, Schmuck und Kleidung u. s. w. mit auf den Scheiterhaufen oder in das Grab zu geben, ist ein nicht ungewöhnliches Verhalten. Bei den Sporkanes-Indianern in Nord-Amerika soll aus diesem Grunde die Verpflegung der Schwerkranken sehr vernachlässigt werden.

Dass Schmutz und Unsauberkeit der Wohnstätten und Ortschaften in einer bestimmten Beziehung steht zu der Ausbreitung epidemischer Erkrankungen, und dass man durch die Beseitigung dieser Uebelstände eine Abnahme der Seuche zu erzielen vermag, das sind Gesichtspunkte, welche erst seit Kurzem in den Kulturstaaten sich Anerkennung verschafften, Ihn so interessanter muss es erscheinen, dass wir auch bei den Naturvölkern vereinzelte Maassregeln vorfinden. welche auf ähnliche Anschauungen schliessen lassen.

Um ein Haus von den schädlichen Agentien, welche die Erkrankungen hervorriefen, zu befreien und es wieder bewohnbar zu machen, muss man auf Eetar unter dem Hause allen Kehricht zusammenfegen. Er wird dann in einem Korbe gesammelt und folgende Opfergaben legt man darauf: ein Ei, etwas Reis, Sirih-Pinang und Tabak. So versorgt, wird nun der Müllkorb aus dem Dorfe hinausgetragen und am Busse eines Berges unter Gebeten niedergesetzt und daselbst zurückgelassen.

Eine Strassenreinigung lernen wir in dem Seranglao-Archipele kennen. Wenn hier die männliche Einwohnerschaft das Boot, dem die Seuche aufgepackt wurde, hinunter zu dem Strande schafft, um es dem Meere zu übergeben, dann müssen die Weiber zu derselben Zeit die Strassen des Dorfes reinigen und allen Kehricht seewärts fegen.

Beiläufig wollen wir hier noch bemerken, dass auf Tanembar und den Timorlao-Inseln eine hochgradige und wohlberechtigte Scheu besteht, solch ein Epidemieboot an ihrem Strande antreiben zu lassen. Sorgfältig wird die Landung verhindert, und sollte es dennoch einer Welle gelingen, dasselbe unversehens auf das Ufer zu werfen, dann ist man eiligst bei der Hand, das Boot und Alles, was sich darauf befindet, sofort am Strande zu verbrennen.

Die Ewe-Neger im Togo-Lande benutzen, wie *Herold* jüngst berichtet, einen bestimmten Platz vor dem Dorfe gemeinsam für die Defäkation. Der einzige gut gehaltene Weg, den die Dorfbewohner anzulegen sich herablassen, führt zu dieser wichtigen Stelle.

Auch von den Buschnegern in Surinam hebt *Joest* diese Einrichtungen rühmend hervor. Er sagt:

> „Die Buschneger besassen, wenn auch etwas ursprüngliche, so doch durchaus zweckentsprechende und reinliche Verschlage, hinter welche der Sterbliche sich zurückziehen konnte, wenn er allein zu sein wünschte: im Urwald dicht beim Dorf eine Wand von Palmblättern, dahinter eine kleine Grube, eine einfache Sitzvorrichtung, ein Haufen Sand und mehrere Kalebassen mit Wasser, Sapienti sat.“

Derselbe Reisende erzählt von den Karaiben und Arowaken in Surinam: „Zur Befriedigung seiner Bedürfnisse entfernt sich der Indianer von dem Dorf, scharrt eine kleine Grube in den Boden und wirft dieselbe später wieder sorgfältig zu, nachdem er sich mit Sand gereinigt; die am Wasser Lebenden begeben sich zu diesem Zweck in den Fluss.“

Ueber die Karayá-Indianer sagt *Ehrenreich*:

> „Von kulturhistorischem Interesse und bezeichnend für das Anstandsgefühl dieser Wilden ist die Art ihrer Defäkation. Dieselbe geschieht möglichst weit abseits vom Dorfe. Es wird ein Loch in den Sand gemacht. Das Individuum setzt sich mit ausgestreckten Beinen darauf, den Oberkörper hinter einer Matte verbergend. Die Excremente werden stets sorgfältig vergraben.“

Wir konnten diese wichtigen Punkte der öffentlichen Gesundheitspflege nicht mit Stillschweigen übergehen und wir werden nicht anstehen können, diesen Wilden unsere volle Anerkennung zu zollen. Ihre Maassnahmen stehen ungleich höher, als Vieles, das wir auf demselben Gebiete in unseren Dörfern und kleinen Städten antreffen, und das in nicht geringem Maasse zur Verbreitung mancher Epidemien beizutragen geeignet ist.

XIV. Die kleine Chirurgie.

108. Das Blutsaugen.

Das medicinische Wissen und Können der Naturvölker, wie es uns in den vorhergehenden Abschnitten entgegengetreten ist, musste uns mit Recht in vielen Fällen sehr bedenklich und fragwürdig erscheinen. Einem grossen Irrthum verfielen wir aber, wenn wir ihre chirurgischen Fähigkeiten nach dem gleichen Maassstabe beurtheilen wollten. Mancher zweckentsprechenden Maassnahme, zielbewusst und wohlüberlegt, begegnen wir hier, und selbst von manchem kühnen Eingriffe erfahren wir, der ein grosses Können, eine scharfe Ueberlegung und ein nicht alltägliches Handgeschick erfordert. Dass aber auch ihr chirurgisches Handeln in vielen Beziehungen geleitet wird von ihren allgemeinen Anschauungen über die Natur und das Wesen der Krankheiten, das muss uns wohl natürlich erscheinen, und dieser Einfluss tritt besonders häufig bei der kleinen Chirurgie zu Tage.

Immerhin ist es wohl zu begreifen, dass der stete Kampf mit der umgebenden Natur, mit den Raub- und Jagdthieren und mit den feindlichen Nachbarn den Naturvölkern manche Verletzung bringen muss, deren unmittelbare Ursache ihnen klar und deutlich vor Augen liegt. Hier bedarf es nicht der Anschauung, dass eine Bezauberung oder Verfluchung, dass eine Besessenheit das Kranksein bedinge; nun ist es nicht ein unbekannter Feind, mächtig, gewaltsam und übernatürlich, mit dem der schwache Mensch den Kampf aufnehmen soll; wohlbekannt ist die Aetiologie und muthvoll wird die Behandlung begonnen. Und mit der Häufigkeit der Verletzungen wuchs auch unstreitig das chirurgische Geschick; mit dem bei Naturvölkern meist sehr günstigen Verlauf vermehrte sich aber auch der chirurgische Muth, und so werden wir Operationen begegnen, die man in den grossen Kliniken Europas noch vor wenigen Jahrzehnten nur mit Zagen unternahm.

Wir wollen uns in unseren Betrachtungen zuerst der kleinen Chirurgie zuwenden, von der wir übrigens in den vorhergehenden Abschnitten bereits die eine oder andere Maassnahme angetroffen haben.

Ungemein weit verbreitet finden wir die Gewohnheit, dem erkrankten Körper Blut zu entziehen. Man thut wohl nicht unrecht, wenn man die Blutentziehungen als ein Gemeingut des gesammten Menschengeschlechts betrachtet. In der Art der Ausführung derselben bestehen jedoch mancherlei Unterschiede und besondere Vorschriften. Bald geschieht dieses ohne vorherige Verletzung der Haut, bald werden irgendwo am Körper Einschnitte oder Einkratzungen gemacht, also eine Art von Scarificationen, bald sind es regelrechte Venaesectionen, bald unserem Schröpfen verwandte Processe.

Die schmerzberuhigende Wirkung des Speichels und der Zunge ist den Naturkindern wohlbekannt. Der arme *Lazarus*, dem die Hunde die Schwären lecken, *Sigurd* der Drachentödter, der den in *Fafnirs* Blut verbrannten Finger in jähem Schmerze zum Munde führt, finden überall in der Welt ihre vielfachen Analogien. Von Einreibungen mit Speichel ist weiter oben schon die Rede gewesen. Auch das Saugen an dem schmerzhaften Theile haben wir bereits kennen gelernt. Dass seine Wirkung eine energische ist, das wurde ebenfalls schon gesagt. Liegt dieser Procedur nun auch der Gedanke zu Grunde, den bösen Geist, das dämonische Thier oder den in den Körper hineingezauberten Fremdkörper aus dem Patienten zu entfernen, so darf man doch nicht unberücksichtigt lassen, dass solch ein energischer Saugeprocess mindestens wie ein trockener Schröpfkopf wirkt. Musste man dieses auch schon a priori annehmen, nach den Schilderungen, die wir von diesem Saugen besitzen, das nicht selten stundenlang fortgesetzt wird, so liegen uns doch ausserdem auch noch ganz bestimmte Bestätigungen hierfür vor.

Gibbs hat bei den Nord-Californiern solch eine Saugecur beschrieben. Bei derselben hatten erst vier junge und, als diese ermattet waren, vier alte Weiber an dem Patienten herumgesogen, bis sie über seinem ganzen Körper Beulen hatten aufschiessen lassen. Das klassische Gebiet dieses schröpfenden Saugens ist Australien und Amerika. Von Afrika ist mir bisher keine derartige Angabe bekannt geworden, und aus Asien wird solches Aussaugen nur von einigen Inseln Indonesiens, z. B. von den Andamanen berichtet.

Aber nicht als blinder Schröpfkopf allein, sondern auch als blutiger wirkt dieses Saugen. Denn gar nicht selten heisst es in den Berichten, dass dem Patienten Blut ausgesogen wird. Ausnahmsweise nur wird dabei angegeben, dass der Medicin-Mann ihn zuvor scarificirte; und da es andererseits dann heisst, dass Letzterer das ausgesogene Blut ausgespien habe, so kann ein Zweifel nicht bestehen, dass es sich nicht nur um ein Zuführen des Blutes in die Haut, sondern um eine Blutentziehung im wahren Sinne des Wortes handelt. Von den Onkanagan-Indianern in Britisch-Columbien wird uns dieses noch extra bestätigt. Der Berichterstatter sagt, er habe sie oft ganze Mund voll Blut aussaugen sehen, ohne dass an der Haut eine Spur zu erkennen war. Auch in Californien saugen sie, bis das Blut fliesst, und das Gleiche gilt von den Klamath und Karoks, sowie von den Eingeborenen Australiens. Aus dem malayischen Archipel wird nun dieses Blutaussaugen von dem Seranglao- und Gorong-Archipel und von den Kêi- und Aaru-Inseln berichtet; auf den Letzteren wird diese Methode direct als eine Art des Aderlasses bezeichnet.

Als einen Uebergang zu der vorausgeschickten Scarification haben wir es wahrscheinlich zu betrachten, wenn uns von den Keisar-Insulanern berichtet wird, dass sie auf die zu saugende Stelle vorher Kawi-Blätter auflegen. Die Menge des ausgesogenen Blutes beträgt dann manchmal zwei volle Kalapa-Schalen.

Das Aussaugen der blutenden Wunden ist nach Bissen und Stichen giftiger Thiere, z. B. von Schlangen und Scorpionen u. s. w. bei sehr vielen Volksstämmen im Gebrauch. Die Opoates im nördlichen Mexico üben dieses Aussaugen auch nach Pfeilschussverletzungen aus, und die Australneger von Victoria haben die Gewohnheit, überhaupt aus jeder frischen Wunde das Blut auszusaugen.

109. Das Scarificiren.

Weit verbreitet ist der Gebrauch, den Körper bei allerlei Beschwerden zu scarificiren. Die Scarificationen werden je nach dem Bildungsgrade des betreffenden Volkes entweder mit ihren gewöhnlichen Messern oder mit scharfen Splittern von Muscheln, von Feuerstein oder von Obsidian, mit Glasscherben, Dornen und Fischgräten ausgeführt. Der scharfe Steinsplitter als Scarificationsinstrument wird uns von den Indianern Nieder-Californiens und des nördlichen Mexico, sowie von den Flatheads und den Mincopies bestätigt. Die Dacota, die Creek- und die Winnebago-Indianer, sowie die Eingeborenen von Alaska und die Karayá-Indianer in Brasilien bedienen sich ihrer Steinmesser hierzu. Die Australnegerinnen aus Victoria und die Mincopies bringen sich mit

Glasscherben Schnitte bei. Bei den Mincopies pflegt dieses Scarificiren von Weibern ausgeführt zu werden. Entweder thut es die Frau des Erkrankten, oder eine andere weibliche Verwandte. Die Süd-Mexicaner und die Mosquitos scarificiren mit Fischgräten, und die alten Mexicaner wendeten für diesen Zweck Dornen an.

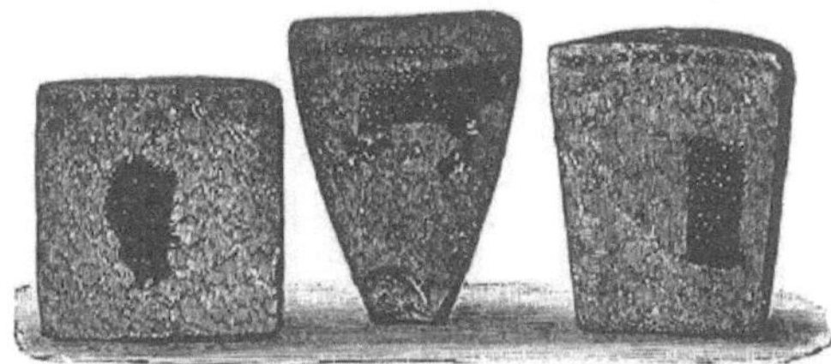

Fig. 145. Scarificationsinstrumente aus Fischzähnen. Karayá-Indianer. Mus. f. Völkerkunde, Berlin. – Nach Photographie.

Die Karayá-Indianer in Brasilien fertigen sich aber zum Scarificiren auch noch ganz besondere Instrumente, welche sie i-šaura nennen. Solch Apparat besteht nach *Ehrenreich* "aus einem drei- oder viereckigen Stückchen Cuyen-Schale (Fig. 145), dessen eine Fläche mit einer centimeterdicken Wachs- oder Harzschicht beschwert ist, während der andere eine Reihe scharfer Fischzähnchen trägt. Solche Schröpfer werden paarweise aufbewahrt, indem die convexe Kratzfläche des Einen auf der concaven des Anderen liegt. Die Zähnchen schützt man durch dazwischen gelegte Baumwolle."

„Während der Patient sich krampfhaft an einen Pfahl festklammert, drückt man ihm die Spitzchen tief in die Haut des leidenden Körpertheils ein und ritzt dieselbe mit raschen Zügen nach verschiedenen Richtungen hin auf. Das Blut wird mit Palmblattstreifen abgekratzt, die Wunden im Bade mit Sand abgerieben. Nicht selten soll zur Erhöhung der ableitenden Wirkung gestossener Pfeffer aufgelegt werden."

Die Aschanti schlagen die Stelle, welche sie scarificiren wollen, mit dem stachlichen Blatte einer bestimmten Pflanze.

Bei den Eingeborenen der Watubela-Inseln im malayischen Archipel wird vor dem scarificirenden Einschnitt an der ausgewählten Stelle mit einer besonderen Bambuszange eine Hautfalte in die Höhe genommen.

Bisweilen müssen die Einschnitte eine bestimmte geometrische Figur bilden, so z. B. bei den Lappen diejenige eines kleinen gleicharmigen Kreuzes. Hiervon konnte ich mich selbst überzeugen, als ich einmal einem Lappen eine Luxatio subcoracoidea zu reponiren hatte. Er gehörte einer *Hagenbeck*'schen Truppe an.

Bei den Dacota-Indianern und denjenigen von Canada macht der Medicin-Mann dem Patienten bisweilen Einschnitte in die Haut, damit er ihm an diesen Stellen um so bequemer das Blut aussaugen könne.

110. Der Aderlass.

Wir begegnen aber auch bei den Naturvölkern der kunstgerechten Venaesection. Die Aderlass-Lancette fertigen sich die nordamerikanischen Indianer aus einer Messerspitze oder aus einem Feuersteinsplitter, womit sie einen Holzgriff armiren, und die sie nur soweit aus diesem hervorragen lassen, als er in die Vene eindringen soll. Entweder stechen sie dann freihändig in die Vene ein, oder sie setzen das Instrument auf dieselbe auf und führen mit einem Stück Holz einen Schlag auf den Handgriff desselben aus, so dass die Spitze in die Ader eindringt.

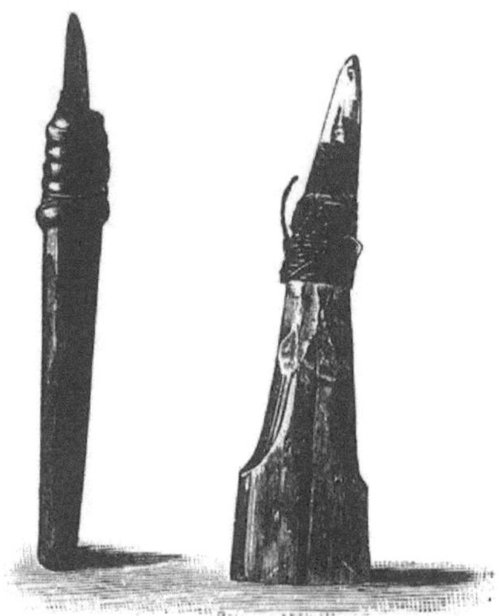

Fig. 146. Aderlass-Messer der Kwixpagmut in Alaska. Mus. f. Völkerkunde, Berlin. Nach Photographie.

In ganz analoger Weise wurde der Aderlass auch bei den alten Peruanern ausgeführt, *von Tschudi* sagt: „Das Instrument dazu bestand in einem zugespitzten, scharfen Steinsplitter, der in ein gespaltenes Hölzchen eingeklemmt und festgebunden wurde. Beim Aderlasse wurde ein leichter Schlag auf den am gehörigen Orte aufgesetzten Splitter gegeben, ähnlich wie es die Thierärzte beim Aderlassen von Pferden, Rindvieh u. s. w. machen."

Einen Muschelscherben oder ein Stück Bergkrystall wenden die Eingeborenen von Australien an.

Die Kwixpagmut an der Mündung des Yukon in Alaska benutzen eiserner Messerchen zum Aderlass (Fig. 146).

Einer originellen Art, die Vene zu öffnen, bedienen sich angeblich die Isthmus-Indianer. „Der Operateur schiesst einen kleinen Pfeil mit einem Bogen in verschiedene Theile des Körpers von dem Patienten, bis zufällig eine Vene eröffnet wird. Der Pfeil wird in kurzem Abstande von dem Punkte gehalten, um einem zu tiefen Eindringen vorzubeugen." Jedenfalls steht diese Methode vollständig vereinzelt da; nirgends in der Welt findet sich, wie ich glaube, hierfür irgend eine Analogie, und das Verfahren zeugt ohne Zweifel von sehr geringen anatomischen Anschauungen.

Der Aderlass an den Armvenen scheint auch von den Naturvölkern bevorzugt zu werden. Er wird uns von verschiedenen Theilen Australiens, sowie von mehreren Indianer-Stämmen berichtet. Um Kopfschmerzen zu bekämpfen, machen die Karayá in Brasilien den Aderlass an der Stirnvene. Die Indianer in Honduras machen die Venaesection am Ober- oder Unterschenkel oder an der Schulter, und die Eingeborenen von Central-Californien venaeseciren am rechten Arme, wenn die Erkrankung im Rumpfe sitzt, und am linken Arme, wenn die Extremitäten befallen sind. Die alten Peruaner machten den Aderlass an den Venen der Nasenwurzel. In Victoria und Süd-Australien ist der Aderlass ein Vorrecht der verheiratheten Männer. Die Junggesellen und das weibliche Geschlecht dürfen auch nicht einmal Augenzeugen dieser feierlichen Handlung sein.

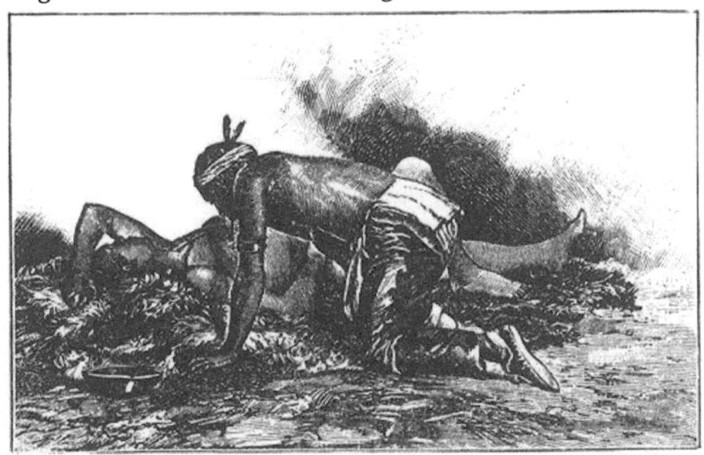

Fig. 147. Medicin-Mann der Chippeway-Indianer, die Krankheit aussaugend. Nach Hoffman.

Von den persischen Chirurgen oder Badern wird der Aderlass häufig ausgeübt; der Arzt hält ihn unter seiner Würde. „Die Ader wird mittelst einer sehr feinen pfriemenartigen Lancette (nischter) geöffnet, nachdem vorher der Oberarm mit einem dünnen Lederbändchen festgeschnürt und dem zu Operirenden, damit er die Finger bewege, eine Kugel in die Hand gegeben worden. Man hat besondere Anzeichen für die bâsilik (vena basilica), die keifâl (v. zephalica), die sâfen, die salvatella und ramina. An Tagen, an welchen es nach der Berechnung der Astrologen besonders gut ist, zur Ader zu lassen, fliesst in der Rinne vor den Barbierstuben das Blut buchstäblich in Strömen."

111. Das Schröpfen.

Eine ganz ausserordentlich weite Verbreitung hat bei den Naturvölkern auch das Schröpfen gefunden; die Art der Ausführung ist aber für gewöhnlich in hohem Grade verschieden von der bei uns gebräuchlichen. Als Schröpfkopf fungirt direct oder indirect gewöhnlich der Mund des Medicin-Mannes. Wir haben ihre Methoden des directen Saugens an den betroffenen Stellen ja oben bereits ausführlich besprochen und brauchen darauf nicht wieder zurückzukommen. Hier interessiren uns nur solche Eingriffe, wo ein besonderes Hülfsinstrument in Anwendung kommt, wenn auch im Uebrigen des Medicin-Mannes Mund den Hauptheil der Arbeit zu leisten hat.

Bei den Navajó-Indianern in Arizona und einigen ihnen benachbarten Stämmen bedient sich der dem Midç-Orden angehörende Medicin-Mann zum Aussaugen der Krankheit eines besonderen knöchernen Rohres, das er ähnlich einem Stethoscop auf die erkrankte Stelle setzt. Die gleiche Methode ist bei den Midç der Chippeway-Indianer (Fig. 147) gebräuchlich, In Alaska nimmt man hierzu die Tibia oder den Flügelknochen eines Adlers. Wir müssen hierin bereits den Uebergang zu einem wirklichen Schröpf-Instrumente erkennen.

Diejenigen Völker nun, welche sich zum Schröpfen eines besonderen Werkzeuges bedienen, benutzen dazu gewöhnlich ein Ochsen- oder Büffelhorn, beziehungsweise das obere Ende eines solchen. Die Spitze ist mit einem kleinen Loche durchbohrt; an ihr wird gesogen, um einen luftleeren Raum herzustellen, und wenn dieses geschehen ist, so wird die kleine Oeffnung schnell mit einem Stückchen Wachs verschlossen. Diese Methode üben z. B. die Haussa in Nord-Afrika (Fig. 148) und die Kaffern und Basutho in Süd-Afrika, die Eingeborenen der Luang- und Sermata-Inseln und der Inseln Leti, Moa und Lakor im malayischen Archipel, und auch die Winnebagos, die Creek- und die Dacota-Indianer in Nord-Amerika.

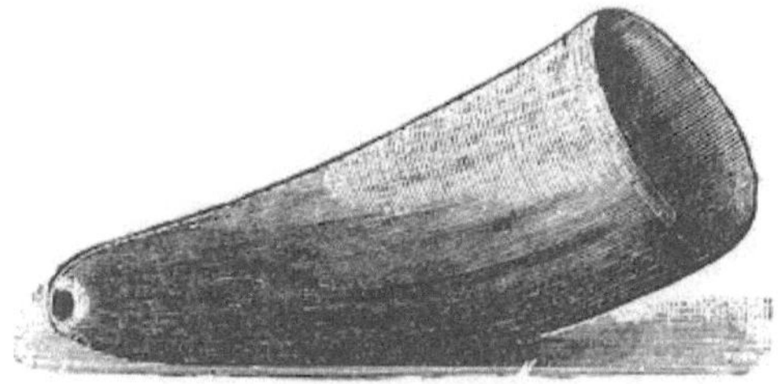

Fig. 148. Schröpfkopf der Haussa. Museum f. Völkerkunde, Berlin. Nach Photographie.

Von den Marutse in Süd-Afrika schreibt *Holub*: „Oertliche Blutentziehungen mit Metall-, Horn- und Knochenmessern bewirkt, und das Blut mit Hornsaugröhren ausgesogen, fand ich wie unter den Betschuanas gemein und gewöhnlich an den Schläfen, Wangen, Oberarmen, der Brust und an den Schultern applicirt. Es soll Schmerzen an diesen Körpertheilen mildern; wie ich bemerken konnte, meinte man hiermit Neuralgien sowohl als Entzündungsschmerzen der betreffenden oder der Nachbarorgane."

Aus Marokko hat *Max Quedenfeldt* einen Schröpfkopf (Fig. 149) mitgebracht, welcher das gleiche Princip in vervollkommneter Weise darstellt. Der Schröpfkopf ist aus Messing und hat die Form eines hohen, aber nur sehr schmalen Bechers; seine Höhe beträgt ungefähr 12 cm. bei einem Durchmesser von höchstens 4 cm. Aus seinem unteren Drittheil geht seitlich in horizontaler Richtung ein schmales, leicht gebogenes Rohr hervor, länger als die Höhe des Schröpfkopfs. Wenn der Schröpfkopf aufgesetzt ist, so muss der Schröpfende an dem Ende dieses Messingrohres saugen, um so die Luft im Schröpfkopf zu verdünnen. Der Name dieses Instrumentes ist el-korâra. In Marokko sind aber auch gläserne Schröpfköpfe im Gebrauch, die ganz nach Art der unsrigen mit Hülfe brennender Papierstreifen luftleer gemacht werden.

Der unblutige Schröpfkopf bei den Persern wird mit dem Namen Kuze, d. h. Krug, bezeichnet: „Man drückt einen Teig glatt auf die betreffende Körperstelle, legt ein angezündetes Kerzchen oder ein Stück Baumwolle darauf und lässt dieses unter einem darüber gestürzten Krug von 3-4 Zoll Mündungsweite verbrennen."

Auf den Inseln Leti, Moa und Lakor wird die ausgewählte Stelle zuerst blind geschröpft, dann scarificirt und darauf das Schröpfhorn noch einmal aufgesetzt, um nun das Blut zu entziehen.

Ausser der vorher erwähnten Methode des blinden haben die Perser auch noch das blutige Schröpfen, für welches sie als Schröpfkopf (hedschâmeh) sich ebenfalls eines Hornes bedienen. Auch hierüber erstattet uns *Polak* Bericht: „Zwischen den Schulterblättern ist der Körper fast jeden Persers ganz mit Striemen durchfurcht. Anfangs glaubte ich, dieselben rührten von Ruthenstreichen her, bis ich sah, dass Streiche ausschliesslich nur auf die Fusssohlen ertheilt wurden, und nun Schröpfnarben in den Striemen erkannte. Das Verfahren ist im ganzen Orient noch dasselbe, wie zu den ältesten Zeiten der Aegypter. Man macht die Schnitte mit einem Rasirmesser und stülpt ein Horn darüber, wodurch das Blut herausgezogen wird. Mit Bezug auf dieses Verfahren lautet daher die Ordination des Arztes „ein bis drei Horn Blut“.

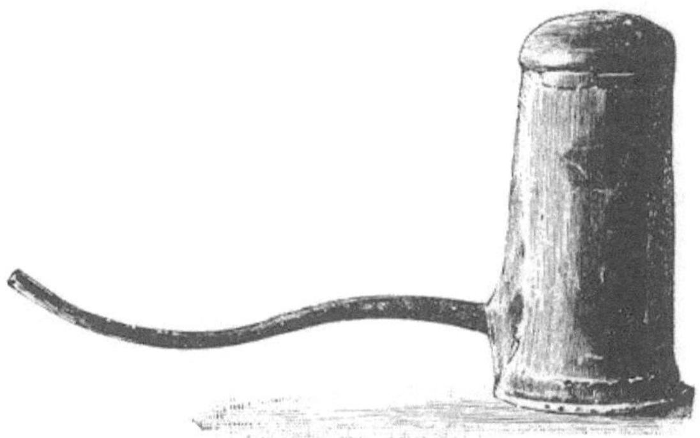

Fig. 149. Schröpfkopf aus Marokko. Mus. f. Völkerkunde, Berlin. – Nach Photographie.

112. Die Ritual-Operationen.

Wir dürfen an dieser Stelle auch die rituellen Operationen nicht unerwähnt lassen, denn sie gehören zum grösseren Theile in das Gebiet der kleinen Chirurgie, und meistens ist es auch nicht der eigentliche Medicin-Mann, sondern nur ein niederes Heilpersonal, welches sich mit ihnen beschäftigt. Die Operateure für das weibliche Geschlecht sind, wo wir diese Operationen antreffen, wohl durchgehends bestimmte Weiber. Bei dieser sogenannten Beschneidung der Mädchen handelt es sich auf einigen Inseln des malayischen Archipels nur um das Abschneiden eines Stückchens von dem Praeputium clitoridis. Bei den ostafrikanischen Völkern aber werden Theile des Mons Veneris sowie der grossen Labien excidirt, gemeinhin mit schmutzigen Rasirmessern. Durch passende Lagerung mit geschlossenen Beinen, oder selbst bisweilen durch eine Nath wird eine Verschmelzung der beiden Wundflächen und dadurch auch ein Verschluss der Vulva erzielt. Ein eingelegtes Röhrchen sorgt dafür, dass die Verwachsung keine vollkommene wird, so dass eine Oeffnung für die Entleerung des Urins zurückbleibt. Das bezeichnet man als die Infibulation. Für die Verheirathung wird die Verwachsung zum Theil und später für die Entbindung vollständig auf blutigem Wege wiederaufgetrennt. Nach glücklich überstandenem Wochenbett wird häufig die Infibulation wiederholt. Ausführliches über diesen Gegenstand habe ich in meiner Bearbeitung des *Ploss*'schen Werkes: Das Weib in der Natur- und Völkerkunde zusammengestellt.

Ueber die allbekannte Beschneidung der Knaben braucht hier nur wenig gesagt zu werden. Im nördlichen und centralen Afrika und bei den mohammedanischen Volksstämmen Asiens wird sie ebenfalls meist mit Rasirmessern ausgeführt. Die alttestamentarischen Juden scheinen Feuersteinmesser dazu benutzt zu haben. In dem malayischen Archipel pflegt ein scharfer Bambusspahn als Operationsinstrument zu dienen.

In dem letztgenannten Inselgebiet hat man aber zwei Methoden der Beschneidung. Die eine besteht in der allbekannten Art, in der circulären Abtragung des Präputium. Bei der anderen, z. B. auf der Insel Serang gebräuchlichen Art zieht ein alter Mann dem Jünglinge, der beschnitten werden soll, das Präputium so weit wie möglich vor und schiebt ein Stück Holz in die Oeffnung hinein. Darauf setzt er ein Messer in der Längsrichtung auf die Vorhaut und schlägt auf dieses mit einem anderen Stück Holz. Auf diese Weise wird dann nur eine Längsspaltung der Vorhaut, aber nicht eine circuläre Abtragung derselben ausgeführt. Die Blutstillung nach den Beschneidungen wird meistens mit sehr einfachen Mitteln, entweder durch eine Art der Tamponade, oder durch Bestreuen mit styptischen Pulvern in zufriedenstellender Weise herbeigeführt.

113. Kosmetische Operationen.

Wir haben hier noch einer Anzahl anderweitiger operativer Eingriffe zu gedenken, welche in den allermeisten Fällen sich auch in den Händen besonderer, nicht eigentlich medicinisch geschulter Specialisten befinden. Es sind das die kosmetischen Operationen. Dieselben dienen bekanntlich dazu, den Körper je nach den herrschenden Schönheitsbegriffen in seiner äusseren Erscheinung zu vervollkommnen. Die Ausführung der Operation ist gewöhnlich mit einem Feste verbunden und entweder wird das kindliche Alter oder das Alter der Pubertät als der Zeitpunkt für das Operiren gewählt. Das ist besonderen Gesetzen unterworfen.

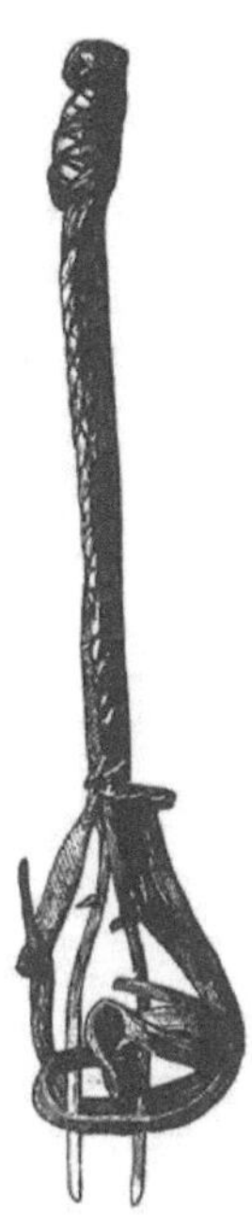

Fig. 150. Instrument der Haussa, zum Ausziehen von Dornen. Mus. f. Völkerkunde, Berlin. Nach Photographie.

Die Art und Weise des Operirens soll hier nicht näher geschildert werden; sie ist ja auch hinreichend bekannt und vielfach schon erörtert worden. Auch liegt, wie das ja bereits betont worden ist, keiner einzigen von diesen Operationen ein eigentlicher Heilzweck zu Grunde, sondern alle sind sie ausschliesslich nur dazu bestimmt, die körperliche Schönheit zu erhöhen. Es sind nur die Rücksichten der Vollständigkeit, welche für ihre Aufzählung an dieser Stelle die Veranlassung abgeben.

Zuerst sind zu nennen die schmückenden Einschnitte, mit denen an bestimmten Körperstellen in regelmässiger Weise die Haut durchtrennt wird. Die nach dieser Operation zurückbleibenden Narben bilden dann ein helles, oft geometrisches Muster auf den gewöhnlich dunkelfarbigen Körpern der so Verschönerten. In vielen Fällen ist es erwünscht, diese Narben erhaben erscheinen zu lassen. Die sofortige Verheilung der frischen Einschnitte wird dann auf das Sorgfältigste verhindert und in die Wunde streut man noch besondere Irritantia ein, um eine möglichst massige Narbe entstehen zu lassen. Das giebt dann die leistenförmig oder knopfförmig hervorspringenden Narbenwülste, nach langer schmerzhafter Leidenszeit ein grosser Schmuck für den viel beneideten Besitzer.

Zahlreiche kleine Verletzungen mit stechenden Instrumenten, welche zuvor in einen Farbstoff getaucht wurden, bilden bekanntlich das Wesen der Tättowirung. Diese Art der Verschönerung hat ja auch unter den sogenannten civilisirten Nationen eine nicht geringe Zahl von Verehrern. Mit nadelartigen Instrumenten, von denen entweder ein einzelnes oder mehrere mit einander vereinigte zur Anwendung kommen, werden die Einstiche freihändig gemacht. In der Südsee befolgt man aber eine etwas andere Methode. Hier haben sie ganz kleine, einem Miniaturkamm ähnliche Instrumente, welche rechtwinklig an einem Handgriffe befestigt sind. Ihre Zinken werden in den Farbstoff getaucht und dann auf die auserwählte Körperstelle aufgesetzt; ein Schlag mit einem hölzernen Schlägel treibt nun das Instrument in die Haut hinein.

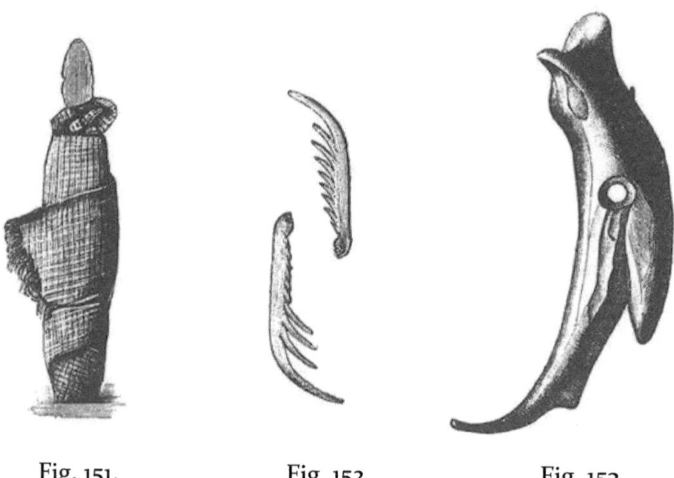

Fig. 151. Fig. 152. Fig. 153.

Fig. 151. Kleines Operationsmesser der Haussa (West-Afrika). Mus. f. Völkerkunde, Berlin. Nach Photographie.

Fig. 152. Scheeren vom Heuschreckenkrebs z. Eröffnen v. Geschwüren, auf Yap (Carolinen). Mus. f. Völkerkunde, Berlin. Nach Photographie.

Fig. 153. Instrument der Dayaken (Borneo), zum Eröffnen von Abscessen. K. k. Naturhist. Hofmuseum, Wien. Nach Photographie.

Zu erwähnen ist nun auch noch die Herstellung von jenen Durchbohrungen, in welche Schmucksachen hineingesteckt oder eingehängt werden sollen. Primitive Messer, spitze Knochen und Dornen dienen als Operationsinstrumente. Solche Durchbohrungen bringen sie an in der Nasenscheidewand und im Nasenflügel. Ersteres ist in Neu-Caledonien und in Australien und Letzteres in Indien eine weitverbreitete Sitte. Die Ohrmuschel muss auf verschiedene Weise herhalten, und sie wird bisweilen über den ganzen Helix hin mit einem System von Durchbohrungen verziert.

Auch die Ober- und Unterlippe entgeht nicht diesem Triebe der Verschönerung. Manchmal ist es ihr mittlerer Theil, bisweilen aber auch die beiden Seiten, in deren künstlich gemachte Löcher dann Schmuckknöpfe oder Schmuckzapfen hineingesteckt werden. Aus den kleinen Stichöffnungen verstehen die Wilden, durch die Federkraft zusammengerollter Blätter u. s. w., von denen immer grössere hineingesteckt werden, allmählich Löcher von enormem Durchmesser zu erzeugen. Auch hierüber findet der Leser Genaueres in meiner mehrfach citirten Bearbeitung des Werkes von *Heinrich Ploss* über das Weib.

Durchbohrungen der Glans penis werden von einigen Naturvölkern ebenfalls vorgenommen. Man schiebt in dieselben zu erotischem Zwecke dann besondere kleine Reizapparate ein. In ähnlicher Absicht machen Andere einen Einschnitt in die Rückenhaut des Penis und schieben kleine Steine und andere Fremdkörper unter dieselbe, um sie daselbst einheilen zu lassen. Die Heimath dieser bestialischen Gebräuche ist der malayische Archipel.

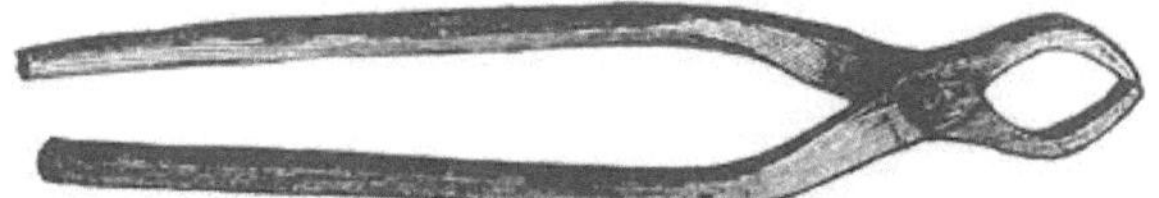

Fig. 154. Zahnzange der Haussa (West-Afrika). Mus. f. Völkerkunde, Berlin. – Nach Photographie.

v. Miklucho-Maclay berichtet, dass bei den Eingeborenen der Nordwestküste Australiens von der Harnröhrenmündung aus eine mediane Spaltung der Glans penis an ihrer Unterseite vorgenommen wird. Auch diese Operation wird ausgeführt, um das Wollustgefühl beim Coitus zu erhöhen. Dieselbe ist aber nicht zu verwechseln mit der Mika-Operation, auf die wir noch zurückkommen müssen.

114. Die Entfernung fremder Körper und die Behandlung der Abscesse.

Kaum als chirurgische Operation zu bezeichnen ist die Entfernung kleiner Fremdkörper aus der Haut, wie Dornen, Stacheln, Splitter u. s. w., oder kleiner Insekten, z. B. der so unbequemen und nicht selten sogar gefährlichen Sandflöhe. Auch der Medina-Wurm ist hier anzuschliessen. Hiervon befreit wohl fast Jeder sich selbst und nur in seltenen Ausnahmefällen wird dafür fachmännische Hülfe beansprucht. Als Instrument dient irgend ein Dorn oder sonst ein scharfspitziger Gegenstand. Bei den Karayá-Indianern in Brasilien sind dafür scharfe Fischzähne im Gebrauch.

Der Absonderlichkeit wegen mag eine Sitte aus Cambodja hier angeführt werden. Man hält daselbst für das einzige Mittel, um eine in der Kehle steckengebliebene Fischgräte zu entfernen, das Trinken desjenigen Wassers, in welchem sich Jemand die Füsse gewaschen hat, der mit den Füssen voran geboren wurde.

Die Haussa im nordwestlichen Afrika haben zum Dornausziehen eine eiserne Pincette (Fig. 150) mit kurzen Armen und mit einem sehr langen Stiele, welcher dicht mit einem Lederstreifen umwunden ist.

Die Behandlung von Abscessen fällt aber meistens sachverständigen Händen zu. Ganz ähnlich, wie bei uns, pflegt das erste Mittel, zu dem gegriffen wird, ein Kataplasmiren der befallenen Stelle zu sein. Wir finden dieses in Australien, auf der Osterinsel, auf Engano, bei den Aschanti und bei mehreren Indianer-Stämmen in Nord-Amerika. Heisse oder zerquetschte Blätter, oder andere schmierige und breiige Substanzen liefern das Material dazu. In Süd-Californien und in Victoria werden auch Waschungen der erkrankten Stelle, bei den Dacota-Indianern Einsalbungen und in Süd-Australien und bei den Aschanti Pflaster angewendet. In Australien und auf Engano legt man auch heisse Asche auf, und bei den Bilqula und anderen Indianer-Stämmen wird die Stelle auch wohl cauterisirt.

In Nieder-Californien pflegt der Medicin-Mann das Geschwür durch Saugen zu zersprengen. An dem Frazer River in Nordwest-Amerika wird das Geschwür mit plumpem Messer scarificirt. Auch die Bilqula schneiden dasselbe mit einer Reihe paralleler Incisionen ein, und die Australneger von Victoria öffnen hartnäckige Abscesse mit ihrem Knochenmesser.

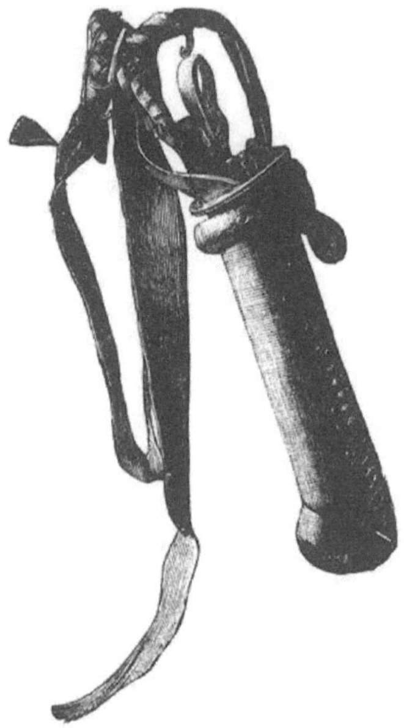

Fig. 155. Zahnärztliches Besteck der Haussa. Mus. f. Völkerkunde, Berlin. Nach Photographie.

Die Südsee-Insulaner von Tahiti, Samoa, Tonga und den Loyalitäts-Inseln eröffnen ihre Geschwüre und Furunkel und sogar tiefsitzende Abscesse mit denselben rohen Werkzeugen, wie sie sie auch zur Blutentziehung benutzen, d. h. mit scharfen Steinsplittern, mit Glas- und Muschelscherben, mit grossen Dornen und mit Haifischzähnen. *Hamilton* sah auf den Nicobaren, wie die Unterkinnlade eines Fisches mit scharfen Zähnen auf eine Geschwulst aufgesetzt und dann mit einem Stocke darauf geschlagen wurde. Es erfolgte eine heftige Blutung, danach aber baldige Heilung. Auf der Karolinen-Insel Yap ist zum Eröffnen von Geschwüren die gezahnte Scheere eines Heuschreckenkrebses, einer Squilla im Gebrauch (Fig. 152).

Von den Haussa wird für diese Zwecke der kleinen chirurgischen Operationen ein kleines Messer (Fig. 151) benutzt. Es hat die Form einer kleinen Lancette, deren Spitze abgeschliffen ist. Mit seinem Talon steckt es fest in einem Holzgriff, welcher ungefähr die fünffache Länge von der kleinen eisernen Klinge besitzt. Dieser Griff ist aber noch vollständig mit einem groben Stoff umwickelt, so dass von ihm gar nichts zu sehen ist.

Die Dayaken in Borneo bedienen sich zum Eröffnen von Furunkeln und Abscessen einer holzigen Wurzel (Fig. 153), welche sie Pinjampo nennen und der sie durch Zuschneiden und Glätten eine Form gegeben haben, die an einen grossen Angelhaken erinnert. Das Instrument bietet eine ganz gute Handhabe und der kleine widerhakenartige Fortsatz dient vermuthlich dem Daumen zur Stütze, wenn die Faust den Griff umklammert, um die Spitze in den Abscess einzusenken. Auch zur Behandlung schmerzhafter Körperstellen bedienen sie sich desselben Instrumentes; diese werden kräftig damit betupft, weil die Dayaken glauben, dass sie auf diese Weise den Schmerz aus dem Körper herausziehen könnten.

Von den Kirgisen berichtet *Pallas*, dass sich bei ihnen harte Geschwülste entwickeln. Es kann nach der Beschreibung keinem Zweifel unterliegen, dass dieses Milzbrandcarbunkel sind. Die Behandlung schildert er folgendermaassen: „Die unter dem gemeinen Volke übliche Cur, da nämlich die harte und fast knorpligte Geschwulst mit einer langen Nadel verschiedentlich durchstochen und mit einer Vermischung von Tabak mit Salmiak eingerieben, dem Kranken aber alles kalte Getränk und gewisse Speisen aufs schärfste verboten werden."

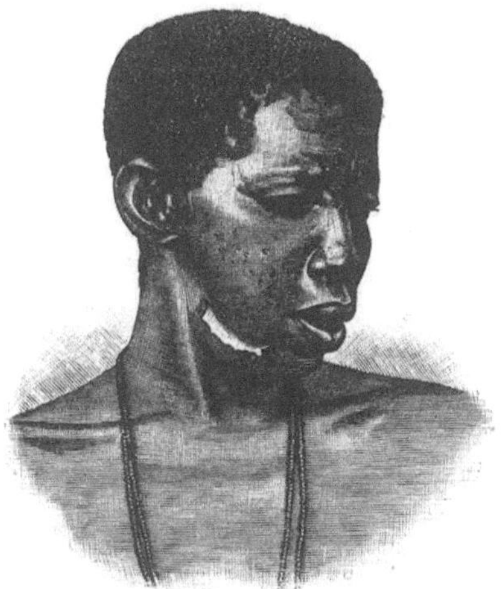

Fig. 156. Mann der Bawenda, dem beim Ausmeisseln eines Zahnes der Kiefer durch die Wange getrieben wurde. Nach Photographie.

Von den Australnegern in Victoria werden bisweilen die Geschwüre einfach umbunden. Bei den Fullah vom Rio Nunez legt man bei Geschwüren an den Extremitäten feste Umbindungen oberhalb derselben an. Sie glauben auf diese Weise zu verhindern, dass das schlechte Blut zum Herzen gelangen könne. *Corre* fand dort eine Ulceration durch Compression mit einer Kupferplatte in Behandlung.

115. Die Zahnheilkunde.

Sollen wir die kleine Chirurgie vollständig behandeln, so müssen wir im Anschluss an die Abscesse auch noch von der Zahnheilkunde ein Paar Worte sagen. In den Berichten über die Naturvölker ist sehr häufig auch von den Zähnen die Rede, da es nicht selten bei ihnen gebräuchlich ist, an ihren Zahnreihen durch Ausfeilungen, Ausmeisselungen oder durch Ausschlagen sogenannte Verschönerungen vorzunehmen. Von diesen zu sprechen ist hier nicht der Ort, da sie nicht zu Heilzwecken ausgeführt werden. Es muss uns aber überraschend sein, dass wir, gerade da so vielfach die Emailschicht der Zähne verletzt und zerstört wird, so wenig über Zahnoperationen und Krankheiten der Zähne hören.

Die Behandlung der Zahnschmerzen bei den Australnegern Victorias haben wir oben bereits besprochen. Sie bestand in Bananen-Umschlägen oder in tagelanger Einsperrung des Kranken. Ein Amulett, das Zahnschmerz vertreibt, hatten wir von den Giljaken kennen gelernt. Es ist in Fig. 120 abgebildet. Wir sehen da einen kleinen Menschenkopf in roher Ausführung in Holz geschnitzt, dessen ganze untere Gesichtshälfte durch einen herumgelegten Lappen eingehüllt wird.

Aus Sokotó von den Haussa hat *Robert Flegel* Instrumente zur Zahnoperation mitgebracht. Das Eine derselben, mit Namen Massassaki, wird zum Lockern des Zahnfleisches benutzt. Die anderen Instrumente sind Zangen, Awarteki genannt (Fig. 154), mit welchen die Zähne ausgezogen werden. Für dieses Armamentarium besitzen sie ein besonderes kleines Lederfutteral (Fig. 155).

Sehr roh ist die Behandlung kranker Zähne bei den Bawenda im nördlichen Transvaal. Sie suchen sie mit ihren Assegaien-Spitzen oder mit Meisselschlägen aus dem Kiefer zu entfernen. Mit welcher Gewalt sie dabei zu Werke gehen, das zeigt die Photographie eines armen Patienten (Fig. 156), dem bei einer solchen Gelegenheit ein grosses Stück des horizontalen Unterkiefer-Astes durch die Weichtheile der Wange hindurchgetrieben wurde.

XV. Die grosse Chirurgie.

116. Allgemeines.

Ein Capitel, das von der grossen Chirurgie der uncivilisirten Volksstämme handelt, kann, wie sich das wohl von selbst versteht, nur eine sehr geringe Ausdehnung besitzen. Denn es muss uns ja nur mit Verwunderung erfüllen, dass sich über diesen Gegenstand überhaupt etwas berichten lässt.

Wir stehen hier einem Probleme gegenüber, dessen Lösung wohl kaum je gelingen wird. Ueberrascht uns bei den Naturvölkern gewöhnlich die Indolenz, selbst schweren Erkrankungen gegenüber, wofür nur eine ihnen innewohnende hochgradige Unkenntniss der normalen und pathologischen Lebensvorgänge die einzige Erklärung zu bieten scheint, so liegen wiederum andererseits wohlbeglaubigte Fälle von Operationen vor, welche überhaupt nur erdacht werden können, wenn die Vorstellungen von dem anatomischen Bau des Körpers und von den physiologischen Eigenschaften seiner einzelnen Organe doch schon ziemlich hochentwickelte sind, immerhin, wie wir es nur gestehen wollen, höhere, als wir sie unter den civilisirten Nationen selbst bei gebildeten Laien voraussetzen dürfen. Ausserdem gehört zu diesen Operationen ein nicht unbedeutender chirurgischer Muth und ein Vertrauen auf das eigene Können, das durch die unvermeidlichen Schwierigkeiten, welche bei jedem grösseren operativen Eingriff unvorhergesehen hervortreten können, sich auch nicht in dem geringsten Maasse aus der Ruhe und Fassung bringen lässt.

Wie dieses Räthsel zu lösen ist, vermögen wir, wie gesagt, bisher noch nicht anzugeben. Wir stellen hier nur diese merkwürdige Thatsache fest und wir wollen sofort dazu schreiten, an der Hand der uns vorliegenden Berichte die chirurgischen Maassnahmen der Naturvölker einer genaueren Betrachtung zu unterziehen.

Das, was für den Chirurgen natürlicher Weise in allererster Linie in Frage kommen muss, das ist die Behandlung seiner Stammesgenossen, wenn sie eine Verwundung erlitten haben. Darum wollen wir die Besprechung, wie diese Leute die Wunden behandeln, auch den übrigen Dingen vorausgehen lassen.

117. Die Wundbehandlung.

Ueber die Wundbehandlung der Naturvölker sind die uns zur Verfügung stehenden Nachrichten nicht sehr ausgiebig. Es hat den Anschein, als wenn sie im Ganzen sehr wenig Umstände damit machen. Sie verlassen sich dabei wahrscheinlich auf ihre glückliche Heilfähigkeit, die diese Naturkinder fast ausnahmslos vor den civilisirten Nationen auszeichnet. Und so bekümmern sie sich entweder gar nicht um ihre Wunden, wie die Flathead-Indianer, die Süd-Australier und die Eingeborenen von Neu-Guinea, oder sie bedecken sie mit einer Art von Kataplasmen, die aus allerlei Blättern oder aus dem saftigen Baumbast gefertigt werden. Dieses letztere Verfahren wird von den Karok- und von den Dacota-Indianern, von den Süd-Californiern, den Eingeborenen von Tanembar und den Timorlao-Inseln und dem Seranglao- und Gorong-Archipel, sowie von den Aschanti angewendet.

Die Leute von Selebes legen frische Blätter auf und das Gleiche wird uns von den Samoanern, von den Mincopies auf den Andamanen, sowie von den Singhalesen, den Tamilen und den Weddah auf Ceylon berichtet. Dass die Letzteren es von den Singhalesen gelernt hätten, haben wir, wie früher schon betont worden ist, durchaus nicht nöthig, anzunehmen, da, wie wir eben gesehen haben, auch andere Völker dasselbe Verfahren selbstständig erfanden.

Die Karayá in Brasilien bestreuen die Wunde mit Kohlenpulver, und die Engano-Insulaner bedecken sie mit warmer Asche und mit erhitzten Baumblättern. In Wunden der Kopfhaut blasen die Samoaner den Rauch von verbranntem Wallnussholz. In Süd-Californien sind auch Salben gebräuchlich, in Alaska Pflaster aus Cedernharz, und in Süd-Australien wird die Wunde bisweilen mit einem Thonklumpen zugeklebt, Auch die Harrarî wenden bei Brandwunden medicamentöse Pflaster an.

Die Australneger in Victoria sollen, wie gesagt, die Wunden aussaugen, und sie setzen das so lange fort, bis kein Blut mehr entleert werden kann. Kommt auf diese Weise nur wenig Blut aus der Wunde heraus, dann glauben sie, dass nicht Alles richtig sei. Dann bringen sie den Patienten in eine solche Lage, die ihrer Meinung nach den Abfluss des Blutes befördern muss, und durch Compression der gegenüber liegenden Theile suchen sie denselben auch noch zu unterstützen. Führt das aber Alles noch nicht zum Ziel, dann sondiren sie die Wunde mit einem scharfen Instrument, das sie aus einem Knochen gefertigt haben. Wenn die Wunde sich völlig gereinigt hat, so legen sie einen Harzklumpen darauf. Sie haben aber ein gutes Verständniss für die schädliche Wirkung verhaltener Wundsekrete, und wenn in dieser Beziehung nicht Alles in Ordnung ist, so machen sie die Wunde wieder auf.

Die Central-Amerikaner pflegen die Wunden zu cauterisiren, um Entzündungen vorzubeugen.

Die Dacota und die benachbarten Indianer-Stämme sorgen nicht selten durch eingelegte Wieken von weichem Baumbast für den Abfluss des Eiters, und sie benutzen sogar ein besonderes Verfahren, um die Wunden auszuspritzen. Hierzu bedienen sie sich dann einer Blase oder Federspuhle, welche die Funktion der Spritze übernehmen müssen.

Die Opoates-Indianer sind dafür berühmt, ausgezeichnete Wundbalsame anzufertigen. Rosmarin ist in denselben ein sehr gebräuchlicher Bestandtheil. Wasser verbieten sie ihren Verwundeten streng, aber sie haben für dieselben mehrere vegetabilische Tränke.

Ausserordentlich selten begegnet man dem Versuch, die Wunden sofort zum Verschluss zu bringen. Allerdings wird von südaustralischen Stämmen berichtet, dass sie zuweilen eine Art Compressiv-Verfahren anwenden, um die Wundränder einander zu nähern. Um so bemerkenswerther ist daher die Angabe *Schoolcraft's*, dass die Indianer der Vereinigten Staaten bisweilen Schnittwunden mit Fäden aus Lindenbast oder aus den langen Schenkelsehnen von Thieren zunähen und die Suturen nicht vor dem sechsten Tage entfernen. Auch *Felkin* sah eine Wundnaht in Central-Afrika, durch welche der Leib nach einem glücklich ausgeführten Kaiserschnitte geschlossen wurde. Es war eine Sutura circumvoluta (Fig. 157). Auch bei der Infibulation der Mädchen im nordöstlichen Afrika wird bisweilen eine Naht angewendet.

Die Winnebago-Indianer lassen eine böse Wunde fast niemals prima intentione heilen, sondern sie halten sie sorgfältig offen, dass sie von unten herauf heilen kann.

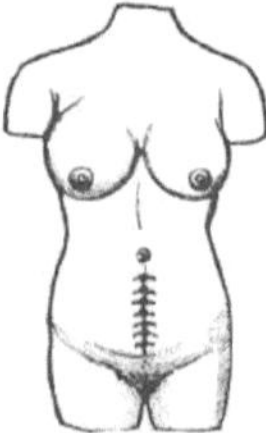

Fig. 157. Vernähte Bauchwunde einer Frau in Uganda, bei welcher der Kaiserschnitt ausgeführt war. Nach Felkin.

Unter dem uns vorliegenden chirurgischen Materiale der Indianer haben wir auch Höhlenwunden angetroffen. Ein Indianer-Häuptling hatte einen Stich vorn zwischen der vierten und fünften Rippe erhalten, der ihm die Brusthöhle öffnete. Eine reichliche Blutung war eingetreten.

„Schliesslich in einem heftigen Hustenanfall blieb ein Lappen der Lunge in der Wunde stecken. Dieses Ereigniss stillte die Blutung, setzte aber die Facultät des Dorfes in Verlegenheit. Eine Consultation wurde abgehalten, in welcher entschieden wurde, dass die Lunge nicht reponirt werden dürfe, um fernerem Blutverluste vorzubeugen, und dass das herausgetretene Stück der Lunge abgeschnitten, gekocht und von dem Häuptling gegessen werden müsse. Das wurde in verabredeter Weise ausgeführt, Granulationen bildeten sich unverzüglich auf der Schnittfläche der Lunge, der Process der Eiterung in der äusseren Wunde begann sofort nach Befreiung der strangulirten Lunge, welche an ihren Platz in der Brust zurückkehrte. Die Hautdecken schlossen sich über dem Intercostalraum, aber die

Muskelsubstanz blieb verlagert," sodass eine Lungenhernie entstand, die bei jedem Hustenstosse sich stark hervorwölbte.

Ein anderer Indianer hatte zwei Tatzenschläge von einem Grizzly-Bären erhalten. Der eine ging ihm links über das Gesicht, hatte ihm Ohr und Wange zerrissen und das linke Auge vernichtet. Der andere hatte ihm an zwei Stellen die linke Thoraxhälfte eröffnet. Blut und Luft drang daraus hervor.

Als man ihn auffand, hielt man ihn für todt. Er wurde in seine Hütte getragen, und in eine solche Lage gebracht, dass Blut und Eiter frei aus der Brust ausfliessen konnten. Seine Wunden wurden emsig mit schleimigen Decocten gewaschen und in wenigen Monaten war er im Stande, die Reise nach der Agency at Sault Ste. Marie zu unternehmen.

Ueber eine perforirende Bauchwunde bei einem Weddah auf Ceylon liegt uns ein Bericht von *Baker* vor. Der Weddah wurde auf einer Jagd plötzlich von einem grossen Eber überrascht. Dieser stellte sich sofort, und der Weddah ging mit Bogen und Pfeilen zum Angriff vor. „Aber kaum hatte er die Bestie verwundet, als er mit grosser Wuth attackirt wurde. In einem Augenblick war der Eber an ihm und im nächsten Moment lag der Weddah auf dem Boden mit seinen Eingeweiden aussen. Glücklicher Weise war ein Begleiter mit ihm, welcher die Eingeweide zurückplacirte und ihn verband. Ich sah den Mann einige Jahre später; er war völlig wohl, hatte aber eine schreckliche Geschwulst vorn am Bauch, welcher quer durchzogen war von einer breiten blauen Narbe von ungefähr 8 Zoll Länge."

Ob hier von dem Gefährten eine Bauchnaht angelegt wurde, geht aus dieser Geschichte nicht hervor. Immerhin aber müssen wir dem Erfolge der Operation unsere volle Anerkennung zollen, obgleich, wie das bei der Schwere der Verletzung nicht überraschen kann, ein grosser Bauchbruch (die „schreckliche Geschwulst") sich ausgebildet hatte.

118. Die Behandlung der Schusswunden.

Wohl muss es uns verwunderlich erscheinen, dass wir so wenig darüber erfahren, wie sich die uncivilisirten Völker mit ihren Schusswunden abzufinden pflegen. Bei ihren Kämpfen mit Bogen und Pfeil, mit dem Wurfspiess und mit dem europäischen Gewehre kann es an derartigen Verletzungen doch nicht fehlen. Und dennoch finden wir in den uns zu Gebote stehenden Berichten dieselben nur ganz vereinzelt erwähnt.

Aus den Pfeilwunden saugen, wie wir früher schon sagten, die Opoates-Indianer in Mexico sobald wie möglich das Blut heraus. Dann streuen sie Peyote-Pulver ein. „Nach zwei Tagen wird die Wunde gereinigt und mehr von demselben Pulver applicirt; diese Operation wird jeden zweiten Tag wiederholt und schliesslich wird gepulverte Lechugilla-Wurzel angewendet. Bei diesem Vorgehen werden die Wunden, nachdem sie vollständig geeitert haben, geheilt. Aus den Blättern der Maguey, Lechugilla und Date-palm, wie von dem Rosmarin machen sie ausgezeichnete Balsame zur Heilung von Wunden. Sie haben verschiedene vegetabilische Substanzen, um den Durst verwundeter Personen zu löschen, während Wasser als schädlich betrachtet wird."

Von den Dacota-Indianern wird angegeben, dass sie die Schusswunden meist der Natur überlassen. Und so scheint es auch dem 42 Jahre alten Kiowa-Häuptling *Sitamore* ergangen zu sein, der in einem Gefechte mit den Pawnee-Indianern einen Pfeilschuss in die rechte

Hinterbacke erhielt. Der Schaft wurde herausgezogen, die eiserne Pfeilspitze aber konnte nicht entfernt werden, weil sie zu tief in den Körper eingedrungen war. Unmittelbar nach der Verletzung entleerte der Kranke blutigen Urin. Seine Wunde heilte und sechs Jahre hindurch vermochte er wieder die Büffel zu jagen. Dann zwangen ihn zunehmende Urinbeschwerden, die Hülfe eines amerikanischen Militärarztes aufzusuchen. Dieser fand einen sehr grossen Blasenstein, den er durch einen glücklich verlaufenden Seitensteinschnitt extrahirte. Der Stein war eiförmig, aus Triplephosphaten bestehend, und enthielt als Kern die vier Centimeter lange Pfeilspitze. Er ist in dem amerikanischen Kriegsberichte abgebildet.

Geschickter pflegen die Winnebago-Indianer mit den Schusswunden umzugehen.

> „An erster Stelle reinigen sie die Wunde vollständig, und wenn es ein Gewehrschuss ist, so extrahiren sie, wenn es ausführbar ist, die Kugel, dann setzen sie den Mund auf die Wunde und extrahiren durch lange fortgesetztes Saugen geronnenes Blut und fremde Stoffe, welche in die Wunde hineingekommen sein mögen; danach machen sie Verbände, um die Entzündung zu mildern und Eiterung hervorzurufen. Gemeinsam mit der guten Constitution unterstützt gewöhnlich das Temperament des Kranken die Heilung. Die Indianer verlassen sich, wenn sie verwundet sind, selber auf ihre Widerstandskraft und sie ertragen Entbehrungen und Schmerzen, ohne an den nervösen Erregungen zu leiden, welche häufig die Genesung der Weissen verzögern."

Die Karok-Indianer verschliessen ihre Pfeilschusswunden mit dem Theer von der Pinus edulis.

Bowditch führt von den Aschanti an, dass Schusswunden an den Extremitäten gewöhnlich bei ihnen zum Tode führen, sobald ein Knochen zerschmettert ist, oder ein grosses Blutgefäss zerrissen wurde. Im letzteren Falle tritt der Tod durch Verblutung ein, weil sie es nicht verstehen, das blutende Gefäss zum Verschluss zu bringen.

Das chirurgische Können der Eingeborenen in dem Gebiete des Quango scheint dagegen ein wesentlich Höheres zu sein. *Wolff* berichtet von seiner Expedition dorthin:

> „Unterwegs hatte ich Gelegenheit, die chirurgische Kunst der Neger zu bewundern. Einem Neger war im Kriege durch eine Kugel das Schienbein zerschmettert worden; zu ihm gerufen, fand ich den Unterschenkel in einem festen gefensterten Verbände, der, aus an einander gebundenen Binsenstäben verfertigt, sich oben an dem Knie und unten an den Knöcheln stützte. Er stellte das gebrochene Glied fest und übte zugleich eine Extension aus, that also Alles, was wir von einem festen Verbande verlangen können. Gegenüber der Wunde war der Verband ausgeschnitten, damit der Eiter und das Wundsekret abfliessen konnte."

Die Mincopies auf den Andamanen pflegen die Schusswunden mit Blättern zu verbinden; und von den Samoanern hören wir durch *Turner*: „Um einen mit Widerhaken versehenen Speer aus dem Arm oder dem Bein zu ziehen, schneiden sie das Glied an der entgegengesetzten Seite ein und stossen ihn gerade durch. Amputation wird nie ausgeführt.“

119. Die Blutstillung.

Das Stillen von Blutungen macht den Naturvölkern meist sehr erhebliche Schwierigkeiten. Für gewöhnlich wissen sie gar nichts damit anzufangen. Die Haidah-Indianer und diejenigen von Alaska benutzen zur Blutstillung Adlerdaunen, die Dacota- und Winnebago-Indianer wenden pflanzliche und mineralische Styptica an, und die Karayá in Brasilien verstehen sich sogar auf das Abbinden der Glieder. Auch die blutstillenden Pulver einiger nordamerikanischer Indianer-Stämme werden in der Weise angewendet, dass die blutende Wunde vollkommen mit ihnen ausgestopft wird und dass sie ausserdem noch durch eine fest herumgelegte Binde das Bulver an seiner Stelle zu halten suchen. Es ist also sicherlich der circuläre Druck, der bei dieser Art der Blutstillung besonders wirksam ist.

Die Eingeborenen von Manahiki oder der Humphreys-Insel in der Südsee wenden gegen Blutungen aus Venen oder Arterien Verbände mit dem schwammigen Kerne einer alten Cocosnuss an.

In Marokko ist das Abhacken von Gliedmaassen als Justizmaassregel im Gebrauch. Durch circuläre Umschnürung des Stumpfes sucht man der Blutung Herr zu werden. Wenn das aber nicht zum Ziele führt, so steckt man die Wunde in heisses Pech.

Wenn in Mittel-Sumatra Jemand verwundet ist, und man kann das ausströmende Blut nicht stillen, dann glauben sie, dass der *Palăsieq*, ein dämonischer Mensch, an der Wunde gesogen habe und dass sie dadurch unheilbar wird und dass der Verletzte daran sterben müsse.

Von den Südsee-Insulanern, und zwar von den Eingeborenen von Tahiti, Samoa, Tonga und den Loyalitäts-Inseln berichtet *Ella*, dass sie eine plumpe Art von Tourniquet in Anwendung ziehen, um den Versuch zu machen, starke Blutungen zum Stehen zu bringen. Dazu benutzen sie zahlreiche Lagen von der Tapa, dem einheimischen Kleiderstoff, welcher aus der Rinde des Papiermaulbeerbaumes gefertigt wird.

Um starkes Nasenbluten zu stillen, wird von den Indianern Nord-Amerikas feingepulverte und heissgemachte Kohle in die Nasenlöcher hineingestopft, Die Harrarî haben Medicamente, welche sie dabei in die Nase einschlürfen.

Wenn ein Kind auf Nias Nasenbluten hat, so ist das für den Vater eine Strafe, weil er während der Schwangerschaft seiner Frau ein Schwein geschlachtet hat. Um das Nasenbluten zu stillen, ist er dann gezwungen, dem *Adú Fano'o ni amaho'o* ein Opfer zu bringen.

120. Das Glühen.

Einer ganz ausserordentlichen Beliebtheit erfreut sich die Cauterisation. Die Behandlung mit heissen Blättern und mit heisser Asche sind ja eigentlich schon in dieses Gebiet zu rechnen. Davon war oben bereits die Rede.

Die Mincopies auf den Andamanen wenden zur Erleichterung der Beschwerden bei Hautkrankheiten eine Form des Glühens an. Sie nehmen einen grossen, flachen Stein, erwärmen denselben sorgfältig am Feuer und legen ihn dann auf den befallenen Körpertheil.

Aber auch noch energischere Cauterien werden dabei herangezogen. Das finden wir bei den Choctaw-Indianern und bei den Indianern von Nicaragua. Die Letzteren werden durch diese Procedur nur in geringem Grade angegriffen. Bei den Bilqula wird die Cauterisation mit Schiesspulver oder mit Baumrinde ausgeführt.

Die Twana-, Chemakum- und Klallam-Indianer wenden die Cauterisation zur Bekämpfung rheumatischer Affectionen an. Auch sie benutzen dazu die Cedernrinde, häufig aber auch ein rothglühend gemachtes Eisenstück.

Auf den Gilbert-Inseln ist nach *Finsch* das Cauterisiren durch Auflegen kleiner Stückchen glimmender Cocusnussschale gebräuchlich.

Auch hartnäckige Geschwüre pflegen einige Indianer-Stämme Nord-Amerikas mit dem Cauterium actuale zu behandeln, und die Süd-Californier legen bei frischer Syphilis eine glühende Kohle auf die indurirte Stelle, um sie so zur Heilung zu bringen.

Als eine Art der Cauterisation müssen wir natürlicher Weise auch die Behandlung der Wunden und Blutungen mit heisser Asche und erhitzten Blättern betrachten, und dass die Indianer in Central-Amerika die Wunden direct cauterisiren, das wurde oben schon gesagt. Auch ist bereits die prophylaktische Cauterisation der Fullah in West-Afrika besprochen worden.

In Marokko ist das Cauterisiren eine sehr gewöhnliche Maassnahme. Es werden hierzu besondere Glüheisen (Fig. 158) gebraucht, die in einem irdenen Kohlenbecken erhitzt werden. Ein kleiner Handblasebalg dient dazu, die Gluth gehörig anzufachen. Drei Formen von Glüheisen sind hier im Gebrauch, ein messerförmiges, ein spatenförmiges und ein münzenförmiges. Man sieht auf den marokkanischen Märkten, sowie in Tunesien und in Tripolis, die Heilkünstler in ihren dachförmigen Wanderzelten sitzen, mit den Glüheisen zu sofortiger Anwendung bereit. „Man brennt, sagt *Quedenfeldt*, nicht allein Wunden und Geschwüre aus, sondern rückt auch einer schlecht geheilten Verrenkung, Rheumatismen, Magencatarrhen, kurz allen rebellischen Krankheiten, sogar Milz- und Lebertumoren damit zu Leibe. Der Operateur erhält eine Okîa (Unze, ungefähr fünf Pfennige) für das Brennen als geringstes Honorar; Reiche aber zahlen bis zu einer Peseta, und im Falle, dass das Glüheisen post hoc oder propter hoc Heilung gebracht, geben sie noch einen Hammel, ein Paar neuer gelber Lederschuhe und dergleichen drauf.“

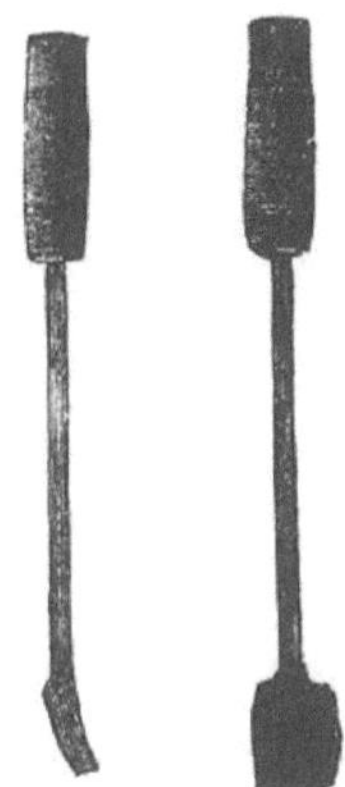

Fig. 158. Glüheisen aus Marokko. Mus. f. Völkerkunde, Berlin. Nach Photographie.

Ganz ähnlich klingen die Schilderungen, welche *Moore* von der ärztlichen Thätigkeit der Eingeborenen von Radschputana entwirft. Hier scheinen sich besonders die Bheels eines hervorragenden Vertrauens zu erfreuen. Das bei den verschiedenartigsten innerlichen und äusseren Leiden in Anwendung gezogene Glüheisen, der Dhag, ist gewöhnlich ein am Ende abgeflachtes Eisenstück, welches in dem Augenblick auf die Haut aufgesetzt wird, wenn es stark rothglühend geworden ist.

In einigen Gegenden von Radschputana, nämlich in den Districten der Bheels, wird häufig die Application des Glüheisens als Specialität von einem Weibe betrieben. Die Brandschorfe werden linienförmig, kreuzweise oder in der Form eines Rostes angelegt, oder auch fleckweise, von der Grösse eines Zwei-Anna-Stückes bis zu der einer Rupie. Gebrannt wird alles, was eine Anschwellung macht, sei es eine entzündliche Schwellung, ein Tumor, eine Cyste, eine Hernie oder ein verrenkter Schulterkopf. Diese unvorsichtige Anwendung des Glüheisens richtet vielfach erheblichen Schaden an. So war z. B. eine Hydrocele auf diese Weise zur Verjauchung und der Testikel zur Gangrän gebracht. Die Zahl der applicirten Glüheisen richtet sich nach der Grösse der Geschwulst. Einen lipomatösen Tumor hat *Moore* mit fünfzig Brandschorfen bedeckt gesehen.

Auf chinesischem und japanischem Gebiet wird das Glüheisen durch die Moxa ersetzt. Wir haben früher schon hiervon gesprochen. Sie war vor wenigen Jahrzehnten in etwas energischerer Form auch bei uns noch im Gebrauch und bedarf hier keiner näheren Beschreibung.

An den milden Reiz der japanischen Moxen erinnert ein Verfahren der Mincopies auf den Andamanen: „Bei Phthisis oder wenn irgend ein inneres Organ erkrankt ist, so werden von den Freunden des Kranken Schritte gethan, um die Machinationen des bösen Geistes, dem die Leiden des Opfers zugeschrieben werden, zu Nichte zu machen. Zu diesem Zwecke werden ein oder mehrere Knochen-Halsbänder (Fig. 62) erst fest auf der Stelle des Schmerzes befestigt, darauf wird ein Stück Bienenwachs tô-bul-pîd über ein Feuer gehalten, bis es tropft, und dieses wird dann auf das Fleisch schnell applicirt. Das anhaftende Wachs wird nicht entfernt, aber es fällt in einigen Tagen von selber ab.“

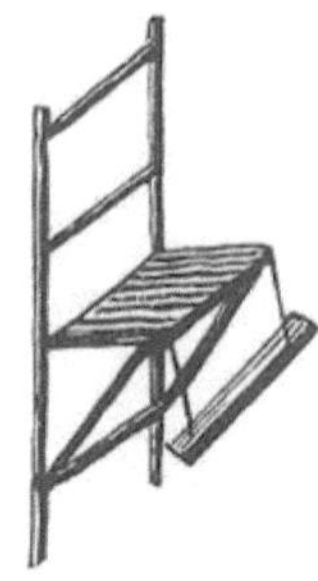

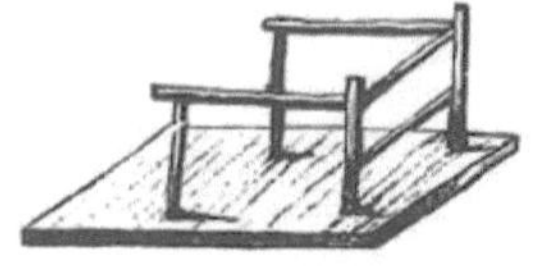

Fig. 159. Fig. 160.

Fig. 159. Krankentragstuhl, Sumatra. Nach van Hasselt.
Fig. 160. Stuhl für einen gelähmten Knaben, Sumatra. Nach van Hasselt.

Erwähnen müssen wir aber noch, dass auch auf Tahiti, Samoa, Tonga und den Loyalitäts-Inseln das Glüheisen bisweilen angewendet wird. Auf Tonga und Samoa wird es manchmal auch durch eine zerquetschte Weinrebe ersetzt, deren scharfer Saft dem Aetzkali nicht unähnlich wirkt, *Ella* sah sie bei einer Lähmung der Beine anwenden. Der Kranke collabirte mehr in Folge dieser Behandlung, als durch seine ursprüngliche Krankheit.

121. Knochenbrüche und Verrenkungen.

Dass die uncivilisirten Völker sich auch mit Knochenbrüchen und Verrenkungen beschäftigen müssen, das ist bei ihrer Lebensweise selbstverständlich. Der Mechanismus der Luxationen scheint ihnen aber nur selten zu vollem Bewusstsein zu gelangen. Wenigstens sind unsere Nachrichten hierüber von einer überraschenden Dürftigkeit. Bei den Hindu und bei den Marokkanern wird, wie gesagt, auch gegen diese Verletzung mit dem Glüheisen vorgegangen, und sogar die inveterirten Fälle hoffen sie auf solche Weise zu heilen. Die Aschanti mischen den Brei einer bestimmten Pflanze mit Pfeffer und legen ihn auf das verrenkte Glied.

Fig. 161. Kranken-Tragbahre der Maori, Neu-Seeland. Nach Thompson-Longmore.

Ueber eine Einrenkung nach den Regeln der Kunst fand ich nur eine einzige Angabe. Dieselbe stammt von der Insel Nias. Man hält daselbst ausschliesslich solche Personen für befähigt, Luxationen wieder einzurenken, welche mit den Füssen voran geboren worden sind. Allerdings ist es anderen Leuten erlaubt, den für die Einrenkung nothwendigen Zug an dem luxirten Gliede auszuüben, aber nur diese durch die Eigenart ihrer Geburt Bevorzugten dürfen mit ihren Händen den Rücktritt des verrenkten Gelenkkopfes in die Gelenkhöhle dirigiren.

Ein geschicktes Einrichten und Bandagiren gebrochener Gliedmaassen wird uns von verschiedenen Naturvölkern berichtet. Sie benutzen zu diesem Zwecke für gewöhnlich Schienen, welche sie aus Holz oder aus Baumrinde fertigen und die durch sorgfältig angelegte Bandagen an dem frakturirten Gliede befestigt werden. Das wird namentlich von vielen Indianer-Stämmen gemeldet von der Nordwestküste an bis südlich zu den wilden

Stämmen Brasiliens. Ihre Befähigung ist aber nicht gleich, denn während man z. B. von den Creeks und von den Winnebagos die geschickte Handhabung derartiger Verbände rühmend hervorhebt, werden die ihnen benachbarten Dacota als ungeschickt im Anlegen von Schienen bezeichnet.

Die Schienen sind von Holz oder von Binde, Letzteres z. B. bei den Bilqula-Indianern. Einige Stämme lassen die Verletzten in dem Schienenverbande liegen, bis die Consolidation der gebrochenen Knochenenden erfolgt ist. Die Heilresultate bei einigen nordamerikanischen Indianer-Stämmen werden als nicht sehr günstige geschildert, weil sie es unterliessen, die nothwendige Extension anzuwenden.

Auch die Eingeborenen von Manahiki oder der Humphreys-Insel verstehen sich auf das Anlegen von Schienenverbänden bei Knochenbrüchen, und die Mincopies auf den Andamanen legen auch hierbei Blätterverbände an.

Die Winnebago-Indianer wagen sich aber sogar an die complicirten Fracturen heran. Diese sowohl, als auch die einfachen Knochenbrüche bandagiren sie nach erfolgter Einrichtung mit Schienen, und sie binden dann die Extremität in extendirter Lage fest. In dieser Verfassung muss der Verletzte verbleiben, bis die Fragmente sich vereinigt haben.

Von den Hindu-Aerzten in Radschputana berichtet *Moore*, dass sie zwar die gebrochenen Glieder mit Bambusstücken schienen und bandagiren, dass sie aber keine Reposition der verschobenen Fragmente vornehmen und dass daher sehr häutig eine Unbrauchbarkeit des Gliedes entsteht. Auch werden die Bandagen oft zu fest angelegt, und in Folge dessen sieht man Druckgeschwüre gar nicht selten.

Die Eingeborenen der Insel Nias bandagiren das gebrochene Glied mit einem Baumwollenstoff oder mit dünn und weich gemachter Baumrinde. Wenn Schmerzen eintreten oder Entzündung, so wird das Glied mit dem ganzen Verbände zur Kühlung in einen frisch ausgehöhlten Bananenstamm gelegt, welcher je nach Bedürfniss mehrmals gewechselt wird. Nach dem Verlaufe von vier Wochen entfernen sie den Verband, weil sie den Glauben haben, dass in diesem Zeitraum die Heilung glücklich erfolgt sein müsse. „Wenn dann das Glied von Neuem bricht, oder wenn der Patient lahm bleibt, so wird die Schuld nicht dem Arzte zugeschrieben, denn, wie sie sagen, wer kann sehen, was im Inneren eines Menschen vorgeht!“

Am originellsten und für uns überraschendsten ist unstreitig die Behandlungsmethode eines im Uebrigen besonders tief stehenden Volkes, nämlich der Eingeborenen von Süd-Australien. Auch hier werden zwar von einigen Stämmen die Fracturen geschient, aber bei einigen Anderen werden die Glieder nach erfolgter Geradestreckung in eine Umhüllung von Thon eingebettet. Dieser erhärtet dann und schützt die Bruchenden vor erneuter Verschiebung.

Bei einem Knaben, welcher durch einen Sturz vom Pferde eine Fractur des Kiefers erlitten hatte, bedeckten sie sein ganzes Gesicht mit einer dicken Maske von Thon. Die Heilung war eine ausgezeichnete. In einem Falle hatten sie einem verunglückten Manne den gebrochenen Schenkel mit Schienen und Bandagen verbunden. Als sie ihn dann aber zu dem Lager der Seinigen bringen wollten, nahmen sie ihm den Schienenverband ab und ersetzten denselben durch solch einen Verband von erhärtendem Thon. Auch hier war die Heilung eine vollkommene, ohne eine Spur von Difformität oder Lahmheit zurückzulassen.

122. Der Krankentransport.

Es wird vielleicht am passendsten sein, wenn wir an dieser Stelle gleich folgen lassen, was wir über den Krankentransport der Naturvölker erfuhren, *van Hasselt* fand bei der niederländischen Expedition nach Mittel-Sumatra für die Beförderung der Kranken und Verletzten Hängematten im Gebrauch, welche meistens aus Baumrinde hergestellt werden. Man benutzt dort aber auch einen besonderen Stuhl (Fig. 159), der nach Art einer sogenannten Kraxen, wie sie bei uns in den Alpen gebräuchlich sind, auf dem Rücken getragen wurde. Auf einem ähnlichen Stühlchen (Fig. 160) wurde auch ein sechsjähriger Knabe getragen, welcher angeblich durch den Dämon *Isjtanah* vollständig lahm war. Der Stuhl hat eine kleine Lehne, einen schmalen Sitz, und die schräg nach hinten gerichteten vorderen Füsse stützen sich gegen die hinteren Füsse des Stuhles.

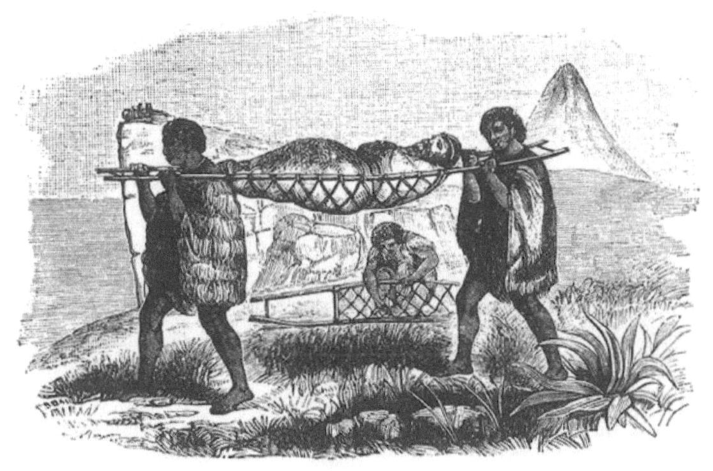

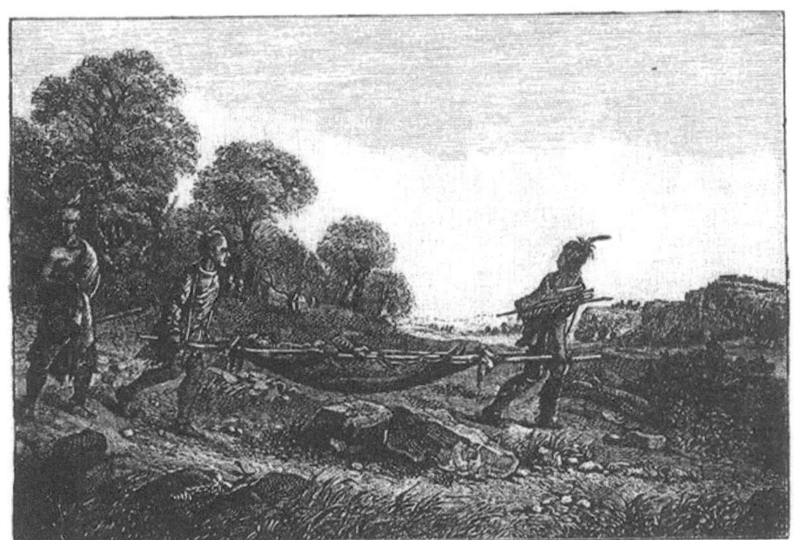

Fig. 162. Kranken-Tragbahre der Dacota-Indianer. Nach Schoolcraft.

Von den Maori auf Neu-Seeland wird eine Art Hängematte zum Transporte benutzt, welche sie mit dem Namen Amoo (Fig. 161) bezeichnen. Sie hängt an zwei parallelen Tragestangen, welche auf den Schultern der Träger ruhen und vorn und hinten durch ein Querholz verbunden sind. Zu den Stangen benutzt man passende Baumäste, und das Netzwerk der Hängematte improvisirt man aus dem wilden Flachs, welcher fest und haltbar ist, eine Höhe von mehreren Fuss erreicht und überall wächst. Diese Tragen sind so practisch befunden, dass sie auch von den weissen Occupationstruppen adoptirt worden sind. Uebrigens gilt das Letztere auch von den verschiedenen Arten der Hängematten und

Trageeinrichtungen, wie sie im Himalaya und von den verschiedenen Stämmen Indiens in Anwendung gezogen werden.

Die Dacota- und Winnebago-Indianer construiren für ihre Verwundeten in sehr geschickter Weise Sänften (Fig. 162), und sie kommen damit schneller zu Stande, als das bei den Weissen der Fall zu sein pflegt.

„Zu diesem Zwecke nehmen sie zwei Stangen, 4 oder 5 Fuss länger, als die zu befördernde Person, und legen sie parallel auf die Erde 2 oder 3 Fuss von einander entfernt. Quer darüber in passender Entfernung werden zwei kurze Stangen gelegt, rechtwinklig zu den ersten und hier mit ledernen Riemen festgebunden. Ueber die Stangen wird ein Blanket oder ein Büffelkleid gelegt, das ausgespannt und in gleicher Weise festgebunden wird. Hierauf wird der Kranke gelagert. Zwei Tragriemen werden nun an die Enden der langen Stangen gebunden, in der Weise, dass, wenn die Träger zwischen ihnen stehen, die Mitte des Riemens fest oben auf ihrem Kopfe liegt, und sie bequem mit den Händen die Enden der Stangen fassen können. Wenn sie aufbrechen, so kauert sich eine Person an jedem Ende der Trage nieder, und wenn sie den Riemen über ihren Kopf gelegt haben, fassen sie mit den Händen die Stangen und richten sich auf, wenn nöthig, von einigen Beistehenden unterstützt, und dann brechen sie auf und halten Schritt mit einander, und auf diese Weise werden Kranke und Verwundete manchmal sicher viele Meilen an einem Tage befördert in einer Gegend ohne irgend einen Weg für Wagen oder Pferde." Bisweilen werden auch, wenn es das Terrain gestattet, die beiden Träger durch zwei Pferde ersetzt.

123. Amputationen.

Lassen sich die uncivilisirten Völker auch auf Amputationen ein? Das ist eine Frage, deren Erörterung wir noch zu unternehmen haben. Ueberall dort, wo man uns berichtet, dass die Eingeborenen weder von der Behandlung schwerer Wunden, noch auch von einer Stillung der Blutung irgendwelche Ahnung besitzen, werden wir es nicht erwarten können, dass sie sich an Amputationen wagen. Ja, sogar von solchen Volksstämmen, welche in Bezug auf ihr chirurgisches Können immerhin schon eine leidliche Entwickelungsstufe erstiegen haben, wird es uns manchmal ausdrücklich berichtet, dass sie Amputationen nicht unternehmen. So hören wir von den Creek-Indianern, dass sie niemals amputiren. Das Gleiche gilt von den Winnebago-Indianern, und der Berichterstatter fügt hinzu: „Ihre Praxis lehrt, dass die Amputation nicht immer nothwendig ist, wenn die weissen Chirurgen dieses erklären."

Den Dacota-Indianern wird nachgesagt, dass sie „selten" ein Glied amputiren. Wir müssen hieraus die Folgerung ziehen, dass es doch bisweilen vorkommen muss.

Ein Insulaner der Loyalitäts-Insel Uvea wollte sich von einem Panaritium befreien. Er holte einen Meissel aus der Werkstatt, setzte ihn auf den Finger und liess durch einen Hammerschlag sich von einem Freunde den Finger amputiren. Es musste eine Nachamputation gemacht werden.

Die Amputation der einen oder beider Hände wird, wie bekannt, bei manchen Stämmen als eine Scharfrichteroperation zum Zweck der Bestrafung ausgeführt. *Quedenfeldt* berichtet, dass in solchen Fällen oft mit heissem Pech die Blutung gestillt wird. Wir hatten das oben bereits erwähnt. Wahrscheinlich dürfen wir aber auch annehmen, dass in diesen Ländern, wo man hier und da den glücklichen Ausgang einer solchen Strafamputation zu beobachten vermag, man wohl auch bei Zerschmetterungen der Finger und Hände ein ähnliches Verfahren versuchen wird.

Corre sah einen Fullah vom Rio Nuñez, dem man wegen Diebstahls die Hand abgehackt hatte. Der Amputationsstumpf war „très régulier" und in vollkommenster Weise vernarbt.

Capello und *Ivens* erzählen von ihrer Reise in das Yacca-Gebiet von West-Afrika, dass Fälle von amputirten Schenkeln bei den Negern gewöhnlich waren, veranlasst durch die Zerstörungen, welche der Sandfloh in ihren Unterextremitäten hervorgebracht hatte. Die Schwarzen „hatten es zugelassen, die Beute dieses schlimmen Insektes zu werden, so dass dann schliesslich jegliche Behandlung, abgesehen von der Amputation, unmöglich ist, weil der befallene Theil buchstäblich von den Thieren wimmelt". Es geht aus dieser Angabe nicht mit Sicherheit hervor, wer denn nun die Amputation ausgeführt hat; ob sie von den Negern unternommen wurde, oder ob die armen Leute von Europäern amputirt worden sind.

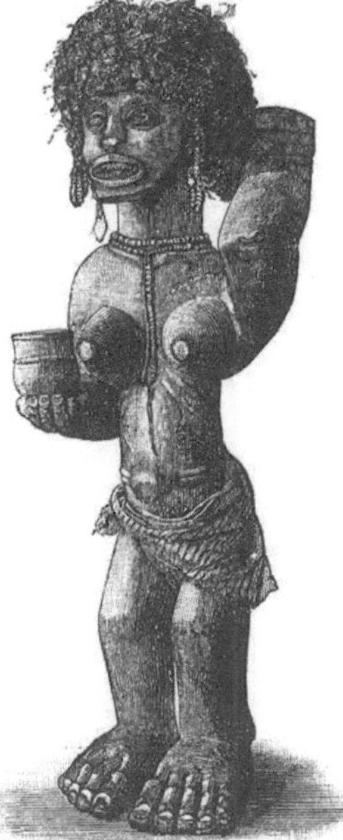

Fig. 163. Fetisch von Benguela (Central-Afrika) mit einem Nabelbruch. Mus. f. Völkerkunde, Berlin. Nach Photographie.

Krücken und prothetische Apparate sind im Ganzen wohl den Naturvölkern unbekannt. Wir haben ja schon gehört, dass das lahme Kindchen in Mittel-Sumatra auf einer stuhlförmigen Trage auf dem Rücken befördert wurde; Krücken oder stützende Stöcke scheint dasselbe nicht besessen zu haben.

Bei den Buschnegern in Guyana traf *Crevaux* ein Kind und ein junges Mädchen, welche beide lahm waren in Folge einer Hüftgelenksentzündung. Auch hier war der Gebrauch der

Krücken unbekannt; die Kranken schleppten sich mühsam weiter, indem sie sich mit einem grossen Stocke stützten.

Pallas hat bei den Sagajern am grossen Syr von einem berühmten Schamanen in Erfahrung gebracht, dass ihm die Geister schon den einen Fuss unbrauchbar gemacht hätten. Er sollte aber im Stande sein, „mit seinem hölzernen Fusse die besten Zaubersprünge zu verrichten". Es ist im höchsten Grade bedauerlich, dass die von *Pallas* abgeschickten Boten den Wundermann nicht zu Hause trafen. Er hatte sich jedenfalls aus dem Staube gemacht, um vor *Pallas* nicht seine Zauberkünste zeigen zu müssen. Wir kommen aber dadurch um die Möglichkeit, über die gewiss recht interessanten Einzelheiten dieses Stelzfusses etwas Genaueres in Erfahrung zu bringen.

124. Die Bruchschäden.

Von den Unterleibsbrüchen stehen bei den Naturvölkern in Bezug auf ihre Anzahl und Verbreitung die Nabelbrüche bei Weitem obenan. Es hängt dieses mit der Art zusammen, wie der Nabelstrang von dem Kinde getrennt wird und wie die Mütter und die helfenden Weiber nachher mit dem Nabel des Kindes verfahren. Ausführliches über dieses Thema findet man in meinem mehrfach citirten Werke zusammengestellt. Namentlich sind es die afrikanischen Völker, bei welchen grosse Nabelbrüche zu den ganz alltäglichen Erscheinungen gehören. Dieses ist ihnen so zum Bewusstsein gekommen, dass sie sehr häufig sogar ihre in Holz geschnitzten Fetischfiguren (Fig. 163) mit einer grossen Nabelhernie darstellen. Das gilt für viele ihrer weiblichen Figuren sowohl, als auch für männliche. Es muss daher bei uns die Vermuthung erwecken, dass sie solch einen Nabelbruch entweder für eine grosse körperliche Schönheit ansehen, oder dass sie ihn sogar als zur normalen menschlichen Form gehörig betrachten.

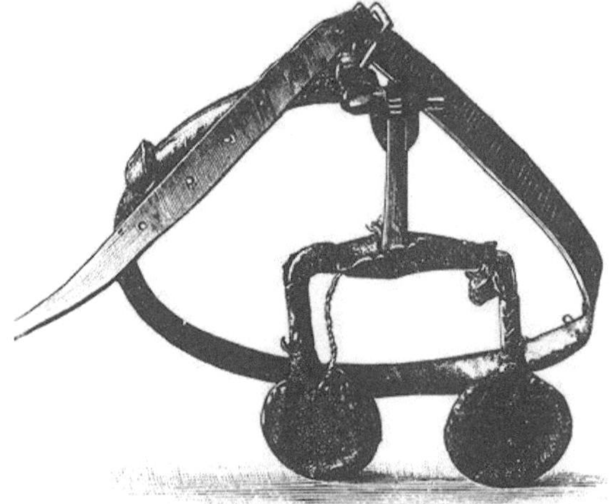

Fig. 164. Bruchband, Marokko. Aeussere Ansicht. Mus. f. Völkerkunde, Berlin. – Nach Photographie.

Hiernach lässt es sich wohl begreifen, dass von Schutzvorrichtungen oder von Maassnahmen, um einer allmählichen Vergrösserung der Nabelbrüche zuvorzukommen, bei diesen Volksstämmen nirgends die Rede ist. Allerdings ist mir aber auch keine Angabe bekannt, dass bei dieser Art der Missbildungen bedrohliche Erscheinungen gesehen worden wären.

Was die Leistenbrüche anbetrifft, so ist von diesen nur selten die Rede. In Harrâr haben sie ein Medikament, welches den Namen Martáss führt und „zerstossen, mit Rindssuppe genossen, gegen den Leistenbruch“ gebraucht wird. Auf der Insel Bali behandeln die Specialärzte für Bauchkrankheiten auch die Leistenbrüche mit ihrer Massage.

Gefährlicher ist schon ein Eingriff, dessen Endergebniss *Moore* bei einem Inder in Radschputana sah. Der einheimische Arzt hatte ihm das Glüheisen auf einen eingeklemmten Leistenbruch gesetzt, sicherlich ohne irgend welche Ahnung von dem Wesen der Erkrankung zu haben.

Ein Eingeborener der Loyalitäts-Insel Uvea operirte sich selbst eine Schenkelhernie. Er ging an dieser Operation zu Grunde.

Von den Indianer-Stämmen der Vereinigten Staaten giebt *Schoolcraft* an, dass sie bei einer Einklemmung der Leistenbrüche allerdings rathlos daständen, für die nicht eingeklemmten Brüche aber fertigen sie eine Bandage, welche den Bruch zurückdrängt und in der That eine wirksame Hülfe leistet.

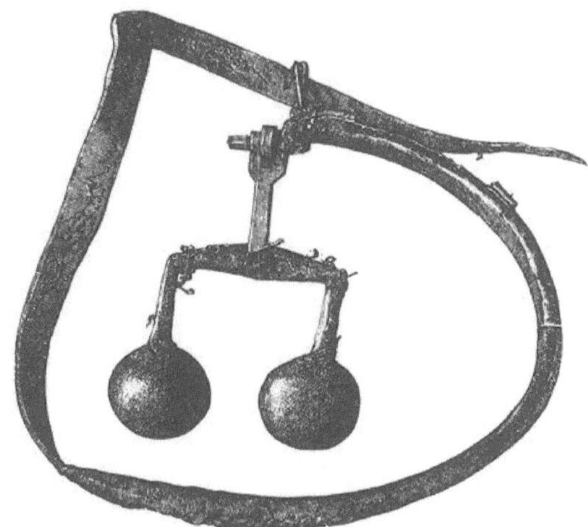

Fig. 165. Bruchband, Marokko. Innere Ansicht. Mus. f. Völkerkunde, Berlin. – Nach Photographie.

Ein schon ziemlich vollkommenes und ganz sinnreich construirtes Bruchband hat *Quedenfeldt* aus Marokko mitgebracht.

Aehnlich wie bei unseren Bruchbändern geht eine mit rothem Leder überzogene Feder im Halbkreis um die eine Körperhälfte; ein langer Riemen an dem hinteren Ende und eine Schnalle an dem vorderen gestatten es, den Verschluss zu vollenden. Am vorderen Ende der Feder ist ein Zahnrad, gegen welches ein vertikaler Stab sich anstemmt. Er trägt an seinem unteren Ende die Mitte eines horizontalen Eisenstabes, und an den freien Enden des Letzteren sitzt wiederum ein verticaler Stab, der unten die Pelotte trägt. Dieses System von

Stäben mit den beiden Pelotten erinnert in der Form an eine kleine Waage mit aufgekippten Wiegeschalen. Die Pelotten bilden flache Kugelschalen und sind ebenfalls mit rothem Leder bekleidet. Das Bruchband ist für einen doppelseitigen Leistenbruch bestimmt (Fig. 164 und 165).

125. Operationen an den männlichen Harn- und Geschlechtsorganen.

Blutige Operationen an den männlichen Geschlechtstheilen werden seit uralten Zeiten ausgeführt. Von den leichteren derselben, den Beschneidungen u. s. w., haben wir früher bereits gesprochen. Erinnert soll hier auch nur werden, ohne dass wir näher auf den Gegenstand eingehen, an die bei orientalischen Völkern so weit verbreitete Castration.

Die Castration führen übrigens auch die Eingeborenen von Tahiti, Samoa, Tonga und den Loyalitäts-Inseln aus zur Beseitigung der Hydrocele und zur Behandlung von Hodenentzündungen.

Einer näheren Betrachtung müssen wir aber einige andere Operationen unterziehen. Wir nennen hier zuerst die Lithotomie.

Die Steinbeschwerden sind einzelnen der uncivilisirten Völker wohlbekannt, Unter dem Heilschatze der Aschanti befindet sich nach *Bowditch* das Neeöndoo, „die Arzney, die sie am höchsten halten. Vier Nüsse wachsen in einer Hülse auf einem sehr grossen Baum vom härtesten Holze; sie werden begierig gekauft, da sie nur an den Grenzen von Empoöngwa wachsen, und die mit dem Steine Behafteten gebrauchen sie mit vielem Erfolge“.

Nach *Fleming Carrow* wird von den Chinesen gegen die Steinbeschwerden die Moxa oder das Glüheisen angewendet. In Laos fand *Bock* eine grosse Anzahl von Steinkranken, er unterlässt es jedoch, anzugeben, wie man ihre Beschwerden zu lindern sucht. Auch in Indien kommt der Blasenstein in einer ganz erstaunlichen Häufigkeit vor. Jetzt suchen die Inder in vielen Fällen in den Regierungshospitälern Hülfe, und dass der Beistand der einheimischen Aerzte nicht immer ein sehr befriedigender ist, das beweisen Fälle, wie sie *Moore* in Radschputana gesehen hat, wo schliesslich der in den Blasenhals eingekeilte Blasenstein aus einem Abscess am Damm sich entleerte. Eine Reihe der einheimischen Aerzte wagt sich aber auch an den Steinschnitt heran. Es sind dieses meistens Specialisten, ähnlich wie die europäischen Steinschneider früherer Jahrhunderte. Auch ihre Operationsmethode scheint im Allgemeinen die gleiche zu sein. Ein Finger wird in den After geführt und vom Mastdarm aus der Stein fest gegen das Perinäum angedrückt, bis sich dort eine Erhöhung hervorwölben lässt. Dann wird mit einem gewöhnlichen Rasirmesser ein tiefer Einschnitt in den Damm gemacht, bis auch die Wände der Harnblase durchtrennt sind, und danach wird der Stein mit einer Zange entfernt.

Die Aehnlichkeit zwischen diesen indischen Lithotomisten und den alten Steinschneidern Europas wird durch den Umstand noch erhöht, dass auch die Ersteren, Praxis suchend, im Lande umherziehen. Uebrigens haben sie nach der Angabe von *Keelan* in Hyderabad auch innerliche Mittel gegen den Stein. Unter diesen Medicamenten, welchen man die Fähigkeit zuschreibt, die Steine innerhalb der Harnblase aufzulösen, spielen gepulverte Perlen eine hervorragende Rolle. Diese, sowie auch werthvolle

Steine werden in Gegenwart der Patienten zerstossen und, dem einzelnen Fall entsprechend, ihnen darauf eingegeben. Diese kostbare Medicin nehmen sie mit vollem Vertrauen ein.

Unter den Matakau- oder Verbotszeichen von der Insel Serang findet sich auch eins (Fig. 166), das demjenigen, welcher das Verbot übertritt, ein Bluturiniren anzaubern soll. Es giebt ja nun bekanntlich allerdings gewisse Malaria-Erkrankungen, bei welchen blutiger Urin gelassen wird. Hierher gehört das namentlich an der Goldküste Afrikas sehr gewöhnliche Blackwater-Fever. Aber bei unserem Matakau ist doch höchst wahrscheinlich an Steinbeschwerden gedacht worden. Es besteht aus einem horizontalen Holzstück, auf welchem, von Dornen oder Spähnchen getragen, fünf ringförmig zusammengerollte Blätter sich finden. Die Blattstreifen sind aber derartig zusammengebogen, dass sie in eine vordere, Spitze auslaufen. Wie ich vermuthe, soll jedes Blatt einen spitzen Blasenstein repräsentiren, dessen Spitze die Schleimhaut verletzen und die Blutung hervorrufen soll.

Eine eigenthümliche Operation an den männlichen Genitalien wird uns von *v. Miklucho-Maclay* und einigen Anderen berichtet. Sie ist bisher eine unbestrittene Domäne gewisser Stämme von Australien und wird im Allgemeinen mit dem Namen Mika, von dem am Coopers Creek wohnendem Dieyerie-Stamme mit dem Namen Kulpi bezeichnet. Sie besteht in einer vollständigen Aufschlitzung der Harnröhre auf der Unterseite des Penis, von dem Orificium cutaneum in der Eichel bis zu dem Hodensack hin. Diese absonderliche Operation wird bei fast allen Jünglingen der betreffendem Stämme vorgenommen und zwar im Alter von zwölf bis vierzehn Jahren. Wenigstens hat man gerade Knaben dieses Alters mit noch entzündeten oder frisch vernarbten Wunden gesehen. Nach überstandener Operation dürfen sie wie die erwachsenen Männer ohne das bei Knaben übliche Schamtuch umher gehen.

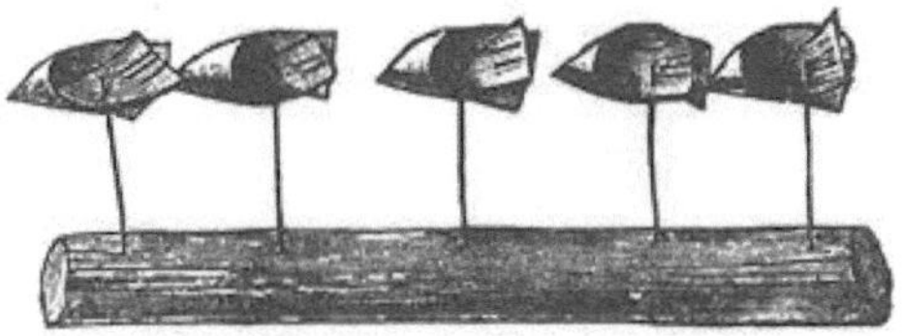

Fig. 166. Verbotszeichen von Serang, das dem Uebertreter Blutharnen verursacht. Nach Riedel.

Nach *Taplin* wird die Operation in folgender Weise ausgeführt. Ein passend gearbeiteter Känguru-Knochen (vom Walibi) wird in die Harnröhre eingeführt bis zum Ansatze des Scrotum, und dann wird er hier so hervorgedrängt, dass er durch die Weichtheile zu Tage tritt. Schliesslich nimmt darauf der Operateur die Aufschlitzung mit einem Steinmesser vor. Nach einem anderen Berichte wird der Einschnitt auch ohne die Leitungssonde ausgeführt; es wird jedoch dazu der Penis auf ein Stück Baumrinde aufgelegt. Die Nasims am Golf von Carpentaria sollen sich zum Operiren ausser des Quarzsplitters auch wohl einer scharfen Muschel bedienen. *v. Miklucho-Maclay* bildet ein zur Mika-Operation dienendes Messer von den Eingeborenen am Herbert-Flusse ab. „Dasselbe ist ein Quarzitsplitter mit einem Stiel, welcher aus dem (durch Fettzusatz) gehärteten Safte des Grasbaumes (Xanthorrhoea) hergestellt ist“ (Fig. 167). Bei den Dieyerie wird gleich nach der Operation ein Baumrindenstück so auf der Wunde befestigt, dass sie sich nicht wieder schliessen kann.

Die Nasims legen ein Stöckchen oder einen dünnen Knochen in die frische Wunde, um sie an sofortiger Verklebung zu hindern.

Ueber die Wirkung dieser Harnröhrenspaltung erfahren wir dann noch Folgendes. Die Urethra bildet nun natürlich keine Röhre, sondern nur eine flache Rinne auf der Unterseite des Gliedes. Und die äussere Oeffnung der Harnröhre befindet sich hart vor dem Hodensack. Der Urin wird wie von den australischen Weibern mit breitgestellten Beinen im Stehen entleert. „Wenn die Wunde geheilt ist, erscheint (bei den Nasims) der Penis sehr zusammengezogen, und hat im collabirten Zustande das Aussehen eines grossen Knopfes." [Fußnote] "Bei der Erection soll der operirte Penis sehr breit und flach werden und das Sperma bei der Ejaculation ausserhalb der Vagina ausfliessen." Was mit dieser Operation bezweckt wird, lässt sich aus letzterer Angabe ersehen. Es handelt sich wohl zweifellos um eine Beschränkung der Nachkommenschaft, und die Eingeborenen vom Herbert-Flusse geben dies als den Beweggrund hierfür an. Die Stämme vom Port Lincoln sagen allerdings, dass sie es nur thäten, weil ihre Väter es so gemacht hätten. Aber auch die Nasim-Weiber bestätigen, dass solche Männer sie nicht zu befruchten vermöchten.

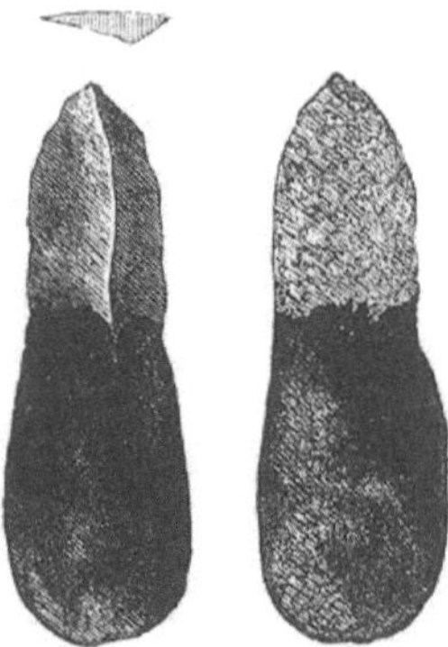

Fig. 167. Steinmesser der Australneger vom Herbert-Fluss für die Mika-Operation. Aus Zeitschr. f. Ethnologie. Bd. XIV.

Es ist nun sehr bemerkenswerth, dass einzelne Männer im Stamme ausgespart werden, denen der Penis nicht verstümmelt ist. Im Allgemeinen scheinen dieses besonders kräftige Leute zu sein. Nur bei den Nasim ist es umgekehrt: „Es scheint, dass die stärksten jungen Leute vorzugsweise für die Operation gewählt werden, welche Wahl bei diesem Stamme als eine Ehre angesehen wird." Allerdings giebt der Berichterstatter an, dass sie von den Weibern bevorzugt werden.

Wenn nun auch die Eingeborenen Australiens, soweit bis jetzt unsere Nachrichten reichen, mit dieser kosmetischen, oder, wenn man will, mit dieser nationalökonomischen Operation, eine völlig isolirte Stellung einnehmen, so gilt doch nicht das Gleiche auch von der Urethrotomia externa überhaupt. Für diese wird uns eine Analogie von *Karl von den Steinen* mitgetheilt. Bei seiner Xingu-Expedition in Brasilien traf er bei den Bakairí im Wasser Candirús, d. h. „ein hier 2 cm langes transparentes Fischchen mit gelber Iris, das gern in die ihm zugänglichen Körperhöhlen eindringt. Wenn dasselbe, wie häufig vorkommen soll, in die Urethra schlüpft, ist die Lage wegen der gleich Haken sich in die Schleimhaut einbohrenden Flossen sehr kritisch; gelingt es nicht durch ein warmes Bad den Störenfried herauszuschaffen, bleibt nur die Operation übrig. Es soll sich der Sertanejo alsdann auch nicht besinnen, die Urethrotomie auszuführen und in vielen Fällen an diesem heroischen Verfahren zu Grunde gehen."

126. Operationen am Halse und Trepanationen.

Die Operationen an dem Halse würde ich nicht mit in das Bereich dieser Besprechungen gezogen haben, wenn nicht gerade von ihnen ein paar interessante Beispiele gemeldet würden. Der Eine wurde in Persien *Polak* von einem einheimischen Chirurgen mitgetheilt. Der Letztere fand bei einem Patienten am Halse eine grosse Anschwellung. Er wollte den Mann davon befreien, aber schon nach den allerersten Schnitten trat eine profuse Blutung ein. Nun erst durchschaute er den Ernst der Situation. Er erklärte dem Patienten und dessen Angehörigen, dass er eiligst nach seinem Hause müsse, um noch einige Instrumente zur Blutstillung zu holen. Er eilte fort und floh aus der Stadt, den Kranken seinem Schicksal überlassend.

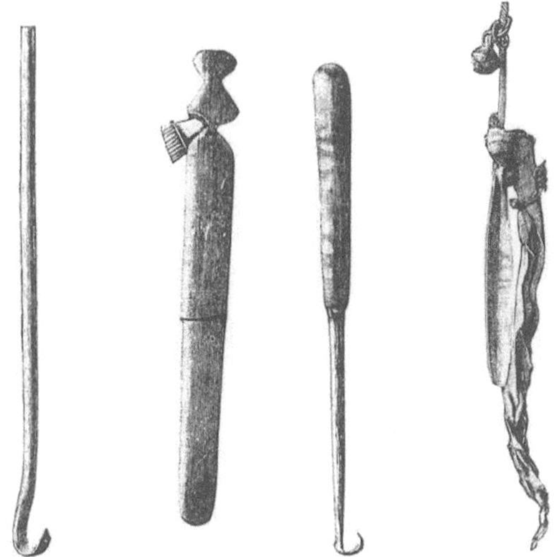

Fig. 168. Eiserner Haken für Halsoperationen. Haussa. Mus. f. Völkerkunde, Berlin. – Nach Photographie.

Fig. 169. Eiserner Haken und Spatel für Halsoperationen, g Haussa. Mus. f. Völkerkunde, Berlin. – Nach Photographie.

Fig. 170. Hohlmeisselartiges Instrument f. Halsoperationen. Haussa. Mus. f. Völkerkunde, Berlin. – Nach Photographie.

Man kann aus dieser Geschichte ersehen, wie ausserordentlich wenig die persischen Chirurgen von der Gefährlichkeit solcher Operationen am Halse wissen. Wahrscheinlich hat unser Operateur sich die Verhältnisse vorgestellt ungefähr wie bei einem Blutgeschwür.

Da scheinen die Medicin-Männer der Fullah im Gebiete des Rio Nuñez doch einen bedeutend höheren Grad von Geschicklichkeit zu besitzen. Dieselben bekämpfen die so äusserst gefährliche Schlafkrankheit durch eine Ausschälung der geschwollenen Drüsen am Halse. *Corre* hat solch einen Fullah gesehen, der die Operation in seiner Kindheit durchgemacht hatte. Er zeigte an jeder Seite des Halses eine Narbe von ausserordentlicher Grösse.

Unter den chirurgischen Instrumenten, welche *Robert Flegel* von den Haussa mitgebracht hat, befinden sich auch einige, welche bei einer Halskrankheit in Anwendung kommen, die mit dem Namen Beli bezeichnet wird. Sie soll unserer Bräune ähnlich sein und es sollen mit den Instrumenten schleimige Häute aus dem Halse herausgeholt werden. Es sind zwei kleine eiserne Haken (Fig. 168, 169), deren umgebogenes Ende aus einem flachen Eisenstück besteht; ferner gehört dazu ein spatelähnliches Instrument (Fig. 169), das vielleicht zum Niederhalten der Zunge benutzt wird. Das vierte Stück endlich erinnert an einen Hohlmeissel (Fig. 170), an dessen gedrehtem Stiel eine kleine Schelle hängt, nebst ein Paar kleinen Ringen. Ein Zeugstreifen ist um den Stiel gebunden. Diese Instrumente gehören in ein kleines wurstförmiges Besteck von Leder (Fig. 171).

Als oben von den Knochenbrüchen die Bede war, hatten wir bereits den Fall berichtet von dem Indianer, welchem nach einer Verletzung durch einen Grizzly-Bären Knochensplitter aus dem Gehirn gezogen wurden. Es ist das ja nicht eigentlich eine Trepanation, sondern eine Operation, wie die Noth sie vorschrieb.

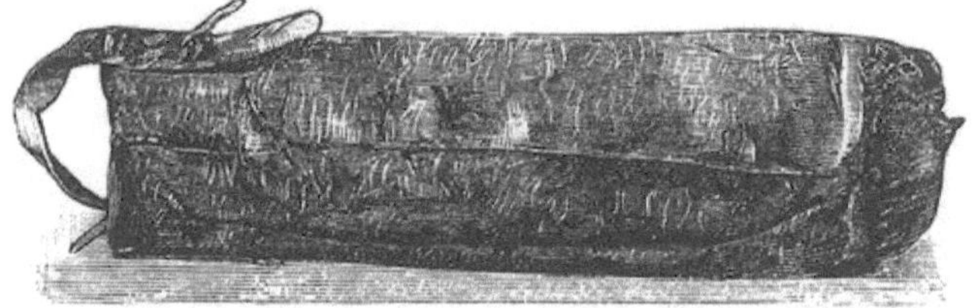

Fig. 171. Lederfutteral für ein chirurgisches Besteck der Haussa. Mus. f. Völkerkunde, Berlin. – Nach Photographie.

Aber auch von wahren Trepanationen liegen uns genaue Berichte vor. *Samuel Ella* lebte lange Zeit unter den Eingeborenen der Loyalitäts-Insel Uvea, welche sich noch in der Steinzeit befinden, deren Culturstufe also ungefähr derjenigen entspricht, auf welcher einst die Europäer während der neolithischen Periode standen. *Ella* schreibt nun von den Uvea-Insulanern: „Eine wahrhaft überraschende Operation wird hier ausgeführt. Hier herrscht die Ansicht, dass Kopfschmerz, Neuralgie, Schwindel und andere Gehirnaffectionen durch einen Spalt im Kopfe oder durch Druck des Schädels auf das Gehirn verursacht würden. Das Heilmittel hierfür besteht darin, dass sie die Weichtheile des Kopfes mit einem + - oder T-Schnitte durchtrennen und mit einem Stück Glas den Schädel sorgfältig und behutsam schaben, bis sie in den Knochen in ungefährer Ausdehnung eines Kronenstückes ein Loch bis auf die Dura mater gemacht haben. Manchmal wird die Schabe-Operation durch einen ungeschickten Operateur oder in Folge der Ungeduld der Freunde bis auf die Pia mater ausgedehnt, und dann ist der Tod des Patienten die Folge."

„Im besten Falle stirbt die Hälfte von denen, die sich dieser Operation unterziehen; jedoch ist aus Aberglauben und Sitte dieser barbarische Gebrauch so herrschend geworden, dass nur sehr wenige erwachsene Männer ohne dieses Loch im Schädel sind. Es ist mir berichtet worden, dass bisweilen der Versuch gemacht würde, die so exponirten Membranen im Schädel durch das Einsetzen eines Stückes Cocosnussschale unter die Kopfhaut zu decken. Für diesen Zweck wählen sie ein sehr dauerhaftes und hartes Stück der Schale, von dem sie die weichen Theile abschaben und es ganz glatt schleifen, und sie bringen dann eine Platte hiervon zwischen die Kopfhaut und den Schädel.“

„Früher war das Trepanations-Instrument einfach ein Haifischzahn, jetzt wird aber ein Stück zerbrochenes Glas für geeigneter angesehen. Die für gewöhnlich gewählte Stelle des Schädels ist die Gegend, wo die Sagittalnaht mit der Kranznaht sich verbindet, oder etwas weiter oben, gemäss der Annahme, dass hier ein Schädelbruch bestehe.“

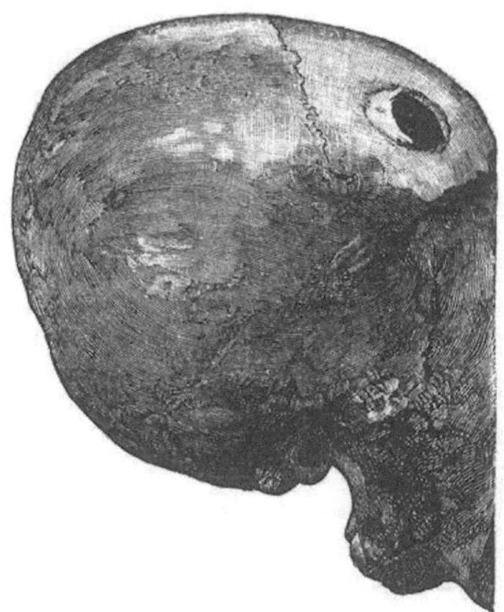

Fig. 172. Trepanirter Schädel einer Mumie aus Neu-Caledonien. Sammlung Umlauff, Hamburg. – Nach Photographie.

Diese interessante Angabe wird auch von *George Turner* bestätigt. Er sagt: „Auf Uea bestand die Behandlung von Kopfschmerzen darin, den Schmerz aus der Höhe des Kopfes durch folgenden schrecklichen chirurgischen Eingriff herauszulassen. Die Kopfhaut wurde aufgeschlitzt und umgeschlagen und der Schädelknochen mit einer feinschneidigen Muschel durchgeschabt, bis die Dura mater erreicht war. Man duldete nur den Austritt von sehr wenig Blut. In manchen Fällen wurde die geschabte Oeffnung mit einem dünnen Stück Cocosnussschale bedeckt; anderenfalls wurde die durchschnittene Kopfhaut einfach an ihre alte Stelle gebracht. Diese Cur hatte manchmal den Tod, meistens aber Heilung zur Folge. Dieses Mittel gegen Kopfschmerzen hatte eine solche Ausbreitung erlangt, dass die scharfspitzigen Keulen ganz eigens zu dem Zweck gefertigt wurden, um diese weiche Stelle auf der Höhe des Kopfes zu treffen und den unmittelbaren Tod zu verursachen."

Da diese Notiz von *Turner* sich in seinem Werke über Samoa befindet, so ist durch unvollständiges Citiren verbreitet worden, dass auch bei den Samoanern solche Trepanationen gebräuchlich wären. Das ist nicht der Fall und es handelt sich hier einfach um eine Verwechselung.

Wenn wir nun hören, dass die Medicin-Männer der Uvea-Insulaner von ihren in so primitiver Weise Operirten noch die Hälfte am Leben erhalten, so kann uns dieses ausgezeichnete Resultat nicht genug mit Bewunderung erfüllen. Denn fragen wir, was bei den civilisirten Völkern in den Händen der geschicktesten Operateure die Trepanation für Erfolge bot, bevor die Einführung der antiseptischen Methode die Wundeiterungen auszuschliessen vermochte, so fällt der Vergleich im höchsten Grade ungünstig für die Culturvölker aus. Der berühmte *Dieffenbach* schreibt in seiner „operativen Chirurgie" (II. 17):

> „Seit vielen Jahren habe ich die Trepanation mehr gescheuet, als die Kopfverletzungen, welche mir vorkamen; sie ist mir in den meisten Fällen als ein sicheres Mittel erschienen, den Kranken umzubringen, und unter den vielen Hunderten von Kopfverletzungen, bei welchen ich nicht trepanirte, wäre der Ausgang, während ich so nur verhältnissmässig wenige Kranke verlor, wahrscheinlich bei einer grösseren Zahl ungünstig gewesen, wenn ich in der Trepanation ein Heilmittel zu finden geglaubt hätte. In früheren Jahren, wo ich nach empfangenen Grundsätzen vielfach trepanirte, war der Tod bei Weitem in der Mehrzahl der Fälle der Ausgang."

In dem Besitze des Herrn *Umlauff* in Hamburg befindet sich die Mumie eines Neu-Caledoniers (Fig. 172), welcher einer Trepanation erlegen ist. Ich schliesse dieses aus dem Umstande, dass die Operation nicht ganz vollendet wurde. Wahrscheinlich also starb der Patient unter den Händen seiner Operateure. Dass er die Operation nicht überlebte, zeigt auch der Mangel jeglicher entzündlichen Reaction an den Rändern der Knochenwunde; und dass es nicht eine Trepanation sein kann, die man an einem eben Verstorbenen ausführte, etwa um der Seele einen Ausweg zu schaffen, das wird wiederum dadurch bewiesen, dass die Operation unvollendet blieb. Denn wenn der Mann bereits eine Leiche war, so ist es natürlich nicht einzusehen, warum man die Operation nicht zu Ende führte.

Die Trepanationswunde hat ihren Sitz auf der Höhe des rechten Stirnbeins, ungefähr entsprechend dem Tuber frontale. Sie bildet eine fast kreisrunde Oeffnung von der ungefähren Grösse eines grossen Zwanzigpfennigstücks. Der Knochen ist in senkrechter Richtung durchschnitten, doch man erkennt deutlich an den Rändern der Knochenwunde, dass nicht ein circulär schneidendes Instrument, ähnlich einer Trepankrone, den Knochen durchtrennte, sondern dass diese Durchschneidung freihändig mit kurzen Zügen stattgehabt hatte.

Diese immerhin nicht kleine Oeffnung ist dem Operateur nun sicherlich nicht als vollkommen hinreichend erschienen, denn er hat den Versuch gemacht, dieselbe noch nach hinten zu vergrössern. Man sieht, dass er um ein halbmondförmiges Stück die Trepanationsöffnung noch erweitern wollte. Der Schädel war schon so tief eingeschnitten, dass man die Form und Ausdehnung der Nachoperation ganz klar und deutlich erkennen kann; aber die Schnitte sind noch nicht durch die ganze Dicke des Schädels gegangen und so haftet das umschnittene Stück noch unverrückt an seinem ursprünglichen Platze. Nur an der lateralen Spitze durchsetzt der Schnitt schon die ganze Dicke des Knochens, und von dem für die Entfernung bestimmten Stück ist die äussere Knochenlamelle heruntergesprengt.

Die Trepanationen des Schädels gehören zu den allerältesten Operationen der Menschheit. An verschiedenen Stellen Europas haben sich unter Skeletten der neolithischen Periode, der sogenannten jüngeren Steinzeit, mehrfach Schädel vorgefunden, welche ohne allen Zweifel trepanirt worden waren. Auch die herausgeschnittenen Knochenscheiben hat man wiederholentlich entdeckt, und es konnte nachgewiesen werden, dass dieselben als Amulete getragen worden sind. Als den Entdecker dieser Thatsache müssen wir *Prunières* bezeichnen; ganz eingehend ist dieselbe darauf von *Paul Broca* studirt. Ein Theil der Schädel war ganz bestimmt erst nach dem Tode der Trepanation unterworfen worden, bei anderen aber bewies deutliche Vernarbung an den Rändern des künstlichen Schädeldefektes, dass die alten Chirurgen der Steinzeit nicht nur am Lebenden operirt hatten, sondern auch dass der Patient die Operation auf lange Zeit überlebte. Auf die hypothetischen Erörterungen, warum man zu diesen Operationen schritt, können wir hier nicht näher eingehen. Sie sind in der Abhandlung von *Tillmanns* in bequemer Weise zusammengestellt worden. Als eine Regel wird es bei diesen prähistorischen Trepanationen hingestellt, dass sie niemals im Stirnbein ihren Sitz haben.

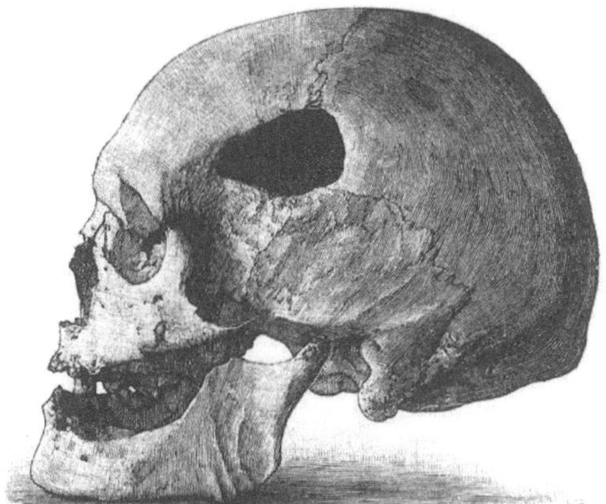

Fig. 173. Trepanirter Peruaner-Schädel, Pisac. Mus. f. Völkerkunde, Berlin. – Nach Photographie.

Bei dem oben erwähnten Neu-Caledonier der Sammlung *Umlauff* sass aber, wie sich der Leser erinnern wird, die Trepanationsöffnung gerade im Stirnbein; und das Gleiche hatte Statt an einem alten Peruaner-Schädel aus einem präcolumbischen Gräberfelde in Yucay, welcher von *Squier* abgebildet wurde. Die Form der Trepanations-Wunde ist hier eine ungewöhnliche und *Squier* stellt die Vermuthung auf, dass diese Operation mit einem Meissel ausgeführt worden sei. Man sieht auf dem rechten Stirnbein dieses Schädels zwei Paar parallele Linien, welche sich rechtwinklig schneiden. Sie sind tief in den Knochen eingedrungen und das kleine, quadratische Feld, das sie umschliessen, ist aus der ganzen Dicke des Schädels entfernt. Das Präparat hat *Nélaton* vorgelegen. Derselbe gab seine Ansicht dahin ab, dass der Operirte die Trepanation um ungefähr 14 Tage überlebt haben müsse.

Dem Museum für Völkerkunde in Berlin ist durch *Hettner* aus einem alten Grabe von Pisac in Peru ebenfalls ein trepanirter Schädel (Fig. 173) zugegangen. Die grosse Trepanationsöffnung hat in der Seitenfläche des linken Stirnbeins ihren Sitz; mit ihrem hinteren Bande greift sie sogar noch ein ganz klein Wenig in das linke Scheitelbein hinein, da der untere Theil der Sutura coronaria mit hinweggenommen wurde. Der untere Band liegt nur ganz wenig oberhalb der oberen Grenze der Schläfenbeinschuppe, und von dem grossen Keilbeinflügel ist das oberste Ende noch mit entfernt.

Die Form der Knochenwunde lässt es vermuthen, dass, ganz ähnlich wie bei dem Neu-Caledonier-Schädel, der Operateur es für nöthig gehalten hat; die Trepanationsöffnung nachträglich noch um ein gewisses Stück zu vergrössern. Das primär trepanirte Stück, dem hinteren Theile der Wunde entsprechend, hatte nahezu die Form eines Quadrats, dessen obere Seite etwas convex ist. Bei einer Länge von 28 mm hat sie eine Höhe von 26 mm.

Dieses ausgeschnittene Stück hat nun sicherlich nicht ausgereicht, um den angestrebten Zweck zu erfüllen, und so hat dann der Operateur die Wunde nach vom um ein unregelmässig dreiseitiges Feld vergrössert. Dabei ist die obere vordere Ecke des ursprünglichen Quadrates als ein in die Knochenöffnung einspringender Vorsprung stehen geblieben, und er legt nun Zeugniss ab für diese nachträgliche Erweiterung der Wunde. Das secundär entfernte Knochenstück hatte an seinem hinteren Bande eine Höhe von 17 mm, während es vorn nur 8 mm hoch war; seine Länge betrug 9 mm. Somit hat also der gesammte künstliche Knochendefect eine Länge von 37 mm. An der operirten Stelle ist der Schädel sehr dünn gewesen, was die Operation ohne Zweifel nicht unwesentlich erleichtert hat. Mit was für einem Instrumente dieselbe vorgenommen wurde, das lässt sich aus der Knochenwunde nicht ersehen. Aber darüber kann kein Zweifel herrschen, dass der Operirte die Trepanation glücklich überstanden hat und dass er lange Zeit nach derselben, wahrscheinlich Jahre lang hinterher, sich noch am Leben befunden hat. Das lehren deutlich die Bänder der Knochenwunde, welche vollständig übernarbt und mit neuer Knochenrindensubstanz bedeckt sind, welche die Ränder wie zugeschärft erscheinen lässt. Nur der dem grossen Keilbeinflügel angehörende Theil zeigt eine massige ostitische Verdickung. Auch die den Rändern benachbarten Knochentheile lassen die Reste entzündlicher Reaction erkennen. Dieses Reactionsfeld hat nach vorn eine Ausdehnung von 3 mm, nach unten eine von 5-6 mm, und am oberen Bande begleitet es die Wunde in der Ausdehnung eines ganzen Centimeters.

Wir hatten oben von den Trepanationen der Uvea-Insulaner Bericht erstattet. Dieselben trepaniren aber ausser dem Schädel auch noch die Extremitätenknochen. Auch hierüber erfahren wir Näheres durch *Ella*. Derselbe sagt von diesen Eingeborenen der Loyalitäts-Inseln: „Dieses Mittel der Knochenausschabung wird bei dem alten Volke in ähnlicher Weise bei Rheumatismus angewendet. Die Haut wird in der Längsrichtung eingeschnitten und darauf die Mitte der Ulna oder des Schienbeins blossgelegt. Dann wird die Oberfläche des Knochens mit Glas geschabt, bis ein grosses Stück der äusseren Lamelle entfernt ist.“

Wir sehen, dass es an chirurgischem Muth diesen Naturkindern nicht gebricht, und immer muss es uns mit Bewunderung erfüllen, dass solche wahrlich kühnen Eingriffe doch schliesslich noch zu Heilungen führen. Allerdings wird der angestrebte Zweck nur unvollkommen oder gar nicht erreicht. Denn *Ella* sagt: „Ich habe niemals Jemanden gefunden, der sich dieser Operation unterzogen hatte, welcher angegeben hätte, dass sie in der angestrebten Absicht wirksam gewesen sei. Sie waren rheumatisch geblieben und litten ausserdem noch grosse Pein durch die im Verlaufe des Vernarbungsprocesses zu Stande kommende Fixirung der Haut an den Knochen.“

127. Der Bauchschnitt oder die Laparotomien.

Sogar an das Aufschneiden des Leibes, an die Laparotomien, wagen sich die Naturvölker heran. *Bancroft* berichtet von einem Onkanagan-Indianer, den sein Gewährsmann operiren sah. Es wurde ihm mit einem Messer der Bauch aufgeschnitten und aus dem Inneren desselben eine grosse Menge Fett herausgezogen. Darauf wurde die Wunde zugenäht und der Medicin-Mann stellte den Operirten vollständig wieder her.

Auch von einem Chippeway-Indianer wird berichtet, dass er an seiner schwangeren Frau mit glücklichem Erfolge den Kaiserschnitt ausführte. Das Kind kam ebenfalls mit dem Leben davon. In Uganda in Central- Afrika hat *Felkin* einem Kaiserschnitt beigewohnt. Es war in Kahura im Jahre 1879. Er gab eine Skizze von der Operation, sowie von dem convexen Messer (Fig. 174), mit welchem der Medicin-Mann sie ausführte, und auch von der vernähten Wunde (Fig. 157). Ueber die Ausführung dieser Laparotomie äusserte er sich folgendermaassen:

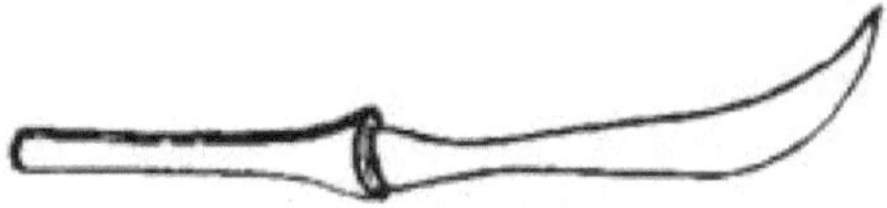

Fig. 174. Operationsmesser, Uganda. Nach Felkin.

„Die Frau, eine 20 jährige Erstgebärende, lag auf einem etwas geneigten Bette, dessen Kopfseite an der Hüttenwand stand (Fig. 175). Sie war durch Banana-Wein in einen Zustand von Halbbetäubung versetzt worden. Völlig nackt war sie mit dem Thorax durch ein Band an das Bett befestigt, während ein anderes Band von Baumrinde ihre Schenkel nieder- und ein Mann ihre Knöchel festhielt. Ein anderer, an ihrer rechten

Seite stehender Mann fixirte ihren Unterleib. Der Operateur stand zur linken Seite, hielt das Messer in seiner rechten Hand und murmelte eine Incantation. Hierauf wusch er seine Hände sowie den Unterleib der Patientin mit Banana-Wein, und alsdann mit Wasser. Nachdem er dann einen schrillen Schrei ausgestossen, der von einer ausserhalb der Hütte versammelten Menge erwidert wurde, machte er plötzlich einen Schnitt in die Mittellinie, ein wenig oberhalb der Schamverbindung beginnend, bis kurz unter den Nabel."

„Die Wand sowohl des Bauches, als auch der Gebärmutter war durch diese Incision getrennt und das Fruchtwasser stürzte hervor. Blutende Stellen der Bauchwand wurden von einem Assistenten mittelst eines rothglühenden Eisens touchirt. Der Operateur beendete zunächst schleunig den Schnitt in die Uteruswand; sein Gehülfe hielt die Bauchwände bei Seite mit beiden Händen, und sobald die Uterinwand getrennt war, hakte er sie mit zwei Fingern aus einander. Nun wurde das Kind schnell herausgenommen und, nachdem es einem Assistenten übergeben worden war, durchschnitt man den Nabelstrang."

„Der Operateur legte das Messer weg, rieb den Uterus, der sich zusammenzog, mit beiden Händen und drückte ihn ein oder zwei Mal. Zunächst führte er seine rechte Hand durch die Incision in die Uterinhöhle, und mit zwei oder drei Fingern erweiterte er den Gebärmutter-Cervix von innen nach aussen. Dann reinigte er den Uterus von Gerinnseln, und die Placenta, die inzwischen gelöst war, wurde von ihm durch die Bauchwunde entfernt. Der Assistent bemühte sich ohne rechten Erfolg, den Vorfall der Därme durch die Wunde zu verhüten. Das rothglühende Eisen benutzte man noch zur Stillung der Blutung an der Bauchwunde, doch wurde dabei sehr schonend verfahren."

„Während dem hatte der Hauptarzt seinen Druck auf den Uterus bis zur festen Zusammenziehung desselben fortgesetzt; Nähte wurden an die Uteruswände nicht angelegt. Der Assistent, welcher die Bauchwände gehalten hatte, liess dieselben nun los, und man legte eine poröse Gras-Matte auf die Wunde. Die Bande, welche die Frau fesselten, wurden gelöst, sie selbst auf den Bettrand gewendet und dann in den Armen eines Assistenten aufgerichtet, so dass die Flüssigkeit aus der Bauchhöhle auf den Fussboden abfliessen konnte. Dann wurde sie wieder in ihre frühere Lage gebracht und, nachdem man die Matte hinweggenommen, die auf der

Wunde lag, wurden die Ränder der Wunde d. h. der Bauchwand an einander gelegt und mittelst sieben dünner, wohlpolirter eiserner Nägel, die den Acupressur-Nadeln glichen, mit einander verbunden. Dieselben wurden mit festen Fäden aus Bindenstoff umwunden (Fig. 157). Schliesslich legte man über die Wunde als dickes Pflaster eine Paste, die durch Kauen von zwei verschiedenen Wurzeln und Ausspucken der Pulpa in einen Topf hergestellt war, bedeckte das Ganze mit einem erwärmten Bananenblatte und vollendete die Operation durch eine feste, aus Mbugu-Bast bestehende Bandage."

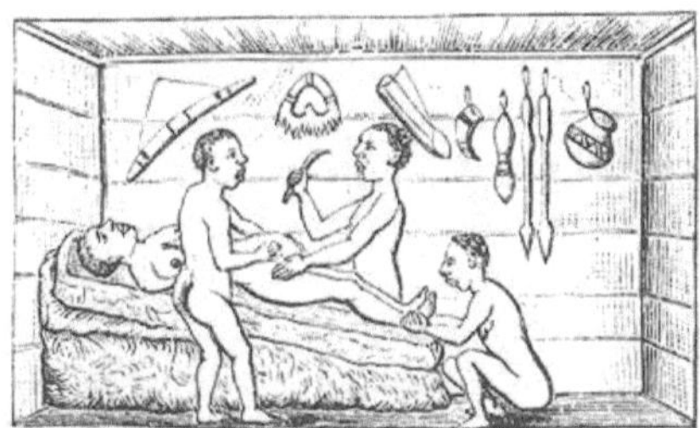

Fig. 175. Kaiserschnitt in Uganda. Nach Felkin.

„Während des Anlegens der Nadeln hatte die Patientin keinen Schrei ausgestossen, und eine Stunde nach der Operation befand sie sich ganz wohl. Die Temperatur der Kranken stieg in den nächsten Tagen nicht bedeutend (in der, zweiten Nacht 101 F.), der Puls auf 108. Zwei Stunden nach der Operation wurde das Kind angelegt. Am dritten Morgen wurde die Wunde verbunden und man entfernte einige Nadeln, die übrigen am fünften und sechsten Tage. Die Wunde sonderte wenig Eiter ab, den man mittelst einer schwammigen Pulpa entfernte. Am elften Tage war die Wunde geheilt."

Muss uns hier der chirurgische Muth überraschen, so muss dies ausserdem auch noch die physiologische Einsicht dieser Naturvölker, wenn wir erfahren, dass sie sogar Ovariotomien unternehmen und zwar in der vollbewussten Absicht, das der Operation unterworfene Mädchen für die Fortpflanzung untauglich zu machen. Solche Person sah *Roberts* in Indien; sie war ungefähr 25 Jahre alt, gross, muskulös und vollkommen gesund. Die Fettentwickelung an dem Körper war eine hinreichende, nur an den Hinterbacken und an der Schamgegend war das Fettpolster sehr gering. Pubes hatten sich nicht ausgebildet und die Menstruation fehlte vollkommen. Am Cap York in Australien hat *Mac Gillivray* eine Stumme gesehen, an welcher, wie die Narben in der

Leistengegend auch bestätigten, die eingeborenen Medicin-Männer die Exstirpation der Eierstöcke ausgeführt hatten. Als Grund für die Operation gaben sie an, sie hätten es vermeiden wollen, dass die Unglückliche stumme Kinder gebäre.

Ebenfalls unter den Eingeborenen Australiens und zwar am Parapitshuri-See traf Rotsh "ein eigenthümlich aussehendes Mädchen, welches, die Gesellschaft von Frauen meidend, immer bei den jungen Männern des Stammes, mit welchen es die Beschäftigung und Strapazen theilte, sich aufhielt. Das Mädchen zeigte eine sehr geringe Entwickelung der Brüste und des Fettpolsters überhaupt; die mageren Hinterbacken und einige am Kinn wachsende Haare gaben ihr ein knabenhaftes Aussehen. Wenn auch das Mädchen den Weibern aus dem Wege ging, so zeigte es doch keine besondere Neigung zu den jungen Männern, zu deren geschlechtlicher Befriedigung sie bestimmt war. Auf zwei längliche Narben in der Leistengegend deutend, erklärte einer der Eingeborenen, welcher etwas Englisch sprechen konnte, dass das Mädchen „all same spayed cow" wäre. *Rotsh* hatte auch gesagt, dass dieses Mädchen nicht das einzige Exemplar dieser Art sei, dass diese Operation von Zeit zu Zeit an Mädchen vorgenommen wird, um den jungen Leuten eine specielle Art von Hetaira, welche nie Mutter werden kann, herzustellen."

Wenn wir die Berichte von diesen grossen Operationen lesen, so müssen sie uns mit vollem Rechte in ein nicht geringes Erstaunen versetzen. Sie alle gehören denjenigen operativen Eingriffen an, welche in den civilisirten Ländern von den allerberufensten Händen doch nur so selten, wie nur irgend möglich, und nur mit einer gewissen Scheu unternommen wurden, bevor man durch das antiseptische Verfahren dahin gekommen war, mit einem hohen Grade von Wahrscheinlichkeit die grossen Gefahren des Wundverlaufes, das Wundfieber, die Eiterungen und vor allen Dingen die septische Infection, die „Blut- und Eitervergiftung", auszuschliessen. Diese Methoden beherrschen die Naturvölker nicht. An schmutzigen Patienten, mit schmutzigen oder ganz ungenügend desinficirten Händen und mit sicherlich oft höchst unsauberen Instrumenten führen sie diese gefährlichen Operationen aus, und dennoch sterben ihnen nicht nur nicht alle ihre Operirten, sondern sie bringen überraschender Weise sogar eine grössere Zahl ihrer Kranken durch, als das unter den geordneten Verhältnissen wohleingerichteter Kliniken und Krankenhäuser der Fall war. Dieser Widerspruch ist nicht anders zu erklären, als dass wir annehmen, die Naturvölker besitzen einen bedeutend höheren Grad von Widerstandsfähigkeit gegen die Angriffe der Erreger der Wundcomplicationen, als die hochcivilisirten Nationen. Ich habe dies an einer anderen Stelle in ausführlicher Weise darzulegen versucht.

Schlusswort.

Lassen wir nun zum Schluss noch einmal die Medicin der Naturvölker an unserem Auge vorüberziehen, so finden wir ein absonderliches Gemisch von Unverstand und überlegtem Handeln, von falschen Voraussetzungen und logischen Folgerungen, von Aberglauben und Gespensterfurcht und von praktischen Fähigkeiten Einzelner. Beherrscht auch ihre Dämonologie scheinbar ihr gesammtes medicinisches Können, so stossen wir doch auch andererseits auf manche gute Kenntniss und Maassnahme. Die genaue Bekanntschaft mit der sie umgebenden Pflanzenwelt, die richtige Beurtheilung ihrer Heilwirkungen wird uns vielfach von den Naturvölkern gepriesen.

Von der Kraft des beschwörenden Wortes haben wir häufig berichten müssen, ähnlich wie in unserer Volksmedicin die Besprechungen reichlich in Anwendung kommen. In der Volksmedicin wird bekanntlich die verstümmelte und unverstandene Formel oft für besonders wirksam gehalten. Auch unter den Beschwörungsgesängen der Klamath-Indianer in Oregon finden sich manche alterthümliche Formen, deren Erklärung den Indianern bereits schon einige Schwierigkeiten verursacht. Das Geheimmittel ist, wie wir sahen, bei den Medicin-Männern der nordamerikanischen Indianer vielfach im Gebrauch. Ihre Medicamente werden gepulvert und mit wirkungslosen Dingen gemischt, nur um sie nach Geruch und Aussehen für den Patienten unkenntlich zu machen. Kostbares, Seltenes und Ekelhaftes wird in der Medicin der Naturvölker, wie in der Volksmedicin hochgeschätzt.

Aber auch noch viele andere Analogien finden wir zwischen diesen beiden Gruppen der primitiven Medicin. Es soll hier nur an die Räucherungen und die Schwitzcuren, an die schablonenhaft ausgeübte Hydrotherapie, an das einschläfernde Magnetisiren, an die purgirenden Heiltrankcuren und an das Streichen erinnert werden. Jedermann weiss, welch hervorragende Rolle diese Methoden bei unserem Volke spielen; und bis in welche Schichten der Bevölkerung dieses „Volk“ auch noch heutigen Tages hinaufreicht, davon geben auch in Europa tägliche Beispiele deutlich Kunde.

Selbst für das Erbrechen des Medicin-Mannes findet sich eine interessante Parallele. Ein berühmter „Magnetiseur“ in Frankfurt am Main, dem jetzt die erleuchtete Bürgerschaft zuströmt, streicht dem dyspeptischen Kranken den Magen, wird dann von heftigem Erbrechen befallen und der Leidende ist geheilt.

Priester, Beichtvater und Arzt zugleich, versteht es der Medicin-Mann, das religiöse Bedürfniss und die seelischen Empfindungen seiner Gemeinde seinen ärztlichen Verordnungen anzupassen. Furcht vor der Gottheit, Opfer und Busse, sowie die beängstigende Nähe der Dämonen, deren Kommen und Gehen und deren Sprechen er durch des Medicin-Mannes Bauchrednerkunst mit seinen gespannt lauschenden Ohren deutlich zu vernehmen vermag, üben auf das überreizte Nervensystem des Patienten einen gewaltig suggestiven Einfluss aus. Vorsichtige Sorge für die Entleerung des überfüllten Magens und Darmes, Regelung der Diät und körperliche Uebung werden ebenfalls in Anwendung gezogen.

Operative Eingriffe erzwingt bisweilen die Noth des Augenblicks. Waren sie mehrmals von Erfolg gekrönt, so entwickelt sich der chirurgische Muth. Und ist nun diese Kühnheit im Operiren auch oft nur die Kühnheit des Unverstandes, welcher von den drohenden Gefahren auch nicht die leiseste Vorstellung besitzt, so geht aus solcher Kühnheit doch allmählich die chirurgische Gewandtheit hervor, und dieser folgt dann naturgemäss allmählich zielbewusstes Können.

Gilt dieses für die Naturvölker allein? Keineswegs, denn auch dem Gliedersetzer und dem Renkdoktor unseres Landvolkes kommt das Selbstbewusstsein auf gleiche Weise. Aber auch mancher hochangesehene Schneidarzt, mancher Bruchschneider, Steinschneider oder Staarstecher hat in verflossenen Jahrhunderten bei uns eine ganz ähnliche Entwickelung durchlaufen.

Möge es hiermit genügend sein. Ist es doch, glaube ich, hinreichend bewiesen, dass ein gemeinsames, festes Band sich durch diese Ideen hindurchschlingt, das die Naturvölker unter einander, sowie mit den Völkern des Alterthums und mit unseren niederen Volksschichten verbindet. Und so sind wir denn gezwungen, in diesen Gedankengängen gleichsam eine notwendige Function des primitiven Menschengehirnes zu erblicken, und somit dokumentiren sie sich als dasjenige, was wir in der Einleitung behauptet haben, als echte und wahre Völkergedanken.

Anhang I.

Erklärung der Abbildungen.

Fig. 1. *Mahâkola Yakscha* mit seinen 18 ihn begleitenden Krankheits-Dämonen. Holzschnitzerei der Singhalesen (Ceylon). – Geschickt von *Freudenberg*. Mus. f. Völkerkunde, Berlin. Nach photographischer Aufnahme des Verfassers

Fig. 2. Holzmaske der Teufelstänzer der Singhalesen (Ceylon), den *Nagâsannijâ* darstellend, den Teufel, welcher Schmerzen verursacht, die denen des Bisses der Brillenschlange gleichen. – Mus. f. Völkerk., Berlin. Nach photograph. Aufnahme des Verfassers

Fig. 3. Holzmaske der Onondaga-Indianer, einen der bösen Geister *Hondoi* darstellend, welche die Krankheiten bringen und durch Tänze, Speise- und Tabaksopfer versöhnt werden. – Mus. f. Völkerk., Berlin. Nach photograph. Aufnahme des Verfassers

Fig. 4. Holzmaske der Onondaga-Indianer, wie Fig. 3. – Mus. f. Völkerkunde, Berlin. Nach photographischer Aufnahme des Verfassers

Fig. 5. *Lilyi*, die Schleimige, weiblicher Krankheits-Dämon der Zigeuner, welcher Catarrhe und Ruhr verursacht. – Nach *H. v. Wlislocki*: Aus dem inneren Leben der Zigeuner. Berlin 1892. S. 27 Fig. 6

Fig. 6. *Poreskoro*, der Geschwänzte, Krankheits-Dämon der Zigeuner, welcher die Epidemien verursacht, – Nach *H. v. Wlislocki*, wie Fig. 5. S. 10 Fig. 2

Fig. 7. *Ular naga*, Gottheit der Alloresen, aus Holz gefertigt, welcher zur Abwehr von Epidemien geopfert wird. – Mitgebracht von *Adrian Jacobsen*. Mus. f. Völkerkunde, Berlin. Nach photographischer Aufnahme des Verfassers

Fig. 8. Lederriemen mit Krallen und Fellstückchen besetzt, welche der Medicin-Mann scheinbar aus dem kranken Körpertheile heraussaugt. Klamath-Indianer. – Mus. f. Völkerkunde, Berlin. Nach photographischer Aufnahme des Verfassers

Fig. 9. Guri-guri, Topf mit einem geschnitzten Deckel, behängt mit Schweinshauern, gefüllt mit Arznei von den Battakern in Sumatra. Dieselbe ist angeblich aus einem stark giftigen Präparate von Menschenfleisch gefertigt und soll so hochgradig giftig sein, dass schon der Geruch eine Vergiftung verursacht. – Mus. f. Völkerkunde, Berlin. Nach photographischer Aufnahme des Verfassers

Fig. 10. Seelenfänger (Soul-catcher) der Hervey-Insulaner. – British Museum, London. Nach *C. W. Pleyte*. Verh. d. Berliner anthrop. Ges. Zeitschrift f. Ethnologie Bd. XIX S. 20. Berlin 1887

Fig. 11. Alte Erbstücke der Fürsten von Pasimpai, Mittel-Sumatra; 1. a. b. goldener Pfeilring, saloei karijs nan doenô balé taije genannt, getrieben und innen mit Harz gefüllt. – 2. eisernes Schwert mit hölzernem Knopf und hölzerner, mit Rotanbändchen gebundener Scheide. Es heisst tjoeriëq si mandang giri, soembiïng saratoejs sambilan poeloew, zu deutsch: das Schwert si mandang giri mit den 190 Scharten. Es wird in vielen alten Ueberlieferungen genannt. – 3. u. 4. Steinchen, manlikô, die früher am Leibe klebten und Krankheiten heilen konnten. – Der Anblick dieser Gegenstände bringt den Kindern Krankheiten; das Wasser, mit dem man sie übergiesst, heilt Krankheiten. – Nach *A.L. van Hasselt*. Ethnograph. Atlas van Midden-Sumatra. PI. XXXI. Leiden 1881

Fig. 12. Kleine Hand von blauem Glase, Amulet der Türken in Constantinopel gegen den bösen Blick. – Mitgebracht von Dr. *Ludwig Aschoff*. Im Besitze des Verfassers. (Vierfach vergrössert.) Nach einer Zeichnung von Frl. *Julie Schlemm*

Fig. 13. Hand von Messing, Amulet der Juden in Marokko gegen den bösen Blick. Es wird den Knaben an die Mütze geheftet. – Mitgebracht von *Max Quedenfeldt*. Mus. f. Völkerkunde, Berlin. Nach photographischer Aufnahme des Verfassers

Fig. 14. Glasfluss, äusserster Ring blau, der folgende gelb, der mittelste weiss mit schwarzem Mittelpunkt, an das Bild eines Auges erinnernd, Amulet der Cyprioten gegen den bösen Blick. – Mitgebracht von Dr. *Ludwig Aschoff*. Im Besitze des Verfassers. Nach einer Zeichnung von Frl. *Julie Schlemm*

Fig. 15. Ein Midç nach der Darstellung auf einem Musikbrette der Chippeway-Indianer. Er ist mit höherer Kraft erfüllt, was durch die Hörner auf seinem Kopfe angezeigt wird. Die von seinen Ohren ausgehenden Linien bezeichnen, dass er hört. Der hierzu gehörige Gesang lautet: „Ich höre den Geist reden zu uns!“ – Nach *W.J. Hoffman*: The Midç-wiwin or Grand Medicine Society of the Ojibwa. Seventh Annual Report of the Bureau of Ethnology (Separat-Abdruck). Washington 1892. p. 196

Fig. 16. Ein Midç nach der Darstellung auf einem Musikbrette der Chippeway-Indianer. Sein Körper, d. h. sein Herz, ist mit Kenntniss von den heiligen Medicinen der Erde erfüllt. Der hierzu gehörende Gesang lautet: „Ich habe die Medicin in meinem Herzen.“ – Nach *Hoffman*, wie Fig. 15. p. 196

Fig. 17. Medicin-Tanz der Winnebago-Indianer in Nord-Amerika. – Nach *Henry R. Schoolcraft*: History, Condition and prospects of the Indian Tribes of the United States. Philadelphia 1851-55. Part III Plate 31

Fig. 18. Maske des Medicin-Mannes der Atna-Indianer in Südwest-Alaska. – Mitgebracht von *Adrian Jacobsen*. Mus. f. Völkerkunde, Berlin. Nach einem Aquarell von Frl. *Julie Schlemm*

Fig. 19. Maske des Medicin-Mannes der Atna-Indianer, Alaska. – Mitgebracht von *Adrian Jacobsen*. Mus. f. Völkerkunde, Berlin. Nach einem Aquarell von Frl. *Julie Schlemm*

Fig. 20. Medicin-Mann (Zauberer) der Basutho in Transvaal, Süd-Afrika. – Nach einer Photographie im Besitze des Verfassers

Fig. 21. Medicin-Mann der Atna-Indianer in Alaska. Nach der Figur des Museum für Völkerkunde, Berlin. Vorderansicht. – Nach photographischer Aufnahme von Fräulein *Julie Schlemm*

Fig. 22. Maske des Medicin-Mannes der Atna-Indianer, Alaska. – Mitgebracht von *Adrian Jacobsen*. Mus. f. Völkerkunde, Berlin. Nach einem Aquarell von Frl. *Julie Schlemm*

Fig. 23. Medicin-Mann der Atna-Indianer in Alaska. Nach der Figur des Museum für Völkerkunde, Berlin. Hinteransicht. – Nach einem Aquarell von Frl. *Julie Schlemm*

Fig. 24. Mütze des Medicin-Mannes der Haidah-Indianer, aus Wieselfellen und Fuchsschwänzen, mit Knochenstäben behangen. – Mitgebracht von *Adrian Jacobsen*. Mus. f. Völkerkunde, Berlin. Nach einem Aquarell von Frl. *Julie Schlemm*

Fig. 25. Medicin-Mann der Schwarzfuss-Indianer am Yellowstone-River. – Nach *George Catlin*: Die Indianer Nord-Amerikas. Brüssel, Leipzig, Gent 1851

Fig. 26. Maske des Medicin-Mannes der Haidah-Indianer, ein Fabelthier darstellend. – Mitgebracht von *Adrian Jacobsen*. Mus. f. Völkerkunde, Berlin. Nach einem Aquarell von Frl. *Julie Schlemm*

Fig. 27. Halsring des Medicin-Mannes der Haidah-Indianer. Die beiden mittleren Knochenstäbe haben die Form einer Fischotter. – Mitgebracht von *Adrian Jacobsen*. Museum für Völkerkunde, Berlin. Nach einer photograph. Aufnahme des Verfassers

Fig. 28. Knöcherner Kopfkratzer des Medicin-Mannes der Haidah-Indianer. – Mus. f. Völkerkunde, Berlin. Nach photographischer Aufnahme des Verfassers

Fig. 29. Ajami, hölzerne menschliche Figur mit Glasaugen und Fellbekleidung. Sie stellt den Candidaten der Schamanenwürde dar und wird von dem ältesten Schamanen der Golden in Sibirien gefertigt. Ist sie vollendet, so hat der Candidat die Schamanenwürde erlangt. – Mitgebracht von *Adrian Jacobsen*. Mus. f. Völkerkunde, Berlin. Nach photographischer Aufnahme des Verfassers

Fig. 30. Ajami, hölzerne Frauenfigur, unbekleidet. Sie stellt die Candidatin der Schamanenwürde dar und wird von dem ältesten Schamanen der Golden in Sibirien gefertigt. Ist sie vollendet, so hat die Candidatin die Schamanenwürde erlangt. – Mitgebracht von *Adrian Jacobsen*. Mus. f. Völkerkunde, Berlin. Nach photographischer Aufnahme des Verfassers

Fig. 31. Einführung eines Midç-Candidaten bei den nordamerikanischen Indianern. – Nach *Schoolcraft*, wie Fig. 17, Part V Plate 33

Fig. 32. Musikbrett der Wabeno der nordamerikanischen Indianer:

1. Eine Hand des Wabeno, einen Zauberstab haltend. Dieses ist das Zeichen für die Eröffnung des Medicin-Tanzes und es gehört dazu der Gesang:

> „Ich spreche zum grossen Geiste, dass er mein Leben schütze durch dieses Zeichen (den Zauberknochen) und dasselbe wirksam mache zu meinem Schutze und Erfolg.
> Ich bin es nicht, der es gemacht hat, sondern Du, grosser Geist, der diese Welt und alle Dinge darin gemacht hat.
> Höre mich und sieh erbarmungsvoll auf mein Schreien!“

Dann singt der Chor:

„Ich bin ein Freund der Wabeno."

2. Ein Baum, der übernatürliches Getöse macht, bisweilen Gewehrschüssen ähnlich; er gilt für den Aufenthaltsplatz des grossen Geistes. Der Chor singt:

„Ich (der Baum) lärme für mein Leben, wie ich stand."

Dazu wird gerasselt und dann erheben sich die Indianer und beginnen den Tanz.

3. Ein Wabeno-Hund springt seinem Herrn entgegen. Dazu der Gesang:

„Ich soll zu ihm laufen, welcher mein Körper ist."

4. Ein Wabeno, Blut auswerfend. Dazu der Gesang:

„Ich ringe um mein Leben, Wabeno, tödte es."

5. Tabakspfeife mit Federn. Sie war von einem Uebelwollenden mit „schlechter Medicin" gefüllt, und wurde ahnungslos geraucht, der Rauch trat in die Lunge des Opfers und dieses welkt dahin. Dazu der Gesang:

„Den Midç ich fürchte – die Pfeife ich fürchte, welche Federn an sich hat."

6. Der Wurm Mösa, welcher faules Holz frisst und lärmendes Geräusch macht. Dazu der Gesang:

„Des Wurmes Haut benutze ich – des Wurmes Haut benutze ich."

7. Ein zu Hülfe gerufener Wabeno-Geist. Dazu der Gesang:

„Wer ist das, der hier steht?
Ein Wabeno-Geist steht hier!"

8. Ein hungriger Wabeno-Jäger mit Bogen und Pfeil hat eine Elchspur entdeckt. Den Urin des Thieres vermischt er mit Medicin und bestreicht damit einen seiner vier Pfeile, den er nun in die Spur schiesst. Der Elch wird darauf von Strangurie befallen; er muss in Folge dessen hinter dem Rudel zurückbleiben und nun vermag ihn der Indianer einzuholen und zu tödten. Dazu der Gesang:

„Ich schoss weit über die Erde."

9. Das Symbol des grossen Geistes, den Himmel mit seiner Gegenwart füllend. Dazu der Gesang:

„Wo ich sitze reicht mein Haupt bis zum Mittelpunkt des Himmels."

Hier folgt eine Pause im Tanze; die Ausübenden setzen sich, erheben sich aber nach einiger Zeit wieder und beginnen unter Rasselbegleitung die Umgänge von Neuem.

10. Der Himmel mit Wolken. Dazu der Gesang:

„Die Wolke, die in meinem Himmel ist."

11. Bewölkter Himmel mit dem langgeschwänzten Fabelthier „der weisse Tiger", der die Wolken jagt und nach oben, d. h. in die Zukunft blickt. Dazu der Gesang:

„Er wünscht zu blicken in den Himmel, In den Himmel wünscht er zu blicken."

12. Der Wolf *Mhowha*, gehörnt, um seine übernatürliche Kraft darzustellen. Mystische Medicin ist ihm an Kopf und Schwanz gethan, um ihn zum Jagen für die Wabeno zu veranlassen. Dazu der Gesang:

„Ich soll die Beute jagen, Dieser Wolf von mir."

Die hier folgenden beiden verticalen Balken zeigen eine Pause an. Nach dieser beginnt unter Trommelschlag der Tanz von Neuem.

13. Der Kriegsadler *Kanieu*, der über dem Kampfplatze schwebt und sofort nach der Schlacht die Gefangenen frisst. Seine Federn sind des Kriegers ehrenvollster Schmuck. Dazu der Gesang:

„Sieh, wie ich schiesse!"

14. Wünscht der Wabeno ein Thier zu erlegen, so fertigt er dessen Bild aus Gras oder Cattun, hängt dasselbe im Wigwam auf und schiesst unter Absingung obigen Beschwörungsgesanges auf dasselbe. Trifft der Pfeil, so ist das ein Zeichen, dass er das Thier in den nächsten Tagen erlegen wird. Der Pfeil wird ausgezogen und verbrannt.

15. Ein Midç, auf der Erdkugel sitzend, hält mit einer Hand den Himmel, dessen gelbliche Endigung Wolken bezeichnen soll. Er zieht Kunde vom Himmel ein zum Wohle der Menschheit. Dazu der Gesang:

„Was sehe ich? was sehe ich? Meinen Himmel, den ich richte."

16. Die Sonne, als Symbol des grossen Geistes, auf den Indianer herabblickend und die Ceremonien annehmend. Dazu der Gesang:

„Warum blickst Du auf mich?"

17. Bogen mit abwärts gerichtetem Pfeil auf der Mitte der Sehne, zum Zeichen, dass er bezaubert ist; vor der Pfeilspitze fünf Kiesel in einer Reihe. Diese alle durchschiesst der Pfeil und reiht sie auf seine Spitze auf.

18. Junger Mann, phallisch, mit Federschmuck am Kopfe und mit Trommel und Trommelstock in den Händen. Dieses bedeutet, dass er den Gegenstand seiner Wünsche erlangen wird. Dazu der Gesang:

„Höre meine Trommel, höre meine Trommel!
(Solltest Du auch sein) an der anderen Seite der Erde, höre meine Trommel!"

Nach *Schoolcraft*, wie Fig. 17.

Fig. 33. Medicin-Hütte, vom grossen Geiste erfüllt. Von einem Musikbrett der Midç der nordamerikanischen Indianer. – Nach *Schoolcraft*, wie Fig. 17. Part. I Plate 51 Fig. 1

Fig. 34. Matakoko, Verbotszeichen oder Matakau von der Insel Serang, um den Uebertreter blind werden zu lassen. – Nach *J. G. F. Riedel*, De Sluik en kroesharige Rassen tuschen Selebes en Papua. s' Gravenhage 1886. Taf. XIII Fig. 18

Fig. 35. Sasakene, Verbotszeichen oder Matakau von der Insel Serang, um dem Uebertreter Ichthyosis zu verursachen. – Nach *Riedel*, wie Fig. 34. Taf. XIII Fig. 6

Fig. 36. *Adú Folagi Hóro*. Schutzgeist gegen Leibschmerzen. Nias. – Nach *Modigliani*: Un viaggio a Nias. Milano 1890

Fig. 37. Anamata, Verbotszeichen oder Matakau von der Insel Serang, um dem Uebertreter die Kiefer versteifen zu lassen. – Nach *Riedel*, wie Fig. 34. Taf. XIII Fig. 1

Fig. 38. Verbotszeichen oder Matakau von der Insel Leti; der Uebertreter soll einen geschwollenen Leib bekommen. – Mus. f. Völkerk., Berlin. Nach photograph. Aufnahme des Verfassers

Fig. 39. Mãttô la tjurtjuri, Verbotszeichen oder Matakau von der Insel Luang; dem Uebertreter sollen die Eingeweide verdreht werden. – Mus. f. Völkerkunde, Berlin. Nach photographischer Aufnahme des Verfassers

Fig. 40. Tiasusuu, Verbotszeichen oder Matakau von der Insel Serang, um dem Uebertreter Blutdiarrhoe zu verursachen. – Nach *Riedel*, wie Fig. 34. Taf. XIII Fig. 5

Fig. 41. Sakorea, Verbotszeichen oder Matakau von der Insel Serang, um dem Uebertreter Schmerzen in den Gliedmaassen zu verursachen. – Nach *Riedel*, wie Fig. 34. Taf. XIII Fig. 8

Fig. 42. Tahulupu oder Lasepoota, Verbotszeichen oder Matakau von der Insel Serang, um dem Uebertreter Schwellung der Testes zu verursachen. – Nach *Riedel*, wie Fig. 34. Taf. XIII Fig. 3

Fig. 43. Potole, Verbotszeichen oder Matakau von der Insel Serang, um dem Uebertreter böse Schwären zu verursachen. – Nach *Riedel*, wie Fig. 34. Taf. XIII Fig. 4

Fig. 44. Medicin-Büchse in Holz geschnitzt. Bonerate. – Mus. f. Völkerkunde, Berlin. Nach photographischer Aufnahme des Verfassers

Fig. 45. Purminakun, Ziegenhorn mit Arznei. Den Deckel bildet eine menschliche Figur, Ganagana genannt, welche auf einer anderen reitet. Von den Battakern in Sumatra. – Mus. f. Völkerkunde, Berlin. Nach photograph. Aufnahme des Verfassers

Fig. 46. Medicin-Löffel der Singhalesen. – Mus. f. Völkerkunde, Berlin. Nach photograph. Aufnahme des Verfassers

Fig. 47. Batu bawi, Stein, der angeblich aus dem Gehirn des Stachelschweines stammt; Medicin gegen Kopfschmerzen von der Insel Flores. – Mitgebracht von *Adrian Jacobsen*. Mus. f. Völkerkunde, Berlin. Nach photographischer Aufnahme des Verfassers

Fig. 48. Purminakun, Ziegenhorn mit Arznei. Den Deckel bildet eine menschliche Figur, Ganagana genannt, welche auf einer Anderen reitet. Von den Battakern in Sumatra. – Mus. f. Völkerkunde, Berlin. Nach photograph. Aufnahme des Verfassers

Fig. 49. Chuletú, Stäbchen mit zwölf Stückchen Calmuswurzel, von dem Schamanen der Golden verabfolgt, um einen Heiltrank für Wöchnerinnen daraus zu kochen. – Mitgebracht von *Adrian Jacobsen*. Mus. f. Völkerkunde, Berlin. Nach photograph. Aufnahme des Verfassers

Fig. 50. Umflochtenes Büffelhorn, Dasän tandok hadangan genannt, von Kwâla Kapuas in Borneo. Aus demselben müssen die von den *Sangiang*, den Luftgeistern, Besessenen Tuak (Arak) trinken. – Mus. f. Völkerkunde, Berlin. Nach photographischer Aufnahme des Verfassers

Fig. 51. Medicin-Sack der Indianer aus dem Missouri-Gebiet; Fischotterbalg mit Stachelschweinstacheln besetzt. – Mus. f. Völkerkunde, Berlin. Nach photographischer Aufnahme des Verfassers

Fig. 52. Halsband der Zulu-Kaffern in Natal, das als Amulet und gleichzeitig als Apotheke dient. Es besteht aus erbsengrossen, gelben Perlen, zwischen denen sich in kurzen Abständen Pflanzentheile, Rinden- und Wurzelstücke, ein Entenschnabel und Antilopenhörner befinden. Letztere waren einst mit Medicin gefüllt und mussten ebenso wie die Wurzeln für bestimmte Krankheiten die Medicamente liefern. – Mitgebracht von Herrn Missionar *A. Prozesky*. Im Besitze des Verfassers. Nach photographischer Aufnahme des Verf.

Fig. 53. Medicin-Löffel der Singhalesen aus Nautilusschale. – Mus. f. Völkerk., Berlin. Nach photograph. Aufnahme des Verfassers

Fig. 54. Perminakan, Vase mit sehr zauberkräftiger Medicin, welche angeblich aus Menschenfleisch gefertigt ist. Auf dem Deckel sitzt zu Pferde der Geist der Medicin *Pangulu balang*. Von den Battakern in Sumatra. – Mus. f. Völkerkunde, Berlin. Nach photographischer Aufnahme des Verfassers

Fig. 55. Bing aus Gelbholzstücken von der Insel Flores, gegen Fieber und Kopfschmerzen gebraucht. – Mitgebracht von *Adrian Jacobsen*. Mus. f. Völkerkunde, Berlin. Nach photographischer Aufnahme des Verfassers

Fig. 56. Kalebasse, als Klystierspritze für Kinder dienend, mit einem Loch zum Einblasen der Flüssigkeit. Liberia. – Nach *J. Büttikofer*, Reisebilder aus Liberia. Leyden 1890. Band II p. 327

Fig. 57. Angekohlte Stücke von Taquara-Holz, Idžiua genannt, zum Einführen in den Schlund, um Morgens Erbrechen hervorzurufen. Karayá-Indianer am Rio Araguya (Goyaz) in Brasilien. – Mitgebracht von *Paul Ehrenreich*. Mus. f. Völkerkunde, Berlin. Nach photographischer Aufnahme des Verfassers

Fig. 58. Schwitzhütte, nach der Zeichnung auf einem Musikbrett der Wabeno der nordamerikanischen Indianer. Die Zacken sollen den entweichenden Dampf andeuten. Dazu gehört der Gesang: „Ich gehe in das Bad – ich mache meinen Bruder kräftig." – Nach *Schoolcraft*, wie Fig. 17. Part, I Plate 51 Fig. 5

Fig. 59. Tuh, Schwitzhütte der Indianer von Tactic in Guatemala. – Nach *O. Stoll*, Guatemala. Leipzig 1886

Fig. 60. Wöchnerin der Rouquouyennes-Indianer in Süd-Amerika im Dampfbade. – Nach *Crevaux*, Von Cayenne nach den Anden. Globus XI S. 70. Braunschweig 1881

Fig. 61. Massage. Nach einem japanischen Holzschnitt. – Im Besitze des Mus. f. Völkerkunde, Berlin

Fig. 62. Tschon-gâ-th, Halsband der Mincopies auf den Andamanen-Inseln, aus Menschenknochen hergestellt (im vorliegenden Falle aus zwei kindlichen Schlüsselbeinen, einer ersten Rippe und der oberen Hälfte eines kindlichen Speichenknochens, Radius). Die Knochen sind durchbohrt, theilweise mit Lappen umwickelt und auf einem Bindfaden aufgezogen, an dessen Enden zwei Schneckenhäuser (helix sp.) hängen. Das ganze ist mit schmutzigrother Farbe bestrichen. In Krankheitsfällen umwickelt man mit solchem Halsband den schmerzhaften Theil, um den Schmerz zu vertreiben. – Mus. f. Völkerkunde, Berlin. Nach photographischer Aufnahme des Verfassers

Fig. 63. Medicin-Mann der Schwarzfuss-Indianer, einen Kranken behandelnd. – Nach einer Handzeichnung von *George Catlin*, im Besitze des Mus. f. Völkerkunde, Berlin

Fig. 64. Bambuszweig mit daran befindlichen Opfergaben, der ins Feuer gehalten wird, um zu sehen, ob ein böser Geist an einer Erkrankung schuld ist. Insel Flores. – Mus. f. Völkerkunde, Berlin. Nach photographischer Aufnahme des Verfassers

Fig. 65. Consultation des Medicin-Mannes der Sioux-Indianer. Die Hülfsgeister des Medicin-Mannes, die Manidos, fliegen in die Medicin-Hütte, vor welcher der den Medicin-Mann um Rath Fragende steht. – Nach *Schoolcraft*, wie Fig. 17. Part. V Plate 32

Fig. 66. Die Medicin-Hütte des Medicin-Mannes (Jìs'sakkid) der Chippeway-Indianer, zu welcher die Thiergeister (Manidôs) fliegen. Senkrecht über der Medicin-Hütte schwebt der Donnervogel, der besonders hoch verehrt wird. Die als Unterhändler zwischen den Geistern und dem Medicin-Manne dienende Schildkröte befindet sich im Inneren der Hütte. Nach der Zeichnung auf einem Musikbrette von Birkenrinde. – Nach *Hoffman*, wie Fig. 15. p. 252 Fig. 28

Fig. 67. Schamanentrommel der Burjäten. Aeussere Ansicht. – Mus. f. Völkerkunde, Berlin. Nach photograph. Aufnahme des Verfassers

Fig. 68. Schamanentrommel der Burjäten. Innere Ansicht. – Mus. f. Völkerkunde, Berlin. Nach photograph. Aufnahme des Verfassers

Fig. 69. Schamanentrommel mit dem Bilde des Adlers, des Donnervogels und des Walfisches. Von den Indianern in Portland, Oregon. – Mus. f. Völkerkunde, Berlin. Nach einem Aquarell von Frl. *Julie Schlemm*

Fig. 70. Flache, tambourinartige Trommel der Indianer des Missouri-Gebietes zum Beschwören der Krankheit. – Mus. f. Völkerkunde, Berlin. Nach einem Aquarell von Frl. *Julie Schlemm*

Fig. 71. Rückseite von Fig. 70. – Nach einem Aquarell von Frl. *Julie Schlemm*

Fig. 72. Rassel des Medicin-Mannes der Indianer von Portland, Oregon, bestehend aus einem Stabe, der mit Federn geschmückt und mit den Hufen von Hirschen und den

Schnäbeln von Seepapageien behängt ist. – Mus. f. Völkerkunde, Berlin. Nach einem Aquarell von Frl. *Julie Schlemm*

Fig. 73. Medicin-Mann der Dacota-Indianer, zur Heilung eines Kranken rasselnd. – Nach *Schoolcraft*, wie Fig. 17. Part. I Plate 46

Fig. 74. Rassel des Medicin-Mannes, aus einem Kürbis hergestellt. Indianer von Holamux. – Mitgebracht von *Dieck*. Mus. f. Völkerkunde, Berlin. Nach einem Aquarell von Frl. *Julie Schlemm*

Fig. 75. Hölzerne Rassel des Medicin-Mannes der Haidah-Indianer, in der Gestalt des Raben, des Lichtbringers, mit der Kohle im Schnabel; auf seiner Brust ist das Bild der Sonne. Auf dem Rücken trägt er die Figur des Wolfes, der das Feuer und den Tod symbolisirt. Der Vogel ihm gegenüber ist wahrscheinlich die Eule, oder die Nacht. Ihr Schopf ist durch Stilisirung aus dem Schwanze des Raben entstanden. Der Frosch im Maule des Wolfes ist das Sinnbild des Wassers und der Dunkelheit. Das Beissen in die Zunge bedeutet „Medicin". – Mitgebracht von *Adrian Jacobsen*. Mus. f. Völkerkunde, Berlin. Nach einem Aquarell von Frl. *Julie Schlemm*

Fig. 76. Kokomen, kupferne sackförmige Rassel eines Medicin-Mannes der Nutka-Indianer in Britisch-Columbien, mit Lederbast verziert; zum Heilen von Kranken und zum Heranlocken der Fische an die Küste gebraucht. – Mus. f. Völkerkunde, Berlin. Nach photographischer Aufnahme des Verfassers

Fig. 77. Midç der nordamerikanischen Indianer zeigen sich im Walde in der Pause eines Medicin-Tanzes den geheimnissvollen Inhalt ihrer Medicin-Säcke. – Nach *Schoolcraft*, wie Fig. 17. Part. V Plate 5

Fig. 78. Mî'gis, Medicin-Steine der Midç der Chippeway-Indianer, kleine, roth oder roth und grün bemalte Hornstücke, typisch für den vierten Grad (die beiden ersten Stücke oben). Purpurperle für den dritten Grad (das dritte Stück oben). Schnecke für den dritten Grad (das vierte Stück oben). Längliche Perle für den zweiten Grad (das erste Stück unten). Schnecke, Cyprea moneta (das zweite und dritte Stück unten), Schnecke, Helix (das vierte Stück unten), beide dem Oberpriester der Midç-Gesellschaft von Leech Lake, Minnesota, gehörig. – Nach *Hoffman*, wie Fig. 15. Pl. XI

Fig. 79. Medicin-Stein des Medicin-Mannes, auf dem ein Schwertwal und ein abwärts gekehrtes, untertauchendes Menschengesicht eingeschnitten ist. West-Vancouver. – Mus. f. Völkerkunde, Berlin. Nach photographischer Aufnahme des Verfassers

Fig. 80. Alter, sculptirter Stein mit zwei Gesichtern, angeblich eine Fischotter darstellend, aus West-Vancouver. – Mus. f. Völkerkunde, Berlin. Nach photographischer Aufnahme des Verfassers

Fig. 81. Medicin-Stein des Medicin-Mannes mit zwei geschnitzten Köpfen, angeblich Frosch und Fisch. West-Vancouver. – Mus. f. Völkerkunde, Berlin. Nach photographischer Aufnahme des Verfassers

Fig. 82. Tongrusmut-tschnchei, sehr rohe hölzerne Figur, welche den Haupthülfsgeist des Schamanen der Giljaken vorstellt. Er verfügt über sieben Untergeister, welche auf seinem Kopfe dargestellt sind. – Mitgebracht von *Adrian Jacobsen*. Mus. f. Völkerk., Berlin. Nach photograph. Aufnahme des Verfassers

Fig. 83. Ein Medicin-Mann (Jes'sakkid) der Chippeway-Indianer einen vor ihm liegenden Kranken heilend. Er hält die Rassel in der Hand und die von seinem Auge zu dem Körper des Patienten laufende Linie bedeutet, dass er den Sitz des Krankheits-Dämons hier gefunden hat und dass er nun seine Beschwörung beginnt. Nach der Zeichnung auf einem Musikbrett von Birkenrinde. – Nach *Hoffman*, wie Fig. 15. p. 255 Fig. 32

Fig. 84. Ein Medicin-Mann (Jes'sakkid) der Chippeway-Indianer, welcher eine Frau heilt. Der seinen Kopf umgebende concentrische Kreis bedeutet einen mehr als gewöhnlichen Bestand von Kenntnissen; der von dem Munde ausgehende Strich soll das Rohr zum Aussaugen der Krankheit bezeichnen. In der Hand hat er eine Rassel. Nach der Zeichnung auf einem Musikbrett von Birkenrinde. – Nach *Hoffman*, wie Fig. 15. p. 255 Fig. 31

Fig. 85. Medicin-Mann der Mandan-Indianer, einen Kranken behandelnd. – Nach einer Handzeichnung von *George Catlin*, im Besitze des Mus. f. Völkerkunde, Berlin

Fig. 86. Menschliche Figur aus einem Koliblatt, in welche der Krankheits-Dämon hineingelockt und dann vernichtet wird; von der Insel Dama. – Nach *Riedel*, wie Fig. 35. Tafel XLIII Fig. 7

Fig. 87. Medicin-Hütte für den Medicin-Tanz „der Gesang gegen die Berge“ der Navajó-Indianer in Arizona. – Nach *Washington Matthews*, The Mountain chant etc. Fifth Annual Report of the Bureau of Ethnology. Washington 1887. Pl. X

Fig. 88. Trockengemälde der Navajó-Indianer in Arizona, zu dem grossen Medicin-Tanze: „der Gesang gegen die Berge“ gehörig. Es soll die Malerei vorstellen, welche ihr Prophet *Dsilyi Neyáni* in dem Heim der Bären in den Carrizo-Bergen gesehen hatte. Eine Wasserschüssel, mit schwarzem Pulver bestreut, steht in der Mitte des Bildes; Sonnenstrahlen und vier sogenannte Sonnenflösse sind regelmässig um dieselbe geordnet. Auf jedem der Letzteren steht eine Gottheit, Yay, den vier Himmelsgegenden entsprechend. Rothes Sonnenlicht und Sonnenstrahlen umgürten ihre Lenden; Blitze auf schwarzer Regenwolke sind auf ihren Vorderarmen und Schenkeln dargestellt. Ohrgehänge, Halsbänder und Armringe, blau und roth, Türkis und Koralle, die geheiligten Juwelen bezeichnend, und reich gemusterte Taschen, Ornamente von Stachelschweinstacheln vorstellend, schmücken sie. Mit einer Schnur an der rechten Hand befestigt trägt jede Gottheit einen Korb, ein Amulet und eine Medicin-Manns-Rassel; die linke Hand ist gegen eine stylisirte Pflanze hingestreckt, welche der Gottheit geheiligt ist. Zu dem weissen Gott des Ostens gehört im Südosten der weisse Getreidehalm, zu dem blauen Gott des Südens im Südwesten der blaue Bohnenstengel, zu dem gelben Gott des Westens im Nordwesten die gelbe Kürbisranke und zu dem schwarzen Gott des Nordens im Nordosten die schwarze Tabakspflanze. Die Pflanzen strecken jede fünf Wurzeln der centralen Wasserschüssel entgegen. – Umrahmt wird das Bild zu drei Viertel seines Umfanges von einer langgestreckten, im Kreise gebogenen, menschlichen Gestalt. Es ist der Regenbogen, dessen weibliches Geschlecht durch die viereckige Form des Kopfes bezeichnet wird. Seine Hände sind leer und auf dieselben wird die Kalebasse mit der Medicin gestellt, welche Patientin und Medicin-Mann einnehmen müssen. In der Lücke der Umrahmung im Osten stehen zwei Blauvögel (Sialia arctica) mit ausgestreckten Flügeln. Sie halten Wache an dem Thore des Hauses, in welchem diese Gottheiten wohnen. Von den Navajó werden sie Çoli genannt, da sie mit ihrem Rufe çoli çoli in der Morgendämmerung den Tag begrüssen. Sie werden als die Herolde des Morgens für heilig gehalten und ihre blauen Federn bilden ein nothwendiges Zubehör zu allen Federstickereien der Navajó-Indianer. – Auf dem Kopfe jedes Yay sieht man eine horizontal liegende Adlerfeder und eine gleiche befindet sich auf den Körben, welche von den Gottheiten gehalten werden, ihre Richtung ist derjenigen des Sonnenlaufes entgegengesetzt. – Nach *Matthews*, wie Fig. 87. Plate XVIII

Fig. 89. Instrumente der Medicin-Männer der Haidah-Indianer, um die fliehende Seele des Kranken zu halten; aus Knochen und Irismuscheln. Mitgebracht von *Adrian Jacobsen*. Mus. f. Völkerk., Berlin. Nach einem Aquarell von Frl. *Julie Schlemm*

Fig. 90. Schneebrillen der Eskimo, Kwixpagmut in Alaska. – Mus. f. Völkerkunde, Berlin. Nach photographischer Aufnahme des Verfassers

Fig. 91. Jagdhut der Eskimo von der Mündung des Yukon in Alaska, mit Federbusch und Walrosszahnornamenten geschmückt, Walrossköpfe, Vogelköpfe u. s. w. darstellend. – Mitgebracht von *Adrian Jacobsen*. Mus. f. Völkerkunde, Berlin. Nach photographischer Aufnahme des Verfassers

Fig. 92. Schalenförmiges Geräth, aus einem dichten Grasgeflecht hergestellt, von den Kwixpagmut, einem Indianer- oder Eskimo-Stamme an der Mündung des Yukon, als Respirator benutzt, um in den Schwitzhütten ihre Athmungsorgane vor der Belästigung durch den Wasserdampf zu schützen. Aeussere Ansicht. – Mitgebracht von *Adrian Jacobsen*. Mus. f. Völkerkunde, Berlin. Nach photographischer Aufnahme des Verfassers

Fig. 93. Dasselbe wie Fig. 92. Innere Ansicht. Man sieht einen horizontal gestellten hölzernen Vorsprung, an welchem der Respirator mit den Zähnen festgehalten wird. – Nach photographischer Aufnahme des Verfassers

Fig. 94. Amulet des Medicin-Mannes der Tschimsian-Indianer in Britisch Columbien, einen Vogelkopf und zwei Menschenköpfe darstellend. – Mitgebracht von *Adrian Jacobsen*. Mus. f. Völkerk., Berlin. Nach photograph. Aufnahme des Verfassers

Fig. 95. Japanerin bei der Toilette. Auf ihrem entblössten Rücken sieht man eine Reihe Moxen-Narben. – Nach einem japanischen Holzschnittwerke, im Besitze des Museum f. Völkerkunde, Berlin

Fig. 96. Japaner und Japanerin, denen Moxen gesetzt werden. – Nach einem japanischen Holzschnittwerke, im Besitze des Mus. f. Völkerkunde, Berlin

Fig. 97. Amulet des Medicin-Mannes der Tschimsian-Indianer in Britisch-Columbien; in Knochen geschnitzt, mit Haarschopf. – Mus. f. Völkerkunde, Berlin. Nach photograph. Aufnahme des Verfassers

Fig. 98. Steinernes Amulet des Medicin-Mannes der Tschimsian-Indianer in Britisch-Columbien, zum Heilen gebraucht. – Mus. f. Völkerk., Berlin. Nach photographischer Aufnahme des Verfassers

Fig. 99. Steinernes Amulet eines Medicin-Mannes der Tschimsian-Indianer in Britisch-Columbien, zum Heilen von Kranken gebraucht. – Mus. f. Völkerkunde, Berlin. Nach photographischer Aufnahme des Verfassers

Fig. 100. Mepit, hölzerner Igel, mit Zeug umhüllt, Amulet der Giljaken, das zum Schutz vor Krankheiten in der Jurte aufbewahrt wird. – Mitgebracht von *Adrian Jacobsen*. Mus. f. Völkerkunde, Berlin. Nach photographischer Aufnahme des Verfassers

Fig. 101. Tiger aus Stroh geflochten, Amulet der Golden, in welches die Krankheit gebannt wird. – Mitgebracht von *Adrian Jacobsen*. Mus. f. Völkerkunde, Berlin. Nach photographischer Aufnahme des Verfassers

Fig. 102. Mökr, holzgeschnitzter und mit Zeug umhüllter Menschenkopf, Amulet der Giljaken, gegen alle Krankheiten helfend. – Sammlung *Umlauff*, Hamburg. Nach photographischer Aufnahme des Verfassers

Fig. 103. Xox Fit, armloses hölzernes Menschenfigürchen zwischen zwei Holzstücken an einem Lederriemen, Amulet der Golden gegen Brust- und Achselschmerzen. – Sammlung *Umlauff*, Hamburg. Nach photographischer Aufnahme des Verfassers

Fig. 104. Kasó, hölzerner Thierkopf mit einem Fischwirbel im Maul; Amulet der Golden gegen Rücken- und Kreuzschmerzen. – Mitgebracht von *Adrian Jacobsen*. Mus. f. Völkerkunde, Berlin. Nach photographischer Aufnahme des Verfassers

Fig. 105. Tschotz, Bär aus Holz, der von den Schamanen der Giljaken gefertigt wird, wenn ein Krankheitsfall eintritt und der dann im Walde „versteckt“ wird, bis die Krankheit vorüber ist. – Mitgebracht von *Adrian Jacobsen*. Mus. f. Völkerkunde, Berlin. Nach photographischer Aufnahme des Verfassers

Fig. 106. Sewó, hölzerne Menschenfigur der Golden, in welche der Krankheits-Dämon übergeht. – Mitgebracht von *Adrian Jacobsen*. Mus. f. Völkerk., Berlin. Nach photographischer Aufnahme des Verfassers

Fig. 107. Rohe Holzfiguren von der Insel Nias, die in Krankheiten mit Palmenblättern geschmückt werden und vor denen man dann opfert. – Mus. f. Völkerkunde, Berlin. Nach photographischer Aufnahme des Verfassers

Fig. 108. Hölzernes Amulet der Golden gegen Nasenübel. – Sammlung *Umlauff*, Hamburg. Nach photographischer Aufnahme des Verfassers

Fig. 109. Hölzernes Herz, Amulet der Golden gegen Herzleiden und Brustschmerzen. – Mitgebracht von *Adrian Jacobsen*. Mus. f. Völkerkunde, Berlin. Nach photographischer Aufnahme des Verfassers

Fig. 110. Tschamlüt-nif, hölzernes, an der Spitze gespaltenes Herz; Amulet der Giljaken; wird gegen Brustschmerzen am Halse getragen. – Mitgebracht von *Adrian Jacobsen*. Mus. f. Völkerkunde, Berlin. Nach photographischer Aufnahme des Verfassers

Fig. 111. Pomöro-mot-tschotz, hölzerne Menschenfigur mit einem Bärenkopf, der sich in die Brust beisst; Amulet der Giljaken gegen Brustschmerzen. – Mitgebracht von *Adrian Jacobsen*. Mus. f. Völkerkunde. Berlin. Nach photographischer Aufnahme des Verfassers

Fig. 112. Kolkeró, hölzerne Menschenfigur mit Gelenken in den Armen und Beinen, Amulet der Golden gegen Rheumatismus. – Mitgebracht von *Adrian Jacobsen*. Mus. f. Völkerkunde, Berlin. Nach photographischer Aufnahme des Verfassers

Fig. 113. Sitzende Menschenfigur von Holz mit einer Kröte auf der Brust; von den Schamanen der Giljaken gefertigt als Amulet gegen Krankheiten der Brust und des Leibes. – Mitgebracht von *Adrian Jacobsen*. Mus. f. Völkerkunde, Berlin. Nach photographischer Aufnahme des Verfassers

Fig. 114. Umsémama, hölzerne Menschenfigur, einen an der Auszehrung Leidenden mit vorstehenden Dornfortsätzen der Wirbel darstellend; Amulet der Golden, zur Vertreibung der Auszehrung im Hause aufgestellt. Hinteransicht. – Mitgebracht von *Adrian Jacobsen*. Mus. f. Völkerkunde, Berlin. Nach photographischer Aufnahme des Verfassers

Fig. 115. Umsémama, hölzerne Menschenfigur, einen an der Auszehrung Leidenden mit vorstehenden Rippen darstellend, Amulet der Golden, zur Vertreibung der Auszehrung im Hause aufgestellt. Vorderansicht. – Mitgebracht von *Adrian Jacobsen*. Mus. f. Völkerkunde, Berlin. Nach photographischer Aufnahme des Verfassers

Fig. 116. Ein Kranker, welcher Blut bricht; Zeichnung auf einem Musikbrett der Wabeno der nordamerikanischen Indianer. (Man vergleiche Fig. 32.) – Nach *Schoolcraft* wie Fig. 17. Part. I Plate 51 Fig. 4

Fig. 117. Holzmaske der Teufelstänzer der Singalesen, den Korasannijä, den Teufel der Lähmung darstellend. – Mus. f. Völkerkunde, Berlin. Nach photographischer Aufnahme des Verfassers

Fig. 118. Maske des Lascorin, mit Wunden an Stirn, Nase und Lippe, von den Singhalesen, Ceylon. – Mus. f. Völkerkunde, Berlin. Nach photographischer Aufnahme des Verfassers

Fig. 119. Tschnchei-moitr-chu, hölzernes Menschenfigürchen ohne Extremitäten mit durchbohrtem Leib, Amulet der Giljaken gegen Durchfall. – Mitgebracht von *Adrian Jacobsen*. Mus. f. Völkerkunde, Berlin. Nach photographischer Aufnahme des Verfassers

Fig. 120. Matschka-mökr, hölzerner Menschenkopf mit Zeug umwickelt, Amulet der Giljaken gegen Zahnschmerzen. – Mitgebracht von *Adrian Jacobsen*. Mus. f. Völkerkunde, Berlin. Nach photographischer Aufnahme des Verfassers

Fig. 121. Altperuanisches Thongefäss, einen mit Beulen überdeckten Mann darstellend, welcher sich mit Hülfe eines in der Hand gehaltenen Gegenstandes juckt. – Mus. f. Völkerkunde, Berlin. Nach einem Aquarell von Fräulein *Julie Schlemm*

Fig. 122. Recept eines Schamanen der Golden mit schwarzer Farbe auf Papier gemalt. Die aufgemalten Gegenstände müssen in Holz oder Stroh gefertigt werden, damit der Krankheits-Dämon in dieselben hineingebannt werden kann. – Mitgebracht von *Adrian Jacobsen*. Mus. f. Völkerkunde, Berlin. Nach photographischer Aufnahme des Verfassers

Fig. 123. Holzgeschnitzte Amulete der Golden, welche nach dem Recepte des Schamanen (vergl. Fig. 122) geschnitzt worden sind. Sie helfen gegen Kinderkrankheiten. – Mitgebracht von *Adrian Jacobsen*. Mus. f. Völkerkunde, Berlin. Nach photographischer Aufnahme des Verfassers

Fig. 124. Weiberkamm der Orang Semang, Malacca, als Amulet gegen eine bestimmte Krankheit dienend. – Geschickt von *Vaughan Stevens*. Mus. f. Völkerkunde, Berlin. Nach photographischer Aufnahme des Verfassers

Fig. 125. Kirsmu-tschotr-ku, hölzerner Bär mit einem kleinen Bären auf dem Rücken; Amulet der Giljaken gegen Rückenschmerzen. – Mitgebracht von *Adrian Jacobsen*. Mus. f. Völkerkunde, Berlin. Nach photographischer Aufnahme des Verfassers

Fig. 126. Bambusstück mit eingeschnittenen Zeichen, in Cholera-Zeiten vor den Dörfern der Khâs im Gebiete des Mé-Không in Hinterindien aufgehängt, um Fremden den Eintritt in das Dorf zu verwehren und Zuwiderhandelnden bestimmte Strafen anzudrohen. – Nach *Harmand:* Les races Indo-Chinoises. Mémoires de la Société d'Anthropologie de Paris, tome III. II. Série. Paris 1875

Fig. 127. Hölzerne Arme mit Gelenken und einem Menschengesicht, Amulete der Golden gegen Gelenkschmerzen und Versteifungen der oberen Extremitäten. – Mitgebracht von *Adrian Jacobsen.* Mus. f. Völkerkunde, Berlin. Nach photographischer Aufnahme des Verfassers

Fig. 128. Abolo Xeron, hölzernes Thier (Eidechse oder Tiger?) mit gespaltenem Schwanz und mehrfach eingekerbtem Bücken; Amulet der Golden gegen Geschlechtskrankheiten. – Sammlung *Umlauff*, Hamburg. Nach photographischer Aufnahme des Verfassers

Fig. 129. Jergá. Panther aus Holz, mit schwarzen Flecken, Amulet der Golden, gegen Schmerzen im Unterleibe. – Mitgebracht von *Adrian Jacobsen.* Mus. f. Völkerkunde, Berlin. Nach photographischer Aufnahme des Verfassers

Fig. 130. Poinga-kurr-tû-tschnchei, hölzerne Menschenfigur mit fliegendem Vogel auf dem Bücken; Amulet der Giljaken gegen heftige Kreuzschmerzen. – Mitgebracht von *Adrian Jacobsen.* Mus. f. Völkerkunde, Berlin. Nach photographischer Aufnahme des Verfassers

Fig. 131. Sutschká, zwei hölzerne Menschenfigürchen in einem hinten mit Zeug bespannten Holzbogen. Amulet der Golden gegen Augenkrankheiten. – Mitgebracht von *Adrian Jacobsen.* Mus. f. Völkerkunde, Berlin. Nach photographischer Aufnahme des Verfassers

Fig. 132. Tamke-tress-tschöff, holzgeschnitzte Hand mit Menschengesicht; Amulet der Giljaken. – Mitgebracht von *Adrian Jacobsen.* Mus. f. Völkerkunde, Berlin. Nach photographischer Aufnahme des Verfassers

Fig. 133. Holzgeschnitzte Menschenfigürchen mit Gelenken, Amulet der Giljaken gegen Fuss- und Beinschmerzen. – Mitgebracht von *Adrian Jacobsen.* Mus. f. Völkerkunde, Berlin. Nach photographischer Aufnahme des Verfassers

Fig. 134. Njerá-sewó, hölzernes, armloses Menschenfigürchen mit einem Gelenke im Mittelkörper, Amulet der Golden gegen Fusskrankheiten. – Mitgebracht von *Adrian Jacobsen.* Mus. f. Völkerkunde, Berlin. Nach photographischer Aufnahme des Verfassers

Fig. 135. Pomali, flacher Korb mit vier daran hängenden Bambuscylindern. Diese werden mit Wasser gefüllt, in den Korb werden Opfer gelegt, das Ganze wird, um dem bösen Geiste Nahrung zu gewähren, vor dem Hause aufgehängt. Dieser wird dadurch günstig gestimmt und verschont die Bewohner mit Krankheit. Insel Bonerate. – Mus. f. Völkerkunde, Berlin. Nach photographischer Aufnahme des Verfassers

Fig. 136. Uma bomoki, Häuschen, das bei Epidemien auf Sûla-Bêsi gefertigt und mit Opferspeisen gefüllt wird, um die Krankheits-Dämonen zu besänftigen, oder auch um die guten Geister zur Bekämpfung derselben geneigt zu machen. – Mus. f. Völkerkunde, Berlin. Nach photographischer Aufnahme des Verfassers

Fig. 137. Adú Fangúru, hölzernes Idol von der Insel Nias, das zur Abwehr der Pocken dient. - Nach *Modigliani*, wie Fig. 34

Fig. 138. Fa-nap, holzgeschnitzte Menschenköpfe, welche auf der Insel Sûla-Bêsi bei Epidemien von der gesammten Dorfbevölkerung zur Abwehr in ein kleines Haus ausserhalb des Dorfes gebracht werden. – Mus. f. Völkerkunde, Berlin. Nach photographischer Aufnahme des Verfassers

Fig. 139. Tau-Tau-likoballo, „tanzende Puppen", Menschenfigürchen aus Palmblättern so an einem horizontal hängenden Reifen aufgehängt, dass der leiseste Lufthauch sie in

Bewegung bringt. Sie dienen zum Schutze gegen Epidemien. Insel Saleijer. – Mus. f. Völkerkunde, Berlin. Nach photographischer Aufnahme des Verfassers

Fig. 140. Stab mit Blättertüten und Baumwollenbüscheln, als Talisman zur Abwehr von Krankheiten im Dorfe aufgesteckt. Aus Luschai in Tschittagong. – Mitgebracht von *Riebeck*. Mus. f. Völkerkunde, Berlin. Nach photographischer Aufnahme des Verfassers

Fig. 141. Talisman zur Abwehr von Krankheiten im Dorfe aufgesteckt. Aus Luschai in Tschittagong. – Mus. f. Völkerkunde, Berlin. Nach photographischer Aufnahme des Verfassers

Fig. 142. Lotta-gah, kleines Boot, das bei dem Ausbruch von Epidemien in Sûla-Bêsi gefertigt und mit Speisen beladen der See übergeben wird. – Mus. f. Völkerkunde, Berlin. Nach photographischer Aufnahme des Verfassers

Fig. 143. Leor, Modell eines Fahrzeuges, wie Letzteres bei Epidemien in Timorlao verfertigt und unter Gebeten den Wellen überlassen wird. Die menschlichen Figuren werden von denjenigen Familienhäuptern geschnitzt, deren Angehörige erkrankt sind. Die den Figuren umgehängten Körbchen dienen zur Aufnahme der Opfergaben. – Mus. f. Völkerkunde, Berlin. Nach photographischer Aufnahme des Verfassers

Fig. 144. Kora-Kora, kleines Boot von West-Allor, dem *Nitu* oder *Henarah* geweiht, mit menschlichen, zum Theil mit Schild und Schwert bewaffneten Figuren, im Hause aufgestellt, um Krankheiten abzuhalten. – Mus. f. Völkerkunde, Berlin. Nach photographischer Aufnahme des Verfassers

Fig. 145. I-šaura, Scarificationsinstrument der Karayá-Indianer am Rio Araguya (Goyaz) in Brasilien; in eine auf der Rückseite mit Harz oder Wachs beschwerte Cuyen-Schaale sind Fischzähnchen eingesetzt. – Mitgebracht von *Paul Ehrenreich*. Mus. f. Völkerkunde, Berlin. Nach photographischer Aufnahme des Verfassers

Fig. 146. Eiserne Messerchen mit hölzernem Griff zum Aderlass von den Kwixpagmut, einem Indianer- oder Eskimo-Stamm von der Mündung des Yukon in Alaska, – Mitgebracht von *Adrian Jacobson*. Mus. f. Völkerkunde, Berlin. Nach photograph. Aufnahme des Verfassers

Fig. 147. Jìs'sakkid, Medicin-Mann der Chippeway-Indianer einem Patienten mit Hülfe eines knöchernen Rohres die Krankheit aussaugend. – Nach *Hoffman*, wie Fig. 15

Fig. 148. Oberes Ende eines Kuhhorns mit durchbohrter Spitze, Schröpfkopf der Haussa. – Mitgebracht von *Staudinger*. Mus. f. Völkerkunde, Berlin. Nach photographischer Aufnahme des Verfassers

Fig. 149. Schröpfkopf von Messing aus Marokko. – Mitgebracht von *Max Quedenfeldt*. Mus. f. Völkerkunde, Berlin. Nach photographischer Aufnahme des Verfassers

Fig. 150. Eisernes, pinzettenähnliches Instrument der Haussa (Nordwest-Afrika) mit Leder umflochten. Es wird zum Ausziehen von Dornen u. s. w. benutzt. – Mitgebracht von *Robert Flegel*. Mus. f. Völkerkunde, Berlin. Nach photographischer Aufnahme des Verfassers

Fig. 151. Kleines eisernes Messer mit umwickeltem Griff, von einem Medicin-Mann der Haussa in Ganda (Nordwest-Afrika) zum Operiren und Tättowiren benutzt. – Mitgebracht von *Staudinger*. Mus. f. Völkerkunde, Berlin. Nach photographischer Aufnahme des Verfassers

Fig. 152. Scheeren eines Heuschreckenkrebses (Squilla) zum Öffnen von Pusteln u. s. w. von der Carolinen-Insel Yap. – Mus. f. Völkerkunde, Berlin. Nach photographischer Aufnahme des Verfassers

Fig. 153. Pinjampo, geglättete und bearbeitete holzige Wurzel aus Borneo, von den Dayaken zum Öffnen von Abscessen und zum Herausziehen des Schmerzes aus dem Körper benutzt. – Mitgebracht von *Felix Isidor Baczes.* K. K. Naturhistorisches Hofmuseum in Wien. Nach einer durch Herrn Gustos *Franz Heger* freundlichst übersendeten Zeichnung

Fig. 154. Eiserne Zahnzange (Awarteki) der Haussa von Sokoto in Nordwest-Afrika. – Mitgebracht von *Robert Flegel.* Mus. f. Völkerkunde, Berlin. Nach photograph. Aufnahme des Verfassers

Fig. 155. Eiserne Zahnzange (Awarteki) der Haussa von Sokotó (Nordwest-Afrika) im Lederfutteral. – Mitgebracht von *Robert Flegel.* Mus. f. Völkerkunde, Berlin. Nach photographischer Aufnahme des Verfassers

Fig. 156. Junger Mann der Bawenda aus Ha Tschewasse, Transvaal, welchem beim Herausmeisseln eines Zahnes ein Stück des Unterkiefers durch die Wange getrieben wurde. – Nach photographischer Aufnahme im Besitze des Verfassers

Fig. 157. Vernähte Bauchwunde einer Frau in Uganda (Central-Afrika), bei welcher der Kaiserschnitt ausgeführt war. – Nach *Robert W. Felkin:* Ueber Lage und Stellung der Frau bei der Geburt auf Grund eigener Beobachtung bei den Neger-Völkern der oberen Nil-Gegenden. Marburg 1885. Taf. II Fig. 18

Fig. 158. Ein beilförmiges und ein spatelförmiges Glüheisen aus Marokko. – Mitgebracht von *Max Quedenfeldt.* Mus. f. Völkerkunde, Berlin. Nach photographischer Aufnahme des Verfassers

Fig. 159. Tragestuhl von Bambus für eine Kranke in Si-Belaboew in Mittel-Sumatra, auf dem Rücken getragen. – Nach *van Hasselt,* wie Fig. 11, Pl. XXXVII, Fig. 2

Fig. 160. Stuhl von Bambus für einen gelähmten Knaben aus Soeroelangoen in Mittel-Sumatra. – Nach *van Hasselt,* wie Fig. 11, Pl. XXXVII, Fig. 5

Fig. 161. Amoo, Kranken-Tragbahre der Maori auf Neuseeland. – Nach *Thomson-Longmore* Fig. XXII

Fig. 162. Dacota-Indianer einen Verwundeten transportirend. – Nach *Schoolcraft,* wie Fig. 17, Part. II plate

Fig. 163. Hölzerner Fetisch mit ächten, verfilzten Haaren, einen grossen Nabelbruch zeigend, Benguela (Central-Afrika). – Mus. f. Völkerk., Berlin. Nach photograph. Aufnahme d. Verf.

Fig. 164. Bruchband für doppelseitigen Leistenbruch aus Marokko. Aeussere Ansicht. – Mitgebracht von *Max Quedenfeldt.* Mus. f. Völkerkunde, Berlin. Nach photographischer Aufnahme des Verfassers

Fig. 165. Dasselbe, wie Fig. 164.Innere Ansicht. – Nach photographischer Aufnahme des Verfassers

Fig. 166. Walama, Verbotszeichen oder Matakau von der Insel Serang, um den Uebertreter Blut uriniren zu lassen. – Nach *Riedel,* wie Fig. 34, Taf. XIII Fig. 7

Fig. 167. Steinmesser der Australneger vom Herbert-Flusse für die Mika-Operation, Quarzitsplitter in einem Griff, der aus dem gehärteten Safte des Grasbaumes (Xantliorrlioea)

hergestellt ist. Vorderseite und Rückseite. Nach Photographie und Schematischer Querschnitt des Quarzitsplitters. – Aus *N. von Mihlucho-Maclay:* Bericht über Operationen australischer Eingeborener. Zeitschrift für Ethnologie. Band XIV. S. 28. Berlin 1882

Fig. 168. Eiserner Haken der Haussa von Sokotó (Nordwest-Afrika) zur Entfernung von „schleimigen Häuten" bei einer Beli genannten, der Bräune ähnlichen Halskrankheit. – Mitgebracht von *Robert Flegel.* Mus. f. Völkerkunde, Berlin. Nach photographischer Aufnahme des Verfassers

Fig. 169. Spatelartiges Instrument und eiserner Haken der Haussa aus Sokotó (Nordwest-Afrika) zur Entfernung von „schleimigen Häuten" bei einer Beli genannten, der Bräune ähnlichen Halskrankheit. – Mitgebracht von *Staudinger.* Mus. f. Völkerk., Berlin. Nach photographischer Aufnahme des Verfassers

Fig. 170. Hohlmeisselartiges Instrument der Haussa aus Sokotó (Nordwest-Afrika), von Eisen, mit einer Schelle und Ringen am Griff, zur Entfernung von „schleimigen Häuten" bei einer Beli genannten, der Bräune ähnlichen Halskrankheit, – Mitgebracht von *Staudinger.* Museum f. Völkerkunde, Berlin. Nach photographischer Aufnahme des Verfassers

Fig. 171. Ledernes Futteral der Haussa aus Sokotó (Nordwest-Afrika) für ein chirurgisches Besteck. – Mitgebracht von *Staudinger.* Mus. f. Völkerkunde, Berlin. Nach photograph. Aufnahme des Verfassers

Fig. 172. Schädel einer Mumie aus Neu-Caledonien mit einer nur theilweise vollendeten Trepanationswunde auf dem rechten Stirnbein. Der Gesichtstheil des Schädels wird durch die angezogenen Kniee verdeckt und ist deshalb im Holzschnitt fortgelassen worden. – Sammlung *Umlauff,* Hamburg. Nach photographischer Aufnahme des Verfassers

Fig. 173. Trepanirter Schädel aus einem altperuanischen Grabe in Pisac. – Mitgebracht von *Hettner.* Mus. f. Völkerkunde, Berlin. Nach photograph. Aufnahme des Verfassers

Fig. 174. Operationsmesser, wie es die Eingeborenen in Kahura (Uganda, Central-Afrika) zur Ausführung des Kaiserschnittes benutzen. – Nach *Felkin,* wie Fig. 157. Taf II, Fig. 19

Fig. 175. Kaiserschnitt, von Eingeborenen in Kahura (Uganda, Central-Afrika) ausgeführt. – Nach *Felkin,* wie Fig. 157. Taf. II, Fig 17

Anhang II.

Verzeichniss der benutzten Schriften.

Alvord s. *Schoolcraft.*

Australia, *South - (Woods, Taplin, Wyatt, Meyer, Schürmann, Gason, Bennett).* The native tribes of Adelaide. 1879.

Aymonier, *Étienne.* Notes sur les coutumes et croyances des Cambodgiens. (Cochinchine Française: Excursions et Reconnaissances. No. 16. Saigon 1883.) p. 133.

Aymonier, *Étienne.* Notes sur le Laos. (Cochinchine Française: Excursions et Reconnaissances. No. 21 (IX). Saigon 1885.)

Baker s. *Sarasin.*

Bancroft, *Hubert Howe*. The native races of the Pacific States of North America. Vol. I. New York 1875.

Bartels, *Max* s. *Ploss*.

Bastian, *A.* Die Völker des östlichen Asiens, Studien und Reisen. Dritter Band. Reisen in Siam im Jahre 1863. Jena 1867.

Bastian, *Adolf*. Die deutsche Expedition an der Loango-Küste nebst älteren Nachrichten über die zu erforschenden Länder. Nach persönlichen Erlebnissen. Jena 1874/75.

Bastian, *Adolf*. Ueber psychische Beobachtungen bei Naturvölkern. Schriften der Gesellschaft für Experimental-Psychologie zu Berlin. II. Stück. Leipzig 1890. S. 6-9 (aus: Allerlei aus Volks- und Menschenleben. II. 102).

Bowditch, *T. Edward*. Mission der Englisch-Afrikanischen Compagnie von Cape Coast Castle nach Ashantee u. s. w. (Museum der neuesten und interessantesten Reisebeschreibungen für gebildete Leser. Vollständig nach den Originalausgaben. XIV. Band.) Wien 1826.

Broca. *Paul*. Sur les trépanations préhistoriques. Bulletins de la Société d'Anthropologie de Paris, tome XI, II. série. Paris 1876. p. 236-256. (Man vergleiche auch die Discussion bei *Prunières*.)

Brough-Smith, *R.* The Aborigines of Victoria, with notes relating to the habits of the Natives of other parts of Australia and Tasmania. London 1878. vol. I. p. XXXVIII.

Brousmiche, *Édouard*. Aperçu général de l'histoire naturelle du Tonkin. (Cochinchine Française: Excursions et Reconnaissances. No. 30 (XIII). Saigon 1887. 176.)

Büttikofer, *J.* Reisebilder aus Liberia. Leiden 1890.

Carrow, *Fleming*. Lithotomy in Canton. Brit. Med. Jour. 1880. II. 898.

Catlin, *Geo*. Letters and Notes on the manners, customs, and condition of the North American Indians. London 1841. I. 40.

Catlin, *G.* Die Indianer Nord-Amerikas und die während eines achtjährigen Aufenthalts unter den wildesten ihrer Stämme erlebten Abenteuer und Schicksale. Deutsch von *Heinrich Berghaus*. Zweite Ausgabe. Brüssel, Leipzig, Gent 1851. S. 28.

Capello, *H.* and *R. Ivens*. From Benguella to the Territory of Yacca. Description of a Journey into Central and West Africa. London 1882.

Corre, *A.* Les peuples du Rio Nuñez (côte occidentale d' Afrique). Mémoires de la Société d'Anthropologie de Paris. tome III deuxième Serie. Paris 1888. p. 49.

Crevaux, *Jules*. Mémoire sur les Nègres Bosh ou Nègres Marrons des Guyanes. Mémoires de la Société d'Anthropologie de Paris. Paris 1875. tome II 269.

Crevaux, *J.* Von Cayenne nach den Anden. Globus. Band XI. S. 70. Braunschweig 1881.

Dobbert s. *Quedenfeldt*.

Eells, *Myron*. The Twana, Chemakum and Klallam Indians, of Washington Territory. Annual Report of the Board of Regents of the Smithsonian Institution for the year 1887. Part. I Washington 1889. p. 675.

Ehrenreich, *P.* Beiträge zur Völkerkunde Brasiliens. Veröffentlichungen aus dem königlichen Museum für Völkerkunde. Band II. 1. u. 2. Heft. Berlin 1891.

Ella, *Samuel*. Native medicine and surgery in the South Sea Islands. The Medical Times and Gazette. 1874. Vol. I. 50. London.

Engelhardt, *H. E. D.* Mededeelingen over het eiland Saleijer. Bijdragen tot de Taal-, Land- en Volkenkunde van Nederlandsch- Indie. 4te volgkrees. 8te deel. s'Gravenhage 1884.

Felkin, *Robert W.* Ueber Lage und Stellung der Frau bei der Geburt auf Grund eigener Beobachtungen bei den Neger-Völkern der oberen Nil-Gegenden. Marburg 1885.

Finsch, o. Ethnologische Erfahrungen und Belegstücke aus der Südsee. Dritte Abtheilung: Mikronesien (West-Oceanien). Annalen des K. K. Naturhistorischen Hofmuseums. Band VIII. Wien 1893. S. 49.

Fossel, *Victor.* Volksmedicin und medicinischer Aberglaube in Steiermark. Graz 1886.

Freudenberg. Schriftliche Mittheilungen an das kgl. Museum für Völkerkunde in Berlin.

Frischbier, *H.* Hexenspruch und Zauberbann. Ein Beitrag zur Geschichte des Aberglaubens in der Provinz Preussen. Berlin 1870.

Gatschet, *Albert Samuel.* The Klamath Indian of Southwestern Oregon. Department of the Interior. U. S. Geographical and Geological Survey of the Rocky Mountain Region. (*J.W. Powell* in charge.) Washington 1890.

Grünwedel . Mündliche Mittheilungen.

Harmand , *J.* Les Races Indo-Chinoises. Mémoires de la Société d'Anthrop. de Paris, tome II. Paris 1875. p. 338.

Hasselt , *A. L. van.* Volksbeschrijving van Midden-Sumatra. Leiden. 1882. Aus: Midden-Sumatra. Reizen en onderzoekingen der Sumatra-Expeditie, uitgerust door het aardrijkskundig Genootschap 1877-1879 beschreven door de leden der expeditie, onder toezicht van Prof. *P. J. Veth.* Derde Deel: Volksbeschrijving en Taal. Eerste Gedeelte. Eerste Afdeeling.

Hasselt , *J. L. van.* Die Papuastämme an der Geelvinkbai (Neu-Guinea). Mittheilungen der Geographischen Gesellschaft (für Thüringen) zu Jena. Band IX. Heft 3 u. 4. Band X. Jena 1891.

Helfrich , *O. L.* Bijdrage tot de Geographische, geologische en ethnographische kennis der Afdeeling Kroë (S. W. Sumatra). Bijdragen tot de Taal-, Land- en Volkenkunde van Nederlandsch-Indie. Vijfte volgreeks, vierde deel. (deel XXXVIII der geheele reeks.) s'Gravenhage 1889.

Hoffman , *W. J.* The Mide 'wiwin or „Grand Médecine Society" of the Ojibwa. Washington 1892.

Holub , *Emil.* Sieben Jahre in Süd-Afrika. Erlebnisse, Forschungen und Jagden auf meinen Reisen von den Diamantfeldern zum Zambesi. (1872-1879.) Band I. Wien 1881.

Hughan s. *Brough Smith.*

Jacobs , *Julius.* Eenigen tijd onder de Baliërs. Eene Reisbeschrijving met aanteekningen betreffende Hygiène, Land- en Volkenkunde van de Eilanden Bali en Lombok. Batavia 1883.

Jacobsen , *Adrian* s. *Woldt.*

Jagor , *F.* Reisen in den Philippinen. Berlin 1873.

Jensen , *Petrus.* De incantamentorum Sumerico-Assyriorum seriei quae dicitur Surbu tabula sexta. Monachii 1885.

Johl . Emdiseni-Petersberg, Kafferland. Berliner Missionsberichte. 1884. S. 130.

Joest , *W.* Ethnographisches und Verwandtes aus Guayana. Supplement zu Band V des Internationalen Archivs für Ethnographie. Leiden 1893.

Ivens s. Capello.

Keelan, *B. C.* One Year's statistics of Lithotomy Operations performed in the Hyderabad Civil Hospital. Sind, India. The British Medical Journal. Vol. II. p. 826. London 1887.

Krauss, *Friedrich S.* Volksglaube und religiöser Brauch der Südslaven. Münster i. W. 1890.

Kropf, *A.* Das Volk der Xosa-Kaffern im östlichen Süd-Afrika nach seiner Geschichte, Eigenart, Verfassung und Religion. Berlin 1889.

Landes. Notes sur les moeurs et superstitions populaires des Annamites. Cochinchine française: Excursions et Reconnaissances. No. o. Saigon 1880. p. 447 ff.

Lenormant, *François.* Die Magie und Wahrsagekunst der Chaldäer. Jena 1878.

Lockhart, *William.* Der ärztliche Missionar in China. Mittheilungen nach zwanzigjähriger Erfahrung. Uebersetzt von *Hermann Bauer.* Würzburg 1803.

Longmore, *T.* A treatise of the transport of sick and wounded troops. London, s. a. Fig. XXII, p. 114.

Mac Gillivray s. v. *Miklucho-Maclay.*

Man, *Edward Horace.* On the Aboriginal Inhabitants of the Andaman Islands. Reprinted from the Journal of the Anthropological Institute of Great Britain and Ireland. London, s. a. (1883) p. 16-20.

Martin, *K.* Bericht über eine Reise ins Gebiet des oberen Surinam. Bijdragen tot de Taal-, Land- en Volkenkunde van Nederlandsch- Indie. Vijde volgkrees, eerste deel (deel XXXV der geheele reeks). s'Gravenhage 1886.

Mason, *Otis T.* Papers relating to anthropology. The Ray Collection from Hupa Reservation. Annual Report of the Board of Regents of the Smithsonian Institution for the year 1886. Part I. Washington 1889. p. 235.

Matthews, *J. W.* Incwadi Yami or twenty years personal experience in South Africa. London 1887.

Matthews, *Washington.* The Mountain chant: a Navajo ceremony. Fifth annual Report of the Bureau of Ethnology to the Secretary of the Smithsonian Institution 1883-84. Washington 1887. p. 379-467.

Miklucho-Maclay, *N. von.* Ueber die Mika-Operation in Central-Australien. Zeitschr. f. Ethnologie Bd. 12. Verhandl. d. Berliner anthrop. Gesellschaft. S. 85. Berlin 1880.

Miklucho-Maclay, *N. von.* Bericht über Operationen australischer Eingeborener. Zeitschr. f. Ethnologie. Bd. 14. Berlin 1882. S. 20-29. (Roberts, Rotsh, Mac Gillivray.)

Modigliani, *Elio.* Un viaggio a Nias. Milano 1890.

Moffat, *Robert.* Missionary Labours and Scenes in Southern Africa. London 1844.

Moore, *W.J.* Native Practice in Rajpootana. The Medical Times and Gazette. London 1875. Vol. I. 39. 124.

Müller, *F.W.K.* Cultusgegenstände aus der Sammlung *Jacobsen-Kühn.* Zeitschrift für Ethnologie. Band 24. Verhandl. S. 234. Berlin 1892.

Néis, *P.*, et *Septans.* Rapport sur un voyage d'exploration aux sources du Dong-Nai. (Cochinchine Française: Excursions et Reconnaissances. No. 10. Saigon 1881.)

Niblack, *Albert P.* The Coast Indians of Southern Alaska and Northern British Columbia. Annual Report of the Board of Regents of the Smithsonian Institution for the year ending June 30, 1888. Washington 1890. p. 349.

Nilsson, *L.* Das Steinalter oder die Ureinwohner des skandinavischen Nordens. (Uebersetzt v. *J. Mestorf.*) Hamburg 1868. S. 145. 163.

Otis, *George A.* The Medical and surgical history of the war of the rebellion. Part. II. Volume II. Surgical history, p. 276. case 804. plate VII. Fig. 7.

Oviedo s. *Bancroft.*

Pallas, *P.S.* Reise durch verschiedene Provinzen des Russischen Reiches. I. St. Petersburg 1771.

Paulitschke, *Philipp.* Beiträge zur Ethnographie und Anthropologie der Somâl, Galla und Harirî. Leipzig 1886.

Petitot, *Emile.* Traditions Indiennes du Canada Nord-Ouest. Textes originaux et traduction littérale. Alençon 1887.

Pinto, Serpa, s. v. *Wobeser.*

Pleyte, *C. W.* Zwei neue Gegenstände von den Hervey-Inseln. Zeitschrift für Ethnologie, Verhandl. d. Berliner anthropolog. Ges. Band XIX S. 30. Berlin 1887.

Ploss, *H.* Das Weib in der Natur- und Völkerkunde. Anthropologische Studien. Dritte umgearbeitete und stark vermehrte Auflage. Nach dem Tode des Verfassers bearbeitet und herausgegeben von Dr. *Max Bartels.* Leipzig 1891.

Polak, *Jacob Eduard.* Persien, das Land und seine Bewohner. Leipzig 1865. Band II.

Prozesky. (Privatmittheilung.)

Prunières. Sur les crânes artificiellement perforés à l'époque des dolmens. Bulletins de la Société d'Anthropologie de Paris. tome IX II série. Paris 1874. p. 185-205.

Quedenfeldt, *M.* Krankheiten, Volksmedicin und abergläubische Kuren in Marokko. Das Ausland. Jahrg. 64. 1891. S. 71, 95, 126.

Radloff, *Wilhelm.* Das Schamanenthum und seine Cultur. Leipzig 1885.

Report, *Seventh,* on the North Western Tribes of Canada. British Assoc. for the Advancement of Science. London 1891. The Bilqula.

Riedel, *Johann Gerhard Friedrich.* De sluik-en kroesharige Rassen tuschen Selebes en Papua. s'Gravenhage 1886.

Riedel, *J. G. F.* De Topantunuasu of oorspronkelijke volksstammen van Central Selebes. Bijdragen tot de Taal-, Land- en Volkenkunde van Nederlandsch- Indie. Vijde volgkrees, eerste deel (deel XXXV der geheele reeks). s'Gravenhage 1886.

Roberts. Reise von Delhi nach Bombay. Müllers Archiv f. Anat. und Physiol. Berlin 1843. S. 159.

Rosenberg, *H. von.* Der Malayische Archipel. Land und Leute. Leipzig 1878.

Rotsh, s. v. *Miklucho-Maclay.*

Sarasin, *Paul,* und *Sarasin, Fritz.* Die Weddas von Ceylon und die sie umgebenden Völkerschaften, ein Versuch, die in der Phylogenie des Menschen ruhenden Räthsel der Lösung näher zu bringen. Band III: Ergebnisse naturwissenschaftlicher Forschungen auf Ceylon. Wiesbaden 1892-1893. S. 528-530.

Schoolcraft, *Henry R.* Historical and statistical Information respecting the History, Condition and Prospects of the Indian Tribes of the United States. (Ethnological researches respecting the Red Man of Amerika.) Part. I-V. Philadelphia 1851-1855.

Septans s. *Néis.*

Soyaux, *Hermann.* In West-Afrika. 1873-1876. Erlebnisse und Beobachtungen. Leipzig 1879.

Squier, *E. George.* Peru. Incidents of travel and exploration in the Land of the Incas. London 1887. p. 457, 577.

Staudinger, *Paul.* Im Herzen der Haussalaender. Berlin 1889.

Steinen, *Karl von den.* Durch Central-Brasilien. Expedition zur Erforschung des Schingú im Jahre 1884. Leipzig 1886.

Stevens, *Vaughan,* s. *Virchow.*

Stoll, *Otto.* Guatemala. Reisen und Schilderungen aus den Jahren 1878-1883. Leipzig 1886. S. 158 ff.

Svoboda, *W.* Die Bewohner des Nikobaren-Archipels. Internationales Archiv für Ethnographie. Bd. V u. VI. Leiden 1892 u. 1893.

Swan, *Caler* s. *Schoolcraft.*

Taplin, *George,* s. *Australia, South-.*

Tennent, *James Emerson.* Ceylon, an account of the island physical, historical and topographical with notices of its natural history, antiquities and productions. London 1860. II. 544 ff.

Thomas s. *Brough Smith.*

Thomson. The story of New Zealand, past and present. London 1859. Siehe *Longmore.*

Thomsen, *J. William.* Te Pito Te Henua or Easter Island. Smithsonian Institution, U. S. Nat. Mus. Washington 1892. p. 470, 471.

Tillmanns, *H.* Ueber prähistorische Chirurgie, v. Langenbecks Archiv für klinische Chirurgie. Band XXVIII. Berlin 1883. S. 775-802. (Mit Tafel.)

Toorn, *J.L. van der.* Het Animisme bij den Minangkabauer der Padangsche Bovenlanden. Bijdragen tot de Taal-, Land- en Volkenkunde van Nederlandsch Indië. Vijfde volgreeks, vijfde deel. s'Gravenhage 1890.

Tromp, *S.W.* Uit de Salasila van Koetei. Bijdragen tot de Taal-, Land- en Volkenkunde van Nederlandsch Indie. Vijfde volgkrees, deerde deel (deel XXXVII der geheele reeks). s'Gravenhage 1888.

Tschudi, *J.J. von.* Culturhistorische und sprachliche Beiträge zur Kenntniss des alten Peru. Denkschriften d. kais. Ak. d. Wiss. in Wien. Phil.-hist. Classe. Band XXXIX. Wien 1891. S. 148, 149.

Turner, *George.* Samoa a hundred years ago and before. Together with notes on the cults and customs of twenty-three other islands in the Pacific. London 1884.

Veth, *P.J.* Borneo's Wester-Afdeeling. Zalt-Bommel 1856. S. 242.

Veth s. *van Hasselt.*

Virchow, *R.* Die wilden Eingebornen von Malacca. Zeitschrift für Ethnologie, Verhandl. der Berliner anthropolog. Gesellschaft. Band XXIII. S. 838. Berlin 1891.

Wangemann. Ein zweites Reisejahr in Süd-Afrika. Berlin 1886. S. 106.

Wernich, *A.* Zur Geschichte der Medicin in Japan. Archiv für Geschichte der Medicin und medicinischen Geographie. Leipzig 1878.

Wise, *T.A.* Commentary on the Hindu System of Medicine. London 1860.

Wissmann, *Hermann*. Unter deutscher Flagge quer durch Afrika von West nach Ost. Von 1880-1883 ausgeführt von *Paul Pogge* und *Hermann Wissmann*. Berlin 1889.

Wlislocki, *Heinrich von*. Aus dem inneren Leben der Zigeuner. Ethnographische Mittheilungen. Berlin 1892.

Wobeser, *H. v. Serpa Pinto's* Wanderung quer durch Afrika vom Atlantischen zum Indischen Ocean durch bisher grösstentheils gänzlich unbekannte Länder, die Entdeckung der grossen Nebenflüsse des Zambesi nach des Reisenden eigenen Schilderungen frei übersetzt. Leipzig 1881.

Woldt, *August*. Capitaen *Jacobsen's* Reise an der Nordwestküste Amerikas. Leipzig 1884.

Wolff. Reise von San Salvador zum Quango. Verhandlungen d. Ges. f. Erdkunde. Berlin 1886. Band XIII S. 63.